災害精神医学

編著
フレデリック・J・スタッダード Jr.
アナンド・パーンディヤ
クレイグ・L・カッツ

監訳
富田 博秋
高橋 祥友
丹羽 真一

星 和 書 店

Seiwa Shoten Publishers

2-5 Kamitakaido 1-Chome
Suginamiku Tokyo 168-0074, Japan

Disaster Psychiatry

Readiness, Evaluation, and Treatment

by

Frederick J. Stoddard Jr., M.D.

Anand Pandya, M.D.

Craig L. Katz, M.D.

Translated from English

by

Hiroaki Tomita, M.D., Ph.D.

Yoshitomo Takahashi, M.D., Ph.D.

Shin-ichi Niwa, M.D., Ph.D.

First published in the United States by American Psychiatric Publishing, a Division of American Psychiatric Association, Arlington, Virginia and London, UK. Copyright, @2011. All right reserved. Used with permission. Translation of text into the Japanese language has not been verified for accuracy by the American Psychiatric Association.

本原著は、米国バージニア州アーリントン、および英国ロンドンに登記されている米国精神医学会の出版局によって最初に発行されたもので、本書の著作権はAPAに帰属する。本書の日本語訳に関しては、APAがその正確さを確認はしていない。

Japanese edition copyright © 2015 by Seiwa Shoten Publishers, Tokyo

Japanese translation rights arranged with American Psychiatric Association c/o John Scott & Company Through Japan UNI Agency, Inc., Tokyo

監訳者まえがき

　東日本大震災の発生から 3 年半が経過しました。発災当初から今日に至るまで、非常に多くの人々が被災地域のこころのケアに携わり、様々な取り組みがなされてきています。阪神淡路大震災、中越沖地震等の大災害を経て、社会でも精神医療保健の分野でも、被災地域におけるこころのケアの重要性の認識が広がってきていることが実感されます。一方、急性期の対応にしても、慢性期の支援のあり方についても、手探りで行われている面が多く、そのことが支援に関わる者のストレスの原因ともなっています。このことには、東日本大震災はこれまでの災害とは種類も規模も異なり、また、福島第一原子力発電所の事故を伴ったこともあって、これまでと異なる新たな対応のあり方が必要となったということがあります。災害対応においては、想定外のことに対応する必要に迫られることが多く、災害ごとの性格、状況に応じて進めるべきものであるということは本質的に避けがたいところです。一方で、想定できたことで、事前に十分検討、準備をしておけば、より災害後の経過がよかったと思われること、より有効に支援を行えたと思われることも多くありました。東日本大震災からの教訓を次の災害への備えに活かしていくことは重用な課題です。災害が起こってから対応するのでは遅く、災害が起こる前の平時からの備えが重要になります。検討するべきことは、災害救援体制のあり方、災害に伴って生じる精神疾患への診療のあり方など、非常に多岐にわたりますが、今後、これらの課題を災害精神医学という学問・医療の分野として、知見を集積、分析、体系化し、浸透させ、根付かせていくことが必要ではないかと思われます。

　奇しくも、2011 年、米国で「災害精神医学（原著：Disaster Psychiatry: Readiness, Evaluation and Treatment）」という本学問・医療領域の先駆けとなるテキストブックが刊行されました。災害後急性期のメンタルヘル

ス支援、災害前の備えから、災害に伴ってみられることの多い精神疾患の治療、更には、倫理・法令の面にいたるまで、幅広い問題に関することが、実践に重きをおいて体系的に書き起こされた内容となっています。本文中に詳述されているように、米国では、災害医療救援まで含めてインシデント・コマンド・システムによる災害救援の体制が整備され、20万人を超す医療保健従事者が災害支援活動に参加するために登録を行っているなど、災害医療救援の体制整備が進んでおり、また、心的外傷後ストレス障害に関する治療や研究の体制も充実しています。もちろん、アメリカで行われていることをそのまま日本に取り込むということはできず、災害支援の体制整備は、日本の文化、社会や医療保健の体制にあった形で進められるべきものです。しかし、本書には、災害救援のあり方として普遍的な思想、考え方、また、本邦での災害に関する支援、診療の現場にも直接、有益な情報が多く含まれています。また、災害支援のあり方に関する日米の文化、体制の相違を認識することは、本邦におけるあり方を考えるうえでも有益と考えられます。

　本書は精神科医だけでなく、臨床心理士、保健師、看護師、薬剤師、精神保健福祉士、作業療法士など災害時のメンタルヘルスに関わる機会、可能性のある幅広い職種の方によって有益な内容となっています。災害はいつどこで起こるかわからず、誰もがどのようなきっかけで災害支援に関わることになるかわからないだけに、現在、災害や被災地域のメンタルヘルスに関わっておられない方にも、1人でも多くの方に本書を手にとって頂ければと思います。各章は相互に関連しながらも独立した内容になっていますので、気の向いた章から目を通して頂ければ幸いです。

　最後に、本書の編集にあたってご助力を頂いた星和書店の近藤達哉さん、東北大学災害研究所の笘居文葉さん、服部琴美さんに感謝いたします。また、この翻訳の出版は、米国日本人医師会、Japan Society、NPO法人相双に新しい精神科医療保健福祉システムをつくる会からの多大なご協力なくしては実現しませんでした。この場を借りて心より感謝申し上げ

ます。

平成 26 年 10 月吉日

　　　　　　　　　　　監訳者一同
　　　　　　　　　　　（富田博秋、高橋祥友、丹羽真一）

日本語版出版に寄せて

　本書は「災害精神医学（原著：Disaster Psychiatry: Readiness, Evaluation and Treatment）」が英語以外の言語に訳出された最初の翻訳本となります。原著は2012年9月に英国医学協会から2012年の推薦図書に選定されましたが、日本語への翻訳がなされ日本で活用されることで更なる国際的な有用性の検証がなされることになるでしょう。この度、富田、高橋、丹羽と彼らの仲間の翻訳作業をサポートできたことは喜ばしいことでした。

　2011年に起きた東日本大震災による地震、津波と原子力発電所事故という三重の災害は東北地方の住民のみならず非常に多くの人々やコミュニティに影響を及ぼしましたが、この時期に本書が日本の読者に届くのはとりわけ時宜を得ているといえます。また、本書が日本において将来起こりうる災害への備えや災害対応にも役立つものであることを願います。本書の編者の一人、クレイグ・カッツ（Craig L. Katz）が災害支援の専門家として、また、米国の9/11（同時多発テロ）と日本の3/11（東日本大震災）という2つの惨事の被害にあったコミュニティ間の交流として、2012年10月下旬に東北地方を訪れようとしていた丁度その時、巨大ハリケーン「スーパーストーム・サンディ（Superstorm Sandy）」[訳注]が居住地であるニューヨークを襲いました。彼の家族や家は顕著な被害にはあわなかったものの、ハリケーンが街を襲ったほんの数時間のうちに彼の役割は災害の専門家から被災者へと入れ替わってしまいました。米国同時多発テロ、東日本大震災、ハリケーン・サンディや今後起こるであろう災害は、

訳注）2012年10月29日、アメリカ合衆国ニュージャージー州に上陸し、ニューヨークを直撃したハリケーン。地下鉄への浸水をはじめ、交通機関の麻痺、ビジネス活動の停止などにより経済・社会活動に影響を与えるなど、近年発生した災害の中でも極めて甚大な被害をもたらし、再度、米国に災害対応の体制や治水対策の見直しを迫った。

災害が如何に世界中の誰をも等しく被災者の立場に置きうるかということを私たちに再認識させます。そのような中、本書が日本語に翻訳されたことは、私たちが等しく被災者となりうるだけでなく、私たちの間で共有しうる有益なことがあることを意味しています。日本の精神科医、心理士や医療保健に関わる専門家から本書のどのような点が特に有益と感じたかを聞けることを楽しみにしています。日本の読者の皆様への緒言を結ぶに当たり、本書の出版を可能にした精神医学発展のためのグループ（Group for the Advancement of Psychiatry: GAP）、災害精神医学アウトリーチ（Disaster Psychiatry Outreach: DPO）とアメリカ精神医学出版（American Psychiatric Press）に改めて謝意を表します。

フレデリック・J・スタッダード Jr.（Frederick J. Stoddard Jr., M.D.）
アナンド・パーンディヤ（Anand Pandya, M.D.）
クレイグ・L・カッツ（Craig L. Katz, M.D.）

まえがきと謝辞

　この本の出版に至ったのは、災害後にさまざまな精神医療保健サービスを必要とする現場で活動することに関心を持つ人々のために、災害精神医学の実践的マニュアルを作成することを目指した2つの機関の取り組みが実を結んだ結果です。本書の執筆は、2つの機関「精神医学発展のためのグループ（Group for the Advancement of Psychiatry: GAP）」と「災害精神医学アウトリーチ（Disaster Psychiatry Outreach: DPO）」に属する著者らが共同し、各機関からの寛大なサポートのもとにGAPとDavid Adler, M.D. が委員長を務めるGAPの出版委員会からのフィードバックを受けながら行われました。GAPは第二次世界大戦後、現代的な精神医学が確立する中で発足し、全国の精神医学の専門家が執筆した報告書や立場の表明を全国的に、あるいは国際的に広めるというGAP出版委員会の活動を通してシンクタンクとしての役割を果たしてきています。Frederick J. Stoddard Jr., M.D. と C. Knight Aldrich, M.D. は2001年アメリカ同時多発テロ事件後、GAPに災害とテロリズムに関する委員会を立ち上げました。この委員会が中心となりGAPとしてのこれらの重要な領域に関する方針を示し、精神科向けにこのトピックをとりまとめ、出版を行いました。この本の執筆者の一部は、GAPのプライマリーケア臨床家のためのハンドブック「隠れた影響：次の災害に備えて知っておく必要があること：臨床家のための実践的精神保健ガイド（Hidden Impact: What You Need to Know for the Next Disaster: A Practical Mental Health Guide for Clinicians）」（Stoddard, Katz, and Merlino 2010）の執筆も分担しています。

　DPOはニューヨーク市に本拠地を置く災害精神医療保健サービスとそのトレーニングの提供を行う慈善団体です。災害精神医学のトレーニングとサービスの必要性を認識して、1989年、Craig L. Katz, M.D.、Anand Pandya, M.D.、Lisa Chertkof, M.D.、Edward Kenney, M.D. がDPOを設立

しました。設立以来、DPOは災害による影響からの回復を促進するために、精神科医の善意と専門性を用いることに取り組んでおり、DPOメンバーは1998年のスイス航空111便墜落事故から、2001年アメリカ同時多発テロ事件を経て、2010年のハイチ地震に至るまで、災害支援に携わってきました。DPOが考案したトレーニングのシラバスや関連教材は、本書の重要な素材となっています。このような素材には「災害精神医学：悪夢が現実になったときに如何に介入するか（Disaster Psychiatry: Intervening When Nightmares Come True）」（Pandya and Katz 2004）や、北米精神科臨床（Psychiatric Clinics of North America）の特別号「災害精神医学：真近での検証（Disaster Psychiatry: A Closer Look）」（Katz and Pandya 2004）」などが含まれます。PandyaとKatzを含むDPOメンバーの一部はGAPの災害とテロリズムに関する委員会のメンバーでもあります。Robert Ursano, M.D.はGAPのメンバーではありませんが、GAPの委員会の設立以来コンサルタントの役割を担っており、また、アメリカ精神医学会（American Psychiatric Association）の災害精神医学的側面に関する委員会の委員長を務めています。

　最初のDPOの災害精神医学トレーニングカリキュラム「災害精神医学の必須事項：精神保健専門家のためのトレーニングコース（The Essentials of Disaster Psychiatry: A Training Course for Mental Health Professionals）」（Disaster Psychiatry Outreach 2008）は本書の重要な出発点になっており、このカリキュラムを開発したDPOカリキュラム委員会の本書への貢献は特筆すべきものがあります。この委員会はDr. John Sahsが委員長を務め、Drs. Matthew Biel、Henry Kandler、Roger Nathaniel、Ilisse Perlmutter、Mark SchorとAsher Simonが委員として参画しました。また、この委員会の特別コンサルタントとして、Drs. Linda Chokroverty、Anand Pandya、Craig L. Katz、Carol North、Mss. Lovdy HammとAnastasia Holmesが関わりました。また、DPOが非刊行物として策定したDPO災害支援ガイド（DPO Response Guide）も本書を形作る

うえで有用であり、このガイドからの知見を本書に取り入れるうえでDrs. Anthony Ng、Grant Brenner、Eric Cohenから大きな貢献を受けました。

　本書はアメリカ精神医学会の「オンライン災害精神医学ハンドブック（online Disaster Psychiatry Handbook）」（Hall et al. 2004）ではカバーされていない多くの領域について最新の情報を提供し方針を示しています。この本書の著者のうちDrs. Anthony T. Ng、Anand Pandya、Frederick J. Stoddard Jr.の3名は「オンライン災害精神医学ハンドブック」の執筆にも関わっています。

　また、マサチューセッツ精神医学会の災害タスクフォース（Disaster Task Force of the Massachusetts Psychiatric Society）にも謝意を表します。この災害タスクフォースは、アメリカ精神医学会の災害委員会の取り組みに触発され、1990年代後半から災害支援について検討を重ねて計画を練り、ニューイングランド6州を中心とする地域やそれ以外の地域での災害支援に参加してきています。大学などの研究機関、マサチューセッツ精神保健部や軍に属する多くの精神科医が、タスクフォースの活動として、病院や州の災害精神保健計画の策定、1998年5月の航空災害訓練、必要とされる領域の特定、実際に起こった災害への救援活動に貢献してきています。これらの精神科医の多くは災害支援や心的外傷後ストレス障害（post-traumatic stress disorder：PTSD）に関する活動によりその地域や全国で名が知られています。このタスクフォースにはFrederick J. Stoddard Jr., M.D.、Chair; Ruth A. Barron, M.D.、Pamela J. Beasley, M.D.、Nancy Cinco, M.D.、Ralph Cohen, M.D.、James A. Chu, M.D.、Donna M. Digioia, M.D.、George Dominiak, M.D.、Mary Ellen Foti, M.D.、Dawn Gable, M.D.、David Henderson, M.D.、Judith L. Herman, M.D.、Todd Holzman, M.D.、Douglas H. Hughes, M.D.、John J. Iwuc, M.D.、Kathleen Lentz, M.D.、Carlos Lopez, M.D.、Lisa McCurry, M.D.、Joseph Jankowski, M.D.、Laurie Raymond, M.D.、Victoria Russell, M.D.、Kathy Sanders, M.D.、Maria C. Sauzier, M.D.、Susan Skea, M.D.、Ramon Solhkhah,

M.D.、Bessel A. Van der Kolk, M.D.、Charles Wasserman, M.D.、Janet Weisenberger, M.D.等が属しています。

本書の編集はボストンのシュライナーズ小児病院（Shriners Hospital for Children）がサポートしました。

また、出版に至るまでのきめ細かい助言やサポートを行ったAmerican Psychiatric Publishing, Inc.と編集長のRobert E. Hales, M.D.、最高経営責任者のRon McMillen、編集部長のJohn McDuffieに謝意を表します。

文　　献

Disaster Psychiatry Outreach: The Essentials of Disaster Psychiatry: A Training Course for Mental Health Professionals. New York, Disaster Psychiatry Outreach, 2008. Available as DPOCourseSyllabus_052108.pdf at: https://sites.google.com/a/disasterpsych.org/blog/File-Cabinet. Accessed December 21, 2009.

Hall RCW, Ng AT, Norwood AE; American Psychiatric Association Committee on Psychiatric Dimensions of Disaster（eds）: Disaster Psychiatry Handbook. November 2004. Available at: http://www.psych.org/Resources/DisasterPsychiatry. aspx. Accessed October 12, 2010.

Katz CL, Pandya A（eds）: Disaster psychiatry: a closer look. Psychiatr Clin North Am 27（special issue):391–610, 2004

Pandya AA, Katz CL（eds）: Disaster Psychiatry: Intervening When Nightmares Come True. Hillsdale, NJ, Analytic Press, 2004

Stoddard FJ, Katz CL, Merlino JP（eds）: Hidden Impact: What You Need to Know for the Next Disaster. A Practical Mental Health Guide for Clinicians. Sudbury, MA, Jones & Bartlett, 2010

イントロダクション

　災害支援において精神科医が活動するようになってきている。2001年アメリカ同時多発テロ事件の際だけでも700名以上の精神科医が災害支援に当たった（Disaster Psychiatry Outreach, personal communication, July 2010）。その後に起こった、2004年のインド洋地震と津波、2005年のハリケーン・カトリーナ、2010年のハイチ地震のような災害でも、多くの精神科医が災害支援に当たった。この本は、災害精神医学の領域において精神科医や精神医療保健従事者に向けての実践的なガイドブックとして書かれた最初のものである。教科書というよりはより現場での実践を意識して書かれており、データに基づいて推奨される精神医学的な評価や介入のあり方について具体的かつ実践的に検討されている。

　「災害」についてはさまざまな定義がある。世界保健機構（World Health Organization）は1992年、災害を簡潔、明瞭に「影響を受けた地域の対処能力を大きく超える環境面、心理社会面の深刻な破綻」（p.2）と定義している。災害には自然に発生するもの、あるいは、いわゆる神の所業によるもの（例：地震、ハリケーン、洪水）、人為的過失やテクノロジーに起因する事故（例：飛行機の墜落、原子力発電所の爆発）、意図的な行為に起因する出来事（例：銃の乱射、テロリズム）がある。

　深刻なトラウマの心理的、感情的な影響については、宗教書やホメロス（Homer）の「イリアス（Iliad）」、「オデュッセイア（Odyssey）」などの古典的著作に記載があるが（Shay 1994, 2002）、臨床的評価や治療については最近取り組みがなされ始めたところである。「心的外傷後ストレス障害」という疾病概念の前身にあたる「兵隊心臓（Soldier's heart）」は、市民戦争の時代に命名されたものであるが、2005年にアメリカ公共テレビで放映されたフィルムで「兵隊心臓」のことが見事に描かれていた。最初は兵士が医療の対象となっていたが、徐々に市民にも広がっていった。

1942年、ボストンでのココナッツ・グローヴ火災[訳注]で492人の死者が出て、多くの親族が若者の死に悲嘆した。その後、Erich Lindemann（1944）、Stanley Cobb（Cobb and Lindemann 1943）、Alexandra Adler（1944）らによる遺族にみられた精神医学的所見、合併症、症候学、急性の悲嘆への対処についての論文が現代の災害精神医学の嚆矢となった。1940年のロンドン大空襲の後にも、子どもと大人の両方を対象とした調査がなされており、まさに災害精神医学の古典的仕事といえる（Freud and Burlingham 1943; Jones et al. 2006）。

今日では、災害精神医学の領域は予防医学・疫学的観点からの早期介入、外科領域への精神科コンサルテーション、校内での銃乱射、ハリケーン、内戦などによる子どもや家族のストレス緩和のための心理療法などに至るまで幅広い領域を包含している。災害精神医学は防災・災害対応や復旧・復興のいずれにおいても重要な役割を担う。災害精神医学は若い領域ではあるが、介入のあり方の向上を目指して、成人や子どもを対象とする研究がなされてきている。研究により事前のリスクファクター間の単なる相関をみるだけでなく信頼のおける因果関係を特定し、災害後の精神的問題の実態や効果的な介入のあり方を特定するべくいろいろな研究が徐々に進んできている（Norris et al. 2006; Pfefferbaum 1998; Pfefferbaum and North 2008）。

過去20年以上にわたって、アメリカ精神医学会（American Psychiatric Association：APA）は災害への精神医学的な備えと災害発生時の対応に主導的役割を果たしてきた。特にRobert L. Ursano, M.D.はAPAの災害精神医学委員会の創設者として、APAや国際的コミュニティの他の多くのリーダーとともにこのことに取り組んできている。Dr. Ursano、Ann E. Norwood, M.D.、Carol S. Fullerton, M.D.と軍人保健科学大学（Uniformed Services University of the Health Sciences）の他の同僚たちは精

訳注）1942年11月28日の深夜ナイトクラブ「ココナッツ・グローヴ」から出火した大火災。

神医療保健従事者の災害教育、災害時の精神保健活動のトレーニングやコンサルテーションなどにおいて先駆的な役割を果たした。マサチューセッツ、ニューヨーク、カリフォルニア、ルイジアナをはじめとする州のAPA支局はその近傍においての、また、遠隔地に出向いてのトレーニングと災害対応に活発に貢献をしてきている。

　APAは災害精神医学の基本トレーニングコースと上級者向けトレーニングコースを提供している。災害時には、APAは状況に応じて災害精神医学に関するサポートの被災現場への供給を調整し、情報の収集と発信を行う主導的な組織となっている。

　本著書「災害精神医学：災害への備え、評価と治療（Disaster Psychiatry: Readiness, Evaluation, and Treatment）」において、これまでに発表されている原著論文、第一線の精神科医、臨床心理士、ソーシャルワーカーから寄せられた実践に基づく知見、災害に関する精神保健サービスを組織した人の経験など、さまざまな情報源からの情報の集積、抽出が行われた。21章の各章の著者らは災害精神医学の諸課題への生物・心理・社会モデルの適用、災害の本態、災害と精神保健の関係、精神科医と精神医療保健従事者が災害現場で災害ストレスの緩和のための介入を有効に行う方法などについて解説している。多くの章の著者らは過去の集団トラウマ（mass trauma）となった災害の経験に基づく短い挿話を提供し、その挿話に関する検討を行っている。この本の重要な目的は災害対応にあたる精神医療保健従事者に根拠に基づいた最良の対応方針（evidence based best practice）を示すことにあるので、各章とも精緻に文献を引用し、各介入方針がどの程度、科学的に妥当な研究結果に基づいて推奨されるものであるのかを明確に示している。

　この本は精神科医や精神医療保健従事者が災害に備えたり、災害支援に従事する際に用いやすいように「災害への備え」「評価」「介入」「新たに問題となりつつある事柄、その他の事柄」の4部に分かれている。各章の終わりには「学習のポイント」をリストし、「復習問題」で各章の重要事

項を確認できるようにしている。また、本の終わりに読者が更なる情報やより深い知識を求めることができるよう代表的な書籍や情報源の索引を付してある。

　本書で書かれているように、多くの精神科医や精神医療保健従事者が災害精神医学に接する機会が増えている。この10年間だけでも多くの巨大災害が発生しており、少なからずの人が、現在、程度の差こそあれ「災害疲れ（disaster fatigue）」を体験しているかもしれない。2001年アメリカ同時多発テロ事件から2010年のハイチ地震までの間、ほとんど間をおかずに複数の大災害が起きた。メキシコ湾で起きた原油流出事故は並行して世界市場に広まった経済的な混乱と併せて社会の不確かさの次元を更に複雑なものにした。何年にもわたって大きな悪影響を及ぼし続ける災害は珍しくないが、従来、災害対応のフェーズは急性期対応から急性期後の対応にシフトしていくものと捉えられていたのに対し、このようにゆっくりしたペースで甚大な影響を及ぼすような災害は想定されてさえいなかったのではないだろうか。この災害の被害者への対応の経験から集積された根拠に基づく実践的マニュアルが、「災害疲れ」を体験している精神保健従事者にも、また、そうでない人にも災害支援に取り組む勇気とサポートを提供するものであることを願う。

フレデリック・J・スタッダードJr.（Frederick J. Stoddard Jr., M.D.）
アナンド・パーンディヤ（Anand Pandya, M.D.）
クレイグ・L・カッツ（Craig L. Katz, M.D.）

文　献

Adler A: Neuropsychiatric complications in victims of Boston's Cocoanut Grove disaster. JAMA 123:1098-1101, 1943

Cobb S, Lindemann E: Neuropsychiatric observations after the Cocoanut Grove fire. Annals of Surgery 117:814-824, 1943

Freud A, Burlingham DT: War and Children. New York, Medical War Books, 1943

"The Soldier's Heart" (Frontline [WGBH Boston]; original airdate: March 1, 2005). Written, produced, and directed by Raney Aronson. Available at: http://www.pbs.org/wgbh/pages/frontline/shows/heart/. Accessed January 14, 2011.

Jones E, Woolven R, Durodie B, et al: Public panic and morale: Second World War civilian responses re-examined in light of the current anti-terrorist campaign. J Risk Res 9:57-73, 2006

Lindemann E: Symptomatology and management of acute grief. Am J Psychiatry 101:141-148, 1944

Norris FH, Galea S, Friedman MJ, et al: Methods for Disaster Mental Health Research. New York, Guilford, 2006

Pfefferbaum B: Caring for children affected by disaster. Child Adolesc Psychiatr Clin North Am 7:579-597, 1998

Pfefferbaum B, North CS: Research with children exposed to disasters. Int J Methods Psychiatr Res 17 (suppl):S49-S56, 2008

Shay J: Achilles in Vietnam: Combat Trauma and the Undoing of Character. New York, Simon & Schuster, 1994

Shay J: Odysseus in America: Combat Trauma and the Trials of Homecoming. New York, Scribner, 2002

World Health Organization: Psychosocial Consequences of Disaster: Prevention and Management. Geneva, Switzerland, World Health Organization, 1992. Available at: http://whqlibdoc.who.int/hq/1991/WHO_MNH_PSF_91.3_REV.1.pdf. Accessed January 14, 2011.

目　次

監訳者まえがき　　iii
日本語版出版に寄せて　　vi
まえがきと謝辞　　viii
イントロダクション　　xii

第 I 部　災害への備え

1　災害への備えと災害発生時の支援システム　　3

災害支援において考慮すべきこと　　5
災害支援の状況に応じた役割の変化　　7
災害支援体制　　8
精神医療保健従事者が果たしうる役割　　16
訓　練　　20
結　論　　20
学習のポイント　　21
復習問題　　21

2　災害前、災害時、災害後のリスクコミュニケーション　　25

リスクコミュニケーションの一般原則　　26
メディアとの関わり方　　29
災害に備えてのリスクコミュニケーション　　30
災害発生時のリスクコミュニケーション　　32
災害後のリスクコミュニケーション　　36
結　論　　39
学習のポイント　　40
復習問題　　40

3　災害支援者自身の救済　　　　　　　　　　　　　　　47
　　　―災害支援コミュニティのセルフケア―

　自己認識（Self-Awareness）：自分の限界を知る　48
　セルフケアの計画策定とトレーニング　50
　スタッフケア　52
　事前の準備　53
　ストレスとストレス反応　53
　平常業務への復帰　59
　結　論　60
　学習のポイント　61
　復習問題　62

4　ニーズ・アセスメント　　　　　　　　　　　　　　　67

　災害時の精神保健・心理社会的支援に関連する情報　69
　災害時の精神保健・心理社会的支援のガイドライン　77
　実践上考慮すべきこと　86
　結　論　90
　学習のポイント　90
　復習問題　91

第Ⅱ部　評　価

5　精神医学的評価　　　　　　　　　　　　　　　　　　97

　災害による心理的影響　97
　特殊な問題による心理的影響　101
　精神医学的評価に関わる要因　104
　こころの健康調査　116
　結論：3つのW 〜 What、Who、When 〜　117
　学習のポイント　119
　復習問題　119

6　災害弱者への配慮 ……………………………………………………………… 125

子どもと思春期の若者　126
高齢者　134
女　性　137
身体障害をもつ者　140
人種・地域特有の問題　142
結　論　149
学習のポイント　150
復習問題　151

7　重篤な精神疾患 …………………………………………………………………… 157

重篤な精神疾患から被災後代償不全へどのような経路をたどるか　159
災害後の新たな診断　160
システム介入　161
個人の評価および治療　164
結　論　165
学習のポイント　165
復習問題　166

8　薬物乱用 …………………………………………………………………………… 171

災害後の薬物使用に関する疫学的知見　172
PTSDと他の危険因子　175
危険飲酒　180
スクリーニングと評価の方法　181
薬物療法と他の治療的介入　187
治療における重複罹患の問題　192
結　論　193
学習のポイント　195
復習問題　196

9　パーソナリティに関する問題 ……… 203

　評　価　204
　被災状況に関連するパーソナリティの問題　208
　被災環境におけるパーソナリティの問題のマネジメント　209
　結　論　213
　学習のポイント　213
　復習問題　214

10　外傷と医学的愁訴のトリアージ ……… 217

　生物学的またはテロ攻撃後のMUPS　218
　身体疾患：身体疾患のある被災者のトリアージと評価　226
　結論と注意　236
　学習のポイント　236
　復習問題　237

11　悲嘆とリジリエンス ……… 243

　喪失と悲嘆　244
　死別と関連のうつ病　247
　複雑性、遷延性悲嘆　248
　悲嘆に暮れている人に話しかけ、耳を傾ける　251
　絶望感への対処、実存的な問題、意味の探索、逆転移　254
　悲嘆を評価しそれに対処するうえでの文化的問題　257
　リジリエンス　258
　リジリエンスに関与していると考えられる生物心理社会的要因　260
　結　論　264
　学習のポイント　266
　復習問題　266

第Ⅲ部　介　入

12　サイコロジカル・ファーストエイド　273

歴史と発展　274
発展中の基準　276
サイコロジカル・ファーストエイドの基本　278
特別な人口集団　279
文化の問題　279
子どもと青少年　281
結　論　281
学習のポイント　282
復習問題　282

13　集団への介入と家族への介入　287

集団への介入　288
カップルと家族への介入　295
結　論　300
学習のポイント　300
復習問題　301

14　心理療法　307

災害後に心理療法を必要とする人を決める　307
サイコロジカル・ファーストエイド　309
短期心理療法　311
文化に根付いた代替治療　314
家族への支援　316
長期的心理療法　316
治療の副作用　317
結　論　318
学習のポイント　319
復習問題　320

15　精神薬理学―急性期― … 325

　薬理療法学：急性期の災害現場での介入のゴールと考察事項　325
　急性期精神薬理学的介入　329
　深刻な医学的トラウマに対する薬物治療からの心的外傷後症状　339
　急性期災害現場でのせん妄　340
　結論と注意　340
　学習のポイント　341
　復習問題　342

16　精神薬理学―急性期の後の段階― … 351

　急性期後段階での精神医学的評価　354
　急性期後段階での治療　364
　外傷性脳損傷のアセスメントと治療のための特別な考慮事項　371
　結　論　374
　学習のポイント　374
　復習問題　375

17　子どもと青少年に対する精神医学的介入 … 383

　災害前の段階　384
　急性期　385
　急性期後の段階　391
　災害後の小児への薬物療法　396
　結　論　407
　学習のポイント　408
　復習問題　409

18　高齢者への精神医学的介入 … 417

　リスクの全般的評価　417
　高齢者独特のリスク　420
　神経生物学的リスク因子　422
　精神医学的アウトカム　422

介入の方略　424
準　備　429
結　論　430
学習のポイント　430
復習問題　431

第Ⅳ部　新たに問題となりつつある事柄、その他の事柄

19　親善大使としての精神科医 ……………………………………… 437

親善大使の仕事　438
協働作業　439
災害メンタルヘルス、宗教、スピリチュアルケア　447
セルフケアと逆境に続く成長　449
協働の成功　449
結　論　451
学習のポイント　452
復習問題　453

20　法と倫理の問題 ……………………………………………………… 457

矛盾する役割と柔軟性　459
守秘義務　462
カルテ記入　463
詐　病　464
法的、倫理的な落とし穴としての臨床家の災害への心理的反応　465
免許交付と損害賠償責任の補償範囲（liability coverage）　466
災害精神医学研究での倫理的問題　468
結　論　469
学習のポイント　470
復習問題　471

21 災害時と公衆衛生の緊急事態における遠隔精神医療 475

災害遠隔精神医療の適用　477
災害時の遠隔精神医療での問題　480
結　論　481
学習のポイント　481
復習問題　482

付録A　主要文献とリソース　485
付録B　復習問題の解答　489
索　引　491
編著者・著者一覧　499
監訳者・訳者一覧　501

第 I 部

災害への備え

アナンド・パーンディヤ編

1

災害への備えと災害発生時の支援システム

Edward M. Kantor, M.D.
David R. Beckert, M.D.

　ペンシルバニア州アレンタウンの公的機関に勤める精神科医であるグリーン医師は、2005年、ハリケーン・カトリーナの襲来によりルイジアナ州ニューオリンズが壊滅状態となった際、被災した住民にはメンタルヘルス支援のニーズがあることは明らかで、自分にも何かできることはないかという思いに駆られた。彼には災害支援活動のボランティアをした経験がなかったため、まずボランティアを募集している団体を調べたところ、あまりに多くのグループ、専門家組織、連邦機関がボランティアを募集していることがわかり面食らった。例えば、同僚の看護師が地元の医療ボランティアのグループを新たに組織して、バスをチャーターし、ニューオリンズ周辺のどこかにクリニックを設営する計画を立てていることを耳にした。また、医療予備隊Medical Reserve Corps[訳注1]がニューオリンズ支援の医療ボランティアを公募している告知も目にした。自分に向いている募集がどれかを調べようとしたが、各団体がどう違うのかまるでわからず、フラストレーションが募っていった。なんとか心当たりをつけてある団体に連絡を取ってみると災害支援の経験があるボランティアしか受け入れていないと断られた。何週間か経って、例の同僚看護師たちが企画したグループのバスはニューオリンズの外で国家警備隊に止められて、被災地域に入ることを許可されなかったと聴かされた。最初はフラストレーションを感じたグリーン医師だったが、そうこうするうちに、ペンシルバニア

州の自宅から車ですぐの所にある施設もハリケーン・カトリーナの被災者を受け入れる避難所となっているという情報が入ってきた。グリーン医師は州の公務員なので州の避難所運営に参画してメンタルヘルス支援サービスを提供するための許可はすぐにおり、被災者たちがより恒久的な住居を見つけるのを見届けるまでこのサービスを行った。

　一般的に人はどの程度、予想外の事態への準備を行っているものだろうか？　緊急事態が起こりうることを意識している場合でさえ、人はその可能性を心に留めて準備を行うものだろうか？　怖い気持ちを押し殺して何もないかのごとく振る舞うということはないだろうか？　災害場面でも人は往々にして災害に正面から向き合おうとしないものだ。一つには精神科医や精神保健に関わる専門家の間でその重要性がよく知られているように、否認や回避という形で苦痛な事柄から距離を置くことは深刻なトラウマ体験の最中に人々が自分自身を守る方略となりうる。その一方で、人は悪いことは起こるものだということや、最悪の事態に備えることは何か事態が起きた際の被害を最小限にする方向に働くということをよくわかっている。例えば、ほとんどの人がシートベルトを着用し、多くの人は喫煙をやめ、また、中にはトランス脂肪酸を口にすることを避けるという人もいるが、これらの行動は将来起こりうる事態に備えて行っていることといえる。あるいは、最近医師の間で、診察が終了する度に次の患者の診察に入る前に手を洗うことを習慣にしたり、患者との握手を行わないことにしている医師が増えている。この習慣の変化は、病院の規則改定によるというよりは、医師各人が感じている最新の感染リスクに対する配慮に基づくも

訳注1）医療予備隊（Medical Reserve Corps：MRC）とは米国公衆衛生局（Surgeon General' Office）の助成を受けて同局が地域の保健のニーズが高いと判断されることに対応したり、緊急事態への対応が必要な際に備えて全米各地に地域拠点が設置されており、そこにボランティア登録された医療関係者や非医療関係者から構成されている。2012年12月現在で全米に984の拠点があり、20万人以上のボランティアが登録を行っている。

のであろう。それでもなお、人口の大半が今後起こりうる災害に対して十分に備えるようになっているとは考え難いのが現状である。最近ではwww.ready.govのようなウェブサイトで公示された安全情報が幅広く入手できるようになり、地域毎の健康キャンペーンが増えているにもかかわらず、人口のうちのかなりの割合が予防接種や保健政策の有用性に疑念を持ったままであり、中には異議を唱える者もいる。アメリカ疾病予防管理センター（Centers for Disease Control and Prevention: CDC）が行った2009年のインフルエンザ予防接種キャンペーンもその一例だ。実際にインフルエンザの世界的大流行の脅威が迫っており、メディアがそのことを広範に、かつ、集中的に宣伝したにもかかわらず、18歳から65歳までの全成人の約40％しかインフルエンザ予防接種を受けず、CDCが当初設定した60％の目標値を大きく下回った（CDC 2010 報告）。

災害支援において考慮すべきこと

　災害支援従事者には、助け合いの精神から他の地域で起きた災害支援活動を希望する者も、直近で起きた災害支援活動に参加せざるを得ない状況に放り込まれた者もいる。いずれの形で災害支援に携わる者もトラウマへの暴露のリスクを負っており、災害支援に当たる精神科医は表1-1にリストされている4つの重要な考慮事項に精通している必要がある。

　第1に考慮すべきことは公認の災害支援グループとの「連携」である。連携の取れていないボランティアは自分自身の安全が脅かされたり他者に厄介をかけるリスクが高いというだけでなく、支援どころか逆に被災現場の問題の一部になってしまい、自らもフラストレーションを感じる状況に陥りがちである。現場の混乱に拍車をかけ、食糧支給や避難所提供を要する人間を自ら増やすことは慎むべきである。公認の災害支援グループとの連携は、支援活動の中での自分の役割を明確にして実際に支援活動が効率よく進むということや、対外的にどのような資格で参加しているかを明確

表1−1　災害支援従事者が考慮するべき4つのポイント

連　　携	救援活動を行うための許可と情報・資源を有している公認の組織に属してその枠組みで活動を行うこと。
情　　報	被災現場の状況に適した介入のあり方や被災者にとっての重要課題が何であるかについての最新情報を把握すること。
目　　的	自分自身の災害支援への参加の動機を見直し、災害現場のニーズにあった活動を行うために参加すること。
健康管理	さまざまな厳しい状況下で働けるように健康状態を良好に保ち、自ら健康を崩して現場の医療救援活動の負担を増やさないこと。

出典　Kantor 2009

にし誤解を招かないようにするうえでも役に立つ。

　第2の考慮事項は支援現場に関する最新「情報」の把握である。すなわち、担当する被災現場においてどのような支援活動が適しているのか、現時点で被災者にとって何が大きな問題となっているかといったことを知ったうえで支援活動を行うことが大事である。一見したところそう深刻な状況ではないと思える状況が、実際にはそうではないということもままある。例えば、被災地域は災害自体のせいばかりではなく、さまざまなインフラが失われていることや、疾病の流行、暴力、略奪行為が起こりうるというリスクも加わるため、安全が十分に確認されない限りにおいては、本質的に危険な場所と考えた方がよい。章はじめのエピソードのグリーン医師の同僚看護師は、災害支援における人員・物資の輸送や配備の管理、すなわち、災害後のロジスティックス（postdisaster logistics）や権限についての知識がないままに支援チームを組織した。このチームは公認の災害支援グループとの連携をとっておらず、災害支援に関する十分な情報を得ないままに行動した結果、フラストレーションが募るばかりで実際に支援活動に参加できないままにその試みは終わってしまった。

　第3の考慮事項は災害支援に参加する「目的」である。自分自身が災害支援への参加を望む動機を改めて見直し、自分が持っている災害支援にお

いて役立ちうる資質や能力について改めて検討することは有益である。高度な訓練を受けた精神科医が災害支援に臨んだとしても、現場で求められることは医学的技能や精神医学的技能ではなく、水の配布や家族と離れ離れになった子どもとただ一緒に過ごすことだという場合もあるだろう。自分が持つ専門技術を現場で認めてもらいその技術を活かした活動を行おうとするよりも、被災現場のニーズに即して行動することを最優先する方が、災害後の現場の混乱を鎮めるのには有用だ。

　第4の考慮事項は「災害支援者の健康状態」である。すなわち、災害支援者は極寒、酷暑、湿気、汚れた空気や衛生設備を十分使えないといった困難な条件下でも十分に活動できるように健康である必要がある。もし、災害支援への参加を考えている人が災害支援に参加することで病状の増悪を招きうる健康上の問題を抱えているならば、自分のいる場所に留まって寄付金を集めたり、災害支援に入るボランティアの訓練や調整をするなど、離れた所から救援活動の後方支援をすることが望ましい。

災害支援の状況に応じた役割の変化

　災害支援従事者は各々、善意を持って参加しているにもかかわらず、個人間やグループ間での専門的な考え方の相違から競合や対立が生ずることがある。被災地でメンタルヘルスの支援の対象となる大部分の人は、災害という例外的な状況への正常な反応を経験している人たちであるため、災害直後の段階で必要となる災害精神医学的ニーズはいわゆるトラウマ精神医学やトラウマ心理学に求められるニーズそのものではない。災害がきっかけとなって心的外傷後ストレス障害（post-traumatic stress disorder: PTSD）などの精神疾患の問題に対処する必要が生じることはあるにせよ、災害支援の早期段階で要求される技能は診断が確定した人を対象とするトラウマ治療の技能とは異なる。災害支援の早期段階で必要とされる災害精神医学的知識や技能は診察室で用いられるものとは異なり、また、災

害の影響を被っている被災者は患者とは異なる。被災者の多くは精神疾患の診断基準を満たす程の症状を呈さない。災害後早期には支援者が被災者に支持的に接することで関係づくりのアプローチを行い、被災者と信頼関係を築いて、アセスメントを行い、必要に応じて心理社会的介入を行うことが必要となる。関係が深まるにつれ、精神科医ボランティアに求められるであろう役割は非常に多く出てくるもので、どのようなことが求められるかを事前に予測することは困難である。それは、管理運営的な役割を担う、あるいは、コンサルテーションや教育を行うことであったり、また、身体面も含めた一般診療を行うこともしばしば求められる役割である。例えば、精神科医ボランティアが水やその他の物資の配布に携わることもあるが、これは、被災者が専門的な支援を受けるという形で精神科医に会うよりも、潜在的にメンタルヘルス支援を必要とする被災者が専門の支援者と抵抗なく接触するよい機会となりうる。このような活動は、災害から深刻な影響を被ったことでメンタルヘルスサービスを受ける必要がある人への早期介入、アセスメント、トリアージを可能にする有効なアプローチとなりうる。

災害支援体制

　災害精神科医が被災現場で効果的に活動するためには災害支援現場で活動するさまざまな団体の役割を把握する必要がある。この節では、災害支援の全体的な流れの中で精神科医の役割を理解できるよう災害支援における最重要と考えられる団体を紹介する。

　災害支援における階層構造の理解は、精神科医や他の診療科の医師が被災した場合や、被災地でのボランティアをするうえで有用である。この階層構造には直観的にわかるものや、僅かな説明で理解ができる側面もあるが、専門用語の理解や基本的な知識がないとわかりにくい側面もある。災害が起こる前から、災害支援体制が典型的にはどのように機能するのかを

表1-2 緊急事態管理：災害時の主な任務と責任

1. 各機関の間の調整
2. 情報の共有と教育
3. リソースの管理と財務
4. 現場の安全と危険物の管理
5. 捜索と救助
6. トリアージ、追跡、移送、避難
7. ボランティアの調整
8. ライフラインの復旧
9. 医療とメンタルヘルスの支援
10. 被災者と支援要員のための食糧と居住スペースの供給

出典 Disaster Psychiatry Outreach 2008; Federal Emergency Management Agency 2010b; Kantor 2010

知っていれば、混乱したり、フラストレーションを感じることがより少なくなり、より効果的に活動を行いやすくなる。このことは、災害に直面した際の自分の目的が自分自身と家族を守ることであれ、医療行為を担当している患者に支援とケアを提供することであれ、ボランティアの医療提供者として災害支援に参加することであれ、いずれの場合にも当てはまる。

各地方の災害支援体制

軍や国家レベルの緊急事態や航空機の緊急事態を除くと、災害を含めた緊急事態への初期対応の責任の所在は地方自治体にあり、他の組織からの支援は、必要な時や明らかに予想される時にだけ要請される。ほとんどの地方自治体とすべての州政府は緊急事態管理官（emergency response official: ERO）を任命している。緊急事態管理官が緊急事態オペレーションセンター（emergency operations center: EOC）の立ち上げと被災地域全体の災害支援活動の調整に責任を持つ。緊急事態管理官は災害支援における最高の意思決定の役割を担い、多様な活動を組織化し、各構成員の役割、相互関係を決定する。緊急事態管理官の主要な任務が表1-2に概説されている。

災害の急性期の間、緊急事態管理官と初動に当たる災害支援従事者は、消火、負傷者の発見と救出、現場での治療の提供のような救助活動に集中し、危険物の管理や支援従事者の保護も行う。緊急事態管理官のその他の急性期の任務としては、交通、通信、水道・電気などの公益事業、建造物のような主要なインフラの保全や修復を行い、公衆の安全を確保することも含まれる。更に、被災者や住まいを失った人に、避難所、食糧、飲料水のようなリソースを供給する支援体制を組織することも緊急事態管理官の責務である。トラウマなど心理的な影響への支援を提供することは緊急事態管理官の主たる関心事ではないことが多く、緊急事態の混沌とした状況下ではしばしば忘れられがちである（Disaster Psychiatry Outreach 2008）。

国家レベルでの災害対応の体制

　国家危機管理システム（National Incident Management System: NIMS）は災害時に省庁や管轄区を横断する連携の舵取りをして国家レベルでの危機管理を行う体制である。これは災害の種類に関わりなく柔軟に対応できるようにデザインされており、それ故にしばしば「全災害」に対応した防災計画および災害支援（"all-hazards" disaster planning and response）と呼ばれる[訳注2]。更にその後の災害からの教訓を受けて省庁や政府内の各レベル間の調整を円滑にするため、災害対応の体制は国家災害対応フレームワーク（National Response Framework: NRF）と呼ばれる形に改編された[訳注3]。ジョージ・W・ブッシュ大統領政権下に施行されたNRFにおいては、基本的な方針はNIMSを踏襲するものの、有事の際の情報伝達と統括の手順が見直された他、連携と事前計画が強化されている。NIMSとNRFの方針に基づいて、災害の規模によって他の地域、あるいはさらに国家から物資・人員・経済面等の援助を要請するかどうかが決定される。

緊急事態指揮系統システム

緊急事態指揮系統システム（Incident Command System: ICS, Federal Emergency Management Agency 2010a）はすべての緊急対応の際に最も基本となる管理と指揮系統の体制である。この体制は明確な指揮系統の道筋を記し、多様な対応機関、管轄、個人の間の連携を促進するために存在している。2001年以来、「緊急事態指揮系統（incident command）」という概念は緊急事態に対応する機関だけでなく、地方政府機関や保健所、公立学校、大学、病院のような機関にも浸透してきている。ICSの枠組みに新たに加わった病院緊急事態指揮系統システム（hospital incident command system: HICS）では、病院職員と医療保健関係者に必要な指揮系統訓練が提供される。災害対策のための連邦予算を割いて、地域社会の構成員や各機関の職員がICSとNIMSに習熟するよう地域での災害対応プランや訓練活動に参加することを促している。

ICSのもと各緊急事態毎に緊急事態司令官（incident commander）が指名され、緊急事態の状況全体に責任を持つ。緊急事態司令官は通常、最初に緊急事態に対応をした機関かその種の緊急事態に主たる責任を負う機関から選ばれる。例えば、火事の場合、通常、緊急事態司令官は消防署長が担当する。しかし、火事が犯罪やテロ行為の結果であれば、指揮権は警察

訳注2）1979年に設立された緊急事態管理に関する常設の総合的一元的な行政機関である連邦緊急事態管理庁（Federal Emergency Management Agency: FEMA）は主に自然災害を想定したものであった。2001年アメリカ同時多発テロ事件を受け、自然災害だけでなくテロリズムを含む幅広い緊急事態に対応する体制が必要ということから、2002年、FEMAが国土安全保障省（Department of Homeland Security: DHS）に統合された。2003年、DHSは国家危機管理システム（National Incident Management System: NIMS）をはじめとする危機管理の体制や基準を定めた。

訳注3）1988年に策定された連邦災害対応プラン（Federal Response Plan: FRP）についても、2001年以降テロに対するさまざまな防止策や対応策などが強化された形での改定が検討され2004年国家災害対応プラン（National Response Plan：NRP）が策定された。しかし、2005年のハリケーン・カトリーナで対応の不備が指摘されたことなどを契機に、災害対応のあり方が見直され、2008年、NIMSが改定された他、NRPを改定した国家災害対応フレームワーク（National Response Framework: NRF）が策定された。

あるいはさらに連邦国家の司法機関に移る。緊急事態が多数の機関や管轄を巻き込む大規模な、あるいは複雑な場合、現場に近いが安全が確保できるだけ離れた場所に緊急事態オペレーションセンター（emergency operations center: EOC）が設置される。EOCは緊急事態毎に設置され、参加機関からの専門知識や必要な情報が集約される。ICSは緊急事態がもたらす影響の深刻さや事態の複雑さに応じて、図1-1に示されているように、指揮系統のレベルを拡大できるような体制になっている。

　緊急事態が発生した地域の通常の対応システムに過剰な負担をかける可能性が高いか、発生した地域が有する人員・物資・財源等だけでは対応できない場合、その地域の自治体行政はその緊急事態が「災害」であることを宣言し、州あるいは連邦政府、またはその双方からの援助を要請する。援助には、コミュニティを支援するための人員、専門知識、資金の提供や復旧に向けた財政上の措置が含まれる。災害時の州の境界線を越えた人員・物資・財源等の提供は緊急事態管理支援協定（Emergency Management Assistance Compact: EMAC）のもとに行われる。州との調整のもと、このように提供されたリソースを有効に活用するための法的権限が緊急事態司令官に与えられていると同時に緊急事態司令官に課せられる責務は限定的なものとなるようにされていることが多い。地域のインフラを壊滅させた2005年のハリケーン・カトリーナは、他の管轄地域からの人的支援と物資・資金に基づく復旧に向けた緊急事態指揮系統が発動された災害の好例である。もし、この章の冒頭のエピソードのグリーン医師が事前に災害支援グループに登録していたら、あるいは少なくとも事前に災害支援における自分の役割がどのようなものになるのか理解していたなら、連絡すべき相手、自分が属するべき組織、効果的に災害支援の医療活動に従事する方法がわかったことだろう。

主要機関と災害支援グループとの連携

　2002年以来、連邦政府レベルで災害対応の政策立案にメンタルヘルス

1 災害への備えと災害発生時の支援システム　13

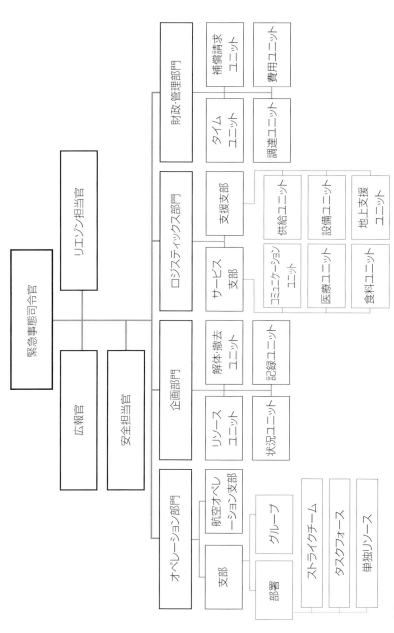

図1−1　緊急事態指揮系統システム組織

出典　Federal Emergency Management Agency 2010c

に関する取り組みを盛り込もうという試みがなされている。ほとんどの州のレベルでもメンタルヘルスの問題を取り入れるための手段を講じている。これらの動きは、災害時のメンタルヘルスへの取り組みを災害対応計画全体の中に統合して、精神的健康の回復を社会的支援と医療支援の中核的な取り組みと位置付けようとするものである。それでもなお災害後のメンタルヘルスのサービスは、いくつかの機関や組織によって個別に供給されがちである。災害が地元のリソースを超過しそうに思われる場合、緊急事態司令官が地元のEOCを通じて管轄地域外からの応援を要請する。災害時には多くの機関が多様な技術援助や支援を提供するが、その中で国土安全保障省（Department of Homeland Security）に統合された連邦緊急事態管理庁（Federal Emergency Management Agency: FEMA）は、防災計画の策定、災害急性期の事態の鎮静や各機関の災害対応の調整、災害からの復旧を先導する国家機関として機能している。

　2006年、災害派遣医療チーム（Disaster Medical Assistance Team: DMAT）や他の医療リソースを含む国家災害医療システム（National Disaster Medical System: NDMS）が、精神保健サービスセンター（Center for Mental Health Service）のもとに組織上再編成された。DMATは、移動式の軍病院ユニットと同じように、被災地に持っていけばそこで医療行為が完結するような装備を所有する可動式の医療チームである。DMATは国中どこにでも配備可能である。いくつかのチームはメンタルヘルスを専門とし、獣医学、死体保管、薬学などの活動を支援する。

　アメリカ赤十字社（American Red Cross）は非政府組織（nongovernmental organization: NGO）であり、災害時に避難所、家族援助センター、社会的支援、健康スクリーニング、基本的なメンタルヘルスのケアの供給を行う体制を有している。赤十字は地域毎に組織されていて、地元の支部に分割されている。各支部が各々の地域への対応に責任を持つが、全国を統括する事務局を通じて地域を横断した互助を行う全支部間の連

携・調整の体制ができており、住宅火災のような小さな緊急事態からハリケーンのような大きな緊急事態にまで対応が可能になっている（American Red Cross 2010）。

　2002年、連邦市民部隊（Federal Citizen Corps）プログラムに基づいて、いくつかの地域に根差したボランティアプログラムが組織された。災害に関連するプログラムとしては地域緊急事態対応チーム（Community Emergency Response Team: CERT）と医療予備隊（Medical Reserve Corps: MRC）の2つがあげられる。MRCの名称は最近、米国公衆保健サービス部隊（U.S. Public Health Service Commissioned Corps）などの軍の予備役との混同を避けるために、米国公衆衛生局（Surgeon General' Office）によって市民ボランティア医療予備軍（Civilian Volunteer Medical Reserve Corps）と改称されたが、MRCという用語も市民ボランティア医療予備隊を指すことばとして依然広く用いられている。CERTプログラムもMRCプログラムも、各地域コミュニティにボランティアグループを組織して地域毎の災害支援能力を増強することを促進するために、助成金提供やガイダンス・プログラムを提供している。ただ、連邦政府によるMRC設立のための助成が終了し、将来の連邦政府によるMRCへの助成の見通しは不明確である（Kantor 2010）。

　両者はともに市民部隊（Citizen Corps）と連携しており、CERTプログラムはFEMAの管轄下にある一方で、MRCは米国公衆衛生局の管轄下にある。両者の各地域ユニットは地域毎に管理運営がなされる一方、連邦政府に登録され、相互に連携する体制がとられている。CERTプログラムは災害時の基本的な初期対応、スタッフ支援、情報共有を含む被災地の復旧支援のためのさまざまな支援活動を提供する。MRCプログラムの目的はボランティアの医療保健従事者が事前に登録を行い、登録された資格に応じて世界的な流行病、大勢の死傷者が発生する事態など公衆保健の緊急事態や災害時に、医療保健従事者のボランティア派遣を調整することにある。ユニットにより性格が異なるが、多くのMRCのユニットがメンタル

ヘルス支援の部署を持っている。2010年5月現在、20万6000人を超えるボランティアを擁する820以上の認可されたMRCのユニットがさまざまな機関（保健局、大学、地方自治体など）に置かれている（Office of the Civilian Volunteer Medical Reserve Corps 2010）。

連邦政府のMRCへの助成は2007年にいったん打ち切られたが、ボランティア医療従事者が全国的に事前登録を行い、それを一つのデータベースに整備するという試みは続いている。州は連邦政府の災害関連予算を受給して、連邦政府のシステムと連動する共通登録システムの設立を委任されている。国内の一部の地域では改善が見られるものの、多くの地域では各ボランティアグループ、州機関、連邦政府、そして赤十字社のような非政府団体の間で、登録のシステムや資格確認のあり方が、共通のフォーマットに標準化されていない。資格確認の基準のあり方は国土安全保障省のコンプライアンスゴールとしてNIMSのコンプライアンスプログラムに定められている（Kantor 2010; Federal Emergency Management Agency 2010b）。

精神医療保健従事者の一人ひとりが、自分が属するコミュニティにおける災害対応の体制や手順をよく知る必要がある。なぜなら、すべての地域において基本的にはアメリカ合衆国のNRFに沿った体制整備と手順の策定がなされているものの、それぞれの地域毎にいくらか違いがあるからだ。災害時の医療リソースとして期待されている対応はコミュニティによって大幅に違う可能性があり、その方針は地元の伝統や病院、州兵軍ユニット、さらには医科大学などのような専門化されたリソースの存在にも強く影響されている（Kantor 2010）。

精神医療保健従事者が果たしうる役割

災害支援のボランティアは災害支援体制に「所属している」ボランティア（affiliated volunteer）と「所属していない」ボランティア（unaffiliated volunteer）の 2 つの範疇に分けられる。具体的には、前者は、その災害支援従事者が現場の要請に応じて到着し、全体の活動方針とシステムの流れに沿って活動を行うボランティアであり、後者は、活動の計画が不明瞭で、参加資格や身分保障の確認も受けないまま、また、災害時の活動の訓練も経ずに現場に到着するボランティアである。自発的に災害の場に現れる登録されていないボランティアは「自発的未登録」ボランティア（spontaneous undocumented volunteers: SUV）と呼ばれる。災害支援体制に所属するか否かにかかわらず、今、将来災害ボランティアになりたいと思っている精神医療保健従事者は、個人的関心、経験、資格、現在の仕事と家庭に対する責務を考慮に入れつつ、あらかじめ計画を立てるべきである。臨床医が災害ボランティアの呼びかけに応えたものの災害支援活動に関する資格や個人的技能が立証できないがために被災地で専門家としての能力を活かして活動が行えず、フラストレーションを経験するということは稀なことではない。身分保障の面で問題ないとすれば、片付けや食事の提供というような特別技能の要らない基本的支援活動に関しては、SUVに対しても現場の判断で比較的容易に活動資格を与えられる。専門家としての免許や資格、あるいはテロ行為や災害の対応に従事するに必要な身元の確認が前提となる専門家としての災害活動への参加に関しては、参加資格の承認のプロセスがはるかに複雑なので、事前に登録していない臨床医は専門家としては何もすることがなく、自らが被災現場で活用されていないと感じることになりうる。この状況はボランティア自身にとっても、システム全体にとっても、大きなフラストレーションの原因になりうる。ほとんどの専門家と緊急事態への対応に備える役割を担う機関は、医療保健従事者のボランティアに対して、事前登録し、災害支援の組織に属することを促している。

　災害支援組織に属するボランティアは公認の災害支援グループのメンバーとして災害支援活動に参加する。災害支援組織は事前にボランティアの資格を確認し、活動遂行上問題になりそうなことをスクリーニングし、

また事前のトレーニングや「直前訓練（just-in-time training）」と呼ばれるトレーニングを行うことで、そのボランティアの災害支援活動への参加資格を補償する。災害の性格は多様であるため、事前に訓練を受けているボランティアにとっても、特定の災害に特化した「直前訓練」が有益になりうる。連邦政府は州やその他の全国グループとともに、医療保健ボランティアの事前登録システム整備に努めている。現代の電子ベースの高速コミュニケーションの時代にあっても、インフラ構造が被害を受け情報伝達が遮断されてしまうと、その瞬間に資格を実証する方法がなくなる可能性があり、そのようなことからも、事前に資格確認を行っておくことが決定的に重要となる。章の冒頭の挿話のグリーン医師と同僚の看護師は自発的ボランティアの2つのタイプを代表している。バスを使った同僚看護師は、全体的な災害支援の体制に属していない自発的な活動であったため、災害地帯へ入ることを許可されず、現場で大いに必要とされていた医療サービスを届けることができなかった。グリーン医師は災害支援活動に参加する前に災害支援活動グループに所属しようと試みたが、多数の機関と広範な地域にまたがる災害の混乱と事態の複雑さが広まっており、初めは挫けてしまった。当初の目標を災害現場で達成することはできなかったものの、最終的には災害支援の体制に属することができ、自分の地元の地域に移ってきた住居を失った被災者たちのケアをするということで、切実に必要とされていた医療上の役割を果たすことができた。グリーン医師が災害支援組織に事前に登録していたなら、資格確認が可能となり現場での医療保健支援の活動に加われた確率は高まっていたであろう。

　精神科医と精神医療保健従事者が災害支援組織にボランティアとして属する方法は、他にも多数ある。自分の関心、パーソナリティ、そして技能に適した組織を見つけることが極めて重要だ。災害支援グループによって、義務や期待が大いに異なり、実際に有事の際の対応に呼び出される見込みも異なる。ボランティアは、2つ以上の災害支援グループに所属して、その結果、求められる活動量が手に負えなくなることのないように注

意すべきである。臨床医が地元の災害支援グループにとって必要不可欠な状況にある時に、地元地域外での活動を求められる全国グループに加わりたいとは思わないであろう。

　オンラインの情報源はますます増加傾向にあるが、「口コミ」こそが各地域でのボランティア活動に繋がる最善の方法であろう。各地域や州にある医療関係や専門家の団体には、災害対応に関する委員会を設置して訓練の機会を提供しているところもある。これらの組織は、単独で災害対応するのではなく、全体的な災害対応の体制を十分把握したうえで全体の中で役割が発揮できるように、各団体の担当者が地元の災害対応の責任組織に連絡を取り合って連携する形になっている。大規模災害に際しては、ハリケーン・カトリーナの後に実際そうであったように、各グループが追加のボランティアを募集するかもしれない。カトリーナの場合は、多くの医療保健関連の専門家の団体が団体のメンバーからボランティアを募り、連邦機関に橋渡しを行った。

　アメリカ赤十字社やMRCのような全国組織は、各地域の拠点の連絡先を明示していることが多い。ほとんどの地域拠点がウェブサイトを持っていて、登録のための手続きや、ボランティアに期待されていることを説明している。赤十字社は全国的な災害支援機関として最もよく知られているが、その医療サービスは活動の幅が限られている。ハリケーン・カトリーナの支援活動に携わる中で、赤十字社と全国MRCの指導者たちは、MRCのボランティアを活用して赤十字の医療とメンタルヘルスの職務を補うことが迅速に進む体制を築いた。従来、MRCのユニットは各々の地域に属するとみなされているが、この新たな体制では、個人のボランティアに遠隔の被災地での活動に従事する意向があれば、各地域ユニットの許可を得て遠方の被災地の赤十字の活動のための配置につくことが許されたのだが、これは両グループにとって初の試みであった。

訓　練

　災害時のメンタルヘルス対応の訓練の標準化のあり方については確定したことではなく検討が重ねられているところである。これまでのところ連邦機関、NGO、州、さらには個人間でコンセンサスが得られているような標準的な訓練はない。多くの州や連邦政府の機関がガイドラインやカリキュラムの策定を試みて、いろいろな組織の災害支援のフレームワークの中で有効に活動するにはどのような形にするべきかということについての検討がなされてきているが、残念ながら混乱が残ったままである。それ故に、個人のボランティアは最初にどのグループに所属するかを決定し、それからそのグループが推奨する訓練を受けるべきである。最小限でも、ほとんどの災害支援組織が、基本となる「災害支援活動への導入」と「緊急事態の指揮系統」についてのオリエンテーションを行っている。災害支援における保健活動の分野では、中核となる考え方を取り上げて訓練による習熟を図るという方向で検討を行っている。その中でエビデンスに基づくアプローチ（evidence-informed approach）である「サイコロジカル・ファーストエイド（Psychological First Aid）」が災害支援コミュニティの中で広く用いられてきている。このアプローチの基盤にある概念は、災害やテロリズムで影響を受けた人々の感情的、心理的ニーズへの初期対応や事前の訓練の際の指導原理として用いることができる（「12. サイコロジカル・ファーストエイド」を参照）。

結　論

　災害支援への道筋として何が正しいかを選択することは非常に個人的な決断である。適切なグループを見つけ、思う通りの役割を果たすに至るまでには、個人的にいろいろと調べたり試行錯誤を行うことが必要だろう。実際に災害支援に参加するまでに同僚や地元の災害支援グループといろい

ろと話をすることは、自分の性格、関心、技能などに合った適切な活動の機会を見つけるうえで役立つ。意図せずして自宅のある場所で被災したにせよ、別の地域で起こった災害の支援に行くことにしたにせよ、基本的な災害に関する知識を身につけておくことは間違いなく有益である。筆者の同僚の多くは、災害精神医学領域での仕事を通じて、充実した、さらには人生を変えるような経験をしてきている。何を予期すべきかを理解すること、自分の考えに矛盾しないグループとともに働くこと、要求される知識と技能を獲得することは、いずれも人の経験に対する認識を改善するうえで有益であるだろう。

■学習のポイント

- メンタルヘルスの専門家は災害支援に参加する前に、自らの参加の動機を改めて見直すべきである。
- 災害支援システムの基本的な指揮系統のあり方を知っておけば、ボランティアをする際に役に立つ。
- 災害の前に、災害支援を行っている公認のグループや機関に所属しておくと、災害発生時、支援活動に参加しやすくなる。
- 災害支援で活動する組織間の役割の相違を知っていれば、精神医療保健従事者が災害支援活動に参加する際に最善の貢献をできる場所と方法を知る上で役立つ。
- 事前に災害時メンタルヘルス支援の訓練を受けておくことが望ましい。

■復習問題

1.1　災害精神医学は通常の医療機関における診療行為と、下記のうちのどの点で異なっているか？

A. 対象者は診断基準を満たす精神疾患には罹患していないことが多い
B. しばしば混沌として先の予想が不可能な環境で対象者と関わることになる
C. メンタルヘルス介入よりも飲料水や食料の供給のような基本的な支援活動の方が求められることも多い
D. AとBのみ
E. 上記のすべて

1.2 州外の免許を有する精神科医が災害現場に自発的に支援活動を行うために到着した際でも、最新の電子情報管理システムを用いれば資格の確認が容易に行える。

A. 正しい　　B. 間違っている

1.3 緊急事態指揮系統システムは州ごとに大いに異なり、まだ全国的な基準策定までには至っていない。

A. 正しい　　B. 間違っている

1.4 医療従事者が属することで専門家としての役割を持って災害支援活動を行うことができる組織は下記のいずれか。

A. アメリカ赤十字社
B. 医療予備隊（MRC）
C. 地域緊急事態対応チーム（CERT）
D. 災害派遣医療チーム（DMAT）
E. 上記のすべて

1.5 複数の機関や地域が関わる大規模な、あるいは複雑な災害の場合、指令を行う場所が災害発生現場の近くに、安全を確保できる距離を置いて臨時に設置される。この場所の名称は下記のいずれか。

A. 危機計画・遂行センター（CAPC）
B. 緊急事態オペレーションセンター（EOC）
C. 緊急事態管理支援協定（EMAC）
D. 緊急事態監督コマンド（ESC）
E. 戦略コマンドセンター（SCC）

（訳：富田博秋）

文　献

Disaster Psychiatry Outreach: The Essentials of Disaster Psychiatry: A Training Course for Mental Health Professionals. New York, Disaster Psychiatry Outreach, 2008. Available as DPOCourseSyllabus_052108.pdf at: https://sites.google.com/a/disasterpsych.org/blog/File-Cabinet. Accessed December 21, 2009.

Hall RCW, Ng AT, Norwood AE; American Psychiatric Association Committee on Psychiatric Dimensions of Disaster（eds）: Disaster Psychiatry Handbook. November 2004. Available at: http://www.psych.org/Resources/DisasterPsychiatry.aspx. Accessed October 12, 2010.

Katz CL, Pandya A（eds）: Disaster psychiatry: a closer look. Psychiatr Clin North Am 27（special issue）:391–610, 2004

Pandya AA, Katz CL（eds）: Disaster Psychiatry: Intervening When Nightmares Come True. Hillsdale, NJ, Analytic Press, 2004

Stoddard FJ, Katz CL, Merlino JP（eds）: Hidden Impact: What You Need to Know for the Next Disaster. A Practical Mental Health Guide for Clinicians. Sudbury, MA, Jones & Bartlett, 2010

2

災害前、災害時、災害後の
リスクコミュニケーション

Frederick J. Stoddard Jr., M.D.

　この章では、メンタルヘルスの専門家が研究と訓練に長い年月を費やしてきたテーマ、すなわちコミュニケーション、特に言語コミュニケーションについて取り上げることになるが、その中でも、リスクについて如何にコミュニケーションをとるかということについて取り扱う。視覚的なものも含めたコミュニケーションの手段はインターネット、携帯メール、YouTube、ツイッター、フェイスブック、スカイプなど、急速に拡大してきている。一方、メンタルヘルスの専門家が、患者や相談依頼者、あるいはコミュニティやコミュニティのリーダーに対して専門的な立場から行う災害に関するコミュニケーションのスキルを改善するためのリスクコミュニケーション教育はこれまでのところほとんど行われていない。この章ではリスクコミュニケーション教育のための指導原理を事例や背景となる情報と共に紹介する。鍵となるテーマは、「リスクコミュニケーションの一般原則」、「メディアとの関わり方」、「災害に備えてのリスクコミュニケーション」、「災害発生時のリスクコミュニケーション」、「災害後のリスクコミュニケーション」である。その中でも「災害発生時のリスクコミュニケーション」では、リスクコミュニケーションにより如何に災害によって衝撃を受けたコミュニティの脆弱性（vulnerability）を減らし、回復力（resilience）を増強するかという重要なテーマについて取り扱う。

リスクコミュニケーションの一般原則

　「リスクコミュニケーション」という用語は、災害支援計画において災害が起こる前、災害発生時、災害後における効果的なコミュニケーションのあり方を記載する際に使用される（Center for Mental Health Services 2002）。リスクコミュニケーションの対象としては個人（例：患者）、グループ（例：学校）、企業（例：被災した企業や被害の危機に直面した企業）、公的機関（例：警察や消防のような、災害支援の前線に従事する人たち）、ニュースメディア（例：インターネット、ラジオ、テレビ）などが含まれる。精神科医とメンタルヘルスのチームはリスクコミュニケーションを円滑に促進することを期待されて、相談を受けたり、リーダーシップを取る立場に置かれることもありうる（Norwood et al. 2005）。

　2002年に、薬物乱用・精神保健サービス局（Substance Abuse and Mental Health Services Administration: SAMHSA）の精神保健サービスセンター（Center for Mental Health Services）は「危機に際してのコミュニケーション：公務員のためのリスクコミュニケーション・ガイドライン（Communicating in a Crisis: Risk Communication Guidelines for Public Officials）」を発表した（Center for Mental Health Services 2002）。このガイドラインの中で、リスクコミュニケーションは「リスクの性格に関すること、リスクメッセージ、法・制度面を含むリスク管理のあり方に関する懸念や意見など多様なメッセージに関する個人、グループ、組織間での情報および意見の相互交換の過程」（p.14）と定義されている。更に、同じガイドラインで、リスクメッセージは「リスクについての情報を含む文書、音声、もしくは視覚情報で、リスクを減らす行動についての助言を含むものも含まないものもある。正式なリスクメッセージとはリスクについての情報を発信するという意図をもって作成された構造化された文書、音声、視覚情報のパッケージである」（p.20）と定義されている。このガイドラインがリスクコミュニケーションについて推奨していることを表2-

表 2-1 リスクコミュニケーションにおける推奨事項

1. 人々の懸念を和らげる。
2. 対応方法についてのガイダンスを与える。
3. 継続してメッセージを伝える。
4. 最新の正確な情報を届ける。
5. 簡潔に、明確に、効果的に情報を届ける。
   単純で、率直で、現実的なゴールとメッセージを示す。

出典 Center for Mental Health Services 2002

1に要約する。

　リスクメッセージを準備するうえで、災害後の心的外傷後ストレス障害（PTSD）のリスクについて一般の人に簡潔で効果的なメッセージ（表2-1の5番目のポイント）を伝えるにはどのようなことに注意を払うべきかは、次の2つの方向性を対比して考えるとわかりやすいだろう。1つの方向性はPTSDの診断基準に書かれていることを一字一句洩らさずに引用しようとすることであるが、このような方向では、努力するほどPTSDについての関心を高めようとするリスクメッセージの意図は失われる結果となるだろう。より有効と考えられるもう1つのアプローチは、被災者に対して、震災直後に体験する「闘争・逃走」反応（"fight-or-flight" reaction）がどうにも消えないように感じているのならば、PTSDになっている可能性を考えてみるよう助言することである。

　災害時に公共のコミュニケーション媒体を利用してメンタルヘルスに関する情報を発信する際には精神科医等の精神医療保健の専門家を含む信頼できる情報源からの情報を伝えることが非常に重要である。正確で信頼できる公共コミュニケーションが欠けていると、被災者が経験する心的外傷の影響が増強され、また、噂が流布することや、ひいてはパニックが起きる危険性さえはらむことになる。また、現代のコミュニケーションは電子媒体に依存しているところがあり、2004年のスマトラ島沖地震・インド

洋津波[注1)]や2010年のハイチ地震[注2)]後のように電力のインフラ構造が被害を受けると、公共コミュニケーション不在の状態が発生しうる。メディアが災害についての正確なニュースと、何ができるかについての助言を被災者に届けることができれば、被災者は有害な影響を緩和したり、防いだりできるようになるはずだ。一方、テレビのニュースで心的外傷体験に結びつく映像を繰り返し流すことは、視聴者、特に子どもの視聴者の心的外傷化（traumatization）を増悪させかねない。Schlengerら（2002）の研究を含むこれまでに行われた大半の研究が、テロリズム関係のテレビ番組を見た時間数と視聴者の心的外傷後ストレス反応の強さの間に有意な相関を見出している。

注1) 2004年のスマトラ島沖地震・インド洋津波では巨大地震に引き続き、インド洋に面する陸地沿岸の大半に破壊的な津波が襲来した。最大30メートル（100フィート）に及ぶ高さの津波によって、沿岸部のコミュニティが甚大な被害を受け、記録に残る歴史の中で最も多くの死者が出た自然災害のひとつとなった。インドネシアでは17万人から22万人の死者が出て、一番大きな被害を受けた。スリランカ、インド、タイがこれに続いた。アメリカ地質調査所（U.S. Geological Survey）は、約22万8000人が亡くなったと推計しているが、この調査推計よりもはるかに多くの人が亡くなったとする推計もある。死者数で比較すると、スマトラ島沖地震・インド洋津波は歴史上の地震の中でワースト10に入る。死亡者の3分の1は子どもであったと推計されている。子どもの被害の比率が高かった理由は被害に遭った人口集団における子どもの割合の高さと、子どもが打ち寄せてくる大波に抵抗する能力が一番弱かったことによると考えられる。一方、イギリスのNPOであるオックスファム（Oxfam）は、男性の約4倍の女性が亡くなった地域があったことを報告した。当初、国連は、この津波被害の救済オペレーションには70億ドル以上の経費が必要で、人類史上最も費用のかかる災害であると見積もり、復興には5年から10年を要するとした。また、死者の数が倍増するという恐れから、大規模な人道的救援活動が行われた（"2004 Indian Ocean Earthquake and Tsunami" 2010）。
注2) 2010年のハイチ地震はハイチの首都から16マイルの場所を震源とするマグニチュード7の地震でハイチに壊滅的な被害をもたらした。ハイチ政府は300万人が地震の被害を受け、そのうち、23万人が死亡、30万人が負傷、100万人が住居を失ったと推定している。加えて、25万棟の住宅と3万の商業建造物が深刻な被害を受けた。ハイチには多くの政府と非政府組織から、医療支援、経済援助、公的安全上の支援が供給された（"2010 Haiti Earthquake" 2010）。

メディアとの関わり方

　精神科医や精神医療保健従事者は災害リスクについて患者やコミュニティに直接伝えることが求められ、更にメディアを介して伝達することを求められることもあるだろう。精神科医や精神医療保健従事者の第一の責務は患者に対する災害リスクの伝達である。患者に気づかいを伝達し、患者との信頼関係を深めることが望まれるが、そのためには、患者の心配、不安、混乱に耳を傾け、敬意を払い、対応していくことが何よりも大事である。精神科医やメンタルヘルスの専門家は、コミュニティのリーダーとして、しばしば助言を求められ、自分のコミュニティが多様なタイプの災害に対して準備することを支援し、最新情報を提供する役割を求められる（Beard and Kantor 2004; Bennett et al. 1999）。更に、精神科医や専門家は、ジャーナリストの相談を受け、メディアを介して、読者・視聴者に対してPTSDなどの健康上のリスクについて知ってもらうための情報提供、子どもに何を伝え、子どもをどう守るべきかについての親や学校への助言、介護者に対して弱者である高齢者の保護とケアのための助言を求められることもある（Fassler 2003; Rauch 2009; Stoddard and Menninger 2004; Teichroeb 2006）。

　精神科医やメンタルヘルスの専門家の中には、間違った引用をされることや、公衆にさらされることへの懸念から、ジャーナリストに話をすることを避ける人もいるかもしれない。以前に受けたインタビューで臨床医の言葉を誤った形で引用されたり、インタビュアーが意味を理解していなかったという経験がある場合、インタビューを回避したいという考えは理解できるが、回避することは多数の被災者に必要な情報を届ける貴重なチャンスを失うということにもなる。メディアと巧みに情報交換を行って潜在的に情報を必要としているグループに情報発信ができないことは、自然災害や生物兵器攻撃のような人為的災害に関連した医学的、心理社会的な影響に対処する社会の能力が大いに損なわれることに繋がる（Tinker and Vaughn 2004, p.308)。アメリカ精神医学会（American Psychiatric Association: APA）などの専門家の組織や医療機関は、建設的なメッセージを作成し伝達する技能をトレーニングする専門要員を配置して、定期的にメディア対応のトレーニングを提供している。このような訓練はメディアに関する懸念を減らす方向に働くと思われる。メッセージのサンプルや推薦事項はアメリカ精神医学会（APA 2010）、アメリカ小児・思春期精神科学会（American Academy of Child and Adolescent Psychiatry: AACAP 1999, 2002, 2008）、アメリカ国立子ども心的外傷ストレス・ネットワーク（National Child Traumatic Stress Network 2011）のウェブサイトで公開されている。

災害に備えてのリスクコミュニケーション

　精神科医が災害に効果的に対応するためには、精神医療一般の技能に習熟することに加え、災害に特化した新しい技能を身につけるための準備が必要である（Young et al. 2006）。このため、医学部、研修医プログラム、大学院コースなどに災害訓練モジュールが取り入れられるようになってきている。特に、精神科医には表2-2にリストされた活動や介入を促進することが求められる。

　メンタルヘルスの専門家は、コミュニティ、州、連邦政府の官僚、メディアとのリスクコミュニケーションで、リーダーシップを取る役割を任せられる可能性に備えておくとよいかもしれない（Institute of Medicine 2003）。災害の特定の側面（例えば、炭疽菌や神経ガスのようなバイオハザード、あるいは核により引き起こされる事態が及ぼす神経心理学的影響）に関する正確で効果的なコミュニケーションを行うためには、しかるべき準備が必要となる。2002年から2003年の重症急性呼吸器症候群（Severe Acute Respiratory Syndrome: SARS）の経験から、スタッフや患者のストレスを緩和するためには、倫理的ジレンマについて伝達し、それに

表2−2 災害後のメッセージ発信を通して推進するべきこと

1. 地域住民への介入とモニタリング
2. 疾患罹患者への適切な治療の提供
3. 公共コミュニケーションとリスクコミュニケーション、予防、リエゾン、テロ行為に続く恐怖の軽減
4. 卓上での演習、災害訓練、防災設備を使用しての練習、多数の死傷者が出た場合の演習
5. 医療保健従事者や災害支援者のストレスを減らす介入
6. 調査・研究

出典 DiGiovanni 2001; Norris et al. 2006

対する準備の必要性が示され（Nickell et al. 2004; Singer et al. 2003)、また、2009年の新型インフルエンザH1N1の流行の際には、隔離措置に伴う潜在的な難題が明らかになった。その中で出てきた重要な問題に、流行期間にスタッフが専門家としての義務と自分自身および家族の安全と健康に対する個人的な懸念との間の葛藤にどう取り組むかということがある。有毒化学物質、生物兵器、放射性物質などの近年増してきた脅威についても、自己と家族の保護のために必要とされる具体的かつ正確で一貫性のある情報提供を行うためにどのようなコミュニケーションをとるべきかということは類似する重要課題としてあげられる（Wray et al. 2008, p. 2214)。

災害に際して、メディアやさまざまなコミュニティの指導者たちとのコミュニケーションを準備しておくことは極めて重要である。メンタルヘルスの専門家は災害が人に及ぼす影響とその経時変化、支援の求め方についての情報を供給する必要がある（Myers and Zunin 2000)。悲嘆の段階（現実否認とショック、悲嘆の症状、喪失の受容）についての教育とともに、身体症状、心的外傷後ストレス反応、抑うつ症状、アルコールや薬物の渇望などに特徴づけられる自然死以外の死別体験について説明し、その悲嘆反応は長期に及ぶ可能性があることを知らせることが求められる。災

害に備えるためのコミュニケーションとしては、災害の初期対応従事者や遺体捜索に従事する人たちのストレスについての教育も含まれる。指導者やメディアの代表者が自分自身のストレスをチェックし、管理するとともに、他の人々を教育し、必要な時には助けを求める最善の方法を示すことが望ましい。最も重要なことは、一般市民に向けた情報発信が、苦痛や機能不全が起こるであろうことを予言するだけであればそのようなメッセージは有益ではないということだ。ほとんどの被災者には回復力があるという事実を強調するメッセージを磨くことが重要である。

災害発生時のリスクコミュニケーション

　アメリカ同時多発テロ事件の間にベルビュー・メンタルヘルスクリニックを運営している私がとった主な役割は、スタッフのバーンアウト（燃え尽き）を予防することだった。臨床スタッフの多くは、過剰な勤務シフトをこなそうとし、ことあるごとにもっと引き受けると自ら申し出た。スタッフは"the pile"（[堆積物]：テロ攻撃で破壊されたワールドトレードセンターの現場）、消防署、ファミリーセンターに行くことを止められることを嫌がった。私にできたことはスタッフをその人自身から保護することだけであった（Joseph P. Merlino、私信、2010年4月15日）。

　上記の引用から明白なように、災害発生時のリスクコミュニケーションの一部は、精神保健従事者たち自身の間で、自分たちが効果的に機能できるようにするために行われる（「3. 災害支援者自身の救済」参照）。また、コミュニティの中で脆弱性を持つ人口集団に対するコミュニケーションは、災害発生時のリスクコミュニケーションの中でも重要な課題である。

　災害直後の不安や混乱、誰かに罪を被せる行為などは、できるだけ明確で、安心感を与える一貫した情報を広めることで減らすことができる（MacGregor and Fleming 1996; Newman et al. 2006）。表2-3のガイドラインは、精神科医やその他の医療従事者が疾患罹患者や被災者と個別に

表2-3 疾患罹患者や被災者とコミュニケーションをとるためのガイドライン

1. 患者の恐怖、不安、先の見えない心細さをよく聞き、敬意を持って対応すること。患者は医師の知識に関心を持つ以前に、医師が自分のことを思ってくれるかどうかを気にするものである。
2. 人々はリスクを嫌うものであり、動揺するとネガティブなことに固着してしまいがちであることを考慮すること。以下の5つのNワード——no（いいえ／～は全くない）、not（～でない）、never（決して～ない）、nothing（何も～でない）、none（何も／誰も～でない）——と、恐怖を減らすよりむしろ悪化させてしまうようなネガティブな意味合いを持つ言葉を用いるに当たっては十分注意を払う必要がある。
3. 聞くための時間をとったうえで、真摯な思いやり、共感の言葉を述べ、また、言葉と一致した行動をとること。
4. どこまで情報開示する必要があるかは局面によって異なるものの、基本的に正直かつ倫理的で率直な情報公開の姿勢をとること。
5. 言語的メッセージと非言語的メッセージとの間に矛盾があったり、一貫性が欠けたりすることは回避すること。

コミュニケーションをとる際に有用であろう。

　メディアは心的外傷的性質をもつ災害の映像・写真や描写を求める傾向があるので、メディア関係者は心理的に大きな影響のある経験やイメージにさらされることが多い。それ故に、メンタルヘルスの専門家がジャーナリストや他のメディア関係者と話すことは、見逃されがちな要支援者を助けることにもなりうる。メディア関係者のように一般市民向けに情報発信する立場の人が、仕事や生活でのストレスへの対処を援助する体制や情報に容易にアクセスできるすべを知ることは有益である。

　人は災害の後に、脆弱性に関わるさまざまな体験をすることになる。多くの被災者が経験する一過性の強烈な心理的反応には恐怖、怒り、苦痛が含まれている。加えて、身体面、認知面、行動面、スピリチュアルな面での多様な変化を経験することが多い。心的外傷の問題に関わる専門家はしばしばこの現象を「異常な状況への正常な反応」と表現する。災害の後、被災者全体からすると一部の人ではあるが、少なからずの人がPTSDや大

うつ病性障害に罹患する。その多くは、災害が起こる前に精神疾患の既往がなかった人たちである（North et al. 1999）。被災者の中には深刻な苦痛、孤立、仕事や学業の中断に至る人も少なくないことが報告されている（「5. 精神医学的評価」参照）。

保護的要因

市民向けのメンタルヘルスプロモーション活動により、回復への希望とリジリエンスの向上を図ることができれば、災害による望ましくない心理的影響を初期の段階で予防することによって、災害がその被災地域住民に与える悪影響をかなり減らすことができると考えられる（Charney 2004; Shalev 2004; Stoddard 2009; Watson et al. 2006）。以下の挿話は、親の恐怖を減らすように意図されたメンタルヘルスプロモーションが成功した事例で上記のことを端的に示している。

　2001年アメリカ同時多発テロ事件の後、数名のニュースジャーナリストが小児精神科医に電話をかけ、予期される子どもの反応とその対処方法について新聞記事の中で親に伝えるべき内容について助言を求めた。相談を受けた臨床医は、心的外傷となる出来事にどれだけ直接的に暴露を受けたのか、攻撃で影響を受けた大人が身近にいたかどうか、攻撃や破壊のテレビ映像にどの程度触れたかに応じて、また、年齢に応じて、子どもに生じうるさまざまな反応について説明した。また、親は子どもにみられる苦痛の兆候（心配する、テレビ映像に没頭する、攻撃あるいは学校生活における困難に関係した不眠）に気をつけて子どもを見守り、言葉や絵で感情や心配事を表現するように子どもを促したり、子どもの恐怖について安心感を与えることにより、子どもを支えることを親への助言として説明した。子どもの症状が顕著である、または長く続くといった場合、あるいは子どもが悩みを持っていて、その悩みを専門家に相談することで解決の手助けをしたいと親が考える場合は、メンタルヘルスの専門家か小児科医に相談することも提言した。

恐怖感が存在していなければ、心的外傷後のストレスはかなり減っているといえる。災害直後の状況は個人の生活を分断するばかりではなく、家族、地域、社会にも甚大な衝撃を与える。適切な精神医学的ケアについて、市民向けに情報発信をする可能性がある臨床医は、災害の影響は被災者の社会的背景に左右される面があることを認識する必要がある。自然災害やテロリストによる攻撃に脆弱な都市圏では、災害が引き起こす恐怖のレベルが特に顕著となることがわかってきている。この恐怖に対処するため、精神科医は「恐怖に対処するための希望の源になるものは何であろうか？」ということについて考えることが重要である。希望は至るところに見つけることができるもので、ほとんどの人々は家族、地域社会、宗教、文化、仲間、国家に希望を見出すと語る。したがって、コミュニティに向けたコミュニケーションを行う場合には、それぞれのコミュニティに特有の強み、脆弱性やニーズに合わせたコミュニケーションのあり方を工夫することが重要となる。

災害弱者を取り巻く問題

市民向けのコミュニケーションの中で、メンタルヘルスの専門家は脆弱な人口集団のニーズに対処しなければならない。子ども（Fremont 2004）、高齢者、慢性の精神疾患や身体的障害のある人々、いわゆる災害弱者や、災害支援の初動に従事する者は災害ストレスの影響を被りやすいハイリスクな集団であり、発達上の問題、精神医学的・医学的問題、専門職に従事するがゆえの問題を呈する可能性が高い。詳細については、「6. 災害弱者への配慮」、「7. 重篤な精神疾患」、「17. 子どもと青少年に対する精神医学的介入」、「18. 高齢者への精神医学的介入」に詳述されている。加えて、集団暴力（mass violence）の犯行者と同じ民族や宗教のメンバーである人たちは、自らをその民族・宗教の文化にステレオタイプ化すること、人種差別や暴力行為に関わることなどを通して、ストレスとスティグマの両方の増大に直面しなければならず、このような特定の状況下のスト

レスを和らげる目的での介入が役立つだろう（Norris and Alegria 2006）。

　精神保健サービスが不十分で脆弱なコミュニティへのアウトリーチは、そのコミュニティの宗教的指導者、スーパーバイザー、プライマリーケア医など、コミュニティの指導者や信頼されている人物を見つけ出し、その人とコミュニケーションをとることで達成が可能となり（Reissman et al. 2005）、公共コミュニケーションを通しての心理教育に加えて両方向通行のコミュニケーションの形成につながりうる。精神科医はこれら指導者に援助と助言を与えるのと同時に、そのコミュニティ特有の脆弱性や強さについて学ばなければならない。心理教育の中で、これらコミュニティの指導者に対して指導者自身の災害への暴露、二次的心的外傷化（secondary traumatization）、危機に陥った組織においてリーダーシップをとることに伴う負担、コミュニティの指導的立場を担うに当たっての自分の能力についての内省などについても説明する必要がある。

災害後のリスクコミュニケーション

　災害後の心理的リスクはその出来事と受け手との近さに相関するという想定は概念としてはわかりやすいものであるが、長距離移動や電子コミュニケーションが普及する今日の社会の現実にあっては、その出来事に「近い」範囲というものが世界一周さえできる程の長距離にまで及びうる状況となっており、このことは災害についての情報を公共コミュニケーションを介して提供する際に考慮するべきである。1998年から2002年の間在任したニューヨーク市の保健精神衛生局長は「2001年アメリカ同時多発テロ事件から得られた重要な教訓の一つは、テロリズムにより健康に大きな影響を被る人は災害現場の近隣地域のみならず遥かに広域に分散しているということだ。なぜなら被災した人々は、状況が許す限り災害に近い場所を離れて故郷に戻ろうとするからである」と記した（Covello 2001）。こ

のように災害現場から遠く離れた地域で助けが必要になっている被災者がいるかもしれず、また、一方で、テレビ映像やインターネットを通して健康に影響を被っている人もいる。

次のエピソードは災害後に有用となるコミュニケーションの例を具体的に示している。

　ある小さなテクノロジー企業の従業員が激昂して銃を乱射し、数人が殺され、数人が負傷し、その場にいた全員が心的外傷を負った。会社は警察の調査のため、一時的に閉鎖された。アメリカ精神医学会の災害訓練を受け、PTSDの臨床経験と研究歴もある病院勤務の精神科医、ベンソン医師は、事件の翌日、テレビジャーナリストに話をするように病院の広報課から依頼され、夜のニュース放映のために約10分間のインタビューを受けた。インタビューに先だって、ベンソン医師は、病院の広報課がPTSD、乱射事件が社会に与える影響、この事件から影響を受けた人々に対する支援方法などについてどのような質問を想定し、どのような情報収集を行っているかを確認した。また、銃乱射に関する更なる情報を収集し、インタビュアーにどのような質問を考えているかを事前に尋ねるなどの準備を行った。

　打ち合わせに沿って、TVインタビュアーは、犯人について、このような恐ろしい出来事が犠牲者とその家族に対して与える衝撃について、そしてPTSDについての一般的な質問をした。ベンソン医師はジャーナリストの言葉を注意深く聞き、彼女の懸念をもっともなことと評価したうえで、彼女の具体的な質問に対し、憶測を挟まないように気をつけて答えた。彼はこの事件について直接的には知らないことを認め、これが感情的に破壊的で非常に悲しい暴力行為であるようだと語った。最初の質問への答えとして、ベンソン医師は犯人の精神状態、および、精神疾患の有無についてはわからないが、犯人は逮捕されたので、彼の精神状態は評価される可能性が高いだろうと述べた。また、個人的に彼を検査したわけではないので、犯人の精神状態についての推測は専門家としてすべきではなく、する

ことは倫理的でないと説明した。第二の質問への答えとして、ベンソン医師は、その会社は社員たちが心的外傷、悲嘆、そしてビジネスへのダメージにできる限りうまく対処できるように、メンタルヘルスのコンサルタントを使っているようだと説明した。最後に、ベンソン医師はPTSDと死別反応（bereavement）の症状について、やや詳しく説明し、会社の社員が望めば、心理療法を伴う支援が有益であろうと説明した。彼は家族の受ける心的外傷も非常に大きいであろうと説明し、家族についても苦痛を緩和するための専門家による支援が有益であろうと説明した。インタビュアーはベンソン医師に礼を述べ、インタビューを締めくくった。

　災害後のインタビューで、メンタルヘルスの専門家は明確で正確な情報を提供し、一般大衆の恐怖と混乱を減らすように試みるべきである。PTSDとうつ病のような起こりうるリスクについての教育（Bills et al. 2008）とそのリスクの減らし方の指導は、状況をコントロールできているという感覚と災害に対する知識の向上に有用である。また、状況への能動的な対処術（active coping techniques）の指導も有用である。これらのことは生物兵器、化学兵器、核兵器の脅威に対する備えとして特に重要であるが、すべてのタイプの災害でも同様に重要である。メンタルヘルスの専門家とプライマリーヘルスケアの提供者間の協力は、災害関連精神疾患の予防と多数の人々に精神保健サービスを提供するうえで重要なモデルとなる。災害後に災害関連精神疾患に脆弱な人がいそうな地域や人口集団を見極める方法を学ぶことは、災害やテロ事件の際にその潜在的な衝撃に備えるうえで効果的な公共コミュニケーションをとる際に役に立つだろう。
　ジャーナリストやメディアの代表者は必ずしも精神科医とのやりとりが上手ではなく、精神科医もジャーナリストやメディア対応に慣れているとは限らない。2001年アメリカ同時多発テロ事件の後、ニューヨーク市の災害精神医療アウトリーチ（Disaster Psychiatry Outreach: DPO）にボランティア志願をした精神科医の一部がメディア対応について問題を経験

したため、DPOはそのボランティア研修カリキュラムの中に、メディア対応に役に立つガイドラインを記載することになった（Disaster Psychiatry Outreach 2008）。このカリキュラムに示されている助言はこの章の内容と同様であり、特にこれまでにメディア・トレーニングを受けておらず、未経験で、おっかなびっくりの精神科医にとっては、メディア対応の具体的なあり方を明確化してくれる。メディア・トレーニングを受けていない、またはこのような経験をしたことがない精神科医は訓練を受けるまではメディアの仕事をすべきではない。メディア対応の中で発生しうる問題には、侵入的なインタビュー、誤った引用、取り扱いに慎重を要する情報の保護における問題などが含まれる。精神科医は、情報を提供することでどのような影響が起こるかはっきりしない時や、情報が一般の人たちにとって役に立たない、あるいは有害にさえなりかねない時には、メディアのインタビューを断るべきである。

結　論

　メンタルヘルスの専門家は、災害前、災害発生時、災害の後に、患者、地域、メディアの代表者とのリスクコミュニケーションにおいて役割を担うことを学ぶ必要がある。災害関連精神疾患に罹患した被災者に対応するうえで重要なこととして、メンタルヘルスの専門家の役割は、罹患被災者の心配、恐怖、混乱に敬意を払い、希望を与え、その人自身と子どもや高齢者を含めてその人の家族に対し、恐怖を減らし最善のケアをする方法に関して指導を行うことにある。メンタルヘルスの専門家が一般大衆とメディアに対応するうえでは、人前で話すトレーニングや、伝える点、強調する点を選択する方法や問題を回避する方法などを教えるメディア・トレーニングが役立つ。リスクコミュニケーションでは、災害の影響により、心的外傷によるストレスやうつ症状などの精神的問題が生じうることを知らせ、如何に支援や治療を求めるかについての情報提供を行うことが

有用である。

■学習のポイント

- 災害の前、災害発生時、災害後にとるべきコミュニケーションについての決断をする際に、メンタルヘルスの専門家は精神保健サービスセンター（Center for Mental Health Services）の推奨事項（表2-1参照）を見直すべきである。
- メンタルヘルスの専門家は次のような努力をすべきである。
  ― メディア・トレーニングを受ける。
  ― 非生産的な不安と心身症的症状（psychosomatic symptoms）を減らす。
  ― 安全を守る方法や助けを求める方法についての助言を与える。与える情報には必要に応じて精神保健に有用な社会資源の情報が含まれる。
  ― 指導者、初動災害支援従事者、医療スタッフ、一般大衆、子どもの親、特別な人口集団にとって役に立つ情報提供を計画する。

■復習問題

2.1 災害支援計画で使われるリスクコミュニケーションという用語は、災害発生時や災害後において、次のうちのどの集団との効果的な情報交換に言及しているものか？

   A. 個人（例：患者）と集団（例：学校）
   B. 企業（例：災害による影響や脅威を受けた企業）
   C. 公的機関（例：警察や消防などの初動災害支援従事者）
   D. ニュースメディア（例：インターネット、ラジオ、テレビ経由）
   E. 上記のすべて

2.2 災害時メンタルヘルス情報の重要なオンライン・リソースに該当しな

いものは以下のうちいずれか？

A. アメリカ精神医学会（American Psychiatric Association: APA）
B. 薬物乱用・精神保健管理庁
   （Substance Abuse and Mental Health Services Administration: SAMHSA）
C. YouTube
D. アメリカ国立子ども心的外傷ストレス・ネットワーク
   （National Child Traumatic Stress Network: NCTSN）
E. アメリカ小児・思春期精神科学協会
   （American Academy of Child and Adolescent Psychiatry: AACAP）

2.3 精神保健サービスセンターの公務員が災害後に公共情報を提供する方法に関するガイドラインに含まれている事項は次のうちどれか？

A. 一般大衆の懸念を和らげる
B. 対応方法についてのガイダンスを与える
C. メッセージを継続して発信する
D. 正確でタイムリーな情報を届ける
E. 上記のすべて

2.4 十分な精神保健サービスの体制が整っていない脆弱な地域へのアウトリーチを達成するうえで、地域における公共のコミュニケーションの促進に関わりうる地域の指導者は次のうちどれか？

A. 地域の信頼されている人物
B. スーパーバイザー
C. プライマリーケア医
D. 宗教的な指導者
E. 上記のすべて

2.5 精神科医がメディアのインタビューを断るべきであると判断する理由には次のうちどのようなものがあるか？

A. 精神科医がメディア訓練を受けていない
B. 提供される情報が一般大衆の助けとならないと考えられる
C. 提供される情報が害を引き起こすかもしれない
D. 提供される情報が誤って引用されかねない
E. 上記のすべて

（訳：富田博秋）

文　献

American Academy of Child and Adolescent Psychiatry: Facts for Families, #70: Posttraumatic Stress Disorder. Washington, DC, American Academy of Child and Adolescent Psychiatry, 1999. Available at: http://www.aacap.org/cs/root/facts_for_families/posttraumatic_stress_disorder_ptsd. Accessed March 16, 2010.

American Academy of Child and Adolescent Psychiatry: Facts for Families, #67: Children and the News. Washington, DC, American Academy of Child and Adolescent Psychiatry, 2002. Available at: http://www.aacap.org/cs/root/facts_for_families/children_and_the_news. Accessed March 16, 2010.

American Academy of Child and Adolescent Psychiatry: Facts for Families, #87: Talking to Children About Terrorism and War. Washington, DC, American Academy of Child and Adolescent Psychiatry, 2008. Available at: http://www.aacap.org/cs/root/facts_for_families/talking_to_children_about_terrorism_and_war. Accessed March 16, 2010.

American Psychiatric Association: Disaster Psychiatry. Washington, DC, American Psychiatric Association, 2010. Available at: http://www.psych.org/Resources/ DisasterPsychiatry.aspx. Accessed October 14, 2010.

Beard R, Kantor E: Managing the Message in Times of Crisis: Risk Communication and Mental Wellness in Disaster Health Care. Charlottesville, VA, University of Virginia Medical Reserve Corps, Public Relations Office, University of Virginia Health System, 2004

Bennett P, Coles D, McDonald A: Risk communication as a decision process, in Risk Communication and Public Health. Edited by Bennett P, Calman K. Oxford, UK, Oxford University Press, 1999, pp 207–221

Bills CB, Levy NAS, Sharma V, et al: Mental health of workers and volunteers responding to events of 9/11: review of the literature. Mt Sinai J Med 75:115–127, 2008

Center for Mental Health Services: Communicating in a Crisis: Risk Communication Guidelines for Public Officials. Rockville, MD, Substance Abuse and Mental Health Services Administration, 2002. Available at: http://www.riskcommunication.samhsa.gov. Accessed October 14, 2010.

Charney DS: Psychobiological mechanisms of resilience and vulnerability: implications for successful adaptation to extreme stress (review). Am J Psychiatry 161:195–216, 2004

Covello VT: Lessons learned from the front lines of risk and crisis communication: 21 guidelines for effective communication by leaders addressing high anxiety, high stress, or threatening situations. Presented as part of keynote address, U.S. Conference of Mayors Emergency, Safety, and Security Summit, Washington, DC, October 2001

DiGiovanni C: Pertinent psychological issues in the immediate management of a weapons of mass destruction event. Mil Med 166 (suppl):59–60, 2001

Disaster Psychiatry Outreach: The Essentials of Disaster Psychiatry: A Training Course for Mental Health Professionals (Course Syllabus). New York, Disaster Psychiatry Outreach, 2008. Available as DPOCourseSyllabus_052108.pdf at: https://sites.google.com/a/disasterpsych.org/blog/File-Cabinet. Accessed December 28, 2009.

Fassler D: Talking to children about war and terrorism: tips for parents and teachers. American Psychiatric Association News Release, March 5, 2003. Available at: http://www.psych.org/Resources/DisasterPsychiatry/APADisasterPsychiatryResources/talkingtochildrenrewarterror.aspx. Accessed March 16, 2010.

Fremont WP: Childhood reactions to terrorism-induced trauma: a review of the past 10 years. J Am Acad Child Adolesc Psychiatry 43:381–92, 2004

Institute of Medicine: Preparing for the Psychological Consequences of Terrorism: A Public Health Strategy. Washington, DC, The National Academy of Sciences Institute of Medicine, 2003

MacGregor DG, Fleming R: Risk perception and symptom reporting. Risk Anal 16:773–783, 1996

Myers D, Zunin L: Phases of disaster, in Training Manual for Mental Health and Human Service Workers in Major Disasters, 2nd Edition (DHHS Publ No ADM 90-538). Edited by DeWolfe D. Washington, DC, U.S. Government Printing Office, 2000

National Child Traumatic Stress Network: National Center for Child Traumatic Stress Online Press Kit. Available at: http://www.nctsnet.org/nccts/nav.do?pid=ctr_ aud_mdia_online_kit#q5. Accessed January 11, 2011.

Newman E, Franks RP: Child Clinicians and the Media: Guide for Therapists. New York, DART Center for Journalism and Trauma. Available at: http://dart-center.org/content/child-clinicians-media-2. Accessed March 16, 2010.

Newman E, Davis J, Kennedy SM: Journalism and the public during catastrophes, in 9/11: Mental Health in the Wake of Terrorist Attacks. Edited by Neria Y, Gross R, Marshall R, et al. Cambridge, UK, Cambridge University Press, 2006, pp 178-196

Nickell LA, Crighton EJ, Tracy CS, et al: Psychosocial effects of SARS on hospital staff: survey of a large tertiary care institution. CMAJ 170:793-798, 2004

Norris FH, Alegria M: Promoting disaster recovery in ethnic-minority individuals and communities, in Interventions Following Mass Violence and Disasters: Strategies for Mental Health Practice. Edited by Ritchie EC, Watson PJ, Friedman MJ. New York, Guilford, 2006, pp 319-342

Norris FH, Galea S, Friedman MJ, et al: Methods for Disaster Mental Health Research. New York, Guilford, 2006

North CS, Nixon SJ, Shariat S, et al: Psychiatric disorders among survivors of the Oklahoma City bombing. JAMA 282:755-762, 1999

Norwood AH, Sermons-Ward L, Blumenfield M: Crisis communication: the role of psychiatric leaders in communicating with the media and government officials at the time of disaster, terrorism and other crises. Presented at the Speaker-Elect Forum, American Psychiatric Association, Washington, DC, November 10, 2005

Rauch PK: Talking With Children About Upsetting News Events. Boston, MA, Mass-General Hospital for Children, 2009. Available at: http://www.massgeneral.org/children/patientsandfamilies/familyhealth/talking_about_upsetting_events.aspx. Accessed March 16, 2009.

Reissman DB, Spencer S, Tanielian TL, et al: Integrating behavioral aspects into community preparedness and response systems. J Aggress Maltreat Trauma 10:707-720, 2005

Schlenger WE, Caddell JM, Ebert L, et al: Psychological reactions to terrorist at-

tacks: findings from the national study of Americans' reactions to September 11. JAMA 288:581–588, 2002
Shalev A: Appraisal of terrorism: the media and the spectators. Presented at the Committee on Terrorism and Disasters, Group for Advancement of Psychiatry, Westchester, NY, March 16, 2004
Singer PA, Benatar SA, Berstein M, et al: Ethics and SARS: lessons from Toronto. Br J Med 327:1342–1345, 2003
Stoddard FJ: Book review: Intervention and Resilience After Mass Trauma, edited by Michael Blumenfield and Robert J. Ursano. Psychiatr Serv 60:997–998, 2009
Stoddard FJ, Menninger EW: Guidance for parents and other caretakers after disasters or terrorist attacks, in Disaster Psychiatry Handbook. Edited by Hall RCW, Ng AT, Norwood AE. Washington, DC, American Psychiatric Association, 2004, pp 44–56. Available at: http://www.psych.org/Resources/Disaster-Psychiatry/ APADisasterPsychiatryResources/DisasterPsychiatryHandbook.aspx. Accessed March 16, 2010.
Stoddard FJ, Katz CL, Kantor EM, et al: Risk communication, prevention and the media, in Hidden Impact: What You Need to Know for the Next Disaster. A Practical Mental Health Guide for Clinicians. Edited by Stoddard FK, Katz CL, Merlino JP. Sudbury, MA, Jones & Bartlett, 2010, pp 37–42
Teichroeb R: Covering Children and Trauma: A Guide for Journalism Professionals. New York, DART Center for Journalism and Trauma, 2006. Available at: http://dartcenter.org/files/covering_children_and_trauma_0.pdf. Accessed March 16, 2010.
Tinker TL, Vaughn E: Communicating the risks of bioterrorism, in Bioterrorism: Psychological and Public Health Interventions. Edited by Ursano RJ, Norwood AE, Fullerton CS. Cambridge, UK, Cambridge University Press, 2004, pp 308–329
2004 Indian Ocean earthquake and tsunami. Wikipedia, 2010. Available at: http://en.wikipedia.org/wiki/2004_Indian_Ocean_earthquake. Accessed July 7, 2010.
2010 Haiti earthquake. Wikipedia, 2010. Available at: http://en.wikipedia.org/wiki/2010_Haiti_earthquake. Accessed July 7, 2010.
Watson PJ, Ritchie EC, Demer J, et al: Improving resilience trajectories following mass violence and disasters, in Interventions Following Mass Violence and Disasters: Strategies for Mental Health Practice. Edited by Ritchie EC, Watson PJ, Friedman MJ. New York, Guilford, 2006, pp 37–53
Wray RJ, Becker SM, Henderson N, et al: Communicating with the public about

emerging health threats: lessons from Pre-Event Message Development Project. Am J Public Health 98:2214-2222, 2008

Young BH, Ruzek JI, Wong M, et al: Disaster mental health training guidelines, considerations and recommendation, in Interventions Following Mass Violence and Disasters: Strategies for Mental Health Practice. Edited by Ritchie EC, Watson PJ, Friedman MJ. New York, Guilford, 2006, pp 16-34

3

災害支援者自身の救済
―災害支援コミュニティのセルフケア―

Joseph P. Merlino, M.D., M.P.A.

　2001年にニューヨークのベルビュー病院センターに勤務していた医師は、2001年アメリカ同時多発テロ事件の対象となったワールドトレードセンターの現場に災害支援者が動員されるのを目の当たりにすることになった（Merlino 2004）。この医師は10年後にはブルックリンのキングスカウンティ医療センターに転職していたが、ここでも同僚たちが20万人から25万人の生命を奪ったハイチ地震の現地に向かう様子を目撃することになった（Lacey 2010）。災害後、自らの利害を省みず直ちに支援に向かおうとする人々は、もしかすると、利他的な動機や何らかの特有のパーソナリティ特性に駆り立てられて衝動的に行動を起こしている面もあるのかもしれない。2001年アメリカ同時多発テロ事件の時といい、ハイチ地震の時といい、この医師が感じたことは、これらの災害支援従事者にとって「セルフケア」という考えは、全く考慮されないということはないにせよ、少なくとも優先順位の高い案件ではなかったということである。ニューヨークのグラウンドゼロ（テロ攻撃による崩壊現場）で災害支援の初動に駆けつけた従事者は、帰宅しないまま何時間も何日も働き続けた。ハイチ地震の際にも、災害支援に向かった医師や看護師の中には、多くの人たちの助言を聞き入れることなく、全く準備もなく災害支援の経験もないままハイチ島へ向かうことを主張したものがいた（American Red Cross 2010）。

この章では、災害支援従事者のためのセルフケアにおける中核的な概念を示し、災害支援が個人レベルで与えうるポジティブな影響とネガティブな影響を検討する。さらに、災害支援従事者のパーソナリティ特性、災害支援現場で困難な状況に挑むこと、代理性心的外傷化（vicarious traumatization）への注意、二次的心的外傷の予防、平常の状態を保つことなど、この重要分野において鍵となる項目について論じる。

　災害支援従事者は自分自身のケアなしに、他人のケアに当たることはできない。自分自身のケアをする能力は、心的外傷を受けた人々のケア活動から二次的に生じるストレス関連症状を引き起こすものでもないが、解決するというものでもない（Stamm 1999）。セルフケアの概念は、ストレス関連症状が生じることを防ぐべきとするものではなく、また、そのような症状が現れた支援活動従事者がその人の活動の仕方に不適切な点があったと咎められるというような意味合いを持つものであってはならない。

自己認識（Self-Awareness）：自分の限界を知る

　災害支援の場で初動に当たる人たちはどのような人々なのだろうか？　その人たちの心理学的特性について何が知られているのだろうか？　災害支援に当たる人に特有の性格特性、いわゆる、レスキュー・パーソナリティについて検討された研究報告（Mitchell and Bray 1990）によれば、このような人には「他人の行動に影響されず自らの価値感に従い、考えるよりも行動することを選ぶ傾向があり、効率よく物事を進めることにこだわり、伝統を重視し、保守的で、ものごとに退屈しやすく、また、非常に献身的である」という特徴がある（p.20）。また、ノーということが苦手で、リスクを冒しやすく、心的外傷に嗜癖がある傾向がある。また、共感を感じたり、共感を表現する能力が豊かな人は共感性疲労（compassion fatigue）や二次的心的外傷性ストレス障害（secondary traumatic stress disorder）に陥るリスクが高い（Figley 1995）。これらの特性の多くは医

療やヘルスケアのキャリアを選択している人にみられる特性とも共通するものである（Gabbard 1985）。

　これまでの研究が一様に上記のレスキュー・パーソナリティのプロフィールを支持するわけではないが（Wagner et al. 2009）、これらの特性の多くは災害支援の初動に当たる臨床家の特徴として被災現場でよく聞かれる話と一致している。このようなレスキュー・パーソナリティが存在するという前提に立てば、なぜ、災害支援に当たる人が緊急時に取り組むべき課題をうまくこなせるかについても、災害支援計画を立てるうえで、セルフケアの問題を個人レベル、組織レベル、政府レベルという複数のレベルで重きをおいて考慮しなければならないかについても説明がつく。また、ストレスに関連する問題の予防に取り組むうえでは、非常時に限らず普段から職場をセルフケアの原則を育み健康を促進する環境として捉えることが必要である（Stamm 1999）。

　セルフケアで重要なのは、自分自身の感情と他人の感情が自分自身に与える影響を意識することである。このテーマについては多くのことが書かれており、特に「効果的に自分自身を管理し、他者との関係を管理する能力」（Goleman 2000, p.6）としての「心の知能（emotional intelligence）」の概念は広く用いられている。心の知能を構成する4つの主要な技能は自己認識（self-awareness）、自己管理（self-management）、社会認識（social awareness）、関係管理（relationship management）である。

　二次的心的外傷予防について著作をしている筆者の多くが、臨床家に対する重要な助言として下記の2つのことをあげている（Stamm 1999）。心の知能の概念とそれに基づくトレーニングはこの2点の実行に有用である（Goleman 1998）。

1. 災害支援活動に一人で取り組まないこと。
2. 自分自身で自らを注意深く観察することと、信頼する同僚による第三者からの観察とフィードバック（supervision）を得ながら災害支援活

動に取り組むことで自分に起こるプロセスをモニターすること。

　災害支援従事者となることには、困っている同胞たちを助けるために自分の技能を使うことから得られる満足を含め多くの個人的あるいは専門上の理由がある一方（Merlino 2010a）、対応に当たらないことにも同じように多くの理由がある。極めて正直な意見が掲載されることの多いオンラインのコメント欄に、最近引退した救急医が2010年のハイチ地震の災害支援活動に参加しなかったことの理由として、「フランス語やハイチのクレオール語が話せない、災害訓練を受けていない、最新の予防接種を受けていない」（匿名 2010）ということをリストした後、最後に「本当の理由」として、災害支援活動に伴うストレスとアメリカ疾病予防管理センター（CDC）による災害支援従事者に影響しうる心的外傷後ストレスの警告をあげた。その救急医は「自分にはそのようなリスクに対応するだけの力がないかもしれないと自分自身に認めねばならなかった」、そして、その代わりにさまざまな義援基金や支援組織に「けっこうな額の小切手を切った」と綴った（匿名 2010）。災害現場に行くのではなく、代わりに救援資金を送った方がよいということは、実際にハイチ地震の直後に多くの人々になされた助言であった。災害時に支援をする方法は多数あり、災害現場に行くことは重要な支援活動であることは確かであるが、それは多くの支援のあり方のうちの一つにすぎない。

セルフケアの計画策定とトレーニング

　CDCは実際に災害支援の現場で活動する人向けとすべての人向けに推奨する事項を公表している。すべての人向けに推奨するべき事項として以下のことが挙げられている（Centers for Disease Control and Prevention 2010a, b）。

1. 緊急時の食糧と水、バッテリー、応急手当用品などを入れた災害緊急時セットを準備しておく。
2. 家族の防災計画を立てておく。
3. 災害に関する情報を得る。疑問点があればCDCやアメリカ赤十字社などの防災の専門家からの情報を得て、疑問を解消しておく。

　加えて、将来の災害時に直接、災害支援に参加したいと思っている精神科医やその他のメンタルヘルスの専門家は、赤十字社、アメリカ医学会、地元の大学や医療センターのような、災害支援に関するトレーニング機関として認められている団体から適切な訓練を受けておくべきである（American Red Cross 2010）。

　準備の重要な部分としてセルフケア計画の策定がある。二次的心的外傷受傷を予防するための計画には以下のような要素が含まれる（Yassen 1995）。

- 身体的な面——適切な食事、運動、睡眠、休息を通じて自分の身体の健康を維持することは必須である。
- 心理的な面——支援活動と支援活動以外のことへの興味、レクリエーション、瞑想／スピリチュアリティ、個人的な時間をとることを含めた全体的なバランスをうまくとることを心がけるべきである。
- 社会的／対人関係的な面——他人とのつながりは災害支援のストレスの影響からの回復を促進するものであり、自分のニーズを周囲の人に伝えるという面でも重要である。チームとして支援活動に当たることは、健康的な社会的接触を確保するための効果的な戦略という意味でも重要である。
- バランス——災害支援活動にどの程度関わるか、また、どのような業務を行うかを決めるにあたって、適切で現実的な限界線を設定しておいて、それを超えないように保つことが必要となる。

- 他者からの援助――災害支援従事者が適宜、受けるとよい援助は他の支援活動従事者からの援助、スーパービジョン、コンサルテーションなどの形を取りうる。災害支援活動を行っている期間中、あるいは、平常の職場に戻った後に個人セラピーを受けることも有益であるかもしれない。

スタッフケア

　臨床家が災害に備えるうえで、自分自身と家族のためのケア計画を準備することに加えて、オフィス、クリニック、病院など、臨床業務を行う職場環境のためのケア計画を時間をかけて準備することが望ましい（Merlino 2010b）。危機に対応する際の方針や手順の作成は、災害が襲ってくる前に準備しておくことが最善である。準備に多くのスタッフが関わるようにすることが重要で、各スタッフが職場の防災計画の作成において積極的な役割を果たすべきである。計画を策定するにあたっては、労働時間の削減、前払いされる現金の支給、スタッフの子どものための託児施設の供給など、多様な問題を考慮すべきである。

　指導的立場にある者がスタッフの士気と成長により多くの注意を払えば、災害時に必要な社会支援ネットワークや専門的支援ネットワーク、支援体制の管理構造、災害支援者自身を支援する方策などを形成していくことの重要性の理解が進むとともに、災害支援に当たる支援者に起こりうる影響に関する知識も身についていくであろう（Rudolph and Stamm 1999）。次の挿話は、ある病院がスタッフが感じるストレスを減らすために実際に行った取り組みを示している。

　　都市部にある大規模な病院の指導部は、病院のスタッフへの重圧となる出来事が重なり、ストレスが増大していることを懸念した。しかし、病院として、ストレスそのものを取り去ることや、ストレスを理由に補償を増

やすことはできないことから、「健康増進プログラム」を策定し、そのもとで病院のリハビリテーション部門のスタッフ（クリエイティブアーツ・セラピスト）が瞑想グループ、ドラムサークル、ダンス／ムーブメントエクササイズを実施した。このプログラムはストレス緩和に役立つであろうことに加え、スタッフ間のチームワークを構築し、士気を向上させることにも有用であることを狙って企画された。

事前の準備

これまでの文献からは、災害支援の教育や訓練を受けている人々はそうでない人と比べ、現場でより効率よく活動を遂行し、経験するストレスのレベルはより低く、より高い回復力を有し、災害支援の中で経験するストレスへの反応として心理的に成長する可能性が高いという傾向が示されている（Merlino 2010a）。一つとして同じ災害はないので、災害のタイプ（例：自然災害、生物兵器テロ、事故）、地理的環境（例：都市中心部、辺境の貧困地域）を含む個々の災害の特性に応じて、災害支援者に求められる事柄は異なってくるであろう。2010年のハイチ地震の際の災害支援でこの点が浮き彫りになった。外部からの援助が大量に必要であったため、精神科医も含めた多くの災害支援者が援助を提供するべくハイチ島へ飛んだ。ハイチ地震での災害支援従事者が健康で安全であることを確認するために、ハイチ地震支援者用に策定された安全基準のうちのいくつかを表3−1にリストしている。

ストレスとストレス反応

最善の準備をしてもなお、災害支援従事者が感情的な困難を経験することは避けられない。アメリカ医学会の会報に掲載されたハイチでのボランティア災害支援活動に従事した医師たちの回想（O'Reilly 2010）によれ

表3-1 ハイチ地震後の災害支援従事者に求められた安全基準

- ワクチン接種：はしか／おたふく風邪／風疹、ジフテリア／百日咳／破傷風、ポリオ、季節性インフルエンザ、H1N1インフルエンザ（新型インフルエンザ）、水痘、A型肝炎、B型肝炎、腸チフス
- マラリアやデング熱など、虫が媒介する病気への防護
- HIV、結核、炭疽病のような、他の感染症への防護
- 安全な食料と飲料（例：水道水や角氷は避け、歯を磨く際にペットボトルの水を使う）
- 虫やその他の動物からの防護（虫よけを使う；狂犬病を回避するため、動物に噛まれたり引っかかれたりすることを予防する；噛まれたり、引っかかれたらベタジンのようなポビドンヨードを使う）
- 建造物の深刻な損壊や切れた電線による感電で負傷することを避けるための特別な注意
- 遺体や下痢の原因菌などの感染源への暴露を想定し、不用意な暴露を回避すること

出典 Centers for Disease Control and Prevention 2010b

ば、ハイチに着いた時、大惨事の大きさと果てしない数の患者の流入が医師たちを茫然とさせた。多くの医師がその土地での医療支援の必要性の膨大さに直面した時、感情を抑えるのに苦労したと述べた。ある医師は「実際、自分の正気を維持することがテーマになっていた……ニーズは自分たちが物理的に供給できるものを上回っていた」と語った。別の医師は気持ちを落ち着かせるために、しばしばその場を離れる必要があったと報告し、「どうにも圧倒されてしまった。見たこともない壮絶な現場だった」と回想した。

CDCは、「あなたは、初動に当たる災害支援従事者として、多くの死者や深刻な負傷者、家族が行方不明になったり家族と離れ離れになった人々、地域全体の壊滅などの極度にストレスとなる状況に直面する可能性がある。このような体験はあなたの心理的あるいは感情的困難の原因になる可能性があることを認識しておくことは重要である」（Centers for Disease Control and Prevention 2010a）と支援者向けに記載している。

救急医療部門（Emergency Department：ED）で働く人々の訓練について、災害精神医学アウトリーチ（Disaster Psychiatry Outreach 2004）は以下のことを指摘している。

- 災害は救急医療の現場で働くスタッフに感情的な衝撃（emotional impact）を与える。特に自分自身の健康が脅かされることに関わる場合はなおさらである。
- 災害が与える感情的な衝撃は救急医療スタッフが有している知識や意思決定を曖昧にするような影響を及ぼす可能性がある。
- 救急医療スタッフは潜在的に災害支援に向かうことと自分の家族に向かうこととの板挟みとなることを意識するべきである。

「5. 精神医学的評価」で詳しく論じられているように、心的外傷や大きなストレスを体験した際に生じる正常な反応としては、以下のような身体面、感情面、行動面の兆候が認められる（Victim Support Act 2007）。

- 身体的兆候──頭痛、食欲低下、睡眠障害、吐き気
- 感情的兆候──いらだちやすさ、不安、怒り、罪悪感、恐怖
- 行動的兆候──引きこもり、激情にまかせた行動、仕事がなくなるまで現場を去ろうとしないこと、休息の必要性の否定

　心的外傷反応の研究が進むにつれて、心的外傷となる出来事の影響はその出来事を直接体験する犠牲者のみならず、はるかに多くの人にまで広がるということが明らかになってきている。上述の「自己認識：自分の限界を知る」のところで述べたように、心の知能の重要な技能には自己認識と自己管理が含まれる（Bradberry and Greaves 2009）。災害支援に当たる精神科医やその他のメンタルヘルスの専門家は、リストされているストレスや心的外傷への反応の兆候について、正常な反応とたかをくくらずに、

自分自身にどのような兆候が生じているかをモニターしなければならない。これらの兆候を意識することで、セルフケア計画に基づいて今後の支援活動を変更する必要があるか否か、変更の必要があるとしたら、どう変える必要があるのかを決定する必要があるからである。検討するべき変更は、もっと休息あるいは運動の時間をとる、尊敬でき自分に対して支持的であることがわかっている誰かと話をする、といった具体的でわかりやすいものであることが望ましい。

　二次的心的外傷性ストレス（secondary traumatic stress）、共感性疲労（compassion fatigue）、代理性犠牲（vicarious victimization）という3つの重複する概念は、災害支援に取り組むことにより、潜在的に被りうる負の影響である。セルフケアの計画を作成し、実践すれば、自身をこのような影響からいくらか守ることはできるが、影響を受けることを防止することはできない。二次的心的外傷性ストレスと二次的心的外傷後ストレス障害はFigley(1995)により一次的心的外傷性ストレス（急性ストレス反応）や一次的心的外傷後ストレス障害と同種のものとして概念化された。一次的心的外傷後ストレス反応が心的外傷を受けた当人に現れる反応であるのに対し、二次的心的外傷後ストレス反応は直接心的外傷を受けた人とは異なる人（例えば、心的外傷を受けた人の配偶者などの重要な関係にある他者や心的外傷を受けた個人のケアをしている誰か）に生じる。二次的心的外傷性ストレスは二次的犠牲（secondary victimization）、代理性心的外傷化（vicarious traumatization）、情動伝染（emotional contagion）とも呼ばれる（Miller et al. 1998）。「代理性心的外傷化」という用語は、直接心的外傷を被った被害者に経験されるのと同様の一群の反応を引き起こすことを指すのに対して、「情動伝染」という用語は、災害支援従事者が身体面もしくは感情面で（あるいは両方の面で）疲労していることを指す。しかし、「情動伝染」という用語は、「二次的犠牲」、「二次的心的外傷」、「伝染」という病理を暗示する用語よりも、共感という言葉の利他的側面を強調するもので、二次的心的外傷性ストレスの影響を被っている人たち

にとって受け入れやすいように定義されている（Stamm 1999）。二次的心的外傷を定量化する研究はほとんど行われていないが、多くの災害支援従事者は二次的心的外傷を観察し、また、経験している。一次的心的外傷後ストレス障害すなわち、心的外傷後ストレス障害は二次的心的外傷に関する現象に比べて、明確に定義がなされており、また、影響を被った者により顕著な機能低下を引き起こすものであり、二次的心的外傷に関する現象の概念が一次的心的外傷による現象の概念と同等であるかのような誤解を招くことは避けなければならない（Stamm 1999）。

　逆転移（Countertransference）と燃え尽き（burnout）は重複する概念であり、しばしば二次的ストレス反応を描写する際に使用される。「逆転移」という用語は、心的外傷に関係したことに限らず、あらゆる種類の問題を抱えた人々の治療一般の現場で心理療法家が治療対象者に対して持つ感情の複合体を指す。「燃え尽き」という用語は身体面、感情面、あるいは行動面で認められる疲労困憊状態を呈する症候群を指し、職務成果の阻害、疲弊、不眠、抑うつ、身体的な疾病への弱さ、一時的な慰めを求めてのアルコールやその他の乱用薬物への依存（生理的依存にエスカレートする傾向がある）や、場合によっては自殺によって特徴づけられる。この症候群は、従事する業務が求める厳しいパフォーマンスや感情面での要求に対するストレス反応であると一般にみなされている（Campbell 2009）。ある研究によれば、一般診療医（general practitioner）の燃え尽き率が一番高いことが示されている。燃え尽きは、主に感情的な疲労困憊の結果、徐々に出現するが、これとは対照的に、共感性ストレスや共感性疲労は予兆なしに突然出現する可能性がある。また、二次的心的外傷性ストレスは、燃え尽きとは対照的に、絶望、混乱、孤立の感情がある場合に認められ、回復時間も比較的短い（Figley 1995）。表3-2は共感性疲労の兆候を示している。Figleyによれば、継続期間が1カ月未満の共感性疲労の兆候の出現は危機的状況への正常な反応として急性期にみられるもので、兆候が1カ月以上継続する場合に障害の基準を満たす。心的外傷性の出来事

表3-2 共感性疲労の兆候

- 無気力、自尊心の低下、心的外傷に関することで頭がいっぱいになる
- 不安、罪悪感、麻痺、怒り、悲しみ、過敏性
- 短気、いらだちやすさ、過度の警戒、不機嫌
- 絶望、神への怒り、目的の喪失
- 発汗、動悸、めまい、身体の痛み
- 否定的傾向、士気低下、仕事のパフォーマンスの低下、引きこもり
- アルコールや依存性薬物の乱用、他者との対立

出典 Figley 2002

の後、6カ月以上経ってから兆候が出現する場合、遅発性であるとみなされる。

　共感性疲労に対して有効性が示唆されている治療として、問題となっている兆候に対処し、その人がより良い災害支援者や治療者となるうえで有益な解決策を見出すことができるように促すことを目指したグループまたは個人でのカウンセリングがある。カウンセリングでは対象者のカウンセリングを受けるニーズに焦点を当て、その対象者がケアに値し、ニーズは妥当で重要であることを強調する必要がある。芸術、音楽やダンスなど身体を動かすことを含む表現療法も、対象者自身を意識の中心において、安定した感情を伴った生活を取り戻すことを促進するうえで有用であることが示されてきている（Myers and Wee 2002）。

　災害支援従事者がメンタルヘルスケアを受けることができ、また、受けるべきであることを納得するうえで有効なこととして、症状を心理的な問題として取り扱わない「非心理化（depsychologizing）」があげられる。心理的な問題ではなく、医学の問題として関わることで、その人の兆候や症状を出来事に対する正常な反応として扱うことができる。すなわち、その人の感情よりも機能に焦点を当てることが有益である（Katz 2010）。このような介入の一つとして、血圧測定を対象者の医学的健康への意識づけ

表3-3 災害現場におけるセルフケアの推奨事項

- 自分のペースを保つ。
- 災害現場を離れての休憩を頻繁にとる。
- 災害支援者同士でお互いの様子をモニターする。
- 可能な限り、平常時に行っていたスケジュールを維持する。
- 十分な水分（水とジュース）をとり、食べ物が偏らないようにする。
- 自分では変えられない物事があることを受け入れる。
- 良くない感情を抱く自分を許す。
- 可能な限り、家で待っている愛する人たちとの接触を保つ。

出典 Centers for Disease Control and Prevention

に繋げ、対話の内容を適切な食事や水分の摂取のことや、休養をとることなど幅広く健康の話題に話を広げていくことがある。このような流れの中では、抑うつのスクリーニングのための患者健康質問票-2（Patient Health Questionnaire-2、Kroenke et al. 2003）やアルコール乱用の可能性を評価するCAGEアルコール依存症スクリーニングテスト（Ewing 1984）などの簡単なメンタルヘルスの検査を実施することさえも可能となるかもしれない。災害支援に当たる者には、表3-3に示す災害現場でのセルフケアについての具体的な事項に従うよう推奨するべきである。

平常業務への復帰

　遅かれ早かれ、災害支援従事者は平常業務に復帰することになる。CDCは災害支援従事者のおよそ3分の1が復帰直後に抑うつを報告すると見積もっている。更に、半数以上が復帰後、抑うつとはいえないまでも、顕著に否定的な感情を報告している（Centers for Disease Control and Prevention 2010b）。復帰した後、特にストレス緩和のための対応を行うことなく、抑うつ症状を経験する災害支援従事者は、復帰後の生活に

表 3-4 復帰後のセルフケアのための推奨事項

- 友人、近所の人、同僚と交わる。
- 家族、地域社会、スピリチュアルな支援とのつながりを取り戻す。
- この時期に人生を変える大きな決断をしない。
- コントロール感覚を再び手に入れるために、小さめの決断をする。
- 日記をつけることを検討する。
- 他の人たちと時間を過ごす。
- 最初は家族の安全について恐怖を感じるかもしれないことを受け入れる。
- ユーモアのセンスを維持する。
- 十分に休息し、運動する。
- バランスの良い食事をする。
- アルコール、精神安定剤、睡眠薬の過度の使用を避ける。
- 「正常」に戻るには時間がかかることを覚えておく。

出典 Centers for Disease Control and Prevention 2001

再適応するために、専門家のガイダンスを求めるべきである。身体的な不調を感じる人はかかりつけのプライマリーケア医にかかり、災害支援活動中に感染した可能性がある感染症のスクリーニングを受ける必要がある。CDCは平常業務に復帰した災害支援従事者を援助するための推奨事項をリストにしている（表3-4）。

結 論

この章に書かれているようなリスクや警戒事項が存在しているにもかかわらず、災害支援従事者は災害支援の仕事から大きな利益を得られる。PostとNeimark（2008）は、自分の時間と才能を惜しまない人は、より長く、健康で、幸せな人生を送るということを見出した。国立精神保健情

報センター（National Mental Health Information Center）は以下のように表現している（U.S. Department of Health and Human Services 2005, p.17）。

　被災地域の壊滅的な状況下での支援活動に伴い不可避のストレスや困難があるにもかかわらず、災害支援者は困っている同胞を支援するために自分の技能や訓練の成果を活用することにより自己の内面での満足を経験する。災害支援に積極的に従事し、他人のために「何かをすること」は、影響を受けなかった地域のメンバーがよく経験する、脆弱性、無力感、怒りの感情に対する解毒剤になりうる。人間の精神が示す勇気、リジリエンス、親切心の力を目撃することは、甚大で永続する効果をもたらす。

それ故に、災害支援活動への従事に伴うリスクへの対応としては、災害支援の仕事を回避するという解決ではなく、セルフケアのための適切な計画を立てて苦痛や機能不全をモニターするための十分な内省力を持って、災害支援を引き受けるという解決策をとることが奨められる。

▰学習のポイント

- 災害支援従事者のセルフケアは、災害支援活動中と活動後に一部の災害支援従事者が経験する好ましくない影響を緩和するうえでも、他人をケアする機能を高めるうえでも、決定的に重要である。
- 共感し、また、共感を表現する能力が高い人々は共感性疲労や二次的心的外傷後ストレス障害を被るリスクがより高い。
- セルフケアで重要なのは、自分の感情と他人の感情が自分自身に与える影響を認識することである。
- 将来、災害が発生した際に、直接、災害支援活動を行いたいと思ってい

るメンタルヘルスの臨床家は、赤十字社、アメリカ医学会、地元の大学や医療センターのような、災害支援に必要な訓練を行うことを承認されている団体から適切な訓練を受けるべきである。

- 災害支援者が支援活動を行うことで被る心身への好ましくない影響と、災害現場で活動する災害支援従事者を支援するための社会支援ネットワークや専門的支援ネットワーク、支援体制の管理構造、災害支援者自身を支援する方策を開発する必要があるということが知られるようになってきている。
- 二次的心的外傷性ストレス、共感性疲労、代理性犠牲という３つの重複する概念は潜在的に災害支援活動に伴って生じる負の影響である。その影響への対応としては、災害支援を回避するのではなく、適切なセルフケアの計画を立て、実践しながら支援活動に従事することが推奨される。

■復習問題

3.1 セルフケアとは

 A. ストレス関連の症状が出ないように自分を保つことは、各個人次第であるということを含む概念である
 B. 自分自身の感情を意識していることが重要だということを含む概念である
 C. ストレス関連の症状が出た場合、仕事の仕方が適切ではなかったということで、その人の落ち度であるということを含む概念である
 D. 他の人々のニーズよりも自分自身のニーズを優先するということを含む概念である
 E. 病的な自己愛の兆候である

3.2 職場を健康増進のための環境として捉えることは、次のいずれの例として適切か？

A. ストレス関連の問題の一次予防
B. ストレス関連の問題の三次予防
C. ストレス関連の問題の二次予防
D. 健康のあるべき姿と健康増進に向けた取り組みとの不一致
E. 心的外傷から逃れること

3.3 心の知能を構成している主要技能の一つは下記のいずれか？

A. 自動的認識
B. 社会的回避
C. 自己管理
D. 抽象化能力
E. 判断

3.4 セルフケア計画の策定には下記の事項のいずれを含むべきか？

A. 仕事と仕事以外の興味の全体的なバランスを求める心理的要素
B. 睡眠を誘うための適度な量のアルコールの使用
C. 怒りを感じたときにはいつでも怒りを発散すること
D. 8時間ごとに任務以外のシフトをスケジュールに入れること
E. 災害支援活動に対する適切な給与を交渉すること

3.5 CDCが災害現場でのセルフケアについて推奨したことは下記のいずれか？

A. 自分に無理をさせる
B. 災害支援者同士でお互いの調子をモニターする
C. 良くない感情を抱かないように努める
D. 食糧と飲料水を消費しすぎないように注意する
E. 上記のすべて

3.6 災害支援従事者が平常業務に復帰した後に取るべき行動としてCDCは次のどれを推奨しているか？

　A. 友人、近所の人、同僚と交わる
　B. 人生を変えるような一大決心をする
　C. ストレスを減らすために、残っているすべての病休や有給休暇を活用して休みをとる
　D. 早期退職を考慮する
　E. 自分の新しい技能に基づいて昇給を主張する

3.7 共感性疲労の兆候には次のどれが含まれるか？

　A. 無気力と士気の低下
　B. 妄想的な狂信
　C. 不適切な軽率さ
　D. 自己制御できないような激しい怒りの爆発
　E. 記憶のギャップ

（訳：富田博秋）

文　献

American Red Cross: Take a Red Cross Course. Washington, DC, American Red Cross, 2010. Available at: http://www.redcross.org/flash/course01v01. Accessed December 26, 2010.

Anonymous: Why I didn't go to Haiti. The Central Line, January 24, 2010. Available at: http://thecentralline.org/?p=1080. Accessed April 24, 2010.

Bradberry T, Greaves J: Emotional Intelligence 2.0. New York, TalentSmart Publishers, 2009

Campbell RJ: Campbell's Psychiatric Dictionary, 9th Edition. New York, Oxford University Press, 2009

Centers for Disease Control and Prevention: Traumatic Incident Stress: Information for Emergency Response Workers. Atlanta, GA, Centers for Disease Control and Prevention, 2001. Available at: http://www.cepis.ops-oms.org/bvsacd/cd49/traumatic.pdf. Accessed April 24, 2010.

Centers for Disease Control and Prevention: Emergency Preparedness and Response: Coping With a Disaster or Traumatic Event. Atlanta, GA, Centers for Disease Control and Prevention, 2010a. Available at: http://www.bt.cdc.gov/mentalhealth. Accessed December 26, 2010.

Centers for Disease Control and Prevention: Guidance for Haiti Earthquake Response and Relief Workers. Atlanta, GA, Centers for Disease Control and Prevention, 2010b. Available at: http://wwwnc.cdc.gov/travel/content/news-announcements/relief-workers-haiti.aspx. Accessed December 26, 2010.

Disaster Psychiatry Outreach: Mental Health Consequences of Bioterrorism: A Disaster Preparedness Course for Hospital Emergency Department Staff. New York, Disaster Psychiatry Outreach, 2004. Available at: http://www.disasterpsych.org/ home. Accessed April 25, 2010.

Ewing JA: Detecting alcoholism: the CAGE questionnaire. JAMA 252:1905-1907, 1984

Figley CR: Compassion fatigue as secondary stress disorder: an overview, in Compassion Fatigue: Coping With Secondary Traumatic Stress Disorder in Those Who Treat the Traumatized (Routledge Psychosocial Stress Series). Edited by Figley CR. New York, Routledge, 1995, pp 1-20

Figley CR (ed): Treating Compassion Fatigue (Routledge Psychosocial Stress Series). New York, Routledge, 2002

Gabbard GO: The role of compulsiveness in the normal physician. JAMA 254:2926-2929, 1985

Goleman D: Working With Emotional Intelligence. New York, Bantam Books, 1998

Goleman D: Leadership that gets results. Harvard Business Review (March-April):2-16, 2000

Katz CL: Understanding and helping responders, in Hidden Impact: What You Need to Know for the Next Disaster. A Practical Mental Health Guide for Clinicians. Edited by Stoddard FJ, Katz CL, Merlino JP. Sudbury, MA, Jones & Bartlett, 2010, pp 123-130

Kroenke K, Spitzer RL, Williams JB: The Patient Health Questionnaire-2: validity of a two-item depression screener. Med Care 41:1284-1292, 2003

Lacey M: Estimates of quake damage in Haiti increase by billions. New York Times, February 16, 2010, p. A6

Merlino JP: The other ground zero, in Disaster Psychiatry. Edited by Pandya A, Katz CL. Hillsdale, NJ, Analytic Press, 2004

Merlino JP: Self-care, in Hidden Impact: What You Need to Know for the Next Disaster. A Practical Mental Health Guide for Clinicians. Edited by Stoddard FJ, Katz CL, Merlino JP. Sudbury, MA, Jones & Bartlett, 2010a, pp 19-26

Merlino JP: Staff support, in Hidden Impact: What You Need to Know for the Next Disaster. A Practical Mental Health Guide for Clinicians. Edited by Stoddard FJ, Katz CL, Merlino JP. Sudbury, MA, Jones & Bartlett, 2010b, pp 171-178

Miller KI, Stiff JB, Ellis BH: Communication and empathy as precursors to burnout among human service workers. Commun Monogr 55:336-341, 1988

Mitchell JT, Bray GP: Emergency Services Stress: Guidelines for Preserving the Health and Careers of Emergency Services Personnel (Continuing Education Series). Upper Saddle River, NJ, Prentice Hall, 1990

Myers D, Wee DF: Strategies for managing disaster mental health worker stress, in Treating Compassion Fatigue (Routledge Psychosocial Stress Series). Edited by Figley CR. New York, Routledge, 2002, pp 181-212

O'Reilly KB: Helping Haiti: U.S. doctors reflect on crisis care experiences. American Medical News. February 15, 2010. Available at: http://www.ama-assn.org/amednews/2010/02/15/prl20215.htm. Accessed April 24, 2010

Post S, Neimark J: Why Good Things Happen to Good People. New York, Broadway Books, 2008

Rudolph JM, Stamm BH: Maximizing human capital: moderating secondary traumatic stress through administrative and policy action, in Secondary Traumatic Stress: Self-Care Issues for Clinicians, Researchers, and Educators, 2nd Edition. Edited by Stamm BH. Lutherville, MD, Sidran Press, 1999, pp 277-278

Stamm BH (ed): Secondary Traumatic Stress: Self-Care Issues for Clinicians, Researchers, and Educators, 2nd Edition. Lutherville, MD, Sidran Press, 1999

U.S. Department of Health and Human Services: Mental Health Response to Mass Violence and Terrorism: A Training Manual (DHHS Publ No SMA 4025). Washington, DC, U.S. Department of Health and Human Services, 2005

Victim Support Act, 2007. Available at: http://www.victimsupport.act.gov.au/res/File/normal% 20reactions% 20final% 20final% 20final.pdf. Accessed October 15, 2010.

Wagner SL, Martin CA, McFee JA: Investigating the "rescue personality." Traumatology 15:5-12, 2009

Yassen J: Preventing secondary stress disorder, in Compassion Fatigue: Coping With Secondary Traumatic Stress Disorder in Those Who Treat the Traumatized (Routledge Psychosocial Stress Series). Edited by Figley CR. New York, Routledge, 1995, pp 178-208

4

ニーズ・アセスメント

Craig L. Katz, M.D.

　2004年スマトラ島沖地震・インド洋津波からちょうど1カ月後に、2人の経験ある災害精神科医から成るアセスメントチームがスリランカ入りした。このチームの当初の計画は、ロータリー・インターナショナルの現地の支部とパートナー関係を結び、コロンボ市の周辺にロータリー組織のスタッフによる一般人向けの心的外傷カウンセリングのシステムを作るというものであった。しかしながら、この計画に対してスリランカの厚生省からの承認を得ようと何度も働きかけたにもかかわらず、政府は外部の助けは必要ないと主張し、結局承認は得られなかった。この地域における震災関連のメンタルヘルスのニーズを大きな規模で評価することは、政府の援助なしにはほぼ不可能であると判断し、アセスメントチームはフォーカスを狭めることにした。チームは被災以前からあったスリランカ北東部の心的外傷カウンセリングプログラムのリーダーに会い、このプログラムのスタッフが認知行動療法と心的外傷を受けた子どもの治療に関して訓練を必要としていることを知った。そこで、どの程度の支援が求められているかのニーズを見積もり、このプログラムのことや、そのスタッフと利用者、周辺地域のことをもっとよく知ることに絞って、アセスメントと支援の計画策定を行った。

　災害がコミュニティのレベルで心的外傷を引き起こしていれば、いろい

ろな意味で災害精神科医の「患者」はそのコミュニティであるといえよう。災害時の精神医学的ケアはつまるところ被災者個人のレベルでなされるものであるが、災害援助活動はまずコミュニティ全体が受けた被害状況の把握から始まる。災害後の活動が段階を追って進むに従って、精神科医が個々の健康被害を呈している被災者と相対するという精神科医にとって普段行っている段階に至るのである。この流れは計画通りに進む場合もあれば、予期しない形で展開することもあるかもしれないが、いずれにしても災害支援に当たる精神科医はその活動をコミュニティレベルのニーズをアセスメントすることから始めることで、最も効果的な立ち位置で活動を進めることができるだろう。

　どのような災害においても精神医学の側面からの支援活動の計画を立てるうえで最初のステップとして行うべきことは情報収集である（Disaster Psychiatry Outreach 2006）。コミュニティを「患者」と見立てるならば、どのような介入もまずコミュニティの評価を行うところから始まるのは当然であろう。この章では、ニーズ・アセスメントとしてどのような情報を収集すべきかを明確にし、既存の災害精神医学的支援活動のガイドラインが情報収集の方法について記載していることをまとめ、ニーズ・アセスメントを実施するうえでの実践的な考慮事項を検討する。

　この災害精神医学におけるニーズ・アセスメントの詳細な考察は、ニーズ・アセスメントの計画や実施に携わる精神科医やメンタルヘルスの専門家、また、収集された情報を現場での精神保健活動に還元していく役割を負う管理者にとって有用であろう。現場で災害支援に当たる精神科医にとってもニーズ・アセスメントを理解することが重要であることは同じである。「1. 災害への備えと災害発生時の支援システム」で論じたように、活動を最も効果的なものにするためには、精神科医が災害支援に従事する際に単独で行動を起こすよりも、状況に即して調整された体制をもつ組織に属して活動するべきである。組織に属して現場に赴く前には、その組織の災害支援の方針がどの程度ニーズ・アセスメントに基づいて立てられて

いるかを確かめることで、その組織が状況に即して体制を作り調整を行っていることを確認することができる。ニーズ・アセスメントが信頼できるものであれば、少なくとも災害時の精神医療保健活動として行うべきことについての最低限の信頼性が担保される。また、ひとたび現場に出たとき、記載されたニーズ・アセスメントを参照し、ニーズ・アセスメントから導かれる自分たちが果たすべき役割に向けて自分自身を方向づけしたり、定期的に方向を調整したりすることで、混沌として流動的な状況の真っただ中で、より支障なく自信を持って活動ができるであろう。

　図4-1は災害精神医学に関するニーズ・アセスメントの流れの要点を記述したものであり、この章で論じられる詳細な内容のガイドとして活用できるであろう。このフローチャートを追うことで、システムのレベルでのニーズ・アセスメントと計画は災害対応のすべての段階で必須のものであることが理解できる。中央のラインの矢印はニーズ・アセスメントが災害支援の全段階を貫いて支える屋体骨のようなものであるというそのあるべき姿についての視覚的な理解を促すものである。災害支援の現場で、情報収集とロジスティックス（物資・人員の輸送や配備の管理）の計画、ニーズ・アセスメント、直接の被災者対応などのいずれの任務に携わるにしても、災害精神科医はニーズ・アセスメントを行うために活動するか、あるいは、ニーズ・アセスメントに基づいて活動するかのいずれかの形でニーズ・アセスメントと密接に関わりを持つ。

災害時の精神保健・心理社会的支援に関連する情報

　災害精神科医が災害時に効果的な対応をするためには、大きく分けて2つの分野の知識が必要になる。第1に、災害精神医学の臨床面についての教育、訓練、そして可能な限りの経験が必要である。事前の教育・訓練を経ることで、いざ災害という事態になれば、その災害に特有の情報に即して臨床知識を活用することになる。災害が発生した場合、次の3つのカテ

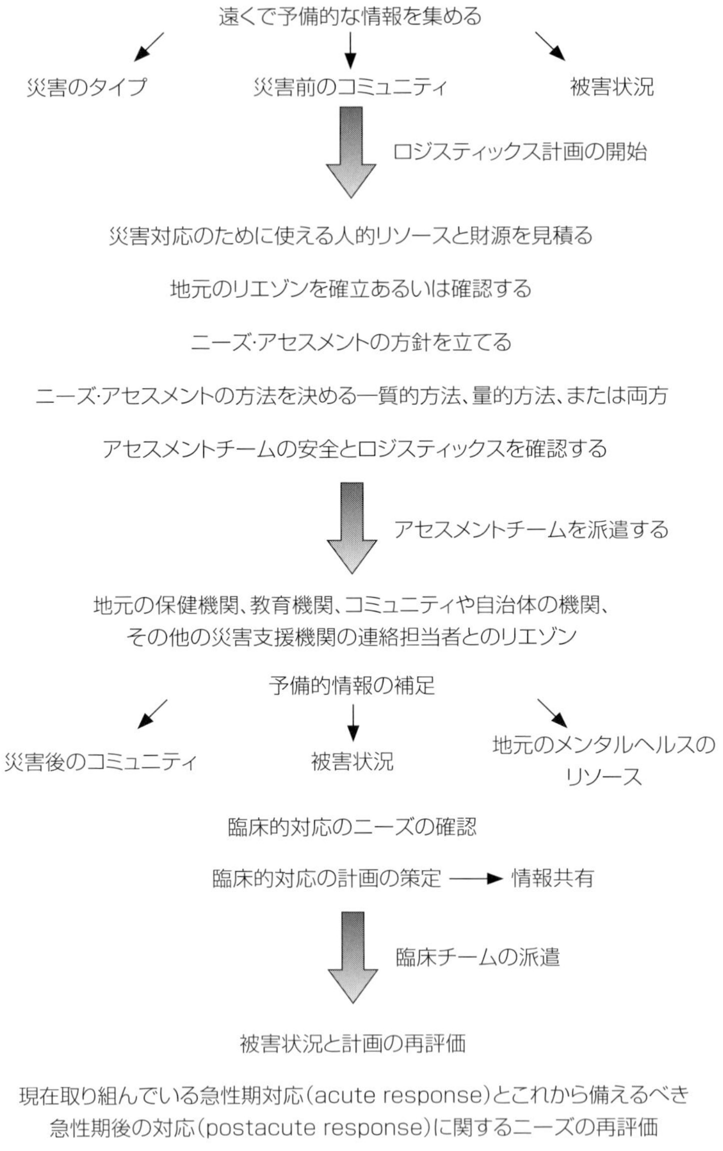

遠くで予備的な情報を集める

災害のタイプ　　災害前のコミュニティ　　被害状況

ロジスティックス計画の開始

災害対応のために使える人的リソースと財源を見積る

地元のリエゾンを確立あるいは確認する

ニーズ・アセスメントの方針を立てる

ニーズ・アセスメントの方法を決める―質的方法、量的方法、または両方

アセスメントチームの安全とロジスティックスを確認する

アセスメントチームを派遣する

地元の保健機関、教育機関、コミュニティや自治体の機関、
その他の災害支援機関の連絡担当者とのリエゾン

予備的情報の補足

災害後のコミュニティ　　被害状況　　地元のメンタルヘルスのリソース

臨床的対応のニーズの確認

臨床的対応の計画の策定 ――→ 情報共有

臨床チームの派遣

被害状況と計画の再評価

現在取り組んでいる急性期対応(acute response)とこれから備えるべき
急性期後の対応(postacute response)に関するニーズの再評価

図4-1　災害精神医学に関するニーズ・アセスメントを行うためのフローチャート

ゴリーの基本情報が、災害精神医学的支援を開始するにあたって必要となる (Disaster Psychiatry Outreach 2006)。
1) 災害のタイプについての基本的事実（関連する科学的事実と災害の精神医学的側面に関する現存の知識を含む）
2) 災害のコミュニティに対する影響についての情報
3) 災害前のコミュニティについての背景情報

災害のタイプ

自然災害や人的災害といった大枠での災害のタイプ、あるいは、地震や航空機事故災害というようなより具体的な災害のタイプの相異が、特定の精神疾患への罹患感受性や精神状態への影響の出方の相異に結びつけられるかどうかははっきりしていない (Disaster Psychiatry Outreach 2008)。自然災害よりも人的災害の方が精神医学的な問題を多く引き起こすということは広く示唆されているところであるが、文献や臨床経験を注意深く見直すとこの推論には疑問が生じてくるところである (Garakani et al. 2004)。それ故に、災害精神科医はこれから対応に当たる災害について、これまでの他の災害と比べてより深刻な影響を引き起こすであろうとか、それほど深刻な影響はもたらさないであろうというような先入観を持ってアプローチをするべきではない。その特記すべき理由として、災害には複雑で広範な要因が関係するからである。

ここで明白に言えることは、さまざまなタイプの災害は生存者の間に極めて異なる反応と懸念を引き起こしうるということだ。例えば、地震は文字通りにある人の全世界を激震させ、自然が予測不可能であること、続く余震を耐え忍ばなければならないことへの懸念、更には構造的安全性を確保できなかったという人的要因についての怒りさえも引き起こす。精神科医がこれらの情報に精通していれば、人々の心に思い浮かぶことを予想しやすくなる。

このような災害特有の情報を持っていることは、核兵器、生物兵器、化

学兵器によるテロ災害への対応について考える際には特に重要となる。これらの出来事は稀であるため、ほとんどの生存者にとっても、災害支援従事者にとってもなじみがないからである（Disaster Psychiatry Outreach 2004）。生物兵器によるテロ災害は目に見えない病原体への恐怖を高めるであろう。また、病原体が見えないので、災害「現場」の境界線を決めることは難しくなるだろう。人々は病原体への暴露者の隔離（quarantine）や患者隔離（isolation）を行う必要が生じることに対しさまざまな反応を示すであろう。化学物質は不安反応と類似した身体的反応を引き起こすことがあり、そのため、化学兵器によるテロ災害は、1995年に起きた東京の地下鉄におけるサリンガスによるテロ災害で見られたように、多くの人に心身相関による反応（psychosomatic response）を引き起こしうる（Kawana 2001）。核兵器によるテロ災害では、被爆による長期的な影響（例：先天性の障害 birth defects）、被爆者への社会的偏見（social stigma）、除染プロセスに関する懸念が起きるであろう（Disaster Psychiatry Outreach 2004）。

　災害精神科医は2つの理由から、災害のタイプ特有に起こりうる精神的反応に関する知識に加えて、災害についての一般的な知識を持っておく必要がある。第1に、災害精神科医が関わる領域において懸念材料となりうる領域の知識について理解しておく必要がある。例えば、2001年のニューヨーク市でおきたアメリカ炭疽菌事件（2001 anthrax attacks）で攻撃を受けた2つのテレビ局本部のスタッフを助けてほしいと精神科医が招かれた[訳注]。炭疽菌感染に関する情報を得ることで、依頼された精神科医は、炭疽菌は人から人への感染はしないので暴露した可能性があるスタッフに

訳注）アメリカ炭疽菌事件（2001 anthrax attacks）は、2001年9月18日と10月9日の2度に分けて、アメリカ合衆国の大手テレビ局や出版社、上院議員に対し、炭疽菌が封入された容器の入った封筒が送りつけられた事件で、炭疽菌の感染により、5名が肺炭疽症を発症し死亡、17名が負傷した。このうち、2001年9月18日に投函された5通のうち3通はニューヨークを本社とするテレビ局、NBCニュース、ABCニュース、CBSニュースに配達された。NBCニュースに送りつけられた封筒は未然に発見されたが、その他の2通により開封者が炭疽菌に感染した。

会うことは安全であるということを再確認して面談に臨めた。

　第2に、災害についての知識があれば、精神科医はより有能なメンタルヘルスの専門家になれる。このことはコンサルテーション-リエゾンにおいて、精神科医が有効に役立つためには、コンサルテーションを提供している患者の医学的な問題を理解しなければならないということと似ている。災害への備えに関する優れた情報一覧がアメリカ赤十字社（www.redcross.org）とアメリカ合衆国連邦緊急事態管理庁（Federal Emergency Management Agency）（www.fema.gov）のウェブサイトから入手できる。

　災害精神科医は何が不安や恐怖となりうるかを理解してはじめて、不安と恐怖を評価し、援助することができる。このことは以下の挿話に端的に示されている。

　　2001年の大地震の後、アメリカの精神科医チームがエル＝サルバドルに向かった。精神科医がエルサルバドル大地震の被災地域で被災者の支援に当たっている間、頻繁に不眠の訴えに直面した。持ち込んでいた補給物資の中から睡眠薬を与えようとすると、エル＝サルバドルの人たちは大抵、真夜中、大きな余震が来た際に目が覚めないと困るといって断った。精神科医たちは地震の際の安全確保について勉強し直すことに決め、現地の人々は揺れが来たら、建物から立ち退くか、少なくともドア枠の下に立つように助言されていると学んだ。そこで、精神科医たちは避難訓練を含めて地震が起きた際の対応の集団訓練の指導を行うことに決めた。この介入は、もし与えていれば過度に鎮静作用があったかもしれない薬剤の処方をすることなしに、参加者を落ち着かせる効果があったようであった。

災害のインパクト

　各災害の一般的な情報を知っておくことは、その種の災害が実際に発生し対応する際、事前に災害支援に入る精神医療保健の専門家が入手しなけ

ればならないことを明確にする。起こった災害の特殊事情を集積するにつれ、その災害の概要が把握されていく。各災害の一般的知識には支援に入る者自身の安全やロジスティックスに関わることが含まれ、このような知識は被災地に行くことを決める前に知っておく必要があることである。災害支援に入る精神医療保健の専門家は自分自身の安全や健康を過剰に脅かす危険に身を曝すべきではないということは災害精神医学の第一原則である。

　発生した災害に関する情報は災害対策本部など災害支援全体に関わる機関により作成された状況報告を介して入手するのが最善である。災害精神医療保健の専門家が、災害支援システムの中で災害対策本部や他の災害支援従事者と連携して働くのであれば、このような報告書を入手・閲覧することが可能となるはずである。このようにすれば災害の全側面について、定期的に最新情報を得ることができる。これらの情報は災害急性期には一日のうちに何回にも渡ってアップデートされることも多い。噴霧散布を通じた炭疽菌への国際的な暴露危機の例では、炭疽菌への暴露の発生場所、菌が存在しないと考えられている地域や殺菌作業中の地域について公衆衛生の当局が把握している情報を得ることができた。同じようにロジスティックスについての情報も入手でき、災害精神医療保健の専門家が影響を被った地域に移動する方法や、現地での活動やコミュニケーションを維持し、必要があれば安全に居住できると考えられる場所を決定できる。

　災害についての詳細情報を得ることは、支援者自身の安全とロジスティックスの問題だけでなく、いつ被災地の支援に取りかかることが災害支援を行ううえで有益であるかということを決めることにも役立つ。被災者が受けている直接的なストレスを減らすのに十分な環境が整備されていないときには、精神科医の役割は限られている。ストレスが強すぎるときには、人々の対処行動を援助することよりも、ストレスの強度を減らすことに取り組みの重点を置くべきである。「12. サイコロジカル・ファーストエイド」で論じられているように、被災者の安全と生活の快適さに対する

基本的ニーズを満たすことは、身体的、心理的に有益な必須の早期介入である。単純な言葉で言えば、人々の気持ちの状態は、手当てを必要としている身体的外傷、空腹、夜どこに寝ればよいかわからない不安などに基づいていることが多い。この災害急性期の間、精神科医は自らの精神医療の専門的技能よりも、人道的あるいは医師一般としての役割を果たすことが期待されるはずだ。

　最後に、災害精神科医がさまざまな災害情報を集約して災害がメンタルヘルスに及ぼす影響の程度を特定することは最も重要なことである。これには災害急性期および災害急性期が過ぎた後のコミュニティ・レベルでの状態や行動変化のアセスメントが含まれる。この情報が最終的に必要な介入の規模を決めるうえで必要となる。

災害前のコミュニティ

　情報の第3の柱は被害にあったコミュニティについての背景に関することである。コミュニティの政治的、社会的、経済的、文化的歴史についての情報収集は、患者個人から心理社会的な履歴を丹念に聞き取ることに例えられる。ある災害がコミュニティに及ぼす影響を、それ以前にあったコミュニティの強みや活力について知ることなしに十分に推し量ることはできない。「5. 精神医学的評価」で論じられているように、あらかじめ存在していた社会心理的な問題は、被災者の精神病理的反応の素因となる（Disaster Psychiatry Outreach 2008）。災害が発生する前の段階での問題が大きなものであるほど、災害後に問題が発生するリスクはより大きくなると予想される。

　災害前のコミュニティについての知識は、ニーズの予測に役立つだけではなく、災害精神科医の役割を決めるうえでも有用である。災害前に保健とメンタルヘルスのシステムが活発に機能していた地域で災害支援に取り組むことと、これらが乏しかった地域で活動することでは取り組むべき課題が全く異なってくる。この差異は、現場で得られる可能性がある協力や

災害精神科医がどのようなことをゴールに目指して活動するかに影響を及ぼす。すなわち、災害精神科医が地元のメンタルヘルスの専門家、他の医療従事者、スピリチュアルなケアの提供者や教師のような人々とパートナー関係を持てるかどうかということに関わる。また、災害精神科医が目指すゴールは、以前機能していた精神科ケアのシステムを回復すること、あるいはそのシステムを補うということにあるのか、それとも、事実上そのようなシステムを新たに作り出さなければならないというもっと厳しい難題に直面しているのか、ということにも関わってくる。

　国際連合（United Nations: UN）の保健の専門機関である世界保健機関（World Health Organization: WHO）は、地域のメンタルヘルスシステムの性質と実態の詳細を把握するために、メンタルヘルスシステム・アセスメントインストゥルメント the Assessment Instrument for Mental Health Systems（WHO-AIMS; World Health Organization 2005）を開発した。WHO-AIMSは6つの領域（立法と政策の枠組、メンタルヘルスサービス、プライマリーケアでのメンタルヘルス、人的資源、公共教育と他のセクターとのリンク、モニタリングとリサーチ）からなり、この6領域に含まれる156の項目が評価される。評価結果は地域のメンタルヘルスシステムの包括的な全体像を示すものとなる。WHO-AIMSにはデータソースを見極めて各項目の評価を確定するためのガイダンスや、データを入力するエクセル形式のデータベースやデータの要約レポートを書くためのガイダンスも含まれている。

　認識しておくべき重要なことは、WHO-AIMSの目的は、国家や地域全体のメンタルヘルスのシステムを改善するための情報収集を行うために開発されたものであり、そのような目的に沿って取得するべき情報の幅の広さと深さが設定されているもので、災害現場で用いてメンタルヘルスシステムの回復あるいは構築を行うために企画されたものではないということである。それにもかかわらず、WHO-AIMSについて把握しておくことはいくつかの理由で価値がある。第1に、WHO-AIMSは情報集積の枠組み

としてよくできているものであるため、災害精神科医が災害支援を計画・実施するうえで集積するべき情報の種類の枠組みとして利用可能であるということである。第2に、WHO-AIMSは短縮形態（表4-1）でも入手可能であり、これはプレッシャーがかかる災害現場でも現実的に作成可能なものとなっている。最後に、WHOはWHO-AIMSを使って調査をした国々での知見を公表しており、現在のところ42カ国に関して入手できるが、これらの情報は災害精神科医にとって貴重な基本情報となる（World Health Organization 2009）。

災害時の精神保健・心理社会的支援のガイドライン

多数の関連部局団体が各々ガイドラインを刊行し、災害現場における精神医学的、あるいは心理社会的とも呼ばれることの多いケアを提供する方法について、さまざまなレベルの詳説を提供している。これらのガイドラインはケアのすべての面に対処しようと意図しているために、これまでに非常に広範囲のことを含む膨大な文書が集積されている。本節ではこれらの文書をニーズ・アセスメント実施の観点から総説する。

機関間常設委員会（IASC）のガイドライン

1992年、国連は、人道的支援に関与している多様な国連機関と非政府機関の活動と専門知識をコーディネートするために機関間常設委員会（Inter-Agency Standing Committee: IASC）を設置した。2007年、IASCの「危機状況でのメンタルヘルスと社会心理的支援のタスクフォース」（Task Force on Mental Health and Psychosocial Support）は、災害対応に携わる機関が「緊急事態の最中に、人々のメンタルヘルス、および、心理社会的健康の保護と改善を行うために機関を超えて必須となる一連の災害対策を計画、構築、調整する」ためのガイドラインを作成した（Inter-Agency Standing Committee 2007, p.3）。このガイドラインは災害時の介入に関す

表 4-1 WHO-AIMS2.2 の項目 - 短縮版

項目コード	項目タイトル
B1-1.1.1	最新版のメンタルヘルスポリシー（mental health policy）
B2-1.1.3	必須向精神薬リスト
B3-1.2.1	最新版のメンタルヘルス計画
B4-1.3.1	最新版のメンタルヘルス関連法規
B5-1.4.2	精神科医療機関での人権の審査
B6-1.5.1	政府の保健部門によるメンタルヘルスに対しての支出
B7-1.5.2	精神科医療機関への支出
B8-1.5.4	必須の向精神薬の入手
B9-2.1.1	国あるいは地域のメンタルヘルス担当機関の存在と機能
B10-2.1.2	通院域／サービス域という観点からみたメンタルヘルスサービスシステムの構成
B11-2.2.1	メンタルヘルスの外来施設の利用可能状況
B12-2.2.2	メンタルヘルスの外来施設を通じて治療を受けている利用者
B13-2.2.6	メンタルヘルスの外来施設を通じて治療を受けている子どもと青少年
B14-2.3.2	デイケアの利用者
B15-2.4.1	精神科救急入院施設の利用可能状況
B16-2.4.2	精神科救急入院施設の病床数
B17-2.4.6	精神科救急入院施設の平均滞在日数
B18-2.5.2	地域のグループホームなどの施設の定員数
B19-2.6.2	精神科医療機関の病床の利用可能状況
B20-2.6.3	精神科医療機関の病床の変化
B21-2.6.6	精神科医療機関への本人の非同意での入院
B22-2.6.7	精神科医療機関の長期滞在患者
B23-2.6.10	精神科医療機関での身体的拘束と隔離
B24-2.7.3	司法病棟の長期滞在患者
B25-2.8.2	他の居住型施設の定員数
B26-2.9.1	精神科医療機関による心理社会的介入の利用可能状況
B27-2.9.3	精神科医療機関の外来施設による心理社会的介入の利用可能状況
B28-2.10.1	精神科医療機関における薬剤の利用可能状況
B29-2.10.3	精神科医療機関の外来施設における薬剤の利用可能状況
B30-2.11.1	近隣の中核都市およびその周辺に位置する精神科病床

表4−1 WHO-AIMS2.2の項目・短縮版（つづき）

項目コード	項目タイトル
B31-3.1.2	プライマリーケア医師のための再教育訓練プログラム
B32-3.1.5	プライマリーケア医師とメンタルヘルスサービスの連携体制
B33-3.1.7	プライマリーケア医師の薬剤の利用可能状況
B34-3.2.3	プライマリーケアに携わる看護師のための再教育訓練プログラム
B35-3.2.4	医師・看護師以外のプライマリーケア従事者のための再教育訓練プログラム
B36-3.2.6	医師によらないプライマリーケアとより高次のケアの間でのメンタルヘルスに関する連携
B37-3.3.3	精神科医療機関と代替療法（Complementary, Alternative Medicine）や民間療法（traditional medicine）に携わる者との関わり
B38-4.1.1	精神科医療機関における患者1人当たりの人的資源
B39-4.1.4	精神科外来施設で働いているスタッフ
B40-4.1.5	精神科救急病棟で働いているスタッフ
B41-4.1.6	精神科入院施設で働いているスタッフ
B42-4.2.3	メンタルヘルススタッフに対する向精神薬の合理的な使用についての再教育訓練
B43-4.2.2	メンタルヘルススタッフに対する心理社会的（非生物学的）介入についての再教育訓練
B44-4.4.1	当事者団体の存在とメンタルヘルスの政策、行政計画、法律制度との関係
B45-4.4.2	メンタルヘルスの政策、行政計画、法律制度への家族団体の関与
B46-4.4.8	コミュニティと個人の援助活動に関与している非政府組織
B47-5.1.4	メンタルヘルスに関する教育や普及啓発活動を受けてきている専門家の集団
B48-5.3.1	精神障害者への雇用の供給
B49-5.3.2	メンタルヘルスの専門家がいる小・中学校と高校
B50-5.3.8	服役者のメンタルヘルスケア
B51-5.3.9	社会福祉的給付
B52-6.1.5	メンタルヘルス施設からのデータの伝達
B53-6.1.6	政府の保健部門によるメンタルヘルスサービスについての報告
B54-6.2.2	メンタルヘルスに関する健康調査

出典 Brief Version of Items for WHO-AIMS 2.2, in World Health Organization Assessment Instrument for Mental Health Systems, Version 2.2（WHO-AIMS 2.2）p.58-59 より転用。Geneva, Switzerland, World Health Organization, 2005. 許可を得て使用。

表4-2 危機環境におけるメンタルヘルス支援と
心理社会的支援についての機関間常設委員会IASCのガイドライン：
アセスメントで収集するべき6つの情報のタイプ

- 被災地域の人口統計、および、背景となる情報
- 被災体験の内容
- 精神医療保健上の問題点と心理社会的側面からの問題点
- 地元の精神医療保健の体制や心理社会的側面で有用な社会資源
- 地元関連機関の対応能力と稼働状況
- プログラム化のニーズと機会

出典 Inter-Agency Standing Committee 2007

る11の主要分野について、各分野の最小限かつ包括的なレベルでの災害対応を記述している。これらの領域のうちの1つがアセスメント、モニタリング、評価に関する記述で構成されている。

　IASCのガイドラインはニーズ・アセスメントの一部として収集すべき6つの異なるタイプの情報を特定しており（表4-2）、これは本質的に、前セクション「災害時の精神保健・心理社会的支援に関連する情報」で論じられたアセスメントに関する3つのカテゴリーの基本情報を拡充したものとなっている。このうち、アセスメントの実施に関するガイドラインにはいくつかの特に重要な要点が示されている。第1の要点としては、アセスメントを行う目的は、災害支援がどのようなものになるべきかを決定するだけではなく、そもそも災害支援が必要なのかどうかを決定することにあるということである。時として被災者を助けたいという願望が高じて、精神医学的治療が必要とされている、更には、ある特定の種類の治療が必要とされているという誤った想定が導き出されることもありうる。被災地でのメンタルヘルスのニーズが高まることやメンタルヘルスサービスのリソースが限定されていることなどから、何らかの災害後のメンタルヘルスの支援は必要であるということは合理的に推定できるとしても、災害支援

組織によって特定のタイプの災害時の精神医療保健サービスが必要とされていると想定することにはリスクがある。

　IASCのガイドラインが指摘する第2の要点は、アセスメントは地元の利害関係者、政府、コミュニティ、他の支援機関と協力する形で行われる必要があるということである。被害を受けたコミュニティの外から来たメンタルヘルスの支援従事者は、権威的な態度で地域のメンタルヘルスのニーズを確認できるアセスメントの専門家であるかのように振る舞うべきではないし、そのように振る舞っているように見えることがないように気をつけるべきである。地元の医療提供者やメンタルヘルスに関連する機関やサービスの提供者との考え方の相違があることを受け入れ、相手の考え方を尊重する必要がある。敬意を払うという基本姿勢が何より重要である。このような考え方の違いの尊重は教育関係者や宗教的指導者のような立場のような地元のグループとの間でも払われるべきである。メンタルヘルスの災害支援が必要であると考えられる場合であっても、それが地元の関係者から望まれていない場合や歓迎されない場合には、できる限り相手の意向を尊重するべきである。

　IASCのガイドラインの第2の要点とも関係している第3の要点は、ニーズ・アセスメントは共有されるべきであるということである。各活動チームによるニーズ・アセスメントが、災害の場におけるメンタルヘルスの活動全体を俯瞰する災害時の精神医療保健活動を調整する役割を担う組織と共有される体制となることが理想的である。災害という状況下での活動を行うことの人道的な意味合いを考えて、各災害支援チームは自分たちのアセスメントを専有物として維持しようとすべきではない。また、各災害支援チームは、メンタルヘルスのアセスメントに着手する前に、その地域で既にメンタルヘルスのニーズ・アセスメントが行われ、共有されていないかを確かめるべきである。さらなるアセスメントは行う必要はないかもしれないし、あるいは前のアセスメントを踏まえて更に焦点を絞り込んだ形で行うということもあるかもしれない。

最後に、IASCのガイドラインの第4の要点として、迅速アセスメント（rapid assessment）は被災者の体験に焦点を当てて、災害後1～2週間以内に完了することが推奨されている。表4-2にリストされている6つの領域全体の情報についての包括的評価は、この迅速アセスメントを行った後に引き続き行われるべきものである。ただ、この2段階のアセスメントのアプローチは合理的に思われるが、楽観的すぎる可能性があることには注意を要する。少なくとも2つの点で問題になりうる。1つ目は、メンタルヘルスに関する災害支援の体制は往々にして十分に整っていないことが多いため、1～2週間以内に対応を開始することは難しいということである。この期間にできる合理的なアプローチは被害を受けた地域の歴史的背景を調査することかもしれない。この調査の多くは被災コミュニティに移動する前に実行可能である。2つ目は、災害後の数日、あるいは数週間の間はメンタルヘルスに関するニーズはとりわけ流動的であることが多く、最初の1～2週間に行った評価はすぐに古くなってしまうかもしれないということである。限られた災害支援の体制では、最初の1～2週間で、このようなニーズの推移をモニターして、適切にメンタルヘルスのリソースを割り当てていくことができないことも多く、数週間から1カ月、あるいは、それ以上経った後、災害直後急性期のストレスが鎮まり、災害後の生活のリズムができてくる頃に最初のアセスメントを実施するということの方が現実的であるかもしれない。

世界保健機構のガイドライン
　2001年、WHOは紛争や紛争後の状況のため国外に脱出した難民、自国内で元の生活の場から逃れた避難者や、避難しないまでも影響を受けている地域住民を対象とするメンタルヘルスニーズの迅速アセスメント（Rapid Assessment of Mental Health needs: RAMH）を公開した。RAMHには紛争中や紛争によって引き起こされた複雑な人道上の緊急事態の際に使用する特定のアセスメントのガイドラインが含まれている（World Health

Organization 2001)。RAMHは紛争により引き起こされる状況に焦点を当てて作成されたものであるが、細かいところを修正することで、その他のあらゆる壊滅的な状況下でのニーズのアセスメントにも用いることができると考えられる。RAMHは、IASCガイドラインと類似しており、下記の7つの領域にわたる情報収集の必要性を強調する。①紛争についての情報、②影響を受けた集団の特性、③メンタルヘルスのニーズ、④影響を受けたコミュニティの文化的、宗教的、社会経済的、政治的側面、⑤心的外傷に対する文化的反応、⑥地域のメンタルヘルスの体制、⑦推奨されること。RAMHには、これら7つの領域で収集すべき情報を特定するための6ページからなるツールが含まれている。IASCが最初の1〜2週間に行うアセスメントに焦点を当てているのとは異なり、RAMHは、いったん、基本的な生存のためのニーズへの対応がなされてから、アセスメントを行うように提案している。

　RAMHのガイドラインはIASCのガイドラインに比べてより具体的な運用の指針を示している。例えば、RAMHのガイドラインはRAMHチームの構成を特定しており、チームの構成メンバーは少なくとも1人のメンタルヘルスの専門家を含む複数の専門分野にまたがること、地元メンバーと国際メンバーの両方から構成されることを提案している。危機状況の専門家と難民のメンタルヘルスの専門家は必須であると考えられている。注目すべきなのは、RAMHが、メンタルヘルスの専門家以外のメンバーがアセスメントを行う評価者としてのトレーニングを受けたうえでチームメンバーとなることを認めていること、というよりはむしろ、そのことを推奨していることである。この推奨は、多くの状況でメンタルヘルスの専門家が不足しているという現実から出てきているが、仮に十分な専門家を招集可能な状況であるとしても、精神科医が被災地域のアセスメントの評価者になる必要はないかもしれないことを示唆している。このことは、アメリカの精神科医が直接自分で、自分の「患者」を評価することが当然であると考えていることからすると、かなりかけ離れた考え方となっている。

表4-3 被災地域の関連状況に関する時期別アセスメント項目

アセスメント項目	災害前	災害急性期	災害急性期以降
生活状況			
移動			
コミュニケーション			
政府・自治体			
教育システム			
緊急システム			
公衆保健システム			
メンタルヘルスシステム			
宗教			
経済			

出典 Disaster Psychiatry Outreach 2007

　また、RAMHは1つ、もしくは複数の機関がアセスメントを行う必要があることを強調している。WHO、別の国連機関、政府機関や非政府組織、その他の財源に基づいて、アセスメントがなされうる。災害精神科医が、ロジスティックス上、政治的、財政的に可能であるからといって、また、たとえ臨床的動機があるからといって、ただ単独で被災地に姿を現し、被災状況のアセスメントに着手するべきではないことを強調している。情報は協働的に収集されることで、より大きなインパクトを持つに至る。

　RAMHはニーズ・アセスメントのための有力な情報源として下記の3つを位置付けている。①保健、教育、社会福祉を管轄する政府機関や地方自治体の部署、②被災地域に位置する国連機関、非政府組織、教会、さらには青少年団体などさまざまな団体を含む関連機関、協会団体、サービス提供団体、大学の代表者、③被災地で活動する医療保健従事者、精神医療保健従事者、教育関係者、大学教員、司法関係者など、関連機関の間に

表4-4 特定の集団のニーズに関する時期別アセスメント項目

アセスメント項目	被災者	遺族	災害支援従事者	経済的打撃を受けた人	コミュニティ全般
災害急性期					
安全のニーズ					
身体的ニーズ					
医学的ニーズ					
メンタルヘルスのニーズ					
災害急性期以降					
安全のニーズ					
身体的ニーズ					
医学的ニーズ					
メンタルヘルスのニーズ					

出典　Disaster Psychiatry Outreach 2007

入って活動を行う人々。紛争やその他の災害の後の混沌状態下では、この3種の情報源のそれぞれで連絡先になる可能性のある組織のリストを作成し、これらにアクセスできれば、ニーズ・アセスメントははるかに体系的で効率的なものになりうる。

　RAMHは2001年に試験的な形で開発されたが、その実施と評価についての情報はまだ公開されていない。RAMHの作成者たちは、RAMHに引き続き包括的なメンタルヘルスのアセスメントを作成する計画を表明していたが、これもまだ公開されていない。

災害精神医学アウトリーチのガイドライン

　災害精神医学アウトリーチ（Disaster Psychiatry Outreach: DPO）は、どのような災害精神医学的ニーズ・アセスメントにおいても最低限集積するべき情報の種類として、表4-3と表4-4を示している（Disaster Psychiatry Outreach 2007）。このガイドラインは関連分野の文献のレビュー

と災害精神医学アウトリーチの活動経験に基づいて作成されたものである。この表は被災者の状況を左右する重要な要因と被災者のニーズに焦点を当てて情報を収集するための雛形を示している。DPOのガイドラインは、WHO-AIMS、IASCのガイドライン、RAMHのガイドラインに比べるとはるかに網羅的なものとはなっていない。DPOのガイドラインはほとんどの災害時においてメンタルヘルスのニーズ・アセスメントを行う際に十分な程度に現実的かつ簡潔な内容となっている。

実践上考慮すべきこと

　この章の残りでは、ニーズ・アセスメントを実施する際の実践上の注意事項に焦点を当てる。災害の種類、被災地を取り巻く環境や関係する社会資源の状況は多様であることから、1つの規格で起こりうるすべての災害に対応するアセスメントのプロトコルをデザインすることは困難である。しかしながら、ここまで記載してきたアセスメントのガイドラインの多くの項目は起こりうる災害のほとんどの状況での使用に適したものとなるだろう。

　ニーズ・アセスメントのあり方を考える際に最初に考慮すべきことは、時間と空間の観点から状況を把握するということであろう。時間の観点から考えるべきことは、これから行うアセスメントは災害後急性期に行う災害精神医学的支援活動に焦点を当てて行うものなのか、あるいは災害急性期後のより長期的な活動に焦点を当てたものなのかという点である（Disaster Psychiatry Outreach 2008）。この質問への答えは災害支援機関が目指すところや体制、準備状況に多かれ少なかれ左右される。災害急性期に焦点を当てた災害支援活動の方が、必要となる情報量の観点からも最終的に必要となるマンパワーや経費の観点からも容易であることは間違いない。一方で、時間と労力をかけて地元の関係機関とパートナーシップを構築して行うことが必須となる国際的災害支援活動などのように、長期的な

取り組みを行わなければならない状況も生じうるだろう（Silove and Bryant 2006）。

　空間の観点からは、災害精神医学的支援活動でどの程度の活動にまで取り組むかという活動の幅とメンタルヘルスサービスを行き渡らせる必要がある範囲の潜在的な大きさを考慮する必要がある。また、アセスメントの具体的な対象集団を特定する必要がある。国全域、またはある地域全体のニーズをアセスメントするのか、あるいはもっと狭い範囲の集団、あるいは、一組織に絞って行うのか、という点が考慮されなければならない。例えば、Calderon-Abbo（2008）はハリケーン・カトリーナ襲来後にニューオリンズの数病院が精神科病床の入院受け入れを再開し、拡大していった際の取り組みを記述している。災害精神医学的支援活動の使命として、対象を1つの病院に定めて支援スタッフを配置し、精神科入院サービスを再活性化することに専念することも有意義な選択となりうる。この場合、災害精神医学的支援活動への潜在的なニーズは病院の外側からも届くであろうが、この活動に関して行われるアセスメントは、病院の内側に限定されたものとなる。この章の冒頭のスリランカでのエピソードでは、アセスメントチームはスリランカ北東部の津波前からあったカウンセリングセンターに焦点を定めた。

　アセスメントの際にとりうる手段もまた多様である。チームはメンタルヘルスのニーズに関する科学的で厳密な研究デザインに基づいてアセスメントを行うであろうか、あるいは、より観察的なアセスメントを行うであろうか。災害後のメンタルヘルスのニーズに関する疫学的研究は文献の中に豊富にあり、これまでに重油流出事故（Palinkas et al. 1993）、海難事故（Lindal and Stefansson 2011）、ハリケーン・カトリーナ（Kessler et al. 2006）が与えたメンタルヘルスへの影響などが検討されてきている。しかしながら、災害後の環境で仕事をするという実行上の困難さや、倫理的、科学的観点からの困難さのため、これらの研究を行うには莫大な計画と監視が必要になる（North et al. 2002）。災害がもたらしたメンタルヘル

スのニーズを予測する必要性は急を要するものなので、この難題に対処するために贅沢に時間をかけることはできないことも多い。災害精神医学的支援活動のニーズがありそうな場合、アセスメントに論文として発表できるような科学的厳密さを求めることは必ずしも可能でもなければ、また、必要でもないだろう。

　それ故、実際には、災害精神医学的支援活動におけるアセスメントチームは、地元の専門家やコミュニティの指導者との連携に頼るのと、自らの経験に基づく印象に基づいてアセスメントを行うことが多い。例えばHumayun（2008）は、2005年パキスタン地震の後に650病床の病院で3週間活動した1人の精神科医と3人の研修医から成るチームについて記述している。このチームは高リスクと思われる集団を救護する一方で、臨床的な支援活動をニーズ・アセスメントの手段として利用したのである。これと類似することは多く行われている。つまり、数名から構成されているアセスメントチームが、臨床的支援活動を行う中で質的なデータ収集のみを行って、これに基づいてアセスメントを行うという方法は少なからず取られている（例：Choudhury et al. 2006; Math et al. 2006）。

　このように、ニーズ・アセスメントが定量的な疫学調査のような形になることは少ないとしても、必ずしも臨床上の印象だけに頼る必要はない。スクリーニング・ツールやアセスメント・ツールを使うことで、アセスメントの正確性を向上することができるだろう。また、メンタルヘルスの専門家ではない人たちがこれらのツールを使うことで、より大きな集団の把握を行うことも可能となりうる（Connor et al. 2006）。アセスメントの実践の中には、災害精神医学的支援活動の関心対象となる心的外傷後ストレス障害（PTSD）をはじめとする心的外傷後のメンタルヘルスの問題を特定するための適切なツールを選ぶことも含まれる。以下のエピソードにこのような取り組みが示されている。

　　2001年に地震後のエル＝サルバドルに向かった3人の精神科医のアセス

メントチームは、PTSDについての自記式の質問票を持って行った。このチームは住居をなくしたサルバドル人が滞在する6,000のテントからなる避難キャンプを訪れた。メンタルヘルスサービスを提供することを目的としたテントは既に別のNGOによって設営されていたが、テントに来る人はほとんどなく、キャンプのリーダーたちは、キャンプ内には相当多くの特定されていない精神的苦痛を抱えた避難者がいるはずであると懸念していた。そこでアセスメントチームはキャンプ居住者にPTSD調査票を配布することにしたが、避難者の多くはその調査票を読むだけの識字能力を持っていなかった。すなわち、チーム自らが調査を実施することにすれば、時間がかかりすぎることになる。そこでチームは地元のソーシャルワーカーを養成する学校の協力をとりつけ、学生に調査の実施方法を訓練した。数百名ものキャンプ居住者から得た調査票の情報をキャンプ運営に当たる職員に引き渡し、職員がより有効な支援体制を確立できるようにするよう援助した。

災害精神医学的支援活動のニーズ・アセスメントを実施するに当たっての最後の考慮事項は、支援活動のために使える予算の問題である。研究者たちは、ハリケーン・カトリーナとハリケーン・リタにより被災した集団に、災害後最長30カ月間、全面的なメンタルヘルスサービスを提供すると、1人当たり1,133ドル、被災集団全員では125億ドルの費用がかかると計算した（Schoenbaum et al. 2009）。この見積額は災害精神医学的支援活動にかかる経費として試算されることが多い額よりも遥かに大きな額を示していたが、正当に支援活動を行うために潜在的に必要とされる経費がいかに膨大なものであるかについての一定の見解を示すものとなった。予算の限界についての考慮は特に重要であり、IASCのガイドラインでは、倫理的観点から、引き続いて行われる災害支援活動の中で使用されないであろう情報を集積することは行うべきではないことを明確に示している（Inter-Agency Standing Committee 2007）。つまるところ、アセスメントにおける情報収集は災害支援活動の提供能力とバランスがとれていなけれ

ばならない。

結論

　システムレベルのアセスメントは、被災地の混沌とした状況を悪化させることなしに、最大限の支援ができるように、災害精神科医が効果的な支援を行う土台を築くものである。災害に襲われた地域の支援のため急がなければならない状況の中で、介入に取りかかる前に、まず「患者」すなわち、コミュニティをアセスメントすることで、精神科医は普段慣れ親しんでいる個々の診療の技術を支援の場で効果的に適用することが可能になる。関係者が協力し合って系統的にシステムレベルのアセスメントを行うと、また、特に潜在的な支援のリソースと目指すべき支援体制を視野に入れながらアセスメントを行うことができると、最大限に有用な情報を収集することができるであろう。

■学習のポイント

- 災害時の精神保健・心理社会的支援を計画するには、災害についての一般的な情報とその災害固有の情報の両方が必要なだけでなく、災害前のコミュニティについての情報が必要になる。

- 災害のタイプについて精神医学と直接関係のない一般的な情報を持っていることは、精神保健活動に有用である。このことは身体疾患に関する医学的な問題に関する情報を持っていることがコンサルテーション-リエゾン活動に有用であることと似ている。

- ある種の災害がもたらしうるインパクトに関する情報を持っていることは、災害精神医療チームを安全かつ有効なタイミングで配備する計画を立てるうえで有用である。

- 災害前のコミュニティについて知ることが有用であることは、精神科診

療場面で患者の心理社会的な履歴について知ることが有用であることと似ている。

- 精神保健・心理社会的支援のガイドラインが多数利用可能で、これらはニーズ・アセスメントを如何に実施するかについてさまざまな考慮するべき点を示している。

- ニーズ・アセスメントの実施において実践上検討することとして、必要とされる情報の範囲の決定、情報収集にどの程度科学的厳密性を求めるかの決断、入手可能な情報源の状況に応じたアセスメントの方法の工夫などがあげられる。

■復習問題

4.1 災害後、精神科医を支援の現場に配備するうえで、

A. 危機的状況による緊急性が高い場合、ニーズ・アセスメントを実施する必要はない
B. ニーズ・アセスメントは災害後急性期に行うことではない
C. ニーズは状況が展開していくにつれて、再評価されるべきだ
D. ニーズ・アセスメントが妥当であるとみなされるためには、科学的に十分な厳密さをもって行う必要がある
E. 上記のすべて

4.2 災害時の精神保健支援のためのニーズ・アセスメントにとって必須ではない情報は下記のいずれか。

A. 災害のタイプについての一般的情報
B. 発生した災害の現場に必要と想定される精神保健活動の程度に関する情報
C. 災害以前のそのコミュニティの生活に関する情報
D. 災害のインパクトについての具体的情報

E. 被災者に対する精神状態評価のための構造化面接により得られる情報

4.3 IASCの「危機状況でのメンタルヘルスと社会心理的支援タスクフォース」が災害発生の1〜2週間以内に行うことを推奨する迅速アセスメントに関する記載は下記のいずれか。

　　A. 迅速アセスメントは人々が災害をどう経験しているかに焦点を当てるべきだ
　　B. 迅速アセスメントは国際的に受け入れられている基準である
　　C. 迅速アセスメントは状況が推移するにつれて、実情と合わなくなったり必要なくなったりする
　　D. 上記のすべて
　　E. AとC

4.4 次の記載は正しいか（A）、間違っているか（B）。

　　ニーズ・アセスメントは入手しうる最大量の情報を集積することを目指すべきである

4.5 ニーズ・アセスメントチームを編成する際にスタッフについて考慮するべきことは下記のいずれか。

　　A. メンタルヘルスの専門家だけで編成するべきである
　　B. メンタルヘルスの専門家以外のスタッフを含むこともあるかもしれない
　　C. 地元の専門家は心的外傷体験に暴露されている可能性があり客観的になれないので、含まれるべきではない
　　D. 全員が疫学の素養を有している必要がある
　　E. 少なくとも5人のメンバーが含まれるべきだ

（訳：富田博秋）

文　　献

Calderon-Abbo J: The long road home: rebuilding public inpatient psychiatric services in post-Katrina New Orleans. Psychiatr Serv 59:304-309, 2008

Choudhury WA, Quraishi FA, Haque Z: Mental health and psychosocial aspects of disaster preparedness in Bangladesh. Int Rev Psychiatry 18:529-535, 2006

Connor KM, Foa EB, Davidson JRT: Practical assessment and evaluation of mental health problems following a mass disaster. J Clin Psychiatry 67（suppl）:26-33, 2006

Disaster Psychiatry Outreach: Mental Health Consequences of Bioterrorism: A Disaster Preparedness Course for Hospital Emergency Department Staff. New York, Disaster Psychiatry Outreach, 2004. Available at: http://www.disasterpsych.org/home. Accessed February 24, 2010.

Disaster Psychiatry Outreach: DPO Clinical Protocol. New York, Disaster Psychiatry Outreach, 2006. Available at: http://www.disasterpsych.org/downloads. Accessed February 24, 2010.

Disaster Psychiatry Outreach: DPO Assessment Team Protocol. New York, Disaster Psychiatry Outreach, 2007. Available at: http://www.disasterpsych.org/downloads. Accessed February 24, 2010.

Disaster Psychiatry Outreach: The Essentials of Disaster Psychiatry: A Training Course for Mental Health Professionals（Course Syllabus）. New York, Disaster Psychiatry Outreach, 2008. Available as DPOCourseSyllabus_052108.pdf at: https://sites.google.com/a/disasterpsych.org/blog/File-Cabinet. Accessed December 21, 2009.

Garakani A, Hirschowitz J, Katz CL: General disaster psychiatry. Psychiatr Clin North Am 27:391-406, 2004

Humayun A: South Asian earthquake: psychiatric experience in a tertiary hospital. East Mediterr Health J 14:1205-1216, 2008

Inter-Agency Standing Committee: IASC Guidelines on Mental Health and Psychosocial Support in Emergency Settings. Geneva, Switzerland, Inter-Agency Standing Committee, 2007. Available at: http://www.who.int/mental_health/emergencies/guidelines_iasc_mental_health_psychosocial_june_2007.pdf. Accessed February 22, 2010.

Kawana N: Psycho-physiological effects of the terrorist sarin attack on the Tokyo subway system. Mil Med 166（suppl）:23-26, 2001

Kessler RC, Galea S, Jones RT, et al: Mental illness and suicidality after Hurricane Katrina. Bull World Health Organ 84:930-939, 2006

Lindal E, Stefansson JG: The long-term psychological effect of fatal accidents at sea on survivors: a cross-sectional study of North-Atlantic seamen. Soc Psychiatry Psychiatr Epidemiol 46:239-246, 2011

Math SB, Girimaji SC, Benegal V, et al: Tsunami: psychosocial aspects of Anandam and Nicobar islands. assessments and intervention in the early phase. Int Rev Psychiatry 18:233-239, 2006

North CS, Pfefferbaum B, Tucker P: Ethical and methodological issues in academic mental health research in populations affected by disasters: the Oklahoma City experience relevant to September 11, 2001. CNS Spectr 7:580-584, 2002

Palinkas LA, Petterson JS, Russell J, et al: Community patterns of psychiatric disorders after the Exxon Valdez oil spill. Am J Psychiatry 150:1517-1523, 1993

Schoenbaum M, Butler B, Kataoka S, et al: Promoting mental health recovery after Hurricanes Katrina and Rita. Arch Gen Psychiatry 66:906-914, 2009

Silove D, Bryant R: Rapid assessments of mental health needs after disasters. JAMA 296:576-578, 2006

World Health Organization: Rapid Assessment of Mental Health Needs of Refugees, Displaced and Other Populations Affected by Conflict and Post-Conflict Situations, and Available Resources. Geneva, Switzerland, World Health Organization, 2001

World Health Organization: WHO-AIMS Version 2.2—Assessment Instrument for Mental Health Systems. Geneva, Switzerland, World Health Organization, 2005

World Health Organization: Mental Health Systems in Selected Low- And Middle-Income Countries: a WHO-AIMS Cross National Analysis. Geneva, Switzerland, World Health Organization, 2009

第 II 部

評 価

クレイグ・L・カッツ編

5

精神医学的評価

Craig L. Katz, M.D.

　被災した人々へのメンタルヘルス支援を行うにあたっては、まず全体的な状況の評価、コミュニティの評価を行い、続いて被災した人々に対する評価を行ったうえで支援がなされる必要がある。災害後の急性期に被災者に対して行うべき評価は、急性期を脱した後、医療機関や相談窓口で行われることになる通常の精神医学的な病状評価とは異なる。被災したコミュニティにおいて被災者は以前の生活におけるものとは異なる新たな体験を経ていくことになり、新たな体験を経る中で起こる反応は刻々と変化し、その中で症状が現れることもあるが、被災者に対応する精神科医はこれらを注意深く見守りながら評価を行う必要がある。本章ではこれらの体験の移り変わりや臨床的問題や支援の人的配置の問題について述べる。さらに災害直後に行う成人を対象とする一般的な精神医学的評価法について述べる。特別な集団を対象とする精神医学的評価については他の章で述べる（「6. 災害弱者への配慮」、「17. 子どもと青年に対する精神医学的介入」、「18. 高齢者への精神医学的介入」）。

災害による心理的影響

　アメリカ医学研究所（Institute of Medicine）は災害の心理的影響を分

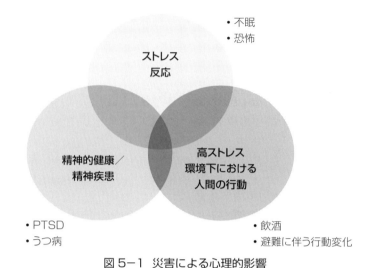

図 5-1　災害による心理的影響

PTSD = posttraumatic stress disorder：心的外傷後ストレス障害
出典　Ursano R: Terrorism and mental health: public health and primary care. Presentation at the Eighteenth Annual Rosalyn Carter Symposium on Mental Health Policy November 6-7, 2002. Published in Status Report: Meeting the Mental Health Needs of the Country in the Wake of September 11, 2001 (http://www.cartercenter.org/documents/1441.pdf). Atlanta, GA, The Carter Center, 2002, pp 64-68.

類する枠組みを策定し（Goldfrank et al. 2003）、その中で、行動の変化（behavioral change）、ストレス反応（distress responses）、精神疾患（psychiatric illness）の3つの大きなカテゴリーを設定している（図5-1）。各々の心理的影響のスペクトラムの中で臨床的に定義される精神疾患が最も重い影響として位置づけられている。精神疾患と定義されるに至らない場合でも、生じた反応はいくつかのレンジに分類されるが、一定の反応が生じている以上、いろいろな問題を引き起こしている可能性がある。

　このうち、「行動の変化」は、災害後、さまざまな人々の行動や生活において認められる変化を含んでいる。災害によってコミュニティが崩壊したとき、人々はその環境に適応し生き残ろうとそれぞれ異なった行動をする。ハリケーン・カトリーナによって自宅の損壊を受けた被災者にとっ

て、赤十字が避難所として用意したテントでの生活は災害後の状況下ではそうせざるを得なかったことであるが、多くの人にとって経験のないことであった。被災者は時として災害に対する反応として不適応行動をとるが、ハリケーンにより非常に多くの人が同時に家屋を喪失し、多くの建物も損壊し、また、余震の危険もあった中、被災者が赤十字に対して平常時の住宅火災の犠牲者に行うのと同様にホテルでの宿泊を提供するよう求めたこともその一例である。災害時に一般的にみられる行動変化として、退行的行動の再発や潜在的に先々問題を引き起こしうる行動をとることがあげられるが、喫煙の再開や飲酒量の増加などはその典型的な例である（Vlahov et al. 2004）。1995年に日本で発生した阪神・淡路大震災後に見られたように（Shimizu et al. 2000）、災害後、時として、アルコールの摂取量が減少することもありうる。この減少は、おそらく文化に根ざしたもので災害状況下で自制心が増加したことに基づいたことであると考えられる。徐々にポジティブな活動が増えてくると、地域の学校を再開するための委員会を設けるなどの形で実を結ぶこともありうる。

　人々は災害をさまざまな形で体験することになるが、どのような体験に対してもストレス反応は起こりうる。その反応は異常もしくは不適応な反応であることもあれば、そうでないこともある。これらの反応は認知、情動、身体の3つの側面に及ぶ（Disaster Psychiatry Outreach 2008）。不眠は行動の変化とストレス反応のカテゴリーに重複して考えられる。認知の変化には、困惑や気が散ることも含まれる。被災者は災害に対してさまざまな考えを抱きうる。何か頼りに思っていたことが信じられなくなるといったことから、通常の状態に戻った際に転職を決めてしまうというようなことも起こりうる。情動的反応にもさまざまあり、典型的なものとして不安、恐怖、悲嘆、諦めなどがある。共同体意識や精神性の高まりなどのポジティブな情動も生起しうる。

　特に、異なる文化から入ってきた人の中には、身体表現性障害（somatoform disorder）や演技性人格障害（histrionic personality disorder）など

の障害を抱えていない人でさえ、心よりもむしろ体にストレスを感じる人がいるかもしれない（Van Moffaert 1998）。被災者は、身体的原因が明らかに存在しない場合でも、頭痛や腹痛のような身体反応が生じることで医療的ケアを求める。例えば、プエルトリコの大洪水と泥流の被災者に関する研究では、高度に心的外傷体験に暴露された被災者には医学的に説明がつかない胃腸症状（痛み、嘔吐、腸内ガスの貯留など）や神経症状（健忘、四肢麻痺、複視など）を呈した割合が有意に高かった（Escobar et al. 1992）。このように身体反応が多くみられるということは、災害に関するメンタルヘルスの専門家と医療提供者が救護所など同じ場所で活動を行うことも含め、互いに連携することの重要性を示唆するものである。

　災害に対する多くの人々の反応は流動的で変わりやすく、いわゆる「感情のローラーコースター」に乗っているかのような感情の変化をしばしば体験することもある。被災者は、ある瞬間にはコミュニティ一丸となって災害後の状況に対応していくという一体感に鼓舞されて士気が高まるが、次の瞬間には復興のために乗り越えなければならない課題の多さに圧倒されて無力さを感じるということが起こりうる。多くの場合、行動の変化やストレス反応の程度や移り変わりの速さは時間とともに落ち着いてくる。このような改善がみられずいろいろな問題が重なってくると、精神疾患を発症するに至ることもある。最もよくみられる災害後の精神疾患として、心的外傷後ストレス障害（posttraumatic stress disorder: PTSD）、大うつ病性障害（major depression）、アルコール使用障害（alcohol use disorder）があげられる（Disaster Psychiatry Outreach 2008）。

　実際の現場で、行動の変化、ストレス反応、精神疾患の間に境界線を引くことはそう簡単なことではない。2005年のハリケーン・カトリーナ（Hurricane Katrina）の後、学業を継続させるためにニューオリンズからヒューストンに移転したテュレーン医学校（Tulane school of medicine）の医学生の成績に関する研究はそのことを示すよい例証となる（Crawfold et al. 2008）。基礎医学コース（病理学、生化学など）と臨床研修コース

（内科、精神科、小児科）に関する学生の全国学力試験の成績は、ハリケーン・カトリーナの災害前の成績に比べて災害後の成績の方が有意に悪かった。この結果は、直接的には災害に対する行動の変化を反映するものであるが、ストレス反応と精神疾患の領域に関わる数えきれない要因を反映するものでもある。Crawfoldらは、これらの要因として悲嘆に加え移転や新しい教官・スケジューリングといったことに対応するうえでの実務上のストレス、精神疾患への罹患などをあげている。

特殊な問題による心理的影響

自　殺

　一般的に想像されることとして、被災状況下では自殺の問題が懸念されるところであるが、現在のところこの懸念の根拠となる明確な論拠はない。自殺について検証した研究はわずかにしか存在しておらず、得られた知見も矛盾している。1982年から1989年の間のアメリカの自然災害の後、自殺率が有意に増加したことを報告したグループがあったが、後になって、最初の報告では同一地区に生じた複数回の被災の影響をまとめて評価していたのに対し、単一の災害の影響を評価し直したところ、被災前後で自殺率の有意な上昇は認められなかったとして、最終的に当初の知見の撤回を行った（Krug et al. 1999）。ハリケーン・カトリーナの被害を受けたルイジアナ、アラバマ、ミシシッピの各州において、ハリケーン被災後の5〜8ヵ月後、1年後の2回にわたって希死念慮を調査した結果、2回目調査では1回目調査と比べ自殺について考える者や自殺を計画する者が増加したことがわかった（Kessler et al. 2008）。その一方、1995年に日本で発生した阪神・淡路大震災で被災したコミュニティに関する調査では、震災後2年間で自殺率は低下した（Nishio et al. 2009）。

　自殺に関する知見がさまざまであることから鑑みるに、被災地のコミュニティにおいて、文字通りの、そして、比喩的な意味での、死や破壊を目

の当たりにしながら生活していれば、生きることの意味や価値についての疑問が生じてくることが自然であることは間違いないと考えられる（Hung 2010）。被災者が愛する者を失い、慣れ親しんだ生活を破壊される苦しみを体験したすぐ後に、その先どのように人生を歩んだらよいかわからなくなるということは、当然であり予想がつくことである。このような状況下で被災者はまさにスピリチュアルな、そして実存の問題に直面することになるわけだが、このような思弁は自殺の問題と直接に結びつけられるべきものではない。その一方で、被災者が生きることについての疑問を抱くことが十分了解可能なことであるからといって、被災者に自殺の危険性がないとはいえず、臨床医はこの点に関して安心してしまってはならない。したがって、特に被災者が今後の人生について自身の能力や希望に疑問を抱いている場合には、災害支援に当たる精神科医は精神医学的評価の基本的な枠組の中に自殺の危険性に関するアセスメントを必ず盛り込むべきである。

暴　力

災害直後のコミュニティでは、調和や利他主義が優勢になることが一般的に知られている。しかし、この種の研究は少ないながら、少なくとも長期的な観察からは、災害後、暴力の頻度が高まる可能性が示唆されている。2005 年 8 月末のハリケーン・カトリーナ被災後のニューオリンズにおける殺人に関する研究では、2006 年の殺人発生率は 2005 年よりも約 1.5 倍、被災前の 2004 年に比べれば 1.66 倍程度にまで高くなったことが明らかになった（Van Landingham 2007）。ハリケーン・カトリーナ被災後の 2 年後に実施したミシシッピ州のトレーラー・パークスで生活していた避難者に関する研究で見られたように、女性に向けられる性差に起因する暴力は、災害の影響を受けた集団において高く見られると推定された（Anastario et al. 2009）。また、ハリケーン・フロイド（Hurricane Floyd）によって甚大な被害を受けたノースカロライナ州においては、外傷性脳損傷

(traumatic brain injuries）と診断された児童数は、災害後 6 カ月の間に 5 倍以上増加した（Keenan et al. 2004）。

　これらの知見を精神医学的評価のあり方に関してどう活かしていくべきかについてはわからない。研究が少ないため一般化には限界がある。通常の環境下でさえ、精神科医に暴力を予見する能力があるかどうかには疑問の余地がある。また、暴力の問題は、おそらく精神病理学的問題以上に多くの要因によって構成されるものである。例えば、カトリーナ被災後のニューオリンズの高い殺人発生率は、何らかの精神医学的状況に起因するだけでなく、荒廃した都市がもたらす社会経済的ストレスにも起因するはずである。

　暴力に精神医学的要因が関与していることを示す十分な根拠は示されておらず、災害後に社会的要因で暴力が増える可能性が高まるものであるからといっても、災害支援活動を行う精神保健の専門家は、災害の後、暴力に関するバランスのとれた評価を行うことをあきらめるべきではない。内戦や軍事衝突のような暴力がおきることが予測される状況においては、暴力は精神医学的現象ではなくむしろ政治的または社会的現象といえるが、そのような状況においても同じことがいえる。Phua（2008）は、災害の後には、一般的にとまではいえないまでも、暴力のみならず、被災者に対する搾取、物資不足などに乗じて不当な利益を得る行為、窃盗・略奪、差別というようなことが生じ、これらの広範な「災害後の搾取・迫害・暴力（postdisaster victimization）」は見落とされていることが多いことを示唆している。それゆえ、被災者に対して災害発生後、もしくはそれ以前から、これらの搾取・迫害・暴力の被害にあっていないか尋ねることにより、彼らが二次性のストレスによる影響を被っている可能性を手短に把握することができるかもしれない。

精神病状態

　災害と精神病状態との関係については、あまり研究がなされておらず、

特に疫学的なことはほとんど知られていない（Katz et al. 2002）。災害現場でしばしば言われることとして、統合失調症の患者は往々にして健常者よりもうまくやっていける、あるいは、災害後に精神病状態が消退する時期がある、などということがあるが、このようなことは推論にすぎず、これらのことを支持する根拠は乏しい。実際のところは、Tsengら（2010）による台湾で発生した地震後の調査で、統合失調症患者の入院は、地震発生後1年後で11％、2年後では21.6％増加していたことにも反映されるように、災害の後には精神病状態はより起こりやすくなるのかもしれない。災害と精神病状態や重篤な精神疾患との関係については、「7. 重篤な精神疾患」で詳しく取り上げる。

精神医学的評価に関わる要因

被災者との関わり

　精神科医や他の精神保健の専門家の通常の臨床の現場における主要な目標は「評価」と「治療」にあり、すべての臨床活動はこの相互に密接に関わる目標のいずれかのために行われるといえる。災害支援の現場では通常の臨床現場における程、目標や目標に向けた臨床活動が明確であるというわけにはいかない。災害精神保健の専門家は、臨床的なケアだけでなく、状況に応じて毛布の配布やニーズ・アセスメント、支援に関わる組織間の連携など幅広い活動に取り組む必要がある。通常の臨床の現場における対象者との関わりはまずしっかりした臨床的な評価を行うところから始まるが、災害時においてはそのような手続きをとることが通常というものでもないし、必ずしも必須の手続きということもない。下記の事例は災害時に実際に起こりうることを端的に示すものである。

　　航空機墜落事故直後の家族支援センターに配置された精神科医は食堂にいて、必要のある人々に関わる役割を担った。家族がコーヒーを飲んだ

り、食事をしたり、あるいは、思案に暮れているように見える人を話に引き込むことでその役割を果たしていった。そのような中で出会った人々の中に、墜落した航空機に搭乗していた従業員たちのうち数名をよく知るパイロットがいた。お互いに自己紹介をした後、その男性は自分がこの事故から受けた衝撃について詳しく語った。その衝撃にもかかわらず、友人たちの魂と彼らの飛ぶことへの情熱を絶やさないため、すぐにでもコックピットに戻りたいと語った。しばらく話した後、精神科医はその男性が無事衝撃から回復することを祈り、もしこの先もっと話したいことがあればと連絡先を知らせた後、次の対象者への対応に当たった。精神科医は面談の内容について2文程度の短い記録をつけたが、パイロットの名前や個人情報は記録しなかったし、そもそも個人情報を尋ねもしなかった。

　このような被災者との関わりは、いわゆる「刹那面談」（brief encounter）と呼ばれるものである。刹那面談とは、関わる時間が短いということよりも、むしろ、通常の診療場面での面談と異なり、継続する深い関係を築くような関わりを持つことを意図しない匿名に近い関わりの中での面談であることからそう呼ばれるもので、災害後の現場では大変重要な関わりりの持ち方となる。被災地における精神科医は専門家であると同時に一人の人間として人道的支援にも取り組むべきであるとはいえ、精神医学的問題を抱えていそうな兆候が認められた場合には精神医学的な評価を行う通常の面接に繋げていくべきである。大まかにいえば、精神医学的面接に切り替わるタイミングは、精神科医が、改めて精神医学的評価のための面接を行う必要があり、そのために被災者の名前を含む個人情報を聞き出す判断をする時、もしくは、被災者が改まった面接を希望する時である。被災者に対して精神医学的面接を行うかどうかの決定は難しく必ずしも正確に行うことができるわけではないが、その決定を行ううえでは表5–1に示すような要因について考慮するとよいだろう。
　ほとんどではないにしても、災害発生時において精神科医が言葉を交わ

表5-1 被災者に対して精神医学的面接を行うかどうかを決めるうえで考慮するべき要因

- どの程度、休息、食事がとれており、また、周りの目が行き届いているか
- どの程度、行動やコミュニケーションにまとまりがあって焦点が絞れているか
- 生きていくことに対する疑問についての何らかの言及
- 現実にそぐわない、あるいは、日常機能に障害を起こしうるレベルの否認
  （例：洪水による行方不明から1カ月経っても、生還を待ち続ける）
- 本人、もしくは、家族、友人、同僚からの面接の希望
- 精神科医の"直感"
- 面接を行うための環境や時間があること

す人々の多くはクライエントや患者として面接の場面が設定された状況で接するわけではないことが多い。被災地においては、精神科医が被災者に対して患者と専門家という役割で関わる必要性があると判断され、また、面接を行いうる状況がある場合を除いては、精神科医と被災者との関わりは人道的支援を行う支援者と被災者という関係であるべきである。

災害後の時間経過

災害による心理社会的影響の評価を進めるうえで最も重要な要因の一つに災害後の時間経過があげられる（Disaster Psychiatry Outreach 2008, 2009）。災害が心身に及ぼしている反応が精神病理的なものであるかどうかの判断はほとんどの場合、災害が発生してからどの程度の時間が経過しているかに基づいてなされる。例えば、地震直後の数日間、不眠となることは正常な反応であり、適応的であるとさえいえる。真夜中に大きな余震が起こった際に、睡眠が浅いために生命が守られるということもありうる。しかし、余震が落ち着いてから数週間、もしくは、数カ月間にわたって不眠が続くようであれば、医学的観点から注意が必要になる。不眠が継続することは精神的問題、場合によってはPTSDや大うつ病性障害のよう

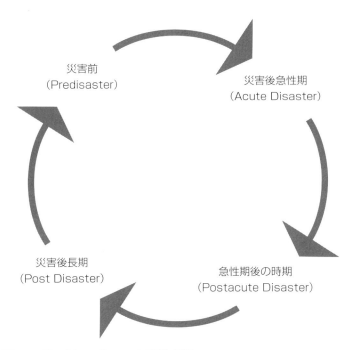

出典 Disaster Psychiatry Outreach 2008, 2009

図 5-2 災害後の時間経過

な精神疾患の症状として現れている可能性を包含している。

　災害後の時間経過の概要を図 5-2 に示す。心身への反応の観点からみた災害後の急性期は、急性ストレス障害（acute stress disorder）の定義に基づいて、最初の 2 カ月間として定義されている（Katz et al. 2002）[訳注1]。災害後急性期は、災害発生から 48 時間までの間に生じると規定される災害直後の衝撃（immediate impact）を受けるところから始まる（Disaster Psychiatry Outreach 2009）。実際には、災害後急性期は図 5-2 に示す時間経過の段階が示す程に明確に区別できるものではないことが多い。例え

訳注 1）DSM や ICD では 4 週間ないし 1 カ月と定義されているが、原文は 2002 年の Katz らの総説に基づいて 2 カ月間としている。

ば、テロリストが短期間に何度も攻撃を繰り返す場合や、地震の後に大きな余震が続く場合などでは、どの出来事の衝撃の影響がどのような時間経過で及んでいるかを線引きすることは更に難しくなる。それゆえ、災害後急性期を、衝撃を受けた時点から数日〜数週間後までと大まかに捉えてもよいだろう。災害直後の衝撃の時期には災害発生後の最初の数分から数時間も含まれている。災害後急性期とは、文字通り、あるいは比喩的に「粉塵が衝撃によって"巻き上げられて"からすっかり舞い落ちて沈静化するまで」の期間なのである。

　災害後急性期に行うアセスメントでは、苦悩（distress）や行動変化のような精神疾患の症状とまではいかない閾値下の兆候に焦点を当てて行うことになるだろう。この時期にみられる反応は流動的で一時的であることが多く、この時期は文字通り、あるいは比喩的に災害で巻き上げられた粉塵が沈静化しつつあるものの、まだ、沈静していない時期にあたる。精神疾患が顕在化するまでには時間を要する場合が多いため、精神疾患は災害後急性期においてはアセスメントの対象とならないことが多い。精神疾患の診断には症状が一定期間持続することが必須となることも、その理由にあげられる。例えば、ある人が破局的な出来事から3日後の時点でPTSDを発症したという診断を行うことは正しくない。出来事から2日の間、PTSD様症状および解離症状があったというこの事例の場合、急性ストレス障害（acute stress disorder）の可能性があると判断できる（American Psychiatric association 2000）。将来的に精神疾患を来すことのリスク要因やリジリエンス要因は災害後急性期に確認することができるが、これらは被災者が災害後急性期を過ぎた後の急性期後の時期にどのような状態でいるかを予測するよい指標となる。急性期の評価の結果は初期介入の際にサイコロジカル・ファーストエイド（Psychological First Aid）のどの部分を適応したらよいかに関する情報を提供してくれる（「12. サイコロジカル・ファーストエイド」を参照）。

身体的・心理的・社会的ニーズ

　災害急性期において精神医学的評価を行うことは、身体的・心理的・社会的な評価を行うことであるといえる。コミュニティが文字通りひっくり返されたような状態になっている時、そこに属する人々は状況を何とか元に戻すべくさまざまなニーズを抱えることとなる。被災者の状態をしっかりと捉えるために、災害精神保健の専門家は災害が個人にもたらしている心理的反応だけではなく、その人の身体的・心理的・社会的なニーズにまで幅広く目を向けなければならない。

　具体的には、災害精神保健の専門家は4つのレベルのニーズ、すなわち、安全へのニーズ、身体的なニーズ、医療のニーズ、メンタルヘルスに関するニーズを評価しなければならない（Disaster Psychiatry Outreach 2008）。災害後急性期の最初の数日間においては、他の3つのニーズに直接関連するさまざまな形でメンタルヘルスに関するニーズが生じてくる。例えば、ハリケーンの被災者が被災後ずっと食事ができていなかった場合、十分に食事をとることができるようにならないうちに、どんな気持ちでいるかなどと尋ねることは余計なことであるし、思慮の足りない行為とさえいえる。こうした時には、精神保健の専門家は人道的な支援活動を行い、彼らが食事をとれるように支援するべく考え、行動することがふさわしい。同様に、被災者が夜間安心して寝ることができる避難所を見つけられずにいるときに、不眠を内的な苦痛の現れとして考えることは無益である。一方、下の事例のエピソードは、身体的愁訴を心理的側面のみから捉えるのではなく医学的側面から捉えることの重要性を示している。

　　数組の家族が、近親者の遺体を引き取るために航空機事故の現場に向かう飛行機に乗り込もうとしていた。事故機に搭乗していた女性の母親である70代の女性はずっと悲しみにすすり泣いていたが、やにわに胸の痛みを訴え始めた。不安になった添乗員は災害現場で活動していた精神科医を招いて診察を依頼した。彼は災害現場にいた唯一の医師として診察を行

表 5-2 災害後に精神疾患を引き起こす心理社会的リスク要因

- 災害への暴露の程度
- 以前に他の災害などに起因する心的外傷に暴露していること
- 精神疾患の既往
- 災害以前からある生活に関する問題／社会経済的状況の悪さ
- 災害後にソーシャル・サポートを受けていると感じられないこと、あるいは、実際に受けていないこと
- "二次的なストレス要因"の存在
- 女性であること
- 中高年であること[訳注2)]
- 人種的マイノリティであること

い、この女性が心臓病の既往歴を有していることから、心電図検査を行わない限り、フライトを許可できないと判断した。精神科医はフライトを待機させて女性を空港の応急処置室に連れて行き、心電図検査を行った。心電図は正常で、女性は抗不安剤の処方を受け、急いで飛行機に戻った。

リスク要因

被災者が心的外傷に起因する精神疾患を発症するリスクを引き上げる数多くの心理社会的要因が特定されている（Disaster Psychiatry Outreach 2009; Katz et al. 2002）（表5-2参照）。これらのリスクの生物学的指標はいまだ研究段階であり、一般的な臨床評価に組み込まれるだけのエビデンスはまだ得られてはいない（Katz et al. 2002）。

もっとも顕著なリスク要因は暴露の程度である。災害への暴露の程度が大きいほどPTSDを発症するに至るリスクが高まることは多くの研究で支持されている（Katz et al. 2002）。例えば、2001年アメリカ同時多発テロ事件の救援に当たった消防隊員8,487名を対象とした調査では、世界貿易

訳注2）必ずしもコンセンサスが得られているわけではない。

表5-3 心的外傷および災害への暴露の性質を規定する要素

- 出来事が及んだ範囲
- 出来事にどの程度近くで巻き込まれたか
- 出来事の持続時間
- 親しい人との死別および身体的外傷を伴ったか
- 事前にどの程度警戒していたか
- 事態がどの程度不確かであるか

センターに飛行機が追突したその日に救援に当たった消防隊員は、その翌日に救援活動に従事した隊員よりもずっとリスクが高く、また、2日目までに救援活動を行った隊員は3日目以降に活動に参加した隊員よりも高いリスクを示していた（Corrigan et al. 2009）。とはいえ、結局のところ、放射線の暴露量のような形で、心的外傷への暴露の程度を定量化したり、治療対象とする閾値を設定することは現状困難である。確かに言えることは、暴露の程度は個人的要因や経済的要因までさまざまな要因を内包しうるということである（表5-3）。暴露の程度は具体的には、親しい人の喪失や生活基盤を失ったことなどの形で確認されるが、より高度に暴露している場合、他のリスク要因が少ないか、もしくはないということも予防的には働かない。

　他の深刻なリスク要因を持つ人は、一般に人にはそれほど大きな災害への暴露とはならないような程度の暴露体験でも精神疾患を引き起こすきっかけとなりうる。2001年アメリカ同時多発テロ事件の後、数カ月間に渡って世界貿易センターの取り壊し作業に取り組んだ解体業従事者と、テロ直後12時間にわたって災害支援者に食料や水の配布を行ったボランティアとを比較してみよう。過酷な被災現場での作業にこのような長期間にわたって従事すること自体、心的外傷体験に暴露する機会が高いことを意味し、過去の心的外傷や精神疾患の既往のような脆弱性を引き起こすような

背景がある場合、精神疾患への罹患の脆弱性を引き上げかねないが、このような脆弱性を引き起こすような背景がなかった場合、作業員はどのような精神疾患にもかかることなく、むしろ、グラウンド・ゼロで働くことで充実感を得ることになるかもしれない。一方、食料や水を配布したボランティアが、過去に心的外傷暴露や精神疾患の既往があった場合（この既往があることが、精神疾患への罹患リスクを高めているにもかかわらず、このような被災地へのボランティアへの参加に駆り立てる可能性がある）、ほんの短時間グラウンド・ゼロに滞在しただけだとしても、精神疾患の病状の再燃や新たな精神疾患への罹患を引き起こす可能性を高めているかもしれない。

　心理社会的リスク要因に対する知識は急性期における評価に有用である。急性期に現れる反応や症状の程度にかかわりなく、災害への暴露のあった被災者のうち、複数のあるいは大きなリスク要因を抱えている被災者を特定し、長期的に経過を観察するべきであると考えられる。少なくとも、精神疾患のリスクに関する心理教育の対象者に含められることが望ましい。残念ながら、これらのリスク要因のうちどのリスク要因があるか、あるいは、どれとどれのリスク要因の組み合わせを持っているかによってリスクを階層化してリスクへの対応に用いる方法がまだ確立されていないことは被災地での地域保健活動での災害精神医学的アプローチを困難なものにしている。このような階層化のアルゴリズムや妥当性が確立しているリスク評価の方法が整っていない現状では、さしあたり、臨床的な経験から判断を下しながら進めていかざるを得ない。

リジリエンス

　リジリエンス（Resilience）は、学術的にも心的外傷の治療場面においても、多くの関心を集めている概念であるが、その定義は多様である。リジリエンスは、建設的な影響を促す要因、心的外傷後の成長を促す要因、人々への心的外傷からの影響を最小限にする要因、あるいは、被災者を

すっかり元の状態に押し戻す要因、などさまざまな定義がなされてきている（Bonnano 2004; Disaster Psychiatry Outreach 2008）。リジリエンスは、これまでにも述べた災害の精神面への影響に関する医学研究所のフレームワーク（Goldfrank et al. 2003；図5-1参照）に示される災害後の「懸念される心理的な影響」を呈する状態に至ることを確実に軽減させる。被災者のアセスメントにリジリエンスの要因を含めることは、その被災者のより多様な側面を把握することになることに加え、その被災者にとっての健康的な対処法を特定し、その対処法の妥当性を裏付け、また、その対処法が用いられることを促進するというプロセスを確かなものにすることにもなる。リジリエンスの詳細については「11. 悲嘆とリジリエンス」で論じられている。

災害の意味

　急性期の精神医学的評価の中で症状や診断の評価を超えて行うべきこととして、災害がその評価対象者にとってどのような意味を持つものであるかを探るということがあげられる。特に、誰かが災害に暴露した後に急性ストレス反応の兆候を示した時、これらの兆候は、災害が起こったことのその人にとっての意味という、兆候の根底に横たわる層に最終的にたどり着くに至る一般的な通り道として現れている現象として捉えられるべきである（Katz and Nathaniel 2002）。ストレス反応が身体にプログラムされた「闘争・逃走反応（"fight-or-flight" response）」の一部として出現するように、生物学と心理学、あるいは脳と心は、互いに影響を及ぼしあっている。

　実際の取り組みの中では、災害の意味を探ることを通して得られたことで、単にどのようにさまざまな兆候が起こっているかを調べることを超えて、さまざまな兆候の本態をより完全な形で理解することができるようになる。例えば、不眠に苛まれている人がいた場合、災害精神保健の専門家はどのような不眠がいつ頃起こり、どのように経過しているかを確認して

指し示すだけではなく、更に踏み込んで、その人が眠れずに横たわっている時に心の中でどのようなことが起きているかについて尋ねるとよいかもしれない。このような取り組みは評価の対象者がどのような状態にある時にも基本的に有用であるだろうが、とりわけ災害や心的外傷の影響を被っている時には有用だろう。心的外傷は、被害者がその体験に見合う言葉を見つけられずに、自分の体験として語ることができないために、とりわけその人を打ちのめすような影響をもたらすと信じられている（van der Kolk 1994）。それゆえ、より多くの被災者が災害後の急性期に思ったことや経験したことを明瞭に表現することができるようサポートされれば、回復の軌道はより効果的に健康な方向に向かうだろう。この過程は、ストレス反応の兆候として現れているものの根底に横たわる意味を明らかにすることから始まる。

問題への名前付け

精神医学的評価は最終的にアセスメントと診断を行って終了するが、診断は通常、DSM-Ⅳ-TRによる多軸診断に基づいて行われる（American Psychiatric Association 2000）。災害の急性期にこのようなアプローチをすることは、少なくとも2つの理由から難しい。第1の理由は以前に記載したとおり、急性ストレス反応の兆候は流動的で一過性である可能性があり、兆候が現れる期間の点でも兆候の種類の点でもDSM-Ⅳ-TRのいずれの診断基準とも一致しないことが多い。臨床家はしばしば、どのような反応がみられても「PTSD」と名前付けをしてこの問題に対処しているが、このような名前付けは実態にそぐわないか、もしくは明らかに誤りである（Disaster Psychiatry Outreach 2009）。第2の理由は災害に対する反応の多くは正常であり適応的な反応であって、これらの反応に診断をつけるという発想は過度の病理化につながる。正常である現象を病理化することは支援を受ける被災者にとっても精神医学という学問領域にとっても有益ではない。

災害後急性期に起こる心理学的な反応に対する適切な学術用語はこれまでのところ確立していない。このような学術用語を規定するにあたっては災害後急性期にみられる兆候を病理的なことから区別する必要がある。例えば、災害の後数日目の被災現場で顕著な不眠がみられ、介入することが妥当と考えられることもあるだろうが、その状態が病理的なレベルに達しているとはいえない。おそらくDSM-Ⅳ-TRの範疇の中では適応障害の診断基準が最も近似するものになるであろう。臨床の現場での適応障害の診断はしばしば不正確に思われ、そもそも疾患概念が不明確であるともいえる。適応障害の診断名そのものが病理的なレベルの問題がない状態に障害という診断名をつける可能性があるということの問題点を軽視していると考えられる。FigleyとNash（2007）はこれまでのところ最も妥当と思われる学術用語を提案している。軍隊における経験についての記述の中で、著者らは急性の心的外傷反応を「ストレス損傷（stress injuries）」と命名しており、更にこの現象を原因によりいくつかに分類している。ストレス損傷の3つのタイプは心的外傷（trauma）、悲嘆（grief）、疲弊（fatigue）である。「損傷」の概念は、問題となる状態を「障害」と表記することなしに、災害の現場での顕著な兆候を指し示すことができる点で優れている。

　FigleyとNash（2007）の用語はまだ妥当性が証明されているわけでもないし、DSMの疾病分類に組み入れられているわけでもないため、災害の現場で用いられることが推奨される段階にはない。精神医療保健従事者が当面の間、災害後の現場で使用する学術用語としては、適応障害という用語を使用し、ただし、括弧づけでその状態について、3つのストレス損傷のいずれであるかを表記するということが、この問題の1つの解決になるかもしれない（例：診断：抑うつ気分を伴う適応障害［悲嘆によるストレス損傷］）。おそらく、災害支援に当たる精神医療保健従事者にとって最も重要な助言は急性期の心的外傷に関する用語がもつ限界について十分留意するべきであるということであろう。

こころの健康調査

　災害現場における精神医学的評価のニーズが高いにもかかわらず、評価を行う体制は限られていることが多い。このような状況下で精神医学的な問題を効率的に特定するうえで、こころの健康調査を行うことは災害時の精神医学的な評価の体制を補うものとなりうる。心理的特性や評価にどのようなこころの健康調査や心的外傷関連の健康調査の調査票を用いるのがよいかという議論は既に他の文献に記載があり（Connor et al. 2006）、この章では取り扱わない。この章では、災害現場における望ましい健康調査の適用戦略について焦点を当てる。

　健康調査は、災害現場で顕著な精神的ストレス反応を示す被災者を、現場にいる精神医療保健の専門家に繋ぐことを促進するためのスクリーニング・ツールとして用いられる（Katz et al. 2002）。災害支援センターの全体的な取り組みの中にこころの健康調査を組み入れることは、精神保健の問題に関する関心を高めるうえでも有用である。いったん、どのようなニーズがあるかを把握できれば、その情報は災害支援センターの精神保健サービスの計画や人員配置をするうえでも役立つ。

　もし、健康調査が災害支援センターに援助を求めて集まってきている被災者を対象とするというよりは、被災した地域コミュニティを対象とした疫学調査として行われるのであれば、地域コミュニティの精神保健サービスを計画するためのニーズ・アセスメントとしての役割を果たす。スクリーニングとして用いるにしても、ニーズ・アセスメントとして用いるにしても、調査では、一般的な精神的苦痛を標的にすることもあるだろうし、あるいは、PTSDや大うつ病性障害のような特定の疾患を標的にすることもあるだろう。リジリエンス評価の災害支援における実用性はまだ証明されていないが、リジリエンスも調査対象となりうるだろう（Connor and Davidson 2003）。

　健康調査はまた、災害現場に精神医療保健の専門家が不足しているとい

う問題を明確化するうえでも役立つ。もし、被災現場で身体疾患を患っている被災者に事前にこころの健康調査を行っておくことができれば、プライマリーケアの専門家が災害現場に配置され診療を行う際に、より有効に精神保健上の問題にも注意を払うことができる。プライマリーケアの専門家が災害精神医学どころか精神医学的知識をあまり持ち合わせていない場合でも、自分の精神医学的評価の技能を補う意味で診療を行う患者にこころの健康調査を行っておくことを歓迎することが多いだろう。

結論：3つのW 〜 What、Who、When 〜

3つのWはこの章の中心的な考えを形作るうえで、また、考えを凝縮して災害の現場で応用するうえで、その元になる臨床のフレームワークを端的に示す3つの質問のことである（Disaster Psychiatry Outreach 2004）。この3つの質問と関連する考察は下記の通りである。

1. 何が（What）？：災害の範囲、被害の程度、住民の健康状態や保健体制への影響を含め、災害に関して何がわかっているか？

   - 災害による被害の程度：怪我人、死者、災害への暴露、家屋の損失、失職
   - 被災したコミュニティの災害前の保健、精神保健、社会制度、政治・経済的な機能に関する情報
   - 災害の種類に特徴的な心理的な反応（例：地震、飛行機事故、テロリズム）

2. 誰が（Who）？：誰が考慮の対象になっている人なのか？ どのような個人史、生活史、精神医学的既往を持っている人なのか？ 災害をどのように体験した人なのか？

- 一般情報：年齢、性別、結婚の状態、雇用、居住状態
- 災害に対する心理的反応
- 災害への暴露
- 被災者のコミュニティにおける役割
- 精神的問題に影響する他のリスク要因の存在
- 資源（例：家族、友人、親族）
- 文化

3. いつ（When）？：災害後の時間経過の中のどの時点でその人と出会っているか？

    - 災害の衝撃からの回復には基本的な共感、手助け、方向づけ、正確な情報、支援体制、体験への共感が必要である。
    - 急性期には刹那面談と精神医学的面接を使い分けることにより、身体的・心理的・社会的側面全体のニーズやストレス反応、行動変化、リスク要因、価値観、リジリエンスの評価を行うことが求められる。
    - 急性期を過ぎ、中・長期に入った段階で、必要な人には本格的な面接を行い、精神疾患の評価とともに身体的・心理的・社会的側面でのニーズ、リスク要因、価値観、リジリエンスなどを評価することが必要となる。

これら3つの質問を行うことで、時間とともに心理的にどのように変化してきているかということも含めて、被災者を評価するうえで考慮が必要なことを三次元で理解することが可能になる。

■学習のポイント

- 災害後にみられる注意するべき心理的な影響として、行動の変化、ストレス反応、精神疾患への罹患があげられる。
- 自殺企図はそう一般的にみられる問題ではなく、むしろ、人生の意味についての実存的、宗教的な問題に遭遇することが多い。
- 災害後の暴力のアセスメントは災害後にしばしばみられる搾取・迫害・暴力などに関するより幅広い問題の中に位置づける形でなされるべきである。
- 災害後の心理的な回復に影響する要因には被災者の身体的・心理的・社会的なニーズの程度、心理社会的なリスク要因、リジリエンスなどがあげられる。
- 災害に対する急性反応の定義は厳密に規定されていない。
- 3つのW—What、Who、When—に留意することは精神保健に関する災害支援者が専門家として被災者に最低限何を尋ねるべきかを決めるうえで有用である。

■復習問題

5.1 アメリカ医学研究所が災害後に起こる心理的な反応としてあげているものは下記のいずれか？

- A. ストレス反応
- B. 行動の変化
- C. 精神疾患
- D. 暴力
- E. A、BとC

5.2 災害後の精神病状態についての記載として正しいものは下記のいずれ

か？

 A. 災害後の精神病状態は滅多にみられない
 B. 精神病圏の疾患の罹患者はそうでない者よりも災害後の暮らしぶりが良い
 C. 災害後の精神病状態は研究論文でほとんど取り上げられていない
 D. 災害後の精神病状態は内戦の際の暴力時に発生しやすい
 E. 抗精神病薬を内服する罹患者は災害後、服薬量が増える

5.3 ストレス損傷の3つのタイプは何か？

 A. 疲弊、心的外傷、悲嘆
 B. 急性、亜急性、慢性
 C. 身体的、精神的、原因不明
 D. 第1度、第2度、第3度
 E. 上記のいずれでもない

5.4 もし誰かが災害に相当程度以上に暴露した場合、その人の回復とリジリエンスとは無関係である。

 A. 正しい B. 間違っている

5.5 災害後の精神疾患への罹患のリスク要因として適切でないものは下記のいずれか。

 A. 暴露の"用量"("Dose")
 B. 主観的な、あるいは、実際のソーシャルサポートの欠如
 C. 精神疾患の既往
 D. 急性のストレス反応の兆候
 E. 以前の心的外傷暴露

(訳：鈴木大輔、築田美抄、上田穫、富田博秋)

文　献

American Psychiatric Association: Diagnostic and Statistical Manual of Mental Disorders, 4th Edition, Text Revision. Washington, DC, American Psychiatric Association, 2000

Anastario M, Shehab N, Lawry L: Increased gender-based violence among women internally displaced in Mississippi 2 years post-Hurricane Katrina. Disaster Med Public Health Prep 3:18–26, 2009

Bonnano GA: Loss, trauma, and human resilience: have we underestimated the human capacity to thrive after extremely aversive events? Am Psychol 59:20–28, 2004

Connor KM, Davidson J: Development of a new resilience scale: the Connor-Davidson Resilience Scale（CD-RISC）. Depress Anxiety 18:76–82, 2003

Connor KM, Foa E, Davidson JR: Practical assessment and evaluation of mental health problems following a mass disaster. J Clin Psychiatry 67（suppl 2):26–33, 2006

Corrigan M, McWilliams R, Kelly KJ, et al: A computerized, self-administered questionnaire to evaluate posttraumatic stress among firefighters after the World Trade Center collapse. Am J Public Health 99（suppl):S702–S709, 2009

Crawford BE, Kahn MJ, Gibson JW, et al: Impact of Hurricane Katrina on medical student performance: the Tulane experience. Am J Med Sci 336:142–146, 2008

Disaster Psychiatry Outreach: Mental Health Consequences of Bioterrorism: A Disaster Preparedness Course for Hospital Emergency Department Staff. Health Resources and Services Administration Grant Number U3RMC01549-01, January to August 2004. New York, Disaster Psychiatry Outreach, 2004

Disaster Psychiatry Outreach: The Essentials of Disaster Psychiatry: A Training Course for Mental Health Professionals（Course Syllabus）. New York, Disaster Psychiatry Outreach, 2008. Available as DPOCourseSyllabus_052108.pdf at: https://sites.google.com/a/disasterpsych.org/blog/File-Cabinet. Accessed December 21, 2009.

Disaster Psychiatry Outreach: A primer in disaster psychiatry. Presentation at the Cambridge Health Alliance Psychiatric Residency Retreat, Cambridge, MA, May 2009

Escobar JI, Canino G, Rubio-Stipec M, et al: Somatic symptoms after a natural disaster: a prospective study. Am J Psychiatry 149:965–967, 1992

Figley CR, Nash WP: Combat Stress Injury. New York, Brunner-Routledge, 2007

Goldfrank LR, Bulter AS, Panzer AM: Preparing for the Psychological Consequences of Terrorism: A Public Health Strategy. Washington, DC, National Academies Press, 2003

Hung E: Assessment and management of suicide after disasters, in Hidden Impact: What You Need to Know for the Next Disaster. A Practical Mental Health Guide for Clinicians. Edited by Stoddard FJ, Katz CL, Merlino JP. Sudbury, MA, Jones & Bartlett, 2010, pp 53-59

Katz CL, Nathaniel R: Disasters, psychiatry, and psychodynamics. J Am Acad Psychoanal 30:519-530, 2002

Katz CL, Pellegrino L, Pandya A, et al: Research on psychiatric outcomes subsequent to disasters: a review of the literature. Psychiatry Res 110:201-217, 2002

Keenan HT, Marshall SW, Nocera MA, et al: Increased incidence of inflicted traumatic brain injury in children after a natural disaster. Am J Prev Med 26:189-193, 2004

Kessler RC, Galea S, Gruber MJ, et al: Trends in mental illness and suicidality after Hurricane Katrina. Mol Psychiatry 13:374-384, 2008

Krug EG, Kresnow MJ, Peddicord JP, et al: Retraction: suicide after natural disasters. N Engl J Med 340:148-149, 1999

Nishio A, Akazawa K, Shibuya F, et al: Influence on the suicide rate two years after a devastating disaster: a report from the 1995 Great Hanshin-Awaji earthquake. Psychiatry Clin Neurosci 63:247-250, 2009

Phua K: Post-disaster victimization: how survivors of disasters can continue to suffer after the event. New Solut 18:221-231, 2008

Shimizu S, Aso K, Noda T, et al: Natural disasters and alcohol consumption in a cultural context: the Great Hanshin Earthquake in Japan. Addiction 95:529-536, 2000

Tseng KC, Hemenway D, Kawachi I, et al: The impact of the Chi-Chi earthquake on the incidence of hospitalizations for schizophrenia and on concomitant hospital choice. Community Ment Health J 46:93-101, 2010

van der Kolk BA: The body keeps the score: memory and the evolving psychobiology of posttraumatic stress. Harv Rev Psychiatry 1:253-265, 1994

Van Landingham MJ: Murder rates in New Orleans, La, 2004-2006. Am J Public Health 97:1614-1616, 2007

Van Moffaert M: Somatization patterns in Mediterranean migrants, in Clinical Methods in Transcultural Psychiatry. Edited by Okpaku SO. Washington, DC, American Psychiatric Press, 1998, pp 301-320

Vlahov D, Galea S, Ahern J, et al: Consumption of cigarettes, alcohol, and marijuana among New York City residents six months after the September 11 terrorist attacks. Am J Drug Alcohol Abuse 30:385-407, 2004

6

災害弱者への配慮

Frank G. Dowling, M.D.

Kristina Jones, M.D.

　パニック発作の既往がある女性Dさんは2001年9月11日にアメリカ同時多発テロ事件が起きた時には離婚したばかりで、最後の発作から2カ月が経過していた。平常、彼女はニューヨークで働いており、仕事から帰宅するまでの2～3時間の間、12歳になる娘を一人で家においておくことを辛く感じていた。テロの当日、Dさんは「不幸中の幸いにも」仕事が休みだった。しかし、彼女は自分が幸運であったとは感じられず、数人の友人や同僚が死んだり行方不明であることを知って以来罪悪感に苛まれることになった。彼女の友人や両親は彼女がなぜそのように感じるのか理解できなかった。実は、Dさんは9月11日に乳癌の精密検査のために出かけており、その結果、陽性であることがわかったのだった。Dさんはこのことを友人や家族に告げる気になれなかった。そう感じる必要がないにもかかわらず、彼女は乳癌を患ったことに罪悪感を感じていたからだ。Dさんは再びパニック発作を起こすようになり、また、涙もろくなり、娘を家において仕事に行くことについても過剰な罪悪感に苛まれるようになった。一方で、彼女は、もし9月11日に仕事に行っていたとしても、精神状態が今より良くなっているということもないかもしれないとも考えていた。

　災害が起こるとき、コミュニティの誰もが影響を受ける。災害支援に当たる精神科医は災害により集団的心的外傷（collective trauma）と個人的

心的外傷の両方が起こりうることを念頭におく必要がある。コミュニティの個々のメンバーが影響される度合いは人によりさまざまである。災害の性質そのものと個人の脆弱性の両方が災害の個人への影響を左右する大きな要因となる（Somasundaram and van de Put 2006）。年齢、性別、文化的要因は災害ストレス関連の兆候や臨床症状が生じるリスクと、災害後に提供される心理社会的なサポートや治療を求めるかどうか、受け入れるかどうか、効果が出るかどうかということに影響を及ぼす。更に、災害支援に当たる精神科医が他の文化圏での災害支援の経験をもとに状況を推測したり、ストレスについて述べたりすると、不正確なものとなる可能性があり、被災者個人や被災したグループ全体にとって害をもたらすことさえありうる（Disaster Psychiatry Outreach 2008）。このような中、マイノリティ集団にみられうる潜在的なニーズに精通しておくことは災害現場で効果的に活動し、害をなす可能性を減らすうえで有益である。

　この章では、災害現場で特別のニーズをもついくつかのマイノリティ集団、すなわち、子どもと思春期児童、高齢者、女性、身体障害をもつ人々について、さらには、人種・文化要因について検討を行う。

子どもと思春期の若者

　心的外傷後ストレス障害（PTSD）やうつ病、不安障害は災害による心的外傷を体験した成人においてみられることが多い疾患である反面、心的外傷を体験した子どもがこれら特定の疾患の診断基準のすべてを満たす症状を呈することは少ない。反抗挑戦性障害、注意欠陥多動性障害（ADHD）、または行為障害のような、行動面での項目を診断基準に含む他の疾患に誤診されるケースもあると考えられる。加えて、心的外傷への暴露の既往のある子どもや、以前から精神疾患を罹患している子どもは、災害という状況ではとりわけ脆弱となりうる。DSM-Ⅳ-TR（American Psychiatric Association 2000）のPTSDの診断基準では、心的外傷体験に暴露し

た子どもについて、症状出現の程度や生活への支障については明確に規定されていない（Cook et al. 2005）。子どもが臨床的介入を必要とするほどの深刻な障害を呈している場合でも、PTSDの診断基準には当てはまらない場合もあるし、PTSDに加えそれ以外の併存障害の診断基準を同時に満たす場合もある。アメリカ国立子どもトラウマティックストレス・ネットワークでは、精神科医が、DSMの診断基準に注目するよりも、心的外傷に暴露した子どもや思春期の若者にみられる障害の7つの領域——愛着、生物学的因子、感情統制、解離、行動統制、認知、そして自己意識を考慮した評価や介入を行う包括的なアプローチを用いることを推奨している（Cook et al. 2003）。

　近年まで、災害が子どもに与える影響については十分に研究されていなかったが、いくつかの文献ではそのことについて触れられており、心的外傷となる出来事に直接暴露すること、心的外傷となる出来事の真近にいること、家族の喪失、大きな身体的外傷を受けること、年少者であること、女性であることといった要因が、災害後の子どもの精神的問題に関係していることがわかってきている。さらに、親の精神障害（特に不安障害）の既往と心的外傷後ストレス症状は、子どもの心的外傷後ストレスに関係していることもわかってきた（Hoven et al. 2003）。

　災害後の子どもの心的外傷後ストレス反応に関する関心は、2001年米国同時多発テロ以降高まってきている。このテロから6カ月経過した時点でのニューヨーク市の生徒を対象とした研究（Hoven et al. 2005）では、PTSD、広場恐怖、分離不安、年長の子どものアルコール依存を含む多くの精神疾患が増加していることがわかった。生徒の28％以上が、6つの不安障害またはうつ病のうち、1つかそれ以上に罹患していた。障害に最も強く関与しているリスク因子は、女性であること、4、5年生であること、本人が直接暴露したこと、家族が暴露したこと、心的外傷への暴露の既往があること、メディアに顕著に暴露していることであった。興味深いことに、グラウンド・ゼロ地区の学校に通っている生徒は精神的問題の程度は

むしろ軽く、これはテロ事件後に行われた手厚い社会的サポートとメンタルヘルス介入の結果によるものと推測される。テロ以前に心的外傷体験に暴露した既往は災害後に障害を引き起こすことに関わる最も重要なリスク因子であった（Hoven et al. 2005）。入手可能な文献によると、子どもは災害のネガティブな影響に特に脆弱であり、脆弱性を持つ子どもや家族にとって、彼らの脆弱性やニーズに合わせた心理社会的介入やサポートは有益となりうる。

　被災地で子どもを評価する際、精神科医はまず、安全、食料、水、衣服、避難場所など、その子どもの基本的なニーズが確保されているかを明らかにすることから始めるべきである。子どもに直接会って評価することが必要であるが、それとともに、親や家族から精神科医が面接することへの同意を得ること、面接の所見を共有し、子どもが答えられない質問に答えてもらうことが必要である。メンタルヘルスの専門家は、親に対して、心的外傷となる出来事に対する子どもの初期の反応はどうだったか、災害前に感情面や学習面での障害があったかどうか、家族が（身体的または心理的に）受傷していないか、行方不明になっていないか、災害の結果死んでいないか、災害前に家族の死や喪失体験があったか、そして子どもはそれにどう反応したか、死や心的外傷となる出来事に対する家族の信条、慣習、儀式はどういうものであるか、を尋ねるべきである。親に、子どもの通常の悲嘆反応や心的外傷後ストレス反応に関して知識を教えることが望ましい。災害後子どもに通常みられる苦悩表現のいくつかが、病気と誤解されることがあるからである。心的外傷ストレスや死別を経験した子どもに通常見られる苦悩表現としては、自分や親、または近い親戚への心配、不安または分離不安、かんしゃく、睡眠と食欲の変化、社会的ひきこもり、いつもの活動やルールに従うことへの拒否、人間不信などがあげられる。年齢ごとの発達特徴と、急性の死別反応や心的外傷となる出来事の発生後に通常見られる反応の概要を表6-1に示した。

　子どもの評価と早期介入に関しては、サイコロジカル・ファーストエイ

表 6-1 子どもの発達段階、各発達段階の特徴、トラウマに対する通常の反応

発達段階	年齢(歳)	各発達段階の特徴	通常のトラウマへの反応
乳幼児	0-2.5	健康な愛着形成 独立した個であるという認識の形成 運動、言語、認知領域での急速な成長	イライラ、大泣き 過度な分離不安 成長の失敗、発達の遅れ 親や、他の刺激への過敏さ
就学前 (探索期)	2.5-6	自己中心的 魔術的思考 死が可逆的であるという認識	退行(夜尿、指しゃぶり、べたべたする) 不十分な言語表出と言語理解(認知能力の未熟さによる) 親から離れることへの恐れ 親の反応への過敏さ 感情を認識することの難しさ 悪夢、睡眠障害 養育者の"自暴自棄"に関係した悲しみ
小学校年代 (習熟期)	6-12	さまざまなスキルの習熟、論理的思考 他者の視点を参照できる 現実の危険を認知できる 死の概念が明確となる	身体的愁訴 不登校、成績低下 退行 イライラ、かんしゃく、攻撃的言動 睡眠障害、悪夢 社会的ひきこもり、興味の喪失 自責感、罪悪感 親の不安への敏感さ 再演遊び(養育者がびっくりしたり、誤解したりしうる)
思春期	12-18	抽象的思考 自主性、性的関心が強まる 有能で分離、独立した自分を見せようとする 自己や他者からの評価に直結する身体的魅力 死が最終的で不可避なものという認識 仲間集団、仲間関係の重要性	大人の反応に類似(例:フラッシュバック、悪夢、回避、感覚麻痺、物質依存、社会的ひきこもり) 身体的愁訴 希死念慮 抑うつ、罪悪感 睡眠障害 通常の機能を障害する程度の怒りや復讐に関する空想 人間関係の突然の変化 学業成績の低下 トラウマに起因するアクティングアウト 事故への巻き込まれやすさ

出典 Disaster Psychiatry Outreach 2008 より改変

ド（Psychological First Aid：PFA）が有用である。なぜならPFAは、子ども、親そして家族に焦点を合わせた戦略を組み合わせたものであり、PFAを使うことで親や教師、地域の人々が子どもや思春期の若者に基本的な心理的支援をすることができるからである。学校において災害や危機が起きた際、親が子どもをどう助けるのか、学校の教員や行政管理者が子どもをどうサポートするのか、といったことも含まれる（Schreiber and Gurwitch 2006a, 2006b）。多くの子どもは医療機関での治療を必要とせず、周りの支援によって支えることができるので、PFAを熟知しておくことは有用である（PFAについてのさらなる情報は、「17. 子どもと青少年に対する精神医学的介入」を参照）。

　災害発生直後に、正式な訓練を受けた児童精神科医または思春期精神科医が被災地で活動できる可能性は極めて限られている。そのため被災地で支援活動を行う精神科医は、被災地に入り、スクリーニングの準備を行いながらPFAを提供し、子どもや思春期の若者をどのようなタイミングで専門家に紹介する必要があるのかを示す必要がある。また、親と話をする時には、心的外傷体験後に子どもがうまくやれるかどうかを決める最も重要な予測因子のひとつが災害後、親や家族がどのように過ごしているかであることを心にとめておく必要がある。加えて、メンタルヘルス支援を行う者は、親から彼らの子どものこれまでのことや災害後の様子について話を聞く際、親が親自身の苦悩を子どもに投影しているかもしれないということを念頭においておくべきである。この場合、精神科医は、親自身がさらなるサポートを受けることで得るところがあり、自分の子どもをよりうまく支えることができるかもしれないと助言するとともに、専門家に紹介することを考慮するべきである。

　大人との関わりの中で、子どもの反応がどのような時に正常で、どのような時に病理的といえるのかを決めるのが難しい場合がある。苦悩の徴候や症状がストレス関連疾患の連続体として起こる場合には特に難しい。プライマリーケアに関わるスタッフのために作られた小児症状チェックリス

ト（Pediatric Symptom Checklist）（Jellinek and Murphy 2003；図6-1）は一般のメンタルヘルスサービスに関わる者にとっても使いやすい。このチェックリストは、いくつかの言語に翻訳され、多くの国で信頼性と妥当性の評価が行われ、カットオフ値が決められている[訳注1]。いくつかの項目は特定の疾患に関係して設定されているが、基本的にこのチェックリストは、深刻な精神的な問題があることを示唆するような子どもの役割や社会機能におけるつまづきを拾い上げるためのもので、特定の診断を確定するためのものではない。子どもの遊びややりとりを観察することは極めて重要である。もし子どもが学校や遊び、その他のいつもの活動の中で他の子とうまくやれない場合、親が子どもの行動や態度で変化が大きいと報告した場合、子どもが深刻な抑うつや不安の徴候を見せ始めたり、深刻な行動上の問題を呈したり、希死念慮を訴えた場合には児童精神科医による診察が必要となる（Disaster Psychiatry Outreach 2008）。

　災害後急性期に支援活動をする精神科医は、学校が閉鎖され、子どもや家族にとってのいつもの活動の多くができなくなることは、よく起こりうることであることを念頭においておくべきである。精神科医は、利用できる空間と時間に合わせてスクリーニングや介入方法を調整する必要がある。できるだけ早く子どもを親と再会させること、スクリーニングや支援、治療を提供するために親子を一時的に離す必要があった場会、親子が離れ離れになる時間をできるだけ短くすることが重要である。もし親と子どもが、親の死や病気、重傷によって離れ離れになる場合には、他の近親者と再会させることが必要だ。これらの対応には柔軟性が求められる。

　もし可能なら、子どもが親しみやすい遊び場や「キッズコーナー」（Disaster Psychiatry Outreach 2008）を設置することは、①被災した親に休息や、自分のメンタルヘルスのニーズに気づくことができる時間を提供すること、②子どもが遊んだり、肯定的なやりとりや気晴らしができるよう

訳注1）日本語版は2000年、石崎らにより、翻訳と標準化がなされている（日本小児科学会雑誌 104(8), 831-840, 2000）。

お子さんの名前：	生年月日：	記入日：
記録番号：	記入した方のお名前：	

お子さんの状態について最もよく合っていると思う所に印をつけて下さい：	全くない	時々ある	しばしばある
1. 何らかの体の痛みを訴える			
2. 一人で過ごすことが多い			
3. 疲れやすい、あまり元気がない			
4. そわそわして、じっと坐っていられない			
5. 先生とトラブルがある			
6. 学校にあまり興味がない			
7. まるで"モーターで駆られるように"ふるまう			
8. 空想にふけることが多い			
9. 気が散りやすい			
10. 新しい状況をこわがる			
11. 悲しい、幸せでないと思う			
12. いらいらしたり、怒ったりする			
13. 希望がないように見える			
14. 一つのことに集中できない			
15. 友達と遊びたがらない			
16. 他の子供達と喧嘩をする			
17. 学校を休む			

図6-1 小児症状チェックリスト（Pediatric Symptom Checklist）

出典　http://psc.partners.org/psc_english.pdf. で入手可能。版権 1999, Michael Jellinek, M.D.　許可を得て掲載。

日本語版：石崎優子ら　日本小児科学会雑誌 104(8)：831-840, 2000

お子さんの状態について最もよく合っていると思う所に印をつけて下さい：	全くない	時々ある	しばしばある
18. 学校の成績が悪くなっている			
19. 自分を卑下する			
20.（体調の不調を訴え）診察してもらってもどこも悪			
21. よく眠れない			
22. 心配性である			
23. 以前と比べて親と一緒にいたがる			
24. 自分は悪い子だと思っている			
25. 必要がないのに危険なことをする			
26. よくケガをする			
27. あまり楽しそうに見えない			
28. 自分の年齢よりも幼稚にふるまう			
29. 規則を守らない			
30. 気持ちを表さない			
31. 他の人の気持ちを理解しない			
32. 他の人をからかう			
33. 都合の悪いことを人のせいにする			
34. 他人の物をとる			
35. 物を分けあうのをいやがる			
その他：			

図 6-1　小児症状チェックリスト（Pediatric Symptom Checklist）（つづき）

になること、の手助けになる。キッズコーナーは、被災の影響を被った家族を持つ子どものちょっとした休息や日常性を提供するためにも役立つ。またキッズコーナーは、子どものスクリーニング、子どもへのPFAの提供、必要があれば子どもの専門家への紹介にも使われる。ここには、子どもと家族のためにお菓子や飲み物、おもちゃ、絵画の道具、教材といった物資を用意しておく必要がある。スタッフは、その場の様子や、子どもが彼らの経験に対する考えや感情を自然に表出できるような活動（つまり遊び）を通して、観察、支援、評価ができるようにすべきである。児童精神科医、思春期精神科医、子どものメンタルヘルスの専門家、小児プライマリーケア医のためのさらに詳細な情報は、「17. 子どもと青少年に対する精神医学的介入」に記載されている。

高齢者

　これまでの研究は高齢者が災害後の心的外傷後ストレス反応、うつ病、不安障害のハイリスク者であるかどうかについて相反する結果を示している。いくつかの研究では高齢者は若年者に比べると精神疾患のリスクが低いことを示している一方、他の研究では高齢者の方がリスクが高まる、あるいは、年齢による差はないという結果を示している（Galea et al. 2008）。研究間で災害後の精神疾患への罹患のリスクが異なるのは文化的背景の違いによるものであろう。例えば、東ヨーロッパの高齢者では若年者に比べリスクが増し、メキシコの高齢者では逆に減少していることが報告されている（Disaster Psychiatry Outreach 2008）。いくつかの研究では中年でリスクが増し、高齢者と若年成人や子どもではリスクが減ることを示している（Norris et al. 2002a）。ハリケーン・カトリーナの後のPTSDの有病率調査の結果をみると35〜54歳で23.4%、18〜34歳で30%であったのに対して、55歳以上は15%と年齢が高い方が低い結果を示していた（Galea et al. 2008）。2001年アメリカ同時多発テロ事件後の

ニューヨーク市民対象の調査でも 55 歳以上の方が、それよりも若い人と比べて PTSD とうつ病の有病率は低かった（Tracy and Galea 2006）。これらの研究結果を比較検討して考える際に、55 歳で区切るのではなく、65 歳もしくは 70 歳で区切ればまた異なる結果がでたのではないかという可能性は当然考える必要がある。また、高齢者の中でも特に脆弱な人は介護施設に入居しているため研究の対象者になり難いことも可能性として考えられる。

　高齢者によっては、人生経験がストレスに対してある種の免疫のような効果をもたらしている可能性が高いと考えられる（Sakauye et al. 2009）。逆境を乗り越えた経験は他の世代の人にとっても災害後の精神疾患罹患に対する防御要因として働くであろう。直観的には短期記憶障害は心的外傷ストレスに対して防御的に働くように思われるが、一方、災害自体が高齢者の記銘力を低下させることも示されており、そのことで高齢者が自分自身の身体の保全を図ったり、災害後の支援を受けたりすることを妨げる要因となっていることが考えられる（Sakauye et al. 2009）。更に、認知機能障害をもつ高齢者は災害が引き起こす過剰な刺激、環境の変化、介護者の通常の世話を受けにくくなるということにより、混乱や記銘力障害の増悪を来す可能性が考えられる。また、認知症に罹患する高齢者は心的外傷となる出来事に関する鮮明な記憶が蘇る「フラッシュバルブ記憶（flash-bulb memory）」が残存したり、直近の体験が他の心的外傷記憶と結びつくということもありうる（Sakauye et al. 2009）。

　年齢そのものというよりは年齢に伴う身体合併症があることが災害時の高齢者のリスク要因となっている可能性がある。最近のコンセンサス・ガイドラインは高齢者が災害後の健康面での悪影響を経験するリスク要因として、年齢もしくは年齢からくる脆弱さ、認知機能障害、重篤な精神疾患、持続する精神疾患、精神疾患による社会機能低下の持続、身体的健康状態の不良、複数の身体疾患への罹患、運動機能の障害、知覚障害、世話をする近親者もしくはソーシャル・サポートの欠如などをあげている

(Sakauye et al. 2009)。

　65歳以上の人口の80％近くが、高血圧、心血管疾患、糖尿病、関節炎、悪性腫瘍、脳血管疾患などの慢性疾患のうち、少なくとも1つを罹患しており、半数近くが2つ以上を罹患している（Aldrich and Benson 2008）。ニューオリンズにおける65歳の高齢者は全人口の15％に過ぎなかったにもかかわらず、ハリケーン・カトリーナによるニューオリンズにおける死者の74％が65歳以上、約50％が70歳以上の高齢者であった。十分な支援や物資が得られないまま避難所となったテキサス州ヒューストンのアストロドームに最後まで残された人の大部分は高齢者であった。近隣の州の非常事態に対応する部署には処方の手持ち分が切れて困窮を極めた避難高齢者が、補充したい医薬品を入手するために殺到した（Sakauye et al. 2009）。身体回復力が低下しリジリエンスに乏しい高齢者の多くが、低体温や高熱、脱水、電解質異常、低栄養状態の高リスク状態におかれた。更に、限られた所得で他に収入を得るあてのない高齢者には災害後の短期、あるいは長期の生活を送るのに必要な財源を確保するのは困難であっただろう。

　多くの高齢者は孤立し、また、移動し難い状況にあるためアウトリーチ活動が必須となる。精神面のアセスメントの際には、身体疾患の合併、服薬状況、知覚や運動の障害、近親者の世話やソーシャル・サポートが受けられる状況、災害後のコミュニティ資源の利用状況を併せて把握するべきである。また、高齢者は全年代の中で自殺のリスクが最も高く、その中でも男性は女性に比べて自殺のリスクが高く、銃火器が高齢者の自殺の方法として最もよく使用されることを念頭におく必要がある（Conwell 2009）。認知機能障害は年齢とともに上昇し、災害の影響からの回復に顕著に影響する要因であるため、モントリオール認知機能評価尺度（Montreal Cognitive Assessment: MoCA）による簡易スクリーニングを行うことは有益であるかもしれない（Nasreddine et al. 2005）。この評価尺度はいくつかの言語に翻訳されており、www.mocatest.org/default.aspからダ

ウンロードすることができる^{訳注2)}。また、これは他の年代についても共通していることであるが、さまざまなリスク要因と脆弱性が共に精神疾患への罹患感受性を高めることを念頭におきながら、一過性のストレス反応の程度と疾患への罹患の有無とをともに評価していくことが重要になる。災害後の高齢者の有病率が若年者より、高いにせよ、低いにせよ、高齢者についてもPTSD、うつ病、不安障害、物質関連障害について評価を行うべきである。高齢者の方が自らの心理状態に無頓着で、困っている精神的問題について少なく、あるいは、軽く報告しがちであると考えられる一方、より多くの身体化症状を呈するかもしれない（Sakauye et al. 2009）。より詳細な情報は「18. 高齢者への精神医学的介入」に記載されている。

女 性

生涯のうちで心的外傷となる出来事への暴露の頻度は男女間でほぼ同等であるものの、これまでの調査結果などから女性の方が災害後に精神面での障害を来すリスクが高いことが示唆されている（Norris et al. 2002a）。女性の方がリスクが高いということについては、年齢や文化的背景に関わらず概ね共通であるが、細かく検討すると若干差異がみられる。メキシコの女性や非英語圏の女性はよりリスクが高く、アフリカ系のアメリカ人女性は比較的リスクが低いことが報告されている（Norris et al. 2002a）。

災害後に精神障害を来すリスクが女性に高いことについてはいくつかの要因が関係していると考えられる。一般人口において、女性は男性よりもうつ病、不安障害、PTSDへの罹患リスクが高く、災害前に精神疾患に罹患していることは災害後の精神疾患の罹患の顕著なリスク要因となる。心的外傷への暴露の頻度は男女間で同様であるものの、暴露する心的外傷の

訳注2）東京都健康長寿医療センターが Montreal Cognitive Assessment（MoCA）の日本語版MoCA-Jを開発し、有効性、妥当性を証明している（鈴木宏幸，藤原佳典［2010］．Montreal Cognitive Assessment［MoCA］の日本語版作成とその有効性について．老年精神医学雑誌，21, 198-202）。

性質や心的外傷が引き起こす精神疾患のあり方は男女間で異なる。男性が女性よりも暴露しやすい心的外傷は自動車事故によるものであるが、自動車事故による心的外傷が精神疾患を引き起こすリスクは他の心的外傷に比べると低い一方、女性が男性よりも暴露しやすい心的外傷は性暴力によるものであり、性暴力による心的外傷が精神疾患を引き起こすリスクは他の心的外傷に比して高い（Frans et al. 2005）。2001年アメリカ同時多発テロ事件の6～9カ月後のニューヨークで、これまでにPTSDが疑われる状態になったことがある人の頻度を調べたところ、男性が12.1%であったのに対して女性は17.2%であった。テロ以前の精神疾患の既往、性暴力の体験、結婚の経験、心的外傷体験前後に起こったパニック発作の体験の有無は女性の方がPTSDに罹患しやすいことに顕著に寄与するリスク要因としてあげられた（Stuber et al. 2006）。

　また、女性は男性に比べて、災害後にストレス緩和のためのサービスや医療サービスを受けることがより困難である可能性がある。更に、女性の方が災害復旧の期間、社会的、経済的により厳しい状況を経験しやすい可能性が示唆されている（Somasundaram and van de Put 2006）。従来から女性の方が怪我人、病人、老人、若年者の面倒をみることが求められる傾向にあり、これらの面倒をみることが必要な人は精神障害を罹患するリスクの高い人たちである。これらの人の世話をする女性はより多くの感情的な負荷を負うことになり、顕著なストレスを受けやすく、また、自分自身に必要なことを要求することが困難となりがちである。男性が怪我をしたり、死亡したり、あるいは、救助や復旧の業務にかかりっきりになる場合には、女性は周りの人の世話をする役割と一家の切り盛りの先頭に立ったり、家計を支えたりする役割の両方を担わなければならなくなる。後者はしばしば、そのこと自体本質的に大変な重荷になるだけでなく、特定の文化においては、異例なことであったり、社会的に容認され難いことであったりもする（Somasundaram and van de Put 2006）。

　最後に、災害後、女性が性暴力やレイプを含む暴力の被害にあいやすく

なることがある。このことは戦闘や戦争による被害を被った地域で特に生じやすい。しばしば、レイプの被害者はスティグマを感じやすく、女性はレイプ被害そのものに加え、レイプのスティグマや性暴力を受けたことを隠さなければならないということによって苦しめられる。スティグマや隠さなければならないということにより、適切な治療が必要である場合にも治療を受けることが妨げられる（Disaster Psychiatry Outreach 2008; Lorch and Mendenhall 2000）。ほとんどの性暴力被害者は治療の場で性暴力を受けた経験について語りたがらないが、性暴力を受けた体験は災害後の精神障害を引き起こすリスクを高めることから、以前の性暴力やレイプの体験をスクリーニングすることの重要性は強調されるべきである。

　精神科医は性暴力の体験をスクリーニングする前に対象者とのラポールを築いておく必要がある。スクリーニングに際しては「レイプ」というような気持ちを動かされるような言葉は避ける方が望ましいかもしれない。アメリカ合衆国退役軍人省（U.S. Department of Veterans Affairs）は健康調査を行う全ての女性に対して中立的な言葉を用いた次の2つのスクリーニング項目を尋ねることを推奨している。①「あなたはあなたが望まない形で性的関心を向けられたことがありますか（例えば、そのような言葉をかけられたり、触られたり、性的意図を持ったプレッシャーをかけられるなど）」、②「誰かがあなたの意思に反してあなたに力ずくで、あるいは、脅かして性行為を強要したことがありますか？」（Street and Stafford 2004, pp. 68-69）。このような質問をする際には、プライバシーを確保する必要があるが、災害の現場では確保が難しいかもしれない。もし、このような体験があるという回答があった場合、臨床家は性的な心的外傷が打ち明けられたことを十分に評価し、配慮と共感を持ってこの問題に取り組まなければならない。災害ストレスへの取り組みの中で性暴力の問題を取り扱うことの重要性については十分な注目が寄せられるべきである。

身体障害をもつ者

　精神科医や精神保健従事者は災害後に身体障害をもつ者が精神面での影響を来す割合は一般人口よりも高い可能性を考慮する必要がある。災害ストレス関連の兆候や精神疾患の罹患頻度に関する具体的な調査結果が報告されるには至っていないが、身体疾患や精神疾患の罹患頻度が増えている可能性は想定される。高齢者や子どもなどの他の脆弱性のある集団と同様に、これらの人が必要とすることに配慮した災害対応計画が立てられ、実行されることで、これらのリスクは緩和されるはずである。

　今日までに、脆弱性を持つ集団に対する災害対応計画や研究は年齢、性別、人種・文化特性、精神疾患罹患者に着目してなされてきているが、特殊な身体管理が必要な障害をもつ者についてはあまり触れられてこなかった。しかし、2,300万人以上のアメリカ市民（16〜64歳の人口の約12％）が身体の障害により特殊な身体管理を必要としている（U.S. Census 2006）。

　ハリケーン・カトリーナとハリケーン・リタが発生した際、特殊な身体管理が必要な障害をもつ者に関して次のことが報告されている。①救援チームが身体的な障害をもつ被災者のいるところまでたどり着くことができなかった、身体的な障害をもつ被災者がどこにいるかわからなかった、身体的な障害をもつ被災者が移動の介助を必要としているという認識を持っていなかった、あるいは、救援チームの車に電動車椅子、酸素、人工呼吸などの特殊なニーズに対応する機材が装備されていなかった、などの理由から身体的な障害をもつ被災者は被災現場に取り残されたままになった。②避難所の運営者が身体的な障害をもつ者に慣れていなかった、備えていなかった、特別な身体管理のニーズに対応できなかった、などの理由から、身体的な障害をもつ被災者は避難所の利用を拒否された。③身体的な障害をもつ被災者は彼らの身体上の障害のために非常事態の際に一般の被災者に提供されたサービスを受けることができなかった（National

表 6-2 特別の身体管理を必要とする被災者に関して考慮するべき事柄

リスクコミュニケーション：さまざまな身体障害に合わせた災害時のコミュニケーション方法の整備が必要である（例：聴覚障害者のための視覚的なコミュニケーションの準備）。

避難の手順：特別な身体管理を必要とする人やその家族、介護者には避難することが重荷になる。災害時に個人情報の保護と救援活動のために特別な身体管理を必要とする人の情報を共有することについてバランスをとることは難しい問題である。また、さまざまな障害をもつ人に合わせた避難経路の確保や移動の支援が必要となる。

サービスの継続：障害者を介護・支援する組織は災害時に必要なものの備蓄を行う必要がある（例：食糧、飲料水、医薬品）。また、所属するボランティアに対象となる障害者の支援に必要な情報（医療受診状況、アレルギー、服薬状況、緊急時の連絡先）のまとめを作成することで個人レベルの防災準備を行うよう促すことが望ましい。

出典　Adapted from Nick et al. 2009

Council on Disability 2006; Nick et al. 2009）。視覚障害者と聴覚障害者は災害時のコミュニケーションシステムが連邦法に反して視覚障害者と聴覚障害者に対応できなかったために重要な情報を得ることができなかった。全米障害者評議会（National Council on Disability: NCD）は 2006 年、これらのハリケーンの襲来後、身体的な障害をもつ被災者のニーズがしばしば軽視、あるいは、完全に無視されたために、身体的な障害をもつ被災者は一般の被災者よりも一層深刻な被害を被るに至ったと結論づけた。同評議会は全国的に名の通っている慈善団体が両下肢の麻痺や四肢麻痺などの特定の身体的障害をもつ人を支援することはないと公的に表明していることを例として引用している。いくつかの避難所は特殊な医療や介護のニーズのある避難者に対応できるようにデザインされていたが、多くの避難所はこの点でははなはだ不適切な環境で特殊な身体管理が必要な避難者の多くは利用することができなかった。

800 以上の地域の機関と災害対策や公共の安全、保健、介護、学術に関係するリーダーたちが参加して、特殊な身体管理が必要な人に関する災害対応上の課題を解決するためのシンポジウムがボストンで開催された（Nick et al. 2009）。このシンポジウムでは表 6-2 の 3 つの重要な課題が

提起されている。地域の機関と災害対応や保健に関連する機関が連携の機会を増やしながら、身体に障害をもつ人のニーズのアセスメントを行うこと、卓上訓練（Tabletop Exercise）訳注3)や避難訓練を盛り込んだ教育やトレーニングプログラムを開発し開催すること、緊急事態だけでなく平常時から各機関が協調して作業する関係を築くこと、災害が起こる前にスタッフを育成する地域計画を策定することなどの提案がなされている（Nick et al. 2009）。

人種・地域特有の問題

　災害支援に当たる者は災害はコミュニティの結びつきを強める方向にも分断する方向にも働くことを、あるいは、同時にその両方向に働くこともあることを念頭におく必要がある。精神科医が災害に被災した人々の役に立ちたいと願う場合、精神科医はまず、被災者が災害そのものや災害によるストレス、支援を求めることや受けること、彼らのニーズ、支援者に対してどう感じ、考えているかを理解し、尊重する必要がある。MarsellaとChristopher（2004）は文化的要因について包括的に検討を行った総説の中で、文化を「人々が受け入れられ、適応し、発展することを継続し、促進する目的で、社会の中で世代を超えて人々に伝えられ、共有され、学習された行動様式および価値観」（p. 529）と定義している。彼らは文化は人工物、役割、機関などの外的表象と価値観、態度、信念、良心などの内的表象をもつことを指摘している。彼らはまた、文化が如何に異なるグループの人々が集まった時に現実感の雛型となるか、あるいは、文化が如何に災害発生時や災害後の出来事や出来事との関わりを観察し体験する際に用いる眼鏡となりうるかについて検討している。

　災害が生みだす状況の見方の一つとして、災害の現場では各々の被災

訳注3）卓上訓練（Tabletop Exercise）：数名〜10名弱くらいのグループを作り、グループごとに卓上で災害等の事例への対応のシミュレーションを行うもの。

者、地域コミュニティ、外部からの支援者などがもつ複数の文化が複雑に織り混ざり、刻々と移り変わる一過性の災害現場の文化が創り出されるという見方ができる。災害現場における複数の文化の隔合のあり方はさまざまで、災害現場の文化が被災者のサポートの源となることもあれば、また、災害支援者の善意を相殺するストレスの源となることもありうる。文化の違いを意識することはこのストレスを減らし、災害支援者の活動を効果的にするであろう（Marsella and Christopher 2004）。

　文化の違いを検討する際には、定量的な違いと定性的な違いの両者を考慮するべきである（Disaster Psychiatry Outreach 2008）。「定量的な文化の違い」の理解とは、異なるマイノリティ集団や文化的グループによって災害後に悪影響を被るリスクは異なるということを理解することを指す。「定性的な文化の違い」の理解とは、異なるマイノリティ集団や文化的グループによって災害への対処の仕方が異なるかもしれないということを理解することを指す。災害そのものの理解や意味づけの仕方はグループによって異なるかもしれず、異なるストレス反応の兆候や症状を体験している可能性や、支援者、特に外部からの支援者に対して異なる反応をする可能性がある。更には、文化変容のストレス（ある文化の人が他の文化と遭遇する際に生じるストレス）も災害後の心身の状態に顕著に影響しうる（Disaster Psychiatry Outreach 2008; Marsella and Christopher 2004）。

　下記のことは災害後のPTSDや他の心身への影響にみられる文化の定量的な違いについての知見である。

- いくつかの研究によれば、ヒスパニックの集団ではアフリカ系アメリカ人よりも災害による心身への悪影響が顕著にみられ、アフリカ系アメリカ人は白人に比べて悪影響が顕著だったと報告された（Neria et al. 2008）。影響の違いは災害への暴露の仕方の違いと脆弱性の違いの両方に基づくと考えられる。
- 一般に均一と思われている文化やグループの中でもしばしば多様性が存

在する。更に文化やグループの中でみられる災害の影響による兆候も多様である。例えば、ハリケーン・アンドリューの後で、英語を好んで話すラテン系住民はスペイン語を好んで話すラテン系住民よりも災害後ストレス反応を呈する率が低かった。更に、災害後ストレス反応のうち侵入性記憶に関する症候はスペイン語を話すラテン系住民に多く認められた（Perilla et al. 2002）。

- 災害後のうつ病、PTSD、不安障害は文化間や人種間で共通である。しかし、症候の顕れ方や災害関連のストレスや精神疾患がどのように人々の中に同定されていくかということに関しては、文化間、人種間に顕著な多様性が認められる。例えば、マイノリティの人種はより身体化症状を訴える頻度が多く、また、家族やその文化の中で信じられていることを妄想と捉えられ誤解されるということも起こりうる（Marsella and Christopher 2004）。

　災害の後には文化間の定性的な違いがさまざまな形でみられる。文化的マイノリティグループ間では災害に異なる意味づけを行う。例えば、ラテン系の文化では、北アメリカに住み北アメリカの文化にあまり溶け込まずにラテン系の文化を残して生活しているグループも含めて、災害をより宿命論で捉える、すなわち、災害は大いなるものによりコントロールされて起きると信じる傾向がある。一方、ヒスパニックでない西洋文化では、インストルメンタリズム（instrumentalism）[訳注4]の立場をとって、災害の発生においても災害からの復旧においても、各個人が対処行動の取り方について責任を負うとみなす傾向がある（Disaster Psychiatry Outreach 2008; Marsella and Christopher 2004）。

　災害時には、その地域に住むマイノリティ集団と外国から来ているマイ

訳注4）インストルメンタリズム（instrumentalism）：デューイが提唱した認識論上の立場。概念は独立普遍なものではなく、人間が環境に適応して行動するための道具であり、その概念の妥当性は現実に適用された場合の有効性によって決まるとする立場。

ノリティ集団とでは災害への対処のあり方に関して考慮すべき点に重要な相違がある。地域の文化的マイノリティに属する人のうち、周りの他の文化に溶け込もうとする人の方が後々災害からの悪影響が少ないであろう（溶け込もうとしない人はより困難を伴うだろう）。一方、国際社会や政治的要因が絡む外国からきているマイノリティの場合は、災害時の政府や医療供給の体制のあり方、サポートの窓口までたどり着けるかなどのサポートの質によって災害からの影響の被り方が左右される。災害、特に自然災害は国の貧富に関係なく起こるが、災害後に深刻な困難を受けるリスクは経済的に困窮している国に住む人ほど高くなる。この要因が2010年のハイチ地震でみられた地域の荒廃に関与していることは十分に認識されていない（Disaster Psychiatry Outreach 2008; Marsella and Christopher 2004）。

社会経済状態が良くないこと自体が災害による死亡や逆境を増やす重要なリスク要因となる。貧困と災害に関する著書の中でMcMahon（2007）は下記の関連する要因について論じている。

- 地理的・環境的要因──経済的に壊滅的な被害を受けた人は津波や洪水の際の低地のような災害に脆弱な地域に住んでいる傾向が際立っている。
- 避難・復旧のための資源の不足──経済的に壊滅的な被害を受けた人は非常用電源、避難のための手段や乗り物、保険・年金、修理や再建のための手段を持っていなかった。
- 建造物──過剰にコストを抑えた建造物は損傷や倒壊しやすい傾向がある。経済的に壊滅的な被害を受けた地域では、道路、橋、水道、電気、電信、病院やその他の公共サービス・公共施設が災害前から不具合を起こしやすく、災害時には損傷や倒壊をしやすい。また、修理や再建のための資源もしばしば欠乏している。医療や精神保健の資源に関しても利用できないか、不十分であろう。
- 政情不安定──多くの経済的に困窮している国は政情が不安定であった

り、戦争中であったり、開戦の危機に直面している。その結果、往々にして人々は難民キャンプに移り住まざるを得なかったり、地域の仕事や資源が枯渇し、多くの人が迫害されたままで、貧困から抜け出すすべを見出せない状態になっている。

災害に対応するには、精神科医は最初に災害が起こった場所にある文化、場合によっては複数の文化を学ぶ必要がある。すなわち、そこの人々が災害や心的外傷となる出来事を如何に捉えるか、その地域のグループ間に従来からある確執がないか、どのように病気の症状やストレスを捉えているか、支援を求めたり受けたりすることをどう感じるか、などについて知っておく必要がある。支援を求める行動の多様性、場合によっては侮辱、羞恥、対面を失うというような受け取られ方をされることを理解することは重要である。この理解がないと被災者を更に危険に曝したり、災害支援者自身のフラストレーションや士気喪失にも繋がりかねない。地元の人や地元の文化に詳しい人（すなわち、文化の仲介者［culture broker］、文化大使［cultural ambassadors］、地域固有の民間療法家など）とパートナーを組むこと、そして可能であれば、地域の癒しの儀式、宗教的儀式や地域の伝統と融合した活動をすることができればより有効な活動を行いうるだろう（Disaster Psychiatry Outreach 2008; Marsella and Christopher 2004）。サイコロジカル・ファーストエイドは被災者への個別対応において被災者の自然の回復力に則って被災者を支援することを意図しているが、コミュニティを支援するうえでもそれと同じ目標をもつことが必要だ。

「文化依存症候群（Culture-bound syndrome）」を認識しておくことは災害支援に当たる精神保健従事者にとって有益である。DSM-Ⅳ-TRでは文化依存症候群は「反復する地域特異的な異常行動もしくは問題となる体験。特定のDSM-Ⅳの診断カテゴリーと一致する場合もあるし、そうでない場合もある」（American Psychiatric Association 2000, p. 898）と定義

されている。これらの症候群の多くはその地域での呼び名があり、地域の人から病気だとみなされていることも、病気とはみなされていないこともある。文化依存症候群は特定の地域や文化特有のものであるかもしれないが、西洋諸国や先進国の中に移り住んでいる集団や文化の中にもみられる可能性がある。ラテン系文化にみられる例として、家族メンバーに深刻な事態が起きた後にしばしばみられるアタケ・デ・ネルビオス（"*ataque de nervios*"；制御不能の絶叫、号泣、恐れおののき、解離、失神、攻撃性、自殺企図を伴う状態を指すスペイン語の言葉）や悲嘆、悪夢、意欲喪失、不定愁訴を呈する状態の際、急で激しい恐怖によって魂が身体を離れることによって起こり、死に至ることもあると信じられているススト―（"*susto*"）（急で激しい恐怖、または、魂の喪失の状態を指すポルトガル語/スペイン語の言葉）があげられる。世界でみられる他のいくつかの例がDSM-Ⅳ-TRのⅠ軸の「文化依存症候群の文化による成り立ちと用語解説」に記載されている。

　精神科医が災害支援に当たる際に遭遇するすべての文化的および人種的な事柄の全てを予測することは不可能である。しかし、災害支援者は被災者が災害直後や長期にわたって災害に対処するうえで大きな影響をもつ人種的、文化的多様性を意識して、被災者のニーズに敏感であることを心がけてアプローチするべきである。GigerとDavidhizar（1999）の多文化に配慮したアセスメントと介入モデルは医療保健における文化的問題を考慮した医療保健への取り組みのあり方の概要としてよく引用されるものであるが、災害時のカウンセリングにも取り入れられている（U.S. Department of Health and Human Services 2003）。このモデルは元々は多文化に配慮した看護ケアの提供を行いやすくするために開発されたものであるが、現在では他の保健や社会サービスに関わる専門家にも広く用いられている。このモデルはサービスの供給者と受け手との関わりに影響する5つの点を指摘している。災害時のカウンセリングにおいて文化を知ることの重要性や文化の多様性について配慮するべきこれら5つの点を表6-3に

表6-3　異文化の人と関わる際に考慮するべき重要な事項

コミュニケーション：被災者と支援者が異なる文化に属している場合、言語的、非言語的コミュニケーションのいずれもが効果的な災害時のカウンセリングを行ううえで障壁となりうる。文化はある状況の下で、どの程度感情を表に出すか、あるいは、どのような感情は表に出すことが適切とされているかに影響する。コミュニケーションがうまくいかないと、被災者も支援者も共に疎外感や絶望感を抱くことになる。

個人的な空間：「個人的な空間（personal space）」は個人を直接取り巻く空間とその空間内にある物を指す。どの程度の空間を必要とするかは人によって異なるであろうが、同じ文化圏に属する人はある程度似た感覚を持っていることが多い（Watson 1980）。ある文化圏に属する人は親愛を示すしぐさとして他者に触ったり近づいたりするかもしれないが、異なる文化圏に属する人はそのような行動を侵襲的と感じるかもしれない。災害支援に当たる人は被災者がどのような個人的な空間を快適と感じているかを、例えば椅子を後ろに動かしたり、歩み寄ったりする動作などをヒントに観察しなければならない。

社会組織：信念、価値観、態度などは家族、近所付き合い、部族、政治的、経済的、宗教的な団体などの社会組織の中で学ばれ、強化される。社会組織の影響を理解することは災害支援者が被災者の災害への反応をより正確に評価することを可能にするだろう。趣味や社会活動に関する些細にみえる質問に被災者がどう答えるかは被災者の災害前の生活がどのようであったかについての洞察をもたらしうる。

時間：異なる文化の人が時間を如何に捉えているかを理解することは誤解やコミュニケーションの齟齬を避けるうえで有用である。時間についての一般的な概念が文化によって異なることに加え、異なる文化の人は時計で測れる時間や時期に関しても異なる捉え方をしている。人々の間では時間を「夕食の時間」、「お祈りの時間」、あるいは、「収穫の時期」などとして共有しているかもしれない。また、時間の感覚は災害によって変化しているかもしれない。一刻を争う感覚で活動に取り組む災害現場の精神医療保健従事者は被災者にとっては意味のない、あるいは、現実的でない時間設定をしてしまっており、被災者にとっても支援者にとってもフラストレーションがたまり、困惑することになるかもしれない。

人が如何に環境をコントロールしうるかについての信念：災害が運命、神の意思、あるいは他の何かのコントロールなど何か人知の及ばない要因によって起こると信じる人は、災害への対処の方法も異なるかもしれないし、そのような被災者に必要な支援も異なるかもしれない。災害がもたらしている状況もそこからの復旧も自分たちの力でどうかなることではないと感じている被災者は、災害に関するカウンセリングの効果についても悲観的であるかもしれない。対照的に、彼ら自身の行動が災害がもたらした状況に影響を及ぼしうると感じている人は行動を起こそうとしがちである（Rotter 1966）。人が如何に環境をコントロールしうるかについての信念は被災者の行動パターンに影響しているので、被災者のカウンセリングに当たる者は被災者が環境をコントロールすることについてどう考えているかを理解する必要がある。

出典　U.S. Department of Health and Human Services 2003

まとめてある。このモデルについての詳細は「国際・異文化看護：アセスメントと介入（Transcultural Nursing: Assessment and Intervention)」（Giger and Davidhizar 1999）に記載されている。

結　論

　ある種のマイノリティ集団は災害後の困難な状況に対してとりわけ脆弱である。効果的に災害支援活動や治療を行うためにはこれらの集団のニーズを考慮に入れる必要がある。ほとんどの子どもは回復するであろうが、臨床家は子どもや家族を支援するために、サイコロジカル・ファーストエイド、スクリーニング、介入を子どもと家族に馴染みやすいような形に改編して用いることが望ましい。また、一般に両親や家族のシステムが健康であれば子どもも健康で、両親や家族のシステムの機能が低下していると子どもも不調となることを念頭においておく必要がある。いくつかの理由から、女性は男性よりも災害後の困難に対して脆弱であり、PTSDやうつ病の罹患率も高く、虐待されるリスクも上昇する。高齢者が若年者に比べて災害後の悪影響のリスクが高いか低いかは議論が分かれているが、身体合併症、家族やソーシャルサポート、認知機能障害、運動機能障害の有無を含むいくつかの要因は考慮される必要があり、また、これらのリスク要因をもつ高齢者の一群がいることは念頭においておく必要がある。また、身体的な障害をもつ人は災害後に、最新情報が入手できない、移動や避難に非常な困難を伴う、必須な医療サービスを途切れずに受ける必要があるにもかかわらず中断してしまう、など困窮を極める事態に直面しうる。最後にさまざまな文化的、人種的背景をもつ人々は災害の影響で表出する症状もさまざまであり、また、災害自体や災害後に体験する主観的兆候やストレス、支援者に対する感じ方もさまざまである。それゆえ、精神科医はこれらのマイノリティ集団のニーズを常に意識して、最新の注意と柔軟性をもって支援を必要とする人にアプローチしなければならない。

■学習のポイント

- 災害後の急性期に子どもに一般的にみられる問題には退行、分離不安、両親・兄弟・自分自身の安全への不安、衝動性、攻撃性などがあげられる。精神科医はこの時期の子どもの行動障害を診断するには上記の点も考慮して注意深く行う必要がある。

- 災害後の急性期に高齢者は記銘力障害のリスクが増す。一過性で、認知症の兆候ではないこともある。

- 災害後に高齢者のリスクを増加させる要因には精神疾患や身体疾患の既往、運動機能障害、家族やソーシャルサポートからの孤立や距離、認知や知覚の障害があげられる。

- 精神科医は災害後、女性には性暴力を含む虐待のリスクが高まることを念頭におくべきである。

- 身体障害のために特別な身体管理を必要とする人は緊急情報の入手、避難、災害前からの身体疾患の継続治療を含めて災害後の支援や治療を受けることに関して困窮を極める可能性がある。

- 異なる人種や文化の背景をもつ人々を支援するにあたっては、精神科医は、被災者が災害自体を如何に捉えているか、ストレスを如何に捉え表出するか、他の国や文化からきた支援者や救援者に対してどう感じるかについて理解しなければならない。

- 精神科医は同じ文化や人種に属する人の間でも心的外傷や喪失に対する脆弱性は多様であることを念頭におくべきである。憶測をしたり憶測に基づいて行動することは災害によって傷ついている被災者を更に傷つけることになりかねず、そのようなことを注意深く避ける必要がある。

- 脆弱性を有する可能性のある人が災害をどのように捉えているかを理解する最良の方法は尋ねること、そして、彼らが語ることを聴くことである。

■復習問題

6.1 子どもや青年が遭遇する災害後の困難に関する記載として正しいものは下記のいずれか？

  A. 災害後、子どもは両親よりも暮らしが悪化することが多い
  B. 青年が違法薬物を摂取することは一般的でない
  C. 学童期児童に一般的にみられる問題に身体的不調の訴え、退行、不登校などがあげられる
  D. 精神科医が子どものアセスメントをする際には両親の許可や同席を求める必要はない
  E. 子どもは災害後滅多に両親や兄弟のことを心配しない

6.2 災害後に子どもの心身の状態に悪影響を及ぼす要因として適さないものは下記のいずれか？

  A. 家族メンバーの喪失
  B. 深刻な身体的外傷
  C. 災害への直接の暴露
  D. 男性であること
  E. 若年であること

6.3 災害後の女性の脆弱性を増す可能性がある要因として適さないものは下記のいずれか？

  A. 災害前のうつ病と不安障害が高率であること
  B. 伝統的に周囲の人の世話を焼くという役割を期待されることに伴う負担が増加すること
  C. 災害後の支援や医療を受けることが困難であること
  D. 災害後に身体的暴力や性暴力の被害を被るリスクが低いこと
  E. 災害後に経済状況が悪くなる傾向があること

6.4 災害への反応の文化的多様性に関する下記の記述のうち概ね正しいものはいずれか？

　A. アフリカ系アメリカ人はヒスパニック系アメリカ人に比べて災害後の暮らしが悪化する傾向がある
　B. 同じ文化に属する人々の間では災害への反応は概ね均一である
　C. 周囲の文化との融合がなされていないマイノリティは一般に災害後に困難を経験する程度が軽い
　D. 文化の仲介役を介してコミュニティとの協力関係を持ち、地域の治癒的な儀式と連携させた形で災害支援活動を行うことは、被災者の回復を促進するよりは悪化させがちである
　E. 心的外傷後ストレス障害、うつ病、不安障害は文化や人種を超えて災害により引き起こされる障害として一般的である

6.5 災害後の高齢者の精神医学的評価では下記のスクリーニングを行うべきである。

　A. 身体疾患の有無
　B. 知覚や運動の障害の有無
　C. 世話をする家族やソーシャルサポートの有無
　D. 服薬状況
　E. 上記のすべて

(訳：吉田弘和、富田博秋)

文　献

Aldrich N, Benson WF: Disaster preparedness and the chronic disease needs of vulnerable older adults. Prev Chronic Dis 5:1-7, 2008. Available at: http://www.cdc.gov/pcd//issues/2008/jan/07_0135.htm. Accessed March 19, 2010.

American Psychiatric Association: Diagnostic and Statistical Manual of Mental Disorders, 4th Edition, Text Revision. Washington, DC, American Psychiatric

Association, 2000
Conwell Y: Suicide prevention in later life: a glass half full or a glass half empty. Am J Psychiatry 166:845-848, 2009
Cook A, Blaustein M, Spinazzola J, et al (eds): Complex Trauma in Children and Adolescents: White Paper From the National Child Traumatic Stress Network Complex Trauma Task Force. Los Angeles, CA, National Child Traumatic Stress Network, 2003. Available at: http://www.nctsnet.org/nccts/nav.do?pid=typ_ct. Accessed March 3, 2010.
Cook A, Spinazzola J, Ford J, et al: Complex trauma in children and adolescents. Psychiatr Ann 35:390-398, 2005
Disaster Psychiatry Outreach: The Essentials of Disaster Psychiatry: A Training Course for Mental Health Professionals (Course Syllabus). New York, Disaster Psychiatry Outreach, 2008. Available as DPOCourseSyllabus_052108.pdf at: https://sites.google.com/a/disasterpsych.org/blog/File-Cabinet. Accessed December 28, 2009.
Frans O, Rimmö PA, Aberg L, et al: Trauma exposure and post-traumatic stress disorder in the general population. Acta Psychiatr Scand 111:291-299, 2005
Galea S, Tracy M, Norris F, et al: Financial and social circumstances and the incidence and course of PTSD in Mississippi during the first two years after Hurricane Katrina. J Trauma Stress 21:357-368, 2008
Giger JN, Davidhizar RE: Transcultural Nursing: Assessment and Intervention, 3rd Edition. St. Louis, MO, CV Mosby, 1999
Hoven CW, Duarte SD, Mandell DJ: Children's mental health after disasters: the impact of the World Trade Center Attack. Curr Psychiatry Rep 5:101-107, 2003
Hoven CW, Duarte CS, Lucas CP, et al: Psychopathology among New York City public school children 6 months after September 11. Arch Gen Psychiatry 62:545-552, 2005
Jellinek MS, Murphy JM: Pediatric Symptom Checklist for Screening of Psychiatric Disorders in Children. Boston, Massachusetts General Hospital, 2003. Available at: http://psc.partners.org/psc_english.PDF. Accessed March 16, 2010.
Lorch D, Mendenhall P: A war's hidden tragedy. Newsweek 136:35-37, 2000
Marsella AJ, Christopher MA: Ethnocultural considerations in disasters: an overview of research, issues and directions. Psychiatr Clin North Am 27:521-539, 2004
McMahon M: Disasters and poverty. Disaster Manag Response 4:9-75, 2007
Nasreddine ZS, Phillips NA, Bedirian V, et al: The Montreal Cognitive Assess-

ment, MoCA: a brief screening tool for mild cognitive impairment. J Am Geriatr Soc 53:695-699, 2005. Available at: http://www.mocatest.org/default.asp. Accessed March 19, 2010.

National Council on Disability: The Impact of Hurricanes Katrina and Rita on People With Disabilities: A Look Back and Remaining Challenges. Washington, DC, National Council on Disability, 2006. Available at: http://www.ncd.gov/newsroom/publications/2006/pdf/hurricanes_impact.pdf. Accessed March 20, 2009.

Neria Y, Nandi A, Galea S: Post-traumatic stress disorder following disasters: a systematic review. Psychol Med 38:467-480, 2008

Nick GA, Savioa E, Elqura L et al: Emergency preparedness for vulnerable populations: people with special health-care needs. Public Health Rep 124:338-343, 2009

Norris F, Friedman MJ, Watson PJ, et al: 60,000 disaster victims speak, part I : an empirical review of the empirical literature, 1981-2001. Psychiatry 65:207-239, 2002a

Norris F, Friedman M, Watson P: 60,000 disaster victims speak, part II : summary and implications of the disaster mental health research. Psychiatry 65:240-260, 2002b

Perilla JP, Norris FH, Lavizzo EA: Ethnicity, culture and disaster response: identifying and explaining ethnic differences in PTSD six months after Hurricane Andrew. J Soc Clin Psychol 21:20-45, 2002

Rotter JB: Generalized expectancies for internal versus external control of reinforcement. Psychological Monographs 80(1):1-28, 1966

Sakauye KM, Streiam JE, Kennedy GJ, et al: American Association of Geriatric Psychiatry position statement: disaster preparedness for older Americans: critical issues for the preservation of mental health. Am J Geriatr Psychiatry 17:916-924, 2009

Schreiber M, Gurwitch R: Listen, Protect, and Connect—Model and Teach: Psychological First Aid for Students and Teachers. Washington, DC, Ready Campaign, 2006a. Available at: http://www.ready.gov/kids/_downloads/PFA_SchoolCrisis.pdf. Accessed March 19, 2010.

Schreiber M, Gurwitch R: Listen, Protect, and Connect: Psychological First Aid for Children and Parents. Washington, DC, Ready Campaign, 2006b. Available at: http://www.ready.gov/kids/_downloads/PFA_Parents.pdf. Accessed March 19, 2010.

Somasundaram DJ, van de Put WACM: Management of trauma in special popula-

tions after disaster. J Clin Psychiatry 7 (suppl):64-73, 2006
Street A, Stafford J: Military sexual trauma: issues in caring for veterans, in Iraq War Clinician Guide, 2nd Edition. Washington, DC, National Center for PTSD and Walter Reed Army Medical Center, 2004, pp 66-70. Available at: http://www. ptsd.va.gov/professional/manuals/manual-pdf/iwcgiraq_clinician_guide_v2. pdf. Accessed August 29, 2009.
Stuber J, Resnick H, Galea S: Gender disparities in post-traumatic stress disorder after mass trauma. Gend Med 3:54-67, 2006
Tracy M, Galea S: Post-traumatic stress disorder and depression among older adults after a disaster: the role of ongoing trauma and stressors. Public Policy Aging Rep 16:16-19, 2006
U.S. Department of Health and Human Services: Developing Cultural Competence in Disaster Mental Health Programs: Guiding Principles and Recommendations (DHHS Publ No SMA 3828). Rockville, MD, Center for Mental Health Services, Substance Abuse and Mental Health Services Administration, 2003
Watson OM: Proxemic Behavior: A Cross-Cultural Study. The Hague, The Netherlands, Mouton, 1980

7

重篤な精神疾患

Anand Pandya, M.D.

　B氏は、ハリケーン・カトリーナに見舞われる以前からニューオリンズに在住していた35歳の男性で統合失調症であったが、彼には通院を手伝い、確実に薬局で薬を受け取るようにしてくれて、ホームレスにならないよう小さなアパートの家賃を払ってくれるといった、支えとなる家族がいたのは幸運であった。しかしながら、ハリケーン直前に避難勧告が出た際には、これらの支援では不十分であった。B氏にはハリケーンが来ていることを理解あるいは信じる能力を妨げるような著しい混乱や被害妄想はなかったものの、電話や来客の応対を嫌がるといった陰性症状があった。彼の両親が週末に彼に十分な食物があり、薬入れの補充をしたかを確認すれば大抵この障壁を乗り越えることができたのだが、時には両親を部屋の中に招き入れるのに十分な安心感を抱くまでドアを挟んで数分間彼と話すこともあった。自分たちの避難の準備をしている間、家族はB氏のアパートへ行き、彼を説得して避難させるための時間がほとんどなかった。B氏の柔軟性のない思考過程と、慢性的な両価性のために残り時間の多くを費やしてしまい、業を煮やした家族は、彼をアパートから強制的に連れ出すには地域の精神保健システムに連絡する必要があることに気づいた。不幸なことに、家族はB氏のケースマネジャーからなかなか返事をもらうことができず、通常必要であればB氏を病院へ連れて行く危機管理サービスには他に優先すべき課題があった。危機管理サービスが使えたとしても、救急

車サービスは患者を最も近い救急部へ短い距離運ぶためのものであり、B氏の意思に反してわざわざ他の町にまで連れて行くものではなかった。結局、家族はB氏を置いていかなければならなかった。

　B氏はなんとか洪水を生き延びたものの、食料を手に入れる方法がなく、彼の家族がようやく災害救援者に彼の様子を確認してもらえて、災害救援者がB氏に食料を持って行ったのだが、結局、営業している薬局を探したにもかかわらず彼の薬を手に入れられる営業中の薬局を何マイルにもわたって見つけることはできなかった。この集中的ストレスのために、ついにB氏はますます固執的になり、動揺した。救援隊は、もし必要であれば、彼の意思に反しても治療を受けさせなければならないと考えていた。しかしクリニックは閉鎖され、病院は身体疾患を抱える人たちを重点的に診察している中で、B氏を搬送することができる状態ではなかった。

　この症例が示すように、重篤な精神疾患（serious mental illness：SMI）をもつ人たちは、災害に遭うとトラウマに曝される危険が高まる。なぜなら彼らは危険を減らすことが可能な公衆衛生上の災害前介入へ適切に応答しない可能性があるからである。この応答性が低いことは、症状の直接的な結果、あるいはさらなる貧困と社会的孤立をもたらすスティグマの間接的な影響であると考えられる。

　多くの精神科医は、災害精神医学について考える場合、被災者と救援要員の心的外傷後ストレス障害（posttraumatic stress disorder：PTSD）や死別に対する治療の必要性ばかりを想定するかもしれない。しかしながら、統合失調症や双極性障害のような重篤な精神疾患の治療もまた必要となる。災害は、PTSDおよび他の不安障害やうつ病性障害の新たな発症と関連している（Pandya 2009）。これらの障害を抱えた患者の評価および治療については、本書の多くの章で取り上げられている。例えば、評価に関する現在の節についてさらに議論を進めていく「5. 精神医学的評価」や、薬物療法と心理療法について取り上げる「3. 災害支援者自身の救済」などである。これらの障害について検討することは重要であるので、災害

精神衛生の文献で不安障害やうつ病性障害はSMIと呼ばれることが多いという事実はあるが（Kessler et al. 2008; Staugh 2009）、この章では、不安障害（PTSDを含む）および大うつ病性障害を除いた重篤な精神疾患を指すのにSMIを使用することにする。

　大まかに言うと、被災前からSMIを有する人々への被災後のケアは、被災前から存在するSMIに対する治療と災害の結果として新たに診断される症状に対する治療に分けることができる。上に紹介したB氏の場合、精神科医あるいは他の精神保健専門家は、発症した可能性のあるPTSD、うつ病、および他の不安障害の有無をどのように調べるか、ハリケーン後の大混乱の中でB氏の統合失調症をどのように治療したのかということを検討したいと思うだろう。大抵の精神科医および他の精神保健専門家は、SMIの標準的治療に精通しているだろうが、災害精神科医はSMIの経過における災害の影響およびSMIの治療を複雑にしうるシステム上の問題に注意すべきである。

重篤な精神疾患から被災後代償不全へどのような経路をたどるか

　災害が大うつ病性障害、PTSD、および他の不安障害以外のSMIの新たな発症の原因となることを示唆する文献は欠如しているのだが、既存のSMIを有する人々への災害の影響を調査した研究がいくつかある。調査結果は異なっていたが、少なくとも一部のSMIを有する人々において症状が悪化する危険があるということが研究で示唆されている（Staugh 2009; Tseng et al. 2010）。

　災害後、SMIを有する人々は、代償不全の危険の増加と関連のあるさまざまな問題の危険を生じる可能性がある。これらには、薬が手に入りにくくなること、精神科医療の中断、および心理社会的支援の喪失などが含まれる。この心理社会的支援には、災害後に離別する可能性のある友達や

家族などからの支援、そして全米精神障害者連盟（National Alliance on Mental Illness）の地域支部、ケアマネジメントサービス、支援グループ、およびクラブハウスなどの、この集団に的を絞った心理社会的支援が含まれる。さらに、双極性障害を有する人々は、代償不全を引き起こしうる睡眠サイクルの崩壊にとくに陥りやすい。この障害は、避難所に収容されている、あるいは災害対応に関わることとなったSMIを有する人々では、発災後に増悪する可能性がある。一般集団と同様に、SMIを有する人々が災害対応に役立ちたいと思うのは当たり前のことである。Disaster Psychiatry Outreachに所属する精神科医たちは、救援要員の中に多数のSMIを有する人々と出会い、そのような多くの救援要員への治療を求められた。救援要員のカルチャーは、SMIを有する人々にさまざまな困難をもたらす。彼らは、長時間にわたりセルフケアがやりにくくなるようなストレスの多い仕事に携わることを強いられるかもしれない。また救援要員は、一日の終わりに飲酒をしながら他の救援要員との絆を結ぶというような、SMIをもつ人にとってとくに難しい対処方法に参加する可能性もある。最後に、2001年アメリカ同時多発テロ事件後にベルビュー病院の精神病入院患者を対象とした研究では、統合失調症スペクトラム障害をもつ人々は気分スペクトラム障害を有する人々よりも災害後に症状が悪化したということが示唆されたことに注目すべきである（DeLisi et al. 2004）。

災害後の新たな診断

　精神病患者は一般集団に比べて災害による苦悩が大きくない可能性があると報告したスリーマイル島原子力発電所事故後のBrometら（1982）による研究があるのだが、多くの最近の研究は、SMIを有する人々は災害後に脆弱性が増大していることを立証している。「5. 精神医学的評価」で述べているように、PTSDおよび大うつ病性障害は、災害後に発症する疾患として最もよく認められる新たに発症した2つの診断である。この章で

は、うつ病がもっとも多く治療されている精神科診断の一つであり、他のSMIとの重複診断である時にはすでに治療を受けているという前提に基づいて、うつ病の治療には焦点を当てない。

しかしながら、PTSDは、SMIを有する人々では過小診断されている（Mueser et al.1998）。PTSDの発生率が高くなるのに加えて、SMIを有する人々はまた、過去1年の虐待（Teplin et al. 2005）、物質関連の診断（Jané-Llopis and Matytsina 2006）、および生涯のトラウマ（Mueser et al. 1998）など、災害後にPTSDを発症する危険因子を多く認める。トラウマに焦点を置くことが優先すべき他の診断の治療と相容れないという考えを含めて、さまざまな考えがこの集団におけるPTSDが十分に認識されず、治療も十分に実施されていない一因となっていると特定されてきた（Cusack et al. 2007）。しかしながら、この不十分な診断のいくつかは、PTSDの一部の症状とSMIの症状が類似していることよって生じている可能性もある（Pandya and Weiden 2001）。例えば、活動への興味あるいは参加が著しく減少したり、情緒範囲が限定したりするなどといった回避・麻痺症状は、うつ病の症状あるいは統合失調症の陰性症状であると誤解される可能性があり、易怒性や怒りの爆発などの過覚醒症状の一部は、臨床医が十分に経時的経過に焦点を当てなければ、躁病の兆候であると誤解される可能性があり、過覚醒や再体験現象は精神病などの兆候や症状として誤解される可能性がある。表7-1にPTSDと統合失調症、うつ病の類似症状の比較を示す。

システム介入

災害精神科医は、将来の災害において、SMIを有する人々への効果的なリスクコミュニケーションを提供することに焦点を合わせた戦略を備えておくべきである。考慮すべき重要課題としては、窮乏化（例：常にテレビ、ラジオ、あるいはコンピュータを利用できる、あるいは利用できない

表 7-1 PTSD、統合失調症、うつ病の類似症状の比較

症状タイプ	PTSD	統合失調症	うつ病
再体験	侵入的な想起	常同	あれこれ思い悩む
	苦痛な夢とフラッシュバック	幻覚、妄想	SSRIにより誘発された鮮明な夢
	トラウマとなる出来事を象徴し、または類似している強い契機による心理的苦痛	蝋屈症、パラノイア	抑うつ気分
麻痺と回避	トラウマを思い起こす思考、活動、場所、人物を避ける	失語、パラノイア、解体した会話、解体した行動	会話の減少、集中力の低下、快感消失、不安の合併
	外傷の重要な側面の想起不能	言語の混乱	仮性認知症
	活動への関心の減退、疎外感や孤立感	意欲低下、妄想性回避	快感消失
	感情の範囲の縮小	陰性症状（情動の平板化）、抗精神病薬誘発性	抑制された情動
	未来が短縮した感覚	パーキンソン症状	希望喪失、自殺の危険
過覚醒	入眠困難または睡眠維持の困難	パラノイア、抗精神病薬誘発性アカシジア	不眠、一般に早朝覚醒
	焦燥	場にそぐわない情動、パラノイア	情動不安、激越うつ
	集中困難	認知障害、陽性症状による注意散漫	集中力の低下
	過覚醒と過剰な驚愕反応	パラノイア	

集団に対して連絡するのに効果的な媒体は何か？）、SMIに関連した社会的孤立（例：隣人あるいは近隣の施設と十分なつながりをもっていない可能性のある集団と対話するには災害精神科医はどこへ行ったらよいのか？）、機動性、およびSMIと関連する合併症（例：メタボリックシンド

ロームや糖尿病、遅発性ジスキネジア、心疾患など、自宅を離れるのを妨げている疾患を合併しているSMIをもつ人々が、避難や物資を調達する必要性についての時宜を得たコミュニケーションを、災害精神科医はどのように確保するのか？）などがある。効果的にするためには、被災前の計画はこの標的集団から個人までを含むべきである（National Council on Disability 2006）。この計画は、一部の精神科医にとっては非現実的に見えるかもしれないが、さまざまな状態のSMIをもつ成人への多様なサービスの計画および監視にユーザーの意見が取り入れられている（Aron et al. 2009）。現時点では、社会人口動態学的変数および全身の健康状態を考慮に入れる場合でも、SMIを有する人々は、一般集団よりも災害への備えができていない（Eisenman et al. 2009）。

　災害精神科医は、SMIをもつ人々を対象とした精神科サービスだけではなくあらゆる非精神科サービスについても考慮する必要がある。この計画は、家族や地域支援の崩壊、的を絞った心理社会的サービスの喪失、および避難所や避難というような基本的な問題を検討するものでなければならない（National Council on Disability 2006）。もっとも基本的なレベルでは、精神科医は、投薬を含めた継続した精神科医療を確保する必要がある。比較的簡単なアプローチのひとつは、被災者がアクセスしやすい場所に精神科クリニックを設けることである。さらに包括的なアプローチとして、患者が継続したケアを確実に受けられるように、災害前の医療提供者が組織的に彼らの患者を追跡するのを支援することが含まれるだろう。SMIを有する人々のための避難所の確保は、あまりにも基本的な問題であるため、精神科医は、赤十字のような機関により管理されるだろうと推測する傾向があるかもしれないが、残念ながら、ハリケーン・カトリーナ後の避難所の一部ではSMIを有する人々が締め出されたことは事実である（National Council on Disability 2006）。

個人の評価および治療

　急性期におけるSMIを有する人々の評価は、基本的に一般集団の評価と同じであり、このことは「5. 精神医学的評価」で取り上げられている。この過程には、トラウマにおける患者の経験の詳細な履歴を聴取することが含まれる。臨床医は、個人がこの問題を話し合いたくないというサインに敏感であり続けなければならないが、トラウマについて質問すると、その個人のさらに明らかなSMIの代償不全をもたらすだろうと推測するのは誤りである（Cusack et al. 2007）。被災者が避難している場合には、精神科医は患者に手元に薬があるか否かを尋ねるべきである（National Council on Disability 2006）。アメリカのSMIを有する人々の多くは、州が運営するプログラムであるメディケイドの適用を受けているため、州境を越えて避難した人々は、処方箋調剤を得るのに苦労する可能性がある。

　「14. 心理療法」で述べているように、認知行動療法（cognitive-behavioral therapy：CBT）は、PTSDの治療においては十分に研究されているが、SMIを有する人々へのCBTの応用に関する研究はかなり少ない。無作為化比較試験1件（Mueser et al. 2008）を含む予備データは、さまざまなCBT技法がSMIを有する人々が呈するPTSD治療に適応されうることを示唆している（Frueh et al. 2009; Mueser et al. 2007; Rosenberg et al. 2001）。これらの技法は、個人および集団の両方の場で採用されている。文献で説明されている介入はすべて12週以上続いた（Mueser et al. 2008）。PTSDについての教育は、これらSMIグループのすべてに含まれ、ほとんどの介入に課題が含まれた。課題の完了が反応の前兆であった。SMIを有する人々におけるPTSDの治療について説明されている他のCBTの戦略には、呼吸法、認知の再構成（Mueser et al. 2007）、および暴露療法（Frueh et al. 2009）が含まれる。この集団の治療に経験のある臨床医は、SMIを有する人々のPTSD治療のためのCBTを実施するうえで、治療前に信頼とラポール（感情的な親密さ）を築くこと、治療の暴露段階

に進む前に安全計画に重点を置くこと、およびCBTの有効性を限定する可能性のある認知障害を認識することにとくに注意を払う必要があると示唆している（Frueh et al. 2006）。

結　論

　実証的研究は限定されたものであるが、SMIを有する人々の災害前診断の悪化および被災後PTSD発症の危険が高くなっていることを確信する強固な理論的根拠が存在している。これには、SMIを有する人々は災害への備えが一般集団と比べて不十分であり、被災前のトラウマおよびPTSDの発症率が高いという証拠、そしてこの集団への住宅供給などの問題を災害対応コミュニティが適切に考慮しなかったハリケーン・カトリーナ後の経験が含まれる。SMIを有する人々のPTSDの治療に関するいくつかの研究は、暴露療法や呼吸法などのCBT技法をこの集団に適用することが可能であると示唆している。認知障害が存在する場合には、CBTの有効性への期待を調整する必要がある。これらの注意事項にもかかわらず、この集団ではPTSDが見過ごされ、十分に治療されないことが多いことを考慮すると、災害精神科医は大きな影響を与えられる可能性があるだろう。

■学習のポイント

- SMIを有する人々は被災前の計画が彼らの特別なニーズを十分に考慮したものでないために、とりわけ脆弱である可能性がある。災害精神科医はこの集団に対して、避難所同様に基本的ニーズを提唱する必要があるかもしれない。

- 災害精神科医はSMIを有する人々が治療や社会心理的組織や支援へのアクセスを保証することで治療の継続性を保証すべきである。

- 災害精神科医は被災者と災害救援要員の双方にSMIを有する人々と遭

遇しうる。

- SMIを有する人々は災害とは独立してトラウマやPTSDを合併している割合が高い。この高い割合のトラウマやPTSDは既存の精神保健システムによって、あまり取り組まれていない。
- 暴露療法は、信頼性、安全性、認知的限界に付随する問題が幾分か修正されれば、この集団のPTSDの治療において効果的であるだろう。

■復習問題

7.1 PTSDの症状が誤診されうるものはどれか？

   A. 躁病
   B. うつ病
   C. 統合失調症の陰性症状
   D. 統合失調症の陽性症状
   E. 上記のすべて

7.2 災害後にSMIを有する人々に働きかける際に、もっとも援助的ではないものはどれか？

   A. この集団における住宅供給や避難へのニーズに特別な注意を払うことを提唱する
   B. SMIを有する人々が自らのトラウマの話を持ち出すのを待つことで再トラウマ体験の危険を減らす
   C. 睡眠サイクルの変化を最小限に抑える
   D. 患者が従前の薬物治療を中断しているか否か評価する
   E. 心理社会的支援を再構築する

7.3 以下の介入でSMIを有する人々のPTSDの治療として最もよく研究されているものはどれか？

A. 認知行動療法
B. 眼球運動による脱感作および再処理法（EMDR）
C. 心理学的デブリーフィング
D. 抗精神病薬治療
E. 抗うつ薬治療

7.4 一般集団と比べSMIを有する人々はどれか？

A. トラウマとPTSDの割合が低い
B. トラウマとPTSDの割合が高い
C. トラウマの割合は低いがPTSDの割合は高い
D. トラウマとPTSDの割合はおおよそ同じ
E. トラウマの割合は高いがPTSDの割合は低い

7.5 以下のSMIを有する人々について述べられた文章で正しいものはどれか？

A. 先行研究は彼らが災害後に一般集団よりもより巧みに対処できることを示している
B. 先行研究は彼らの社会的孤立が被災後に被害を受ける危険を低くしていることを示している
C. 彼らは一般集団よりも災害への備えが少ない
D. 成功事例は段階的アプローチを示唆しているにもかかわらず、彼らは通常はPTSDと他の精神疾患を同時に治療されている
E. 上記のいずれでもない

（訳：池嶋千秋）

文　献

Aron L, Honberg R, Duckworth K, et al: Grading the States 2009: A Report on

America's Health Care System for Adults With Serious Mental Illness. Arlington, VA, National Alliance on Mental Illness, 2009

Bromet E, Schulberg HC, Dunn L: Reactions of psychiatric patients to the Three Mile Island nuclear accident. Arch Gen Psychiatry 39:725-730, 1982

Cusack KJ, Wells CB, Grubaugh AL, et al: An update on the South Carolina Trauma Initiative. Psychiatr Serv 58:708-710, 2007

DeLisi LE, Cohen TH, Maurizio AM: Hospitalized psychiatric patients view the World Trade Center disaster. Psychiatry Res 129:201-207, 2004

Eisenman DP, Zhou Q, Ong M, et al: Variations in disaster preparedness by mental health, perceived general health, and disability status. Disaster Med Public Health Prep 3:33-41, 2009

Frueh BC, Cusack KJ, Grubaugh AL, et al: Clinicians' perspectives on cognitive-behavioral treatment for PTSD among persons with severe mental illness. Psychiatr Serv 57:1027-1031, 2006

Frueh BC, Grubaugh AL, Cusack KJ, et al: Exposure-based cognitive-behavioral treatment of PTSD in adults with schizophrenia or schizoaffective disorder: a pilot study. J Anxiety Disord 23:665-675, 2009

Jané-Llopis E, Matytsina I: Mental health and alcohol, drugs and tobacco: a review of the comorbidity between mental disorders and the use of alcohol, tobacco and illicit drugs. Drug Alcohol Rev 25:515-536, 2006

Kessler RC, Galea S, Gruber MJ, et al: Trends in mental illness and suicidality after Hurricane Katrina. Mol Psychiatry 13:374-384, 2008

Mueser K, Goodman L, Trumbetta S, et al: Trauma and posttraumatic stress disorder in severe mental illness. J Consult Clin Psychol 66:493-499, 1998

Mueser K, Bolton E, Carty P, et al: The Trauma Recovery Group: a cognitive-behavioral program for post-traumatic stress disorder in persons with severe mental illness. Community Ment Health J 43:281-304, 2007

Mueser K, Rosenberg S, Xie H, et al: A randomized controlled trial of cognitive behavioral treatment of posttraumatic stress disorder in severe mental illness. J Consult Clin Psychol 76:259-271, 2008

National Council on Disability: The Needs of People with Psychiatric Disabilities During and After Hurricanes Katrina and Rita: Position Paper and Recommendations. Washington, DC, National Council on Disability, 2006

Pandya A: Adult disaster psychiatry. Focus 7:155-159, 2009

Pandya A, Weiden PJ: Trauma and disaster in psychiatrically vulnerable populations. J Psychiatr Pract 7:426-431, 2001

Rosenberg SD, Mueser KT, Friedman MJ, et al: Developing effective treatments for posttraumatic disorders among people with severe mental illness. Psychiatr Serv 52:1453-1461, 2001

Staugh LM: The effects of disaster on the mental health of individuals with disabilities, in Mental Health and Disasters. Edited by Neria Y, Galea S, Norris FH. New York, Cambridge University Press, 2009, pp 264-276

Teplin LA, McClelland GM, Abram KM, et al: Crime victimization in adults with severe mental illness: comparison with the National Crime Victimization Survey. Arch Gen Psychiatry 62:911-921, 2005

Tseng K-C, Hemenway D, Kawachi I, et al: The impact of the Chi-Chi earthquake on the incidence of hospitalizations for schizophrenia and on concomitant hospital choice. Community Ment Health J 46:93-101, 2010

8

薬物乱用

David J. Mysels, M.D., M.B.A.
Maria A. Sullivan, M.D., Ph.D.
Frank G. Dowling, M.D.

　災害とは本来、ストレスに満ちた、痛ましい出来事である。災害後には、被災者の中にアルコールや薬物使用障害などの精神症状が悪化することが予想される。これまでのところ、最近の災害における薬物使用のパターンについて検討した研究はほとんどなく、災害が薬物使用に及ぼす影響に関する結果は一致していない。災害後に薬物使用が増えるとする研究がある一方で、この効果を示すことができず、一般人口標本では災害はむしろ保護的影響があると示唆する研究者もいる。しかし、薬物使用の既往歴や、心的外傷後ストレス障害（posttraumatic stress disorder: PTSD）、大うつ病性障害（major depressive disorder: MDD）、パニック発作（panic attack）といったある種の合併する精神医学的状態の既往歴などといった要因は、被災者が薬物使用に陥る危険を高めるように思われる。他の危険因子としては、身近で被災したこと、若年者、資源の喪失などがある。本章では、最近の災害を経験した人々の中における薬物使用の危険のパターンに関する最近の文献を総説する。
　さらに、地域で起きた災害にメンタルヘルス対応をするという状況で、DSM-IV-TR（American Psychiatric Association 2000）に沿って、アルコールや薬物使用障害の効果的なスクリーニングを行うためのガイドラインを提示する。被災者と直接接触する精神保健の専門家や地域の他の支援者た

ちが時機に応じた介入をするための治療戦略についても考慮する。

災害後の薬物使用に関する疫学的知見

　災害後になんとか生き延びなければならないという状況において、薬物使用障害は、事故や感染症の蔓延といった深刻な危険を個人にもたらす。災害後に、救急医療や保健活動がしばしば制限を受けることになるが、薬物使用から派生するさまざまな問題が拡大する可能性がある。したがって、発災後における薬物使用についての研究は公衆衛生上重要な利益をもたらすので、この領域における一層の研究が必要だろう。発災後の精神症状に関して52の研究が実施されてきて、それにはアルコール乱用についての6つのメタ分析研究と薬物乱用全般についての3つの研究が含まれていた。被災者（N=712）のアルコール使用について検討した研究を総合すると、被災者の35.5％（N=253）で発災後にアルコール消費が増加していた。薬物使用について検討した3つの研究（N=630）では、144人（22.9％）の被災者で使用が増加していた（Rubonis and Bickman 1991）。これらのデータは、災害によってアルコールやその他の薬物使用の消費が増加することを示唆している。

　1972年にハリケーン・アグネスとそれがもたらした洪水の結果、ペンシルバニア州ワイオミングバレーではきわめて多くの死者と資産の損害が生じた。嵐から3カ月後ではハリケーンの被災者の中でアルコール消費が増加した（Okura 1975）。さらに、災害後のアルコール使用の影響は長期にわたる可能性が示唆されている。ハリケーン・アグネスから5年後に実施された調査では、洪水の生存者の50％以上がアルコールはストレスに対処するのに役立ったと報告していたが、洪水の被害を受けなかった人で同じように回答したのは16％に過ぎなかった（P=0.001）（Logue et al. 1979）。同様に、1995年に起きたオクラホマシティ連邦政府ビル爆破事件の1年後には、大都市圏の成人でアルコールとタバコの使用が2倍増加し

た（D.W. Smith et al. 1999）。このように、危険な飲酒パターンは持続したり、あるいは、契機となった出来事からいくらかの時間が経ってから初めて明らかになったりするのかもしれない。

　破局的な出来事の後に消費が増える薬物はアルコールだけではない。1987年にフェリーのヘラルド・オヴ・フリー・エンタープライズ号がイギリス海峡で転覆し、193人が死亡した。生存者を調査したところ、事故から6カ月と30カ月の時点で、アルコール、タバコ、睡眠薬の消費量が増加していた（Joseph et al. 1993）。1980年のワシントン州セント・ヘレンズ山噴火後にはより複雑な状況が起きた。警察による飲酒検知器検査、飲酒運転による逮捕、裁判事例は減ったが、他のアルコール関連の訴訟、地域アルコール・センターへの紹介、酒類に関する法律違反による逮捕は有意に増加した（Adams and Adams 1984）。したがって、アルコール関連の違反行為は全般的に増加した。噴火による降灰のために運転ができなかったために、自動車に関連する逮捕や事例は減ったのだろうと、Adamsらは推測した。しかし、これらの研究の限界は、アルコールや薬物使用歴、合併する精神症状、人口動態学的情報などといった、被験者が薬物乱用の危険に関連する基準で分類されていなかったことである。

　被災者とアルコールや薬物の消費が増加したこととの間に直接的な関連があると示す研究がある一方で、他の研究ではこれを再確認することはできなかった。1972年のバッファロー・クリーク・ダム決壊の後2年と14年目に生存者を分析したものの、アルコール使用の増加は認められなかった（Green et al. 1990）。1985年のプエルトリコ洪水では、大嵐が大洪水と大規模な土砂崩れを引き起こし、多くの死者が生じ、数千人が家を失い、長期にわたり避難所暮らしを強いられた。1987年に実施された調査によると、「大災害を経験した」生存者は、そのような経験がない人に比べて、アルコール消費量の増加を認めた。大災害とは、資産の多くを損失したか、自分や家族に生命の危険が及んだ災害と定義されていた。ところが、さらに分析したところ大災害を経験したその生存者は、災害前からア

表 8-1 災害後にアルコールや薬物使用の病理を呈することに関連する可能性のある因子

- 災害時に大うつ病障害やパニック発作がすでに存在
- アルコールや薬物使用障害の既往歴
- 若年で、とくにサポートネットワークが破綻していることと重なった場合
- 災害時に救援要員として活動
- 極度に資源を喪失したととらえられる場合

ルコール使用の病理の率が有意に高かったことが明らかになった。結局、災害を経験したこととアルコール消費の間の明らかな関連を見出すことができなかった（Bravo et al. 1990）。1987年にインディアナ州インディアナポリスのホテルに飛行機が墜落した（ラマダイン航空機墜落事故）。その事故で生き残ったホテルの従業員では、事故前の率に比べて、アルコール使用障害が50％以上減少した（E.M. Smith et al. 1990）。23人の死者が生じた1991年のテキサス州キリーンのルビーズ（Luby's）無差別銃撃事件では、その生存者の15％が事件後のストレスに対処するためにアルコールを用いたと報告したが、それとは対照的に、より多くの人々が、友人や家族（88％）、カウンセラーや医師（50％）、薬物（27％）によって対処したという（North et al. 1994）。

　被災が、アルコールや薬物使用の独立の予測因子であることを示唆する確証はない。しかし、被災に加えて、他の独立の因子が重なると、アルコールや物質の使用の増加に有意に関連する傾向があることを研究が明らかにした（Vlahov et al. 2002, 2004）。これらの因子とは、被災前のアルコールや薬物使用の既往、被災後の精神症状、災害現場から近いこと、資源の喪失、若年、未婚などである（表8-1）。このような因子が認められる場合には、アルコールや薬物使用障害が新たに起きる危険にとくに注意を払わなければならない。災害後には、簡便なスクリーニング法を用いることで、ハイリスクの人を同定するのに大いに役立つだろう（本章の「ス

クリーニングと評価の方法」の項を参照）。

　災害前にすでにアルコールや薬物使用の既往を認めることは、災害後に使用が増加する危険因子である。すでに述べた1987年のインディアナポリスの飛行機事故では、事故後にアルコール使用の病理を呈したホテルの従業員の半数は、事故前にも同様の病理を認めていた（E.M. Smith et al. 1990）。さらに、1985年のプエルトリコの大洪水と地滑りの被災者でアルコール消費が増加した人の大多数は、嵐以前から大量飲酒をしていた（Bravo et al. 1990）。1995年のオクラホマシティ連邦政府ビル爆破事件後には、薬物使用が減少しただけではなく、182人の生存者の調査では新たな薬物使用の事例もなかった（North et al. 1999）。したがって、アルコールや薬物使用障害の既往歴について評価することは、災害後に再発の危険のある被災者を同定するための重要な戦略である。

PTSDと他の危険因子

　PTSDは急性期を過ぎてからでないと典型的には明らかにならないのだが、過去に罹患していたPTSDが災害の直後に再発する場合があるかもしれない。疫学調査は一貫して、PTSDと薬物使用障害の高い有病率を示している（Shore et al. 1989；Stewart 1996）。PTSDや嗜癖障害を呈する脆弱性は被災者によって異なる。心理的にリジリエンスの高い被災者は、軽度あるいは中等度のトラウマを負った者やPTSDの診断を下された者に比べて、タバコやマリファナを使用する率が有意に低い（Bonanno et al. 2007）。約900名のミシガン保健協会会員について実施された研究では、PTSDは薬物やタバコ使用の増加と関連し、トラウマを経験していてもPTSDの診断が下されていない場合には物質やアルコール使用の増加とは関連が認められなかった（Breslau et al. 2003）。一般的に、PTSDはアルコール使用に先行する傾向がある（Stewart 1996）。PTSDとアルコールや薬物使用は自己治療の機序で関連しているのかもしれない。一方、ベン

ゾジアゼピンのような鎮静剤は耐え難い不安症状を治療するのに用いられる（Jacobsen et al. 2001）。さらに、鎮静剤やアルコールからの離脱は不安症状を悪化させるため、このような薬物をさらに増量することに結びつく（Jacobsen et al. 2001）。

1995年のオクラホマシティ連邦政府ビル爆破事件の生存者でPTSDあるいは気分障害を呈した人の32％がストレスに対処するために飲酒したと述べたのだが、このような診断を下されていない生存者で同様に報告したのは5.6％であった（North et al. 1999）。2004年のスマトラ島沖地震・インド洋津波の後に、スイス人の生存者約2,000人の中では、PTSD症状の重症度は薬物使用の上昇と独立して関連していた（Vetter et al. 2008）。オクラホマシティ連邦政府ビル爆破事件の生存者についての研究によると、悲嘆やPTSDが現時点で認められることは、テロによる実際の外傷よりも、アルコール消費の増加を有意に予測していた（Pfefferbaum and Doughty 2001）。

2001年にニューヨーク市で起きたアメリカ同時多発テロ事件の後、テロに曝された人々の中でアルコール、タバコ、マリファナの使用が有意に増加した。この増加は、テロが起きる以前に薬物使用を呈していた人、とくにテロ後にPTSDや大うつ病の重複診断を下されていた人に顕著であった（Marshall and Galea 2001；Vlahov et al. 2002, 2004）。しかし、アメリカ同時多発テロ事件後では他の因子もアルコールや薬物使用の増加に関連していた。以下の知見は、マンハッタンの110番街以南のニューヨーク住民988人に対してテロ後5〜8週後に行った電話による調査に基づいている。アルコール、タバコ、マリファナ使用に関して、多変量解析の結果、次のような一連の危険因子が明らかになった。例えば、テロ現場に近かったこと（タバコ）、テロ前の12カ月内にもストレスを認めた（タバコ）、テロ直前にもパニック発作を認めた（タバコ、マリファナ）、メディアによる報道にしばしば接した（アルコール）などである。マリファナ使用が少なかったことについての保護因子としては、高齢、既婚、総家計収入が

（10万ドルに比較して）2万ドル以下であった（Vlahov et al. 2002）。家計収入をテロによる資源損失の補填に用いることができるならば、このニューヨークのデータは2005年にニューオリンズを襲ったハリケーン・カトリーナの生存者の結果と同様である。ルイジアナ州立大学の学生、スタッフ、教官を対象に実施された調査ではPTSD症状と薬物やアルコール使用の増加の関連が示されたが、それに加えて、資源の喪失がアルコール依存ととくに関連していた（Kishore et al. 2008）。

薬物使用障害の危険に年齢が及ぼす影響に関して、アメリカ同時多発テロ事件のデータは、加齢は災害後に物質使用が増加することの保護因子であると示している。対処スキルが発達していないことや、保護者や支持者を失う可能性があることから、若年者は災害後にアルコールや薬物使用にとくに脆弱な可能性がある（Rowe and Liddle 2008）。家を失ったり、緊急避難所で生活したりすることは、思春期の人（Thompson 2004）やその親（Parker et al. 1991）において薬物使用の増加に明らかに関連している。PTSDは一般の地域住民に比べて、薬物乱用の思春期の人に多く認められることが明らかにされてきた（Deykin and Buka 1997; Giaconia et al. 2000）。PTSDと薬物使用障害の重複診断を下されている思春期の人の約半数に、トラウマやPTSD診断が下される以前から薬物使用障害が存在している（Giaconia et al. 2000）。したがって、薬物使用障害の既往歴を徹底的に聴取することは、災害後に思春期の人にPTSDが生じるのを予測するのに役立つだろう。PTSDを呈している思春期のトラウマ経験者では、薬物使用の病理が現れる可能性について慎重に見守らなければならないということが、これらの知見の重要な意味合いである。嗜癖障害の出現をスクリーニングする際には、若者、ティーンエイジャー、その親にとくに焦点を当てる必要がある。

災害後の救急要員は過度のアルコール消費にとくに脆弱な人口である。オクラホマシティ連邦政府ビル爆破事件で活動した消防士では、アルコール使用障害の生涯有病率は47％であり、爆弾テロの一般住民の被災者の2

倍以上であった（North et al. 2002b）。テロ後にアルコール使用障害とされた消防士は、そのような診断を下されなかった消防士に比べて、仕事の満足度が低く、PTSD症状による機能的障害の率が高かった（North et al. 2002a）。同様に、1977年にケンタッキー州サウスゲートのビバリーヒルズ・サパークラブ火災の2年後の調査では、遺体収容活動が薬物乱用の出現ととくに関連していた（Green et al. 1985）。これらの知見は、災害支援に参加した救急要員に嗜癖障害が生じる危険を評価するといった、精神保健の維持のためのフォローアップの重要性を強調している。

　要約すると、PTSD、アルコールや薬物使用障害は災害がもたらしたトラウマ後しばしば同時に出現する。高齢、結婚といったいくつかの人口動態学的因子は嗜癖への何らかの保護因子となるように思われる一方で、思春期、未婚、資源の重大な損失を経験した人は、嗜癖障害を呈する危険がとくに高いように思われる。発災直後からPTSDの病理の出現に注意を払うことは、アルコールや薬物使用障害が発現する可能性を減らすのに有効な戦略と考えられるだろう。したがって、被災者の治療プログラムでPTSDと嗜癖障害が同時に起きる可能性に注目することが重要である。

　次の事例は、災害後にアルコール使用障害の脆弱性が増す危険因子を含めて、検討しなければならない原則の多くを示している。

　　25歳の消防士のN氏は不眠の治療のために紹介されてきた。2カ月前に違法操業の工場で火災が生じ、十数名の人を救出するという難しい活動に加わった。その工場の労働環境は劣悪で、多くの消防規則違反があったため、多数の死者が出た。救援活動中にN氏は息苦しさを感じ、心臓がひどく高鳴り、自分は死ぬのではないかと思ったほどであった。N氏は炎に包まれ、変形した遺体を見たり、助けることのできない人々の叫び声を聞いたりするといった悪夢を繰り返し見た。最近では、こういった映像がフラッシュバックとして日中の活動中にも現れるようになってきた。この1カ月間、彼は倦怠感を覚え、仕事をやる気がなく、数日病休を取った。サ

表8–2　CAGEアルコール依存症スクリーニングテスト

以下の2項目に「はい」の場合、さらに評価が必要である。

- あなたは酒量を減らす（cut down）必要があると感じたことがありますか？
- 飲酒について非難されて煩わしく（annoyed）感じたことがありますか？
- 飲酒について罪悪感（guilty）を覚えたことがありますか？
- 神経を鎮めたり、二日酔いを抑えるために、朝一番に迎え酒（eye-opener）を飲まなければならないと感じたことがありますか？

出典　Ewing 1984

　イレンの音を聞くと不安になり、街中にいてもひどく「ビクビク」すると言った。さらに質問されると、なんとか眠ろうとするための唯一の方法は、毎晩就寝前にウイスキーを数杯飲み、マリファナを少し吸うことだと、N氏は述べた。数年間、彼は時折不眠になると、マリファナやアルコールを用いていたが、最近ほど頻繁ではなかった。この数日間は、仕事に行くのに神経を安定させようとして、朝からウイスキーを飲まなければならなかった。同僚たちもN氏が身だしなみに構わず、息が酒臭いことに気づいていた。昨日、N氏は「アル中」呼ばわりした同僚の鼻を殴ってしまった。実際のところ、彼は今回の面接に来る力を振り絞るために、まずバーに行って、ビールを数杯飲まなければならなかった。

　N氏にはこの出来事の前にも、災害を生き延びた後に薬物使用障害を生じる重要な危険因子を認めていた。彼は救援活動に関わり、悲惨な災害現場に接する救援要員である。彼は未婚で、比較的若く、薬物使用の既往歴のある救援要員である。悪夢、過覚醒、回避と麻痺といったいくつかのPTSDの症状も呈している。CAGEアルコール依存症スクリーニングテストで2つの項目に当てはまるだろう（表8–2）。自分の飲酒を非難する者を煩わしく思い、朝に神経を落ち着かせるために迎え酒が必要である、という2項目である。

危険飲酒

　一般成人においても、アルコール乱用や依存の率よりも、危険飲酒（at-risk drinking）の率のほうが高いのだが、災害後には、より多くの人々が、アルコール使用障害の正規の診断基準に該当するような問題飲酒パターンを呈するようになると予測される。安全ではない飲酒についての現在の米国のガイドラインは、男性で毎日4杯以上、または週に14杯以上であり、女性で毎日3杯以上、または週に7杯以上である（Dawson et al. 2005）。大量飲酒は、うつ病や不安の危険を引き起こしたり、増したりする可能性がある。さらに、大量飲酒は、高血圧症、脳出血、胃腸出血、肝硬変、肝臓癌、乳癌、咽頭癌、食道癌、睡眠障害といった一連の身体医学的問題の危険を増す（Rehm et al. 2003）。このように、危険飲酒がもたらす疾病が引き起こす全体的な負担はきわめて大きい。危険飲酒はプライマリケア医によっても、精神科医によっても、しばしば実際よりも低く診断されている。危険な飲酒パターンを呈する人を同定するために、特定の面接による質問や構造的評価法を用いなければ、災害に対応している多くの臨床家はこの問題を見落としてしまうかもしれない。しかし、この段階での危険飲酒が後にアルコール乱用や依存に発展したり、進行していくことは確実である。

　国立アルコール乱用・依存症研究所（National Institute on Alcohol Abuse and Alcoholism: NIAAA）のガイドラインによれば、危険飲酒が検知された場合の適切な治療的対応として、次の2つの部分からなる短期介入がある。①助言（結論と提言を簡潔に伝える）、②援助（患者に飲酒癖を変える準備ができているかを見定める）。例えば、医師や他の救援要員は「あなたは医学的に安全な量以上を飲酒しています。そこで、酒量を減らす（あるいは断酒する）ことを強く勧めます。それができるならば、私は喜んであなたの手助けをします」と言うことができるだろう。この提言の後に、「あなたは自分の飲酒パターンを変化させることを望んでいま

すか？」といった、変化への心の準備について直接的に質問する（U.S. Department of Health and Human Services 2005）。患者はその後も引き続きサポートが得られるようにフォローアップの予約もしてもらう必要がある。

　このようなフォローアップのケアは患者が飲酒パターンを変化させているかどうかを確認するうえで欠かせない。変化をもたらすことができない患者には、医師は最終的には断酒が目標であることをはっきりと伝えながら、まずは飲酒量を減らすように助力できる。さらに、飲酒問題と、現在の身体医学的、心理学的、社会的問題といった並存するさまざまな問題を取り上げて、飲酒問題と並存する問題の関係を明らかにすることも重要である。動機づけを増す他の戦略として、絆の強い人々からの協力を得て、相互自助グループの 12 のステップを踏んでいくように助力する。飲酒の目標に達することができた患者には、それを強化し、引き続きその態度を維持するように働きかけ、患者が紹介に同意するならば、嗜癖の専門家と協力したケアを受けられるように助力する。どちらの場合でも、並存する身体医学的障害や精神障害を治療する必要性に常に注意を払っておくべきである。

スクリーニングと評価の方法

　災害救援の視点からすると、時機を逸することなく適切な医学的治療を受けることができて、望ましくない結果が生じるのを防ぐために、下しておかなければならないいくつかの重要な嗜癖関連の診断がある。その中でもとくに重要なのは、アルコールと麻薬の離脱である。ある程度の大規模災害は、医療の機能（例：病院、診療所、クリニック、薬局）や、アルコールや薬物の流通（例：酒店、薬物の流通活動）のインフラを断絶させてしまうかもしれない。アルコールや鎮静剤（例：ベンゾジアゼピン、バルビタール）の急性離脱をきたした患者は、症状が悪化すると、不安、発汗、

表8-3 薬物使用障害のスクリーニングと評価の方法

方法	評価する物質	特徴	妥当性を検討した文献
AUDIT	アルコール	幅広い年齢層に有効：10項目	Bohn et al. 1995; Donovan et al. 2006; Saunders et al. 1993
CAGE	アルコール	4項目：Cutting down, Annoyance by criticism of drinking, Guilt, Eye-opener（表8-2参照）	Ewing 1984; Liskow et al. 1995
CIWA-Ar	アルコール	アルコール離脱にもっとも広く用いられている	Sullivan et al. 1989
COWS	麻薬の離脱	動悸、発汗、縮瞳、消化器系症状、筋痛、疼痛、振戦、不安などのしばしば出現する11の兆候や症状	Wesson and Ling 2003
CRAFFT	アルコール、薬物	思春期やティーンエイジャー用：6項目	Cook et al. 2005; Knight et al. 2002
RAPS	アルコール	大量飲酒に高い感受性	Cherpitel 1995
RDPS	薬物	女性に対しては感受性が低い	Cherpitel and Borges 2004

注：AUDIT=Alcohol Use Disorders Identification Test（表8-4参照）；CIWA=Clinical Institute Withdrawal Assessment for Alcoho., Revised; COWS=Clinical Opiate Withdrawal Scale; CRAFFT=acronym of use: Car（driver or passenger）, Relax, Alone, Forget（blackouts）, Friends（advice cutting down）, Trouble; GI=gastrointestinal; RAPS=Rapid Alcohol Problems Screen; RDPS=Rapid Drug Problems Screen

動悸、血圧上昇などを呈する。これらの症状の多くは、麻薬の離脱を呈している患者でも認められる。麻薬の離脱では、それ以外にも、過度の興奮、異常発汗、顔面紅潮（あるいは顔面蒼白）、腹痛、筋痛などを呈することもある。

　トリアージ（triage）の能力が優先される災害の状況では、アルコールや薬物使用に関する質問が見逃されたり、既往歴が十分に聴取されなかったりするために、直接質問されないと、患者はしばしばその種の情報を自

表 8-4 AUDIT アルコール使用障害特定テスト：面接版

質問	0	1	2	3	4
1. アルコールが含まれる飲み物をどのくらいの頻度で飲みますか？（0 ならば，質問 9 − 10 を省略）	ない	1 カ月に 1 回以下	1 カ月に 2 〜 4 回	1 週間に 2 〜 3 回	1 週間に 4 回以上
2. 飲酒する時に，いつもはアルコールが含まれる飲み物を何杯飲みますか？	1 〜 2 杯	3 〜 4 杯	5 〜 6 杯	7 〜 9 杯	10 杯以上
3. 1 回あたり 6 杯以上飲むのはどのくらいの頻度ですか？（質問 2 と 3 の合計点が 0 ならば，質問 9 − 10 を省略）	ない	1 カ月に 1 回以下	毎月	毎週	ほとんど毎日
4. この 1 年間で，一度飲み出したら，やめることができなかったのはどの程度ありましたか？	ない	1 カ月に 1 回以下	毎月	毎週	ほとんど毎日
5. この 1 年間で，飲酒のために，いつもなら当然できることができなかったことはどの程度ありましたか？	ない	1 カ月に 1 回以下	毎月	毎週	ほとんど毎日
6. この 1 年間で，深酒をした翌朝，迎え酒をしなければならなかったことはどの程度ありましたか？	ない	1 カ月に 1 回以下	毎月	毎週	ほとんど毎日
7. この 1 年間で，飲酒後に自責的になったり，後悔したことはどの程度ありましたか？	ない	1 カ月に 1 回以下	毎月	毎週	ほとんど毎日
8. この 1 年間で，飲酒をした晩に起きたことを思い出せないことはどの程度ありましたか？	ない	1 カ月に 1 回以下	毎月	毎週	ほとんど毎日
9. あなたの飲酒のために，あなた自身や誰かが怪我をしたことがありますか？	ない		あるが，この 1 年はない		この 1 年間にもある
10. 身内，友人，医師，他の医療従事者から，あなたの飲酒を心配し，酒量を減らすように示唆されたことがありますか？	ない		あるが，この 1 年はない		この 1 年間にもある

注：質問を読み上げて，答えを正確に記録していく。「この 1 年間にあなたがアルコール飲料などのように用いたかについて質問をします」と言って AUDIT を始める。ビール，ワイン，ウォッカなどの例を挙げて，「アルコール飲料」とは何かを説明する。いつもの飲み方について答えを記録していく。最低点は 0 点（非飲酒者），最高点は 40 点である。8 点は，危険飲酒，あるいはアルコール依存症の可能性を示す。8 〜 15 点は中等度，16 点以上は高度のアルコール問題を示す。
出典 Babor TF, Biddle-Higgins JC, Saunders JB: AUDIT: The Alcohol Use Disorders Identification Test: Guidelines for Use in Primary Health Care (WHO/MSD/MSB/01.6a). Geneva, Switzerland, World Health Organization Department of Mental Health and Substance Dependence, 2001. Copyright 2001, World Health Organization.

発的に述べることをしない。したがって、一般的なスクリーニング法として、トリアージの状況では構造化され妥当性が検証された方法を用いることが勧められる。表8-3と8-4は広く用いられているスクリーニングと評価の方法である。

　評価の方法は、アルコール使用障害の重症度を決定し、生理学的に依存している人を同定するのに有用である。アルコール離脱症候群は最後に飲酒してから6～12時間後に生じる可能性がある。けいれん（その結果、頭部外傷を伴うかもしれない）、せん妄、死亡といった重篤な問題を予防するためにアルコール離脱を迅速に診断することがきわめて重要である。災害後には突然アルコールが手に入りにくくなるかもしれないので、アルコールに依存している人は中等度から重度の離脱症状（例：高血圧症、動悸、発汗、嘔気、嘔吐、不眠、焦燥感、発熱）を呈し始めるかもしれない。治療されないままであると、これらの症状が12～24時間以内に幻視、幻聴、幻触などのアルコール性幻覚へと発展していく危険がある。離脱性けいれんは一般に強直間代性けいれんであるが、その危険は離脱後24～72時間で最大となり、失見当識、焦燥感、動悸、高血圧症、発汗、とくに幻視などからなるアルコール離脱性せん妄の危険は48～72時間でピークになる。

　災害の状況では、メタドン・クリニックでメタドンの供給が止まってしまい、メタドンで維持状態を保っていた多くの患者が救急部の医師にオピオイド鎮痛薬を求めてくる可能性がある。こういった患者がメタドン治療を受けていたかという情報を得る必要がある。違法に麻薬を手に入れてひそかに使用していた人も、突然、麻薬が手に入らなくなり、心拍数の増加、発汗、落ち着きのなさ、縮瞳、骨や関節痛、鼻汁、涙、消化器症状、振戦、あくび、不安、イライラ、鳥肌、顔面紅潮、顔面蒼白といったさまざまな離脱症状が出てきて、オピオイド鎮痛薬の処方を求めてくる可能性がある。

　アルコールや麻薬の依存を診断するのは、離脱の症例を予防するための

初期介入として有用であるだろう。DSM-IV-TRの基準で薬物やアルコールの乱用を診断するには、その結果を知っていながら12カ月以上にわたって継続的に使用していて、職場、学校、家庭において否定的な社会的、法的、身体的結果をもたらしている必要がある。対照的に、アルコールや薬物依存の診断を下すには、患者は慢性の使用の結果として生理的変化を来し（例：耐性、離脱）、摂取量を減らすことができず、意図していたよりも長期に使用し、アルコールや薬物の使用を継続するために重要な個人的、社会的、職業的資源を犠牲にするといったことで明らかになるような、使用をコントロールできなくなるといった点が認められなければならない（表8-5参照）。アルコール依存症の場合、飲酒の翌日に振戦が出現するのは中等度の離脱を示し、離脱性けいれんの既往は重篤な生理的依存を確認するものである。ヘロインであろうと処方されたオピオイド鎮痛薬であろうと、オピオイド型薬物依存者では、依存の結果、次の服薬が遅れると、筋痛や腹痛といった中等度の離脱症状が起きる。

　さらに複雑な問題としては、これまでにアルコールや薬物使用障害の既往がなかったり、とくにハイリスク群とは見なされていなかった人に、このような障害が生じる可能性が認められることがある。臨床家や他の救急要員はそのような障害の診断基準に精通しておき、患者に嗜癖障害について率直に質問しなければならない。面接中に、時には患者はこのような悩みを率直に話題にしたり、あるいは、中毒の状態にあるように見えるかもしれない。患者は、気分が沈む、不安、イライラ感についての心配を訴えたり、不眠、疲労感、不安定な感覚といった身体的な問題にとらわれていたり、注意集中や記憶力の低下といった認知の問題を訴えるかもしれない。こういった症状は災害時によく起きて、アルコールや薬物を用いて自己治療しようとすることがあると説明して、臨床家は薬物使用に関する評価を進めていくことができるだろう。アルコールやベンゾジアゼピンといった鎮静剤を用いて、不安、焦燥感、不眠を治そうとしたり、コカインやアンフェタミンといった覚醒剤を用いて倦怠感を治そうとする患者もい

表8-5　DSM-Ⅳ-TR物質乱用と依存の診断基準

DSM-Ⅳ-TR物質乱用の診断基準
A. 臨床的に著明な障害や苦痛を引き起こす不適応的な物質使用様式で、以下の少なくとも1つが、12カ月以内に起こることによって示される。
（1）物質の反復的な使用の結果、仕事、学校、または家庭の重要な役割義務を果たすことができなくなる（例：物質使用に関連した欠勤の繰り返しや仕事の能率低下；物質に関連して学校を欠席したり、停学、退学になる；育児や家事を無視する）
（2）身体的危険のある状況で物質を反復使用する（例：物質使用による能力の低下中の自動車の運転、機械の操作）
（3）反復的に引き起こされる物質関連の法律上の問題（例：物質使用に関連した不法行為による逮捕）
（4）持続的、反復的な社会的または対人関係の問題が物質の影響により引き起こされたり、悪化したりしているのにもかかわらず、物質使用を継続（例：中毒のために起こったことで配偶者との口論、暴力を伴う喧嘩）
B. 症状は、この一群の物質についての物質依存の診断基準を満たしたことはない。

DSM-Ⅳ-TR物質依存の診断基準
臨床的に重大な障害や苦痛を引き起こす物質使用の不適応な様式で、以下の3つ（またはそれ以上）が、同じ12カ月の期間内のどこかで起こることによって示される。
（1）耐性、以下のいずれかによって定義されるもの：
　　(a) 酩酊または希望の効果を得るために、著しく増大した量の物質が必要
　　(b) 物質の同じ量の持続使用により、著しく効果が減弱
（2）離脱、以下のいずれかによって定義されるもの：
　　(a) その物質に持続的な離脱症候群がある（特異的な物質からの離脱の診断基準の項目Aおよびb参照）
　　(b) 離脱症状を軽減したり回避したりするために、同じ物質（または、密接に関連した物質）を摂取する
（3）その物質をはじめのつもりより大量に、またはより長い期間、しばしば使用する
（4）物質使用を中止、または制限しようとする持続的な欲求または努力の不成功のあること
（5）その物質を得るために必要な活動（例：多くの医師を訪れる、長距離を運転する）、物質使用（例：たて続けに喫煙）、または、その作用からの回復などに費やされる時間の大きいこと
（6）物質の使用のために重要な社会的、職業的または娯楽的活動を放棄、または減少させていること
（7）精神的または身体的問題が、その物質によって持続的、または反復的に起こり、悪化しているらしいことを知っているにもかかわらず、物質使用を続ける

出典　American Psychiatric Association: Diagnostic and statistical manual of mental disorders Ⅳ-TR. Washington, D.C.: American Psychiatric Press, 2000. pp.197-199.（高橋三郎、大野裕、染谷俊幸・訳：DSM-Ⅳ-TR　精神疾患の診断・統計マニュアル　新訂版. 医学書院、2003.）

るだろう。残念ながら、患者が必死で治そうとしている症状そのものが、そういった薬物の離脱によって、さらに悪化してしまうことがしばしばある。不安や不眠は鎮静剤やアルコールの離脱の一般的症状であるが、コカインやアンフェタミンといった覚醒剤の効果が切れた時には倦怠感がしばしば生じる。

薬物療法と他の治療的介入

　アルコール離脱の危険が高い患者に対する初期評価においては、徹底的な病歴の聴取と身体検査をしなければならない。臨床検査もしばしば必要になる。ブドウ糖溶液を点滴する前に、ビタミンB_1 100mgを筋注あるいは静注する。次に、解毒を実施するための治療状況について検討する。軽度から中等度のアルコール離脱を呈している患者は外来でも安全に解毒できるのだが、重度の離脱症状、離脱性けいれんや振戦せん妄、複数回の解毒などの既往歴、身体医学的あるいは精神医学的合併症、最近の大量飲酒、妊娠、信頼に足るサポートネットワークがないといった患者には入院での解毒が適用となる（Myrick and Anton 1998）。

　アルコール離脱に対する薬物療法としては、アルコールと交叉耐性のある薬物が用いられる。アルコールや鎮静剤の離脱に対する標準的な治療として、ベンゾジアゼピンが投与される。一般的には、長期作動性のベンゾジアゼピンであるジアゼパムやクロールジアゼパムをあらかじめ決められた量投与し、必要に応じて投与量を増す（Saitz 1995）。典型的な固定投与スケジュールは以下のようになる。クロールジアゼパムを24時間内に6時間ごとに50mg；48時間内に6時間ごとに25mg投与する。他の症状に応じた治療法としては、アルコール離脱症状評価尺度（Clinical Institute Withdrawal Assessment of Alcohol Scale: CIWA-Ar）を用いて、毎時、症状を評価し（Sullivan et al. 1989）、CIWA-Ar評点が8〜10点以上の場合、ジアゼパム10〜20mgを投与する。これらの薬物の半減期は長いた

め、反跳性の離脱症状が起こる可能性が比較的低く、解毒の過程が円滑に進行する。

　軽度から中等度のアルコール離脱症状を呈している患者に対しては、カルバマゼピンがベンゾジアゼピンの有効な代替薬物となる可能性がある（Stuppaeck et al. 1990）。カルバマゼピンの利点は鎮静効果がなく、乱用の危険性がほとんどない点である。カルバマゼピンはヨーロッパでは広く用いられているが、けいれんやせん妄を予防しないとの懸念から米国ではその使用が限られたものとなっている（Bayard et al. 2004）。バルビツレート、βブロッカー、抗精神病薬が使用される場合もあるが、一般的に第一選択薬としては勧められない。他の支持的治療が奏功しない場合には、より重症のアルコール離脱症状をコントロールするためにベンゾジアゼピンを用いる。前述したような、アルコール離脱を治療するための薬物が、とくに農村部では入手できないことも考えられる。そのような場合には、経口あるいは静注でエタノール自体が、アルコール離脱の治療に効果的に用いられてきた（Funderburk et al. 1978; Hodges and Mazur 2004; Mayo-Smith 1997）。バルビツレート依存の患者で、ベンゾジアゼピンでは一般的に効果の現れない離脱を治療するには、バルビツレートが必要である。

　継続的にオピオイド維持療法を受けていた人がオピオイド離脱を呈している場合には、もしも可能ならば、以前に服用していたオピオイド拮抗薬（例：メタドン、ブプレノルフィン）の1日量を再開するのが現実的な選択である。以前服用していたメタドンの量が明らかでない場合には、少量（20～30mg）から再開し、鎮静の兆候が出現しないか監視し、呼吸抑制などの危険が起きないようにする。オピオイド離脱症状が出現したら、さらに少量（5～10mg）を追加し、患者を4～6時間観察する。メタドンは190時間にも及ぶきわめて長い半減期であるので最初の数日で蓄積する可能性があり、初期投与量を慎重に配慮しないと、予期せぬ過量投与を引き起こしかねない。

表8-6　WHO本質的な薬物モデルリスト：アルコール、鎮静剤、麻薬の離脱に対する治療に有効な薬物

アルコール／鎮静剤の離脱：ジアゼパム、ロラゼパム、フェノバルビタール、カルバマゼピン、バルプロ酸、エタノール（消毒薬）

麻薬の離脱：メタドン、モルヒネ

他の治療薬：ニコチン置換パッチ、補液、制吐薬、止痢薬

出典　World Health Organization 2010

　一方、患者が違法に手に入れたオピオイドからの解毒ができなかったり、あるいは、処方されたオピオイドが入手できなくなっていたりする場合には、数日かけてオピオイドの解毒を実施することが可能である。病院やクリニックの薬局で麻薬の供給が減っているような場合には、メタドンを用いて疼痛の管理をすることもできるだろう。現時点で米国における臨床的に標準的なオピオイド解毒とは、メタドンのような長期作動性オピオイドを7日間かけて減量していく方法である。医師や看護師の慎重な観察のうえで、ナルトレクソンのようなオピオイド拮抗薬も選択肢になる。自律神経が過活動状態にある患者が解毒を求めてきた場合には、クロニジンのような a_2 アドレナリン拮抗薬を、筋痛や不安を抑えるためにクロナゼパムのようなベンゾジアゼピンとともに用いることで、効率よくコントロールできる。下痢のような特定の症状はロペラマイドで治療できる。不眠は解毒を成功させるのに重大な障害となるので、不眠に対しても薬物療法で適切に対応すべきである。オピオイド解毒では脱水が問題となるので、補液も積極的に実施すべきである。アルコール、鎮静剤、麻薬の離脱の治療に有効な薬物が世界保健機関の「WHO薬物モデル一覧・16版」（現在改訂中）（WHO 2010）に掲載されていて、世界中のほとんどの医療現場で手に入るようにすべきである（表8-6）。

　アルコールや麻薬の離脱に対する治療を終えたら、次に、背景に存在する薬物依存に対する治療をすべきである。解毒を完了した患者は、外来に紹介し、依存薬物を再度使用しないようにするための治療を受けたり、拮

抗薬を用いた治療と再発を予防するカウンセリングを併用した治療を受けたりできるようにする。実施中の麻薬の解毒のために耐性が低下している点についても患者に注意しておくことも重要である。解毒後の過量服薬の事故の危険は高く、この危険について臨床家は患者に十分な情報を与えておくようにすべきである。

　嗜癖の専門家が不足していたり、あるいはまったくいなかったりするということもあるだろうから、発災後の急性期に対応する精神科医は、アルコール依存症に対する薬物を処方する必要があるかもしれない。詳細な情報は国立アルコール乱用・依存症研究所（National Institute on Alcohol Abuse and Alcoholism 2008）から入手できるが、ここに簡潔にまとめておく。これらの薬物が断酒期間を延長させ、再発時のアルコール使用量を減らし、その結果、トラウマを経験した後の問題により効果的に取り組むことができるようになる。幸い、このような薬物は健康成人では一般的によく耐えることができ、心身の問題を抱えた患者においてもアルコールよりも有意に危険が少ない。

　アルコールの報酬効果に関連するオピオイド・リセプターを阻害し、おそらくアルコールへの渇望を減弱させるかもしれない、経口あるいは長期作動性の注射可能なナルトレクソンを用いることができる。γアミノブチル酸（GABA）に作用し、飲酒を控えたことによって引き起こされる遷延症状（例：不眠、焦燥感、身体違和感、不安）を緩和させると考えられるアカンプロサートも効果的かもしれない。

　ジスルフィラムは、アルコール代謝に干渉し、アセトアルデヒドを蓄積し、発汗、嘔気、顔面紅潮、動悸といった中毒反応を来すが、患者が服用を容易に守らないために、しばしば期待する効果が現れない。さらに、ジスルフィラムは、重症の肝疾患に罹患しているアルコール依存症の患者では、肝毒性の危険を生じる。したがって、ジスルフィラムは、前述した他の選択肢よりも考慮される可能性が低い。

　これらの薬物の投与量、禁忌、一般的な副作用を表8-7にまとめてお

表8-7 アルコール依存症治療のための薬物

	経口ナルトレキソン	ナルトレキソン注射	アカンプロサート	ジスルフィラム	トピラメート
一般の投与量	50mg/日	380mg筋注/月	666mg/日に3回	250mg/日	25mg/就寝前。200mg/就寝前へと徐々に増量
禁忌	最近麻薬を使用した場合。7〜10日間中止してから	経口ナルトレキソンと同様。注射した部位の発疹や感染。深い部位の筋肉のない個所への注射	重症の腎障害	メトロニダゾール、アルコール、アルコール含有飲料。冠動脈疾患、重症の心筋疾患。ゴム製品に対する過敏症	トピラメートに対する過敏症の既往歴
よくある副作用	食欲低下、嘔気、嘔吐、倦怠感、頭痛、めまい、不安	経口ナルトレキソンと同様。関節痛、筋痛、筋肉のけいれん、注射部位の反応	下痢、傾眠	金属味、皮疹、一般的には一過性の眠気	知覚異常、味覚変化、食欲不振、傾眠、認知の副作用

出典 国立アルコール乱用・依存症研究所 (2008) より改編

く。これらの薬物を処方した経験のない臨床家は、さらに文献を読んだり、嗜癖の専門家に相談することを勧める。さらに詳しい情報は国立アルコール乱用・依存症研究所から入手できる（2008）。

治療における重複罹患の問題

　大うつ病やPTSDと同時に罹患している患者のアルコールや薬物使用の症状をどのように治療していくのかという点に特別な注意を払うべきである。本章ですでに述べたように、被災者に大うつ病やPTSDが存在すると、アルコールや薬物の使用量が増すことと有意に関連する。被災者のアルコールや薬物乱用の治療の効果について述べた論文は見当たらないが、トラウマを乗り越えた人における一般的な薬物乱用と気分障害や不安障害についての研究データは入手できる。

　全般的に、研究結果は一致していないのだが、うつ病やアルコール使用に明らかな効果が認められない治療はなかった（Tiet and Mausbauch 2007）。PTSDの治療では、アルコールや物質使用の症状を合併していた患者に対して、暴露療法よりも、認知行動療法（cognitive-behavioral therapy: CBT）モデルのほうが望ましい結果が得られた（Foa et al. 1999）。Seeking SafetyはPTSDに薬物使用障害の症状が合併しているトラウマの犠牲者に対する標準的なCBT治療法である。この治療モデルでは、認知的、支持的、対人的スタイルを統合し、個人の福祉や自尊感情を保つために、安全と洞察を優先させるという目的がある。治療直後、そして、3ヵ月後のフォローアップの時点でさえも、気分障害や薬物使用の症状の改善が認められた（Najavitz et al. 1998）。しかし、9ヵ月目のフォローアップ時には、薬物使用の症状に焦点を当てた再発予防療法のほうが、Seeking Safetyよりも効果が高かった。（Hien et al. 2004）。この知見は、PTSDと大うつ病の症状が徐々に改善していったというアメリカ同時多発テロ事件後に6ヵ月毎に実施された調査結果と一致していたが、アルコールや薬物

の使用水準はテロ直後と比較して、増加し、一定量であった（Vlahov et al. 2004）。PTSDとアルコール依存症の患者に、毎週CBTを実施した場合と、選択的セロトニン再取り込み阻害薬（selective serotonin reuptake inhibitor: SSRI）で治療した場合とでは、プラセボ対照試験では症状の改善に有意差は認められなかった（Labbate et al. 2004）。以上をまとめると、PTSDの治療が薬物乱用に対する直接的な治療の代わりにはならず、抗うつ薬や抗不安薬と効果的な心理療法を併用することによって、薬物使用の症状にさらなる効果が現れることを示す圧倒的なエビデンスはない。

結　論

　災害後には、一般的に精神保健の資源が限定されるものであり、薬物乱用の問題に焦点を当てることができる医療従事者がほとんどいないということもありうる。したがって、災害直後の時期においてはきわめて重要な薬物乱用の問題だけを取り上げるように配慮する必要がある。臨床的な視点からは、その時期にもっとも優先されるべき薬物乱用の治療は、アルコールや鎮静剤の離脱に対する治療である。アルコール依存症の人が治療されないままで放置されると、失見当識やけいれんを呈する危険が高い。アルコール離脱は生命の危険ももたらすかもしれないし、さまざまな身体的合併症と関連する。麻薬の離脱は、身体的にはきわめて不快であるものの、生命を脅かす状態であるとは考えられていない。したがって、被災者の中でただひとつの薬物乱用に関連する問題を評価する時間しかないのであれば、重症のアルコール依存症で離脱の危険がきわめて高い人を同定することが、救援者にとっては重要な役割となる。アルコール使用障害同定テスト（Alcohol Use Disorders Identification Test, Saunders et al. 1993）やCIWA-Ar（Sullivan et al. 1998）といった簡便なスクリーニング法を用いて、医療を求めてきた多くの人々の離脱の危険を迅速に評価することができる。

災害を経験すると、アルコールや薬物使用の症状が出現する危険が非常に高まるのだが、このような経験だけではこういった問題の出現を予測するには十分ではないと現在入手可能なエビデンスが示唆している。しかし、このような人生におけるトラウマ体験後にアルコールや薬物使用障害の初発や再発の可能性を高める特定の（個人的、環境的）危険因子を系統的に検討しようとした研究は、現在までのところほとんどない。災害後にPTSDを発病したことは、アルコールや薬物使用障害が発症する可能性を有意に高めることが明らかにされてきた。災害後にアルコールと薬物使用障害の症状が出現することに関連する他の因子は表8-1に挙げておいた。

　災害の経験と薬物使用の病理との間の関連について今後いくつかの点が明らかにされなければならない。精神保健や医療のシステムに深刻な障害が生じている可能性のある災害直後では、被災者の中に再発や臨床的な離脱の事例が有意に増加しているのだろうか？　再発や新たな症状が出現すると、事故や犯罪が増え、救援活動、食物、避難所を利用することが難しくなり、さらに嗜癖障害が悪化し、災害後の社会状況を困難なものにしかねない。例えば、2001年初頭のオーストラリアでは、突然、警察の介入が厳しくなったため、ヘロインが不足する事態となった。この「ヘロイン日照り」は強盗、不法侵入、逮捕などの増加と統計学的に有意に関連していた（Weatherburn et al. 2003）。災害後に外傷による疼痛の緊急治療が被災者の中でオピオイド依存の有意な増加につながるだろうか？　緊急の不安障害、とくにPTSDをベンゾジアゼピンで治療することは被災者の中に鎮静剤依存の有病率を高めるだろうか？　コカインや覚醒剤の症状の率が、限られた資源の中で活動している、おそらく救援要員の中で増えるだろうか？　災害という状況でアルコールや薬物使用の出現パターンが、資源に恵まれた地域でも同様であるかは今後の検討課題である。

　本章では、地域で災害に対応するという状況において、DSM-Ⅳ-TRに定義されたアルコールと薬物使用障害に対する効果的なスクリーニングのガイドラインを示そうとした。時機を得た介入のための治療戦略を考慮

し、アルコール離脱のような生命を脅かす可能性のあるアルコールや薬物の問題を最初に検討するといった、治療の優先順位をつける必要性を示した。さらに薬物使用障害の出現に関連するPTSDや大うつ病の予後の重要性についても述べた。最後に、アルコールやオピオイドの離脱症状に効果的であると証明された薬物療法を実施する戦略についても言及した。

■学習のポイント

- 災害の経験自体が、薬物やアルコール使用と直接関連しているわけではない。

- 薬物やアルコール使用の既往歴のある人が災害を経験することは、災害後に使用が増加することと関連する。

- 災害後にPTSDや大うつ病に罹患することは、薬物やアルコール使用の増加と関連する。

- 災害前に薬物使用障害に罹患していた人以外にも、薬物やアルコール使用の危険がある人とは、若年者（とくに避難所に収容されている人）や救援要員である。

- 身体医学的・精神医学的に慎重に病歴を聴取することは、アルコールや薬物の依存や離脱を評価するいくつかの標準化されたスクリーニングや評価のツールの補助となる。

- アルコール、鎮静剤、麻薬の離脱が治療されないままであると、罹患率が高まる（さらに、アルコールや鎮静剤の離脱の場合には死亡率も高まる）。

- 離脱を検知したら、入手可能な薬物療法で治療する。

- 患者が医学的に安定したら、専門家に紹介して、診断された薬物やアルコール使用障害に対して心理療法や薬物療法を実施する。

■復習問題

8.1 災害後に薬物やアルコール使用の増加と関連していないのはどれか？

　　A. 薬物使用の既往歴がある
　　B. 現在結婚している
　　C. PTSDに罹患している
　　D. パニック発作の既往歴がある
　　E. 災害現場の救急要員である

8.2 アメリカ同時多発テロ事件後にマリファナ乱用に対して保護的であった因子はどれか？

　　A. 未婚
　　B. 高齢
　　C. 年間家計所得が10万ドル以上
　　D. 災害前後のパニック発作
　　E. 災害前のマリファナ乱用

8.3 WHOのアルコール離脱の治療に有効な薬物モデル一覧に含まれないのはどれか？

　　A. ジアゼパム
　　B. モルヒネ
　　C. カルバマゼピン
　　D. エタノール
　　E. ロラゼパム

8.4 CRAFFTが評価するのは以下のうちのどれか？

　　A. アルコール中毒の重篤度
　　B. オピオイド離脱症状

C. アルコール離脱
D. 思春期の薬物やアルコールの問題
E. PTSD症状の重篤度

8.5 アルコールを最後に摂取してどのくらいの期間でアルコール離脱けいれんがピークに達するか？

A. 6時間
B. 12時間
C. 24時間
D. 48時間
E. 1週間

（訳：鈴木吏良）

文　献

Adams PR, Adams GR: Mount Saint Helens's ashfall: evidence for a disaster stress reaction. Am Psychol 39:252-260, 1984

American Psychiatric Association: Diagnostic and Statistical Manual of Mental Disorders, 4th Edition, Text Revision. Washington, DC, American Psychiatric Association, 2000

Bayard M, McIntyre J, Hill KR, et al: Alcohol withdrawal syndrome. Am Fam Physician 69:1443-1450, 2004

Bohn MJ, Babor TF, Kranzler HR: The Alcohol Use Disorders Identification Test （AUDIT）: validation of a screening instrument for use in medical settings. J Stud Alcohol 56:423-432, 1995

Bonanno GA, Galea S, Bucciarelli A, et al: What predicts psychological resilience after disaster? The role of demographics, resources, and life stress. J Consult Clin Psychol 75:671-682, 2007

Bravo M, Rubio-Stipec M, Canino GJ, et al: The psychological sequelae of disaster stress prospectively and retrospectively evaluated. Am J Community Psychol 18:661-680, 1990

Breslau N, Davis GC, Schultz LR: Posttraumatic stress disorder and the incidence of nicotine, alcohol, and other drug disorders in persons who have experienced trauma. Arch Gen Psychiatry 60:289-294, 2003

Cherpitel CJ: Screening for alcohol problems in the emergency room: a rapid alcohol problems screen. Drug Alcohol Depend 40:133-137, 1995

Cherpitel CJ, Borges G: Screening for drug use disorders in the emergency department: performance of the rapid drug problems screen (RDPS). Drug Alcohol Depend 74:171-175, 2004

Cook RL, Chung T, Kelly TM, et al: Alcohol screening in young persons attending a sexually transmitted disease clinic: comparison of AUDIT, CRAFFT, and CAGE instruments. J Gen Intern Med 20:1-6, 2005

Dawson DA, Grant BF, Ruan WJ: The association between stress and drinking: modifying effects of gender and vulnerability. Alcohol Alcohol 40:453-460, 2005

Deykin EY, Buka SL: Prevalence and risk factors for posttraumatic stress disorder among chemically dependent adolescents. Am J Psychiatry 154:752-757, 1997

Donovan DM, Kivlahan DR, Doyle SR, et al: Concurrent validity of the Alcohol Use Disorders Identification Test (AUDIT) and AUDIT zones in defining levels of severity among out-patients with alcohol dependence in the COMBINE study. Addiction 101:1696-1704, 2006

Ewing JA: Detecting alcoholism: the CAGE questionnaire. JAMA 252:1905-1907, 1984

Foa EB, Dancu CV, Hembree EA, et al: A comparison of exposure therapy, stress inoculation training, and their combination for reducing post-traumatic stress disorder in female assault victims. J Consult Clin Psychol 67:194-200, 1999

Funderburk FR, Allen RP, Wagman AMI: Residual effects of ethanol and chlordiazepoxide treatments for alcohol withdrawal. J Nerv Ment Dis 166:195-203, 1978

Giaconia RM, Reinherz HZ, Hauz AC, et al: Comorbidity of substance use and post-traumatic stress disorders in a community sample of adolescents. Am J Orthopsychiatry 70:253-262, 2000

Green BL, Grace MA, Gleser GC: Identifying survivors at risk: long-term impairment following the Beverly Hills Supper Club fire. J Consult Clin Psychol 53:672-678, 1985

Green BL, Lindy JD, Grace MC, et al: Buffalo Creek survivors in the second decade: stability of stress symptoms. Am J Orthopsychiatry 60:43-54, 1990

Hien DA, Cohen LR, Miele GM, et al: Promising treatments for women with comorbid PTSD and substance use disorders. Am J Psychiatry 161:1426-1432, 2004

Hodges B, Mazur JE: Intravenous ethanol for the treatment of alcohol withdrawal syndrome in critically ill patients. Pharmacotherapy 24:1578-1585, 2004

Jacobsen LK, Southwick SM, Kosten TR: Substance use disorders in patients with posttraumatic stress disorder: a review of the literature. Am J Psychiatry 158:1184-1190, 2001

Joseph S, Yule W, Williams R, et al: Increased substance use in survivors of the Herald Free Enterprise disaster. Br J Med Psychol 66:185-191, 1993

Kishore V, Theall KP, Robinson W, et al: Resource loss, coping, alcohol use, and posttraumatic stress symptoms among survivors of Hurricane Katrina: a cross-sectional study. Am J Disaster Med 3:345-357, 2008

Knight JR, Sherritt L, Shrier LA, et al: Validity of the "CRAFFT" substance abuse screening test among general adolescent clinic outpatients. Arch Pediatr Adolesc Med 156:607-614, 2002

Labbate LA, Sonne SC, Randal CL, et al: Does comorbid anxiety or depression affect clinical outcomes in patients with post-traumatic stress disorder and alcohol use disorders? J Compr Psychiatry 45:304-310, 2004

Liskow B, Campbell J, Nickel EJ, et al: Validity of the CAGE questionnaire in screening for alcohol dependence in a walk-in (triage)clinic. J Stud Alcohol 56:277-281, 1995

Logue JN, Hansen H, Struening E: Emotional and physical distress following Hurricane Agnes in Wyoming Valley of Pennsylvania. Public Health Rep 94:495-502, 1979

Marshall RD, Galea S: Science for the community: assessing mental health after 9/11. J Clin Psychiatry 65 (suppl):37-43, 2001

Mayo-Smith MF: Pharmacological management of alcohol withdrawal. JAMA 278:144-151, 1997

Myrick H, Anton RF: Treatment of alcohol withdrawal. Alcohol Health Res World 22:38-43, 1998

Najavitz LM, Weiss RD, Shaw SR, et al: "Seeking Safety": outcome of a new cognitive-behavioral psychotherapy for women with post-traumatic stress disorder and substance dependence. J Trauma Stress 11:437-456, 1998

National Institute on Alcohol Abuse and Alcoholism: Helping Patients Who Drink Too Much: A Clinician's Guide (NIH Publication 07-3769). Washington, D.C., U.S. Department of Health and Human Services, October 2008

North CS, Smith EM, Spitznagel EL: Posttraumatic stress disorder in survivors of a mass shooting. Am J Psychiatry 1515:82-88, 1994

North CS, Nixon SJ, Shariat S, et al: Psychiatric disorders among survivors of the Oklahoma City bombing. JAMA 282:755-762, 1999

North CS, Tivis L, McMillen CJ, et al: Coping, functioning and adjusting of rescue workers after the Oklahoma City bombing. J Trauma Stress 15:171-175, 2002a

North CS, Tivis L, McMillen JC, et al: Psychiatric disorders in rescue workers after the Oklahoma City bombing. Am J Psychiatry 159:857-859, 2002b

Okura KP: Mobilizing in response to a major disaster. Community Ment Health J 11:136-144, 1975

Parker RM, Rescorla LA, Finkelstein JA, et al: A survey of the health of homeless children in Philadelphia Shelters. Am J Dis Child 145:520-526, 1991

Pfefferbaum B, Doughty DE: Increased alcohol use in a treatment sample of Oklahoma City bombing victims. Psychiatry 64:296-303, 2001

Rehm J, Gmel G, Sempos CT, et al: Alcohol-related morbidity and mortality. Alcohol Res Health 27:39-51, 2003

Rowe CL, Liddle HA: When the levee breaks: treating adolescents and families in the aftermath of Hurricane Katrina. J Marital Family Ther 34:132-148, 2008

Rubonis AV, Bickman L: Psychological impairment in the wake of disaster: the disaster-psychopathology relationship. Psychol Bull 109:384-399, 1991

Saitz R: Recognition and management of occult alcohol withdrawal. Hosp Pract (Minneap) 30:49-54, 56-58, 1995

Saunders JB, Aasland OG, Babor TF, et al: Development of the Alcohol Use Disorders Identification Test (AUDIT): WHO collaborative project on early detection of persons with harmful alcohol consumption. Addiction 88:791-804, 1993

Shore JH, Vollmer WM, Tatum EL: Community patterns of posttraumatic stress disorders. J Nerv Ment Dis 177:681-685, 1989

Smith DW, Christiansen EH, Vincent R, et al: Population effects of the bombing of Oklahoma City. J Okla State Med Assoc 92:193-198, 1999

Smith EM, North CS, McCool RE, et al: Acute post disaster psychiatric disorders: identification of persons at risk. Am J Psychiatry 147:202-206, 1990

Stewart SH: Alcohol abuse in individuals exposed to trauma: a critical review. Psychol Bull 120:83-112, 1996

Stuppaeck CH, Barnas C, Hackenberg K, et al: Carbamazepine monotherapy in the treatment of alcohol withdrawal. Int Clin Psychopharmacol 5:273-278, 1990

Sullivan JT, Sykora K, Schneiderman J, et al: Assessment of alcohol withdrawal:

the revised Clinical Institute Withdrawal Assessment for Alcohol scale（CIWA-Ar）. Br J Addict 84:1353-1357, 1989

Thompson SJ: Risk/protective factors associated with substance use among runaway/homeless youth utilizing emergency shelter services nationwide. Subst Abuse 25:13-26, 2004

Tiet QQ, Mausbauch B: Treatments for patients with dual diagnosis: a review. Alcohol Clin Exp Res 31:513-536, 2007

U.S. Department of Health and Human Services: Helping Patients Who Drink Too Much: A Clinician's Guide（NIH Publ No 05-3769）. Bethesda, MD, National Institute on Alcohol Abuse and Alcoholism, 2005

Vetter S, Rossegger A, Rossler W, et al: Exposure to the tsunami disaster, PTSD symptoms and increased substance use: an Internet based survey of male and female residents of Switzerland. BMC Public Health 8:92, 2008

Vlahov D, Galea S, Resnick H, et al: Increased use of cigarettes, alcohol, and marijuana among Manhattan, New York, residents after the September 11th terrorist attacks. Am J Epidemiol 155:988-996, 2002

Vlahov D, Galea S, Ahern J, et al: Consumption of cigarettes, alcohol, and marijuana among New York City residents 6 months after the September 11 terrorist attacks. Am J Drug Alcohol Abuse 30:385-407, 2004

Weatherburn D, Jones C, Freeman K, et al: Supply control and harm reduction: lessons from the Australian heroin drought. Addiction 98:83-91, 2003

Wesson DR, Ling W: The Clinical Opiate Withdrawal Scale（COWS）. J Psychoactive Drugs 35:253-259, 2003

World Health Organization: WHO Model List of Essential Medicines, 16th list（updated）. Geneva, Switzerland, World Health Organization, March 2010. Available at: http://www.who.int/medicines/publications/essentialmedicines/en/index.html. Accessed October 23, 2010.

9

パーソナリティに関する問題

Srinivasan S. Pillay, M.D.

　パーソナリティは社会的規範に左右されるという特徴がある。社会には人々がどのように振る舞うべきかについてのある種の期待がある。しかし、同様に社会は人の振る舞いにはかなりの変動があるということも認識している。人々が災害の重圧を体験する時、彼らの通常のパーソナリティの特徴が過剰に出ることがある。とくに、こうした特徴が被災状況における脅威や喪失に対する通常の反応を上回ると、治療への努力や回復を著しく弱体化させる。例えば、社会的な文脈において不適切とされるような感情的な表出行動が、災害後のケアを提供するための環境において大きな妨げとなる。この行動自体は、患者が自分に十分な注意が向けられていない時に、ケアを提供する環境を壊したいという欲求を中心とするパーソナリティ特性の表出であるかもしれない。本章において、パーソナリティに関する問題とは、災害によって明るみになったものの、まだパーソナリティ障害と診断されていないパーソナリティ特徴（Tyrer 2010）という意味で用いる。

　米国におけるパーソナリティ障害の有病率は9.1％とされている（Lenzenweger et al. 2007）。しかし、機能的障害がⅠ軸の合併症と有意に関連しているという特徴のために、パーソナリティ障害の人は主要な精神障害を罹患する率が高い（Lenzenweger et al. 2007）。例えば、ある研究に

おいて境界性パーソナリティ障害（borderline personality disorder: BPD）の人の30.2%は同様に心的外傷後ストレス障害（posttraumatic stress disorder: PTSD）と診断されており、一方でPTSDを有する人の24.2%が同様にBPDと診断されている（Pagura et al. 2010）。この重複罹患（comorbidity）が存在する時、その人は生活の質（quality of life: QOL）の低下を来し、生涯における自殺企図率が高まるだろう。

　DSM-Ⅳ-TRのⅡ軸において、パーソナリティ障害は、A群（奇妙／風変わり）、B群（演技的／感情的）、そしてC群（不安／恐怖）と、3つの広範な群のいずれかに分類される（American Psychiatric Association 2000）。被災状況において、こうしたさまざまな特徴はそれらが破壊的かつ不適応的となる場合においてとくに重要なものとなるだろう。例えば、見捨てられることに過剰な感受性を示す者は、最終的に他の生存者の障害となるような形でケア提供のための資源を利用しようとしたり、あるいは演技的になりやすい生存者においては自分の欲求を満たすためにスタッフを操作したりするかもしれない。可能であれば、パーソナリティに関する問題が疑わしければ、治療効果を最大限にするために彼らに適切な注意を向けるように努力しなければならない。メンタルヘルスの実践者が災害後のこうしたパーソナリティにおける問題を有する患者のニーズに応えられるよう援助するため、本章では以下の話題について論じる。

1. パーソナリティ障害を認めるか否かについての評価法
2. 被災状況においてとくにパーソナリティにおける問題が関連する場合
3. 被災時の環境でパーソナリティにおける問題に対処する方法

評　価

　他の診断評価のように、臨床医はパーソナリティ特徴とパーソナリティ障害を、症状の再検討、または「これまでを振り返って、あなたはどうい

うタイプの人だと思いますか？」といった質問を始めることで診断していく。このような質問は、ケア提供者が急性症状と、ストレス反応に起因する慢性的で深く根付いた持続的なパーソナリティ特徴とを区別するのに役立つ。評価の状況にもよるが、急性期の被災状況における最初の質問というのは、各々のパーソナリティ、あるいはパーソナリティ障害に関する問題のある特徴に焦点を当て、急性期以降の状況での評価は当面の特定のパーソナリティに関する問題をさらに明らかにするために詳細な情報に焦点を当てることになるだろう。実際、パーソナリティに関する問題を完全に評価するための十分な時間はないものである。後のフォローアップにおいて、パーソナリティに関する問題やその障害についての詳細を探っていく。表9-1には、パーソナリティ障害に関する3つの一般的な群、各群を構成する特定のパーソナリティ障害、DSM-Ⅳ-TRの各障害に関する基準Aの症状、そして各々の障害が被災後のケアを提供する環境にどのような影響を与えるかについての例を挙げた。特筆すべきは、こうした特徴は特定の症状に関する質問であったり、患者による自己報告で常に明らかになったりするものではないということであり、パーソナリティにおける問題の評価では事例に応じて、他者による観察や報告が効果的な場合もあるだろう。パーソナリティに関する問題、あるいはその障害は多くが自我親和的であるため、彼らはそういった特徴が自分にあるということをめったに報告してこない。しかし、これまでの生活史や精神状態を見ていくことを通じて、例えば、衝動的行動や奇異な思考、猜疑心などといったある種のパーソナリティにおける問題が明らかになるだろう。

　パーソナリティのスタイルは治療の質だけでなく、その結果を予想することにも影響を及ぼす。例えば、David Shapiro（1999）は4つの基本的な神経症的スタイルについて記述している。すなわち、強迫性、妄想性、ヒステリー性、そして衝動性である。これらのスタイルを覚えておくことで、臨床医にとっては被災状況において人々のニーズを査定する際に有用となるだろう。もっとも極端な場合、パーソナリティ障害は治療に対する

表 9-1 パーソナリティ障害診断のための簡便な比較表

クラスター	パーソナリティ障害	主症状	例
A群（奇妙で風変わり）	妄想性	広範に渡る、他者に対する不信と疑い深さ	ケア提供者を極端な質問によって疲弊させる
	統合失調質	広範に渡る、社会的関係からの遊離、限定された範囲の感情表現	感情範囲が過度に制限されているため、感情を表出する生存者の間に自己意識を形成する
	統合失調型	親密な関係構築能力の低下、認知または知覚の歪曲、および行動の奇妙さを伴う	災害の「謎めいた」考えられる原因を発表し、苦痛を増加させる
B群（演技的で感情的、移り気）	反社会性	他者の権利を無視し、それを侵害する	外見上の魅力でケア提供者を操作する
	境界性	対人関係、自己像、感情などの不安定さ、および著しい衝動性	頻繁にかんしゃくを起こして平穏さを壊す
	演技性	過度な情動性と注意を引こうとする態度	ケア提供者を誘惑したり、支援者の時間を独占する
	自己愛性	誇大性、称賛欲求、共感性の欠如	批判的であり、他の生存者を見下す
C群（不安、恐怖）	回避性	社会的制止、不全感、および否定的評価への過敏性	急性回復期において、グループのプロセスに参与しない
	依存性	従属的でしがみつき行動を伴う過度な世話されたい欲求	孤独の脅威に対してヒステリックになる
	強迫性	秩序、完全主義、精神や対人関係の統制へのとらわれ	規則を守ることを徹底し、柔軟に動くことに異議を唱える（例．引っ越し）

抵抗を示し、長期の介入を要する。患者のサブタイプ、あるいは神経症的スタイルを同定することにより、ケアを提供する者がより根深い特徴に対処することを考えることなく、必要かつ関連した症状を治療することに焦点を当てるための手助けとなる。被災状況において、パーソナリティにおける問題は、混乱しているか否かに関わらず、明確な「障害」として常に同定されるものではない。以下の2つの症例に描かれているように、パーソナリティにおける問題を精緻に評価することは、Ⅰ軸診断を検討すること、パーソナリティ障害に対する適切な（可能であればエビデンスに基づいた）治療を実施すること、そしてその予後を評価することにとって重要なものである。

　35歳男性。2001年アメリカ同時多発テロ事件の際に、世界貿易センター（World Trade Center: WTC）へのテロ攻撃後に生存者として発見された。最初の評価では、生じた出来事、事態の甚大さから考えて、彼が極度のショックを受けていると考えられ、この反応は了解可能なものであった。彼はひと目でわかるほど、強く震えており、突然、多弁になったり、寡黙になったりと、激しく動揺しているようであった。彼が話すのを止めると、評価中の医師は彼をしばらくひとりにしておこうとしたのだが、医師は患者の近くに留まっていたために、彼が内的な刺激に反応しているようであることにすぐに気づいた。医師が彼を確認しに戻って来ると、彼は何か異常な事が起きたことを否定し、また医師が彼をひとりにしようとするとすぐにこの行動が繰り返された。医師は精神病性の症状と思われるものに目を向けるべきなのか？　あるいは、これを注意獲得のための極端なパーソナリティ特性であると気に留めるべきなのか？　これら2つの状況は、まったく異なる治療を要するのである。

　気分が高揚したり抑うつ的になったりしやすい若い芸術家がWTCで救助されたが、2週間もその場から立ち去ることができなかった。彼女は廃墟となったホテルに寝泊まりし、あやうく性的暴行を受けそうになった。

彼女は、PTSDや境界性パーソナリティ特性を治療するWTCのメンタルヘルスプログラムに紹介されてきた。その場では彼女が軽躁状態にあるかどうかは明らかではなかった。彼女はWTCで経験した英雄的感覚によって新たな人生の意味を見出し、それは被害者であることと同時に救済の空想が活性化されたものであった。WTCのテロに巻き込まれたことが、自傷や摂食障害といった生涯にわたる問題について精神科治療を求めるきっかけとなった。

被災状況に関連するパーソナリティの問題

災害発生の急性期において、被災者が退行性の反応を示すことが時折見られる。その反応とは、急性のトラウマ反応の一部を成すものであり、そしてそれは徐々に弱まっていく（Eksi and Braun 2009）。この反応は、人が生来有しているパーソナリティに関する問題とは区別されるべきものである。被災後の急性期では、臨床医は患者に自傷他害の恐れがないかどうかについてあまり厳しく判定すべきではない。

時に、特定のパーソナリティ障害（特に反社会性や境界性パーソナリティ障害）に分類される人たちは「敵意に満ちた患者」としてみなされることもあるだろう（Strous et al. 2006）。こうした問題となる行動は、パーソナリティに関する問題を検討する手がかりとなる。不愉快な患者は以下の4つのカテゴリー（Groves, 1978）のうちの1つに分類される。それは、①依存的にまとわりつく者、②要求がましい者、③操作的に援助を拒否する者、④自己破壊的な否定者、の4つである。被災状況では、これらのパーソナリティのタイプの各々がケアを提供する者に脅威を与える。例えば、周囲を操作して援助を拒否しようとする者に出会うと、自国から外国の被災地に駆けつけた救援者は怒りや不満足感を覚え、その環境で作業することに対して動機づけを低下させてしまう。しかし、救援者がこうしたパーソナリティに関する問題を治療に対する抵抗であると見なし、むしろ

治療可能な部分を扱うことに注意を向けるようにすれば、患者も救援者もこのように気づくことによって利益を得られる。

　表9-1で示したようなパーソナリティ障害のいずれかを持った被災者は、自分たちの反応を裏付けるための正当な理由を持っているものである。被災者は爆破の後はさまざまなところで疑い深くなったり、愛する者から離れてしまうと過剰に依存的になったり、あるいは対処しようとする努力として頑なになったり強迫的になったりもする。同様に、被災者の中には自分たちは大きな災害による被害者であるから、支援を受けて当たり前だと感じる者もいる。

　被災状況において、臨床医が災害に対して最初に見られる過度の反応と、捉えにくい不適応的なパーソナリティ特性とを見分けることができると期待するのは現実的ではない。そのような理由から、災害の急性期、あるいは災害の急性期後期の状況では、臨床医がそこで観察される行動は被災者あるいは治療目標に対して破壊的かどうかという点に焦点を当てることにより、利益を得られ、その決定に基づき、適切な介入が実施されるだろう。

被災環境におけるパーソナリティの問題のマネジメント

　被災環境でパーソナリティに関する問題が生じた際、臨床医はいくつかの一般的な治療原則を覚えておくとよい。その原則とは、現実的であること、可能な限り診断すること、トリアージをして適切な治療者につなげること、臨床医が対応不可能な事柄が何かを知っておくこと、そして急性期に生じる苦悩や危機状況で予期されるチーム努力の混乱を和らげることに焦点を当てながら治療に当たることなどである。心理社会的支援の必要性が広く認識されるようになってきているが（Rao 2006）、治療者が治療目標を無効にしてしまうような心理療法的な技法を不用意に用いることがいかに害を及ぼすかについて最近の文献で取り上げられている（Wessells

2009)。こうした回避すべきいくつかの技術的な過ちには、その者が働きかけようとしている文化に対する配慮のなさ、被害状況に過度に焦点を当てること、依存を誘発するような介入法を使用することなどが含まれる。臨床医はできるだけ最適なケアを提供するために、批判的な自己内省を通じて、こうした陥穽を回避することができる。生物学的かつ心理学的なケアに関する原則は以下の通りである。

生物学的マネジメント

臨床医は、被災者のパーソナリティに関する問題やパーソナリティ障害について、投薬によって早期治療効果が期待できるⅠ軸の様相を見逃すべきではない（「15. 精神薬理学―急性期―」、「16. 精神薬理学―急性期の後の段階―」、「17. 子どもと青少年に対する精神医学的介入」を参照）。Ⅰ軸のほとんどの障害には「持続期間」に関する基準があるため、急性期の間には初発症状の診断確定は不可能だが、急性期後期には可能になる。したがって、事実上、急性期治療はしばしば症状に基づくものとなる。パーソナリティに関する問題の中でも、治療薬によく反応する標的症状もある。例えば、パニック発作は不安傾性の認知スタイルを有する患者にはアルプラゾラムがよく反応する（Uhlenhuth et al. 2008）。

心理学的マネジメント：逆転移

Sandlerは臨床家が患者の急性的な不安を抑え込もうとしたり、あるいは患者にできるだけ快適な環境を提供しようとしたりする臨床家自身の逆転移を検討することにより、重要な利点が得られると指摘していると、Waska（2008）は引用している。このような点について配慮することは被災急性期状況では難しいものの、優れた支持的療法の重要な要素を形成するものである。

敵意に満ちた患者は深刻な逆転移を生じうる。問題となる「陽性の逆転移」は、ケア提供者が他者に迷惑をかけるような演技的な患者の無力感に

関わる際に生じる。「陰性の逆転移」は、ケア提供者が「期待通りに行動できない」患者に対して腹を立てる際に生じる。

　しかし、臨床家におけるそのような憤りや怒りは常に問題となるわけではなく、治療的に用いることもできる。それらは境界設定を含めて、自分の感情や行動によって治療介入の機会を呼び込むような人々を特定するのに役立つ手がかりとなりうる。例えば、注意を引こうとして自己破壊的な言動を繰り返す人は自らの行為によって、むしろ自分にとって逆効果を招いていることを理解し、それに関する境界設定を明らかにすることによって利益を得られる。災害後に共通する退行的な傾向によって、他者を操作しようとするような行動が強調されたり、あるいは再燃したりすることもある。同様に、威嚇することによって、他者を腹立たせたり怖がらせたりするパーソナリティの問題を持つ人々は、自分自身のパーソナリティの問題を理解し、そして問題となる行動を減らすために管理可能な境界設定の下で行われるような介入によって利益を得る（Yudofsky 2005）。境界設定は、災害によって大混乱が生じている際にはどんな時でも必須であり、それは生存者が個人内あるいは個人外の境界性の問題に直面しなければならない場合にである。

　パーソナリティ障害は患者の基盤となる感情を隠蔽する。例えば、統合失調質パーソナリティの患者は内向的で感受性が高く、他者との間に距離を置いていたとしても、他者との親密さを望んでいる（Thylstrup and Hesse, 2009）。精神科医はそのような患者が助けを求めているような時に感じうるとてつもない罪悪感や両価性を心にとどめておきながら、患者と接する必要がある。

心理療法的介入
　以下で述べられるようなさまざまな種類の心理療法が被災状況において有用である。
　<u>支持的療法</u>

被災状況においては、患者の健康で適応度の高い思考や行動を強化しようとする支持的療法はかなり適している。その目標は、被災者のリジリエンスを高めることである。リジリエンスを高めることで、心理的な介入の焦点が被災による否定的な影響を軽減することよりもむしろ、肯定的な対処機制を改善させることへと向けられる（Connor and Zhang 2006）。このアプローチをデブリーフィング（debriefing）と区別することは重要である。デブリーフィングとは、経験した出来事の詳細を被災者が述べるように求めるものであって、しばしば出来事が発生した直後にグループで実施される。デブリーフィングは被災状況においては有用ではなく、むしろ有害であることが明らかにされている（Stoddard et al. 2010）（デブリーフィングについては「13. 集団への介入と家族への介入」でより詳細に述べられている）。被災状況では、人間の尊厳を保つことが不可欠である（Petrini 2010）。

認知行動療法的介入

　ある種の症状、例えば妄想性パーソナリティや境界性パーソナリティに関する問題を持った人が示す過度な反応に対しては、認知的リフレーミングが利益をもたらす可能性がある。否定的な感情を体験したり、表出したりすることを受容できないといった信念を持つ境界性パーソナリティの被災者は、自分自身の感情面の不安定さを悪化させてしまうのだが、例えば、感情に対する認知尺度のような道具を用いることでそうした者にリフレーミング介入を実施することが役立つ（Rimes and Chalder 2010）。この種の評価は急性期状況では難しいが、そうした尺度は急性期後期（災害後、数週間から数カ月）では心理療法でとくに焦点を当てるリジリエンスの領域を特定するのに有用である（「14. 心理療法」を参照）。

早期の弁証法的行動療法介入と受容に基づく介入

　弁証法的行動療法（dialectical behavioral therapy）は緊急事態で実施される見込みは少ないが、マインドフルネスや受容などの原則がパーソナリティに関する問題の治療に有用な場合もある。こうした原則はリジリエ

ンス訓練や支持的療法にとくに有用である。災害発生5日後といった早期の介入でも、長期持続の効果が見られている（Yen et al. 2009）。同様に、受容に基づく介入は感情調整に役立つ（Gratz, 2007）。

結　論

　被災状況におけるパーソナリティに関する問題は、一時的なパーソナリティ特性からパーソナリティ障害といったより持続的な兆候のものまで幅広い。急性期状況では、デブリーフィングよりもむしろリジリエンスの向上に焦点を当てた支持的介入を用いながら、パーソナリティに関する問題を早期に発見することが被災環境における患者支援に役立つ。

■学習のポイント

- パーソナリティに関する問題は被災者、災害救援者の双方で起こりうる。

- 「敵意に満ちた患者」に関する4つのタイプ（依存的にまとわりつく者、要求がましい者、操作的に援助を拒否する者、そして自己破壊的な否定者）を知っておくことは、有用である。

- パーソナリティ障害の治療のために薬物療法や短期心理療法を適切に用いることが重要である。

- 治療者は文化差に対して慎重である必要があり、また依存を誘発するような介入の使用を避けねばならない。

- 逆転移に対して自己内省を図ることは支持的療法の実施を準備するうえで役立つ。

■復習問題

9.1 以下の特徴について、パーソナリティ障害にみられる特徴ではないものはどれか？

　　A. 持続的
　　B. 不適応的
　　C. 自我異和的
　　D. 根深い
　　E. 若年時の発症である

9.2 Groves（1978）による「敵意に満ちた患者」のカテゴリーについて、誤ったものはどれか？

　　A. 殺人狂
　　B. 依存的にまとわりつく人
　　C. 正当さを振りかざす要求者
　　D. 操作的な援助拒否者
　　E. 自己破壊的な否定者

9.3 被災状況において、パーソナリティ障害の人たちに働きかける際に……

　　A. 被害に強く焦点づけることは重要である
　　B. とにかく手を差し伸べ、彼らを救援者に依存させることが重要である
　　C. たとえ長期的に継続できないとしても、利用可能な治療技法はどれであっても利用することが重要である
　　D. 自分自身の逆転移を批判的に自己内省しようとすることは重要である
　　E. 上記のいずれでもない

9.4 以下のうち、被災状況において比較的禁忌とされるものはどれか？

A. 支持的療法
   B. 心理的デブリーフィング
   C. 逆転移の検証
   D. リジリエンスに焦点を当てた介入
   E. 上記のいずれでもない

9.5 被災状況で正当さを振りかざす患者に働きかける際、治療の要求に対する最善の対処は……

   A. 「私はあなたが望むものすべてを与えてあげたい、しかしここで治療を求めているのはあなただけではありません」
   B. 「あなたにはそのような権利はないと思います」
   C. 「もちろん、私たちはあなたが望むようにすることができます」
   D. 「あなたは周りを乱していることを知るべきです」
   E. 「あなたには最善のものを得る権利があることを認めますが、可能なことはこれなのです」

(訳:樫村正美)

文　献

American Psychiatric Association: Diagnostic and Statistical Manual of Mental Disorders, 4th Edition, Text Revision. Washington, DC, American Psychiatric Association, 2000

Connor KM, Zhang W: Recent advances in the understanding and treatment of anxiety disorders. Resilience: determinants, measurement, and treatment responsiveness. CNS Spectr 11:5-12, 2006

Eksi A, Braun KL: Over-time changes in PTSD and depression among children surviving the 1999 Istanbul earthquake. Eur Child Adolesc Psychiatry 18:384-391, 2009

Gratz KL: Targeting emotion dysregulation in the treatment of self-injury. J Clin Psychol 63:1091-1103, 2007

Groves JE: Taking care of the hateful patient. N Engl J Med 298:883-887, 1978

Lenzenweger MF, Lane MC, Loranger AW, et al: DSM-IV personality disorders in the National Comorbidity Survey Replication. Biol Psychiatry 62:553-564, 2007

Pagura J, Stein MB, Bolton JM, et al: Comorbidity of borderline personality disorder and posttraumatic stress disorder in the U.S. population. J Psychiatr Res 44:1190-1198, 2010

Petrini C: Triage in public health emergencies: ethical issues. Intern Emerg Med 5:137-144, 2010

Rao K: Psychosocial support in disaster-affected communities. Int Rev Psychiatry 18:501-505, 2006

Rimes KA, Chalder T: The Beliefs About Emotions Scale: validity, reliability and sensitivity to change. J Psychosom Res 68:285-292, 2010

Shapiro D: Neurotic Styles (The Austen Riggs Center Monograph Series, No 5). New York, Basic Books, 1999

Stoddard FJ Jr, Katz CL, Merlino JP: Hidden Impact: What You Need to Know for the Next Disaster. A Practical Mental Health Guide for Clinicians. Sudbury, MA, Jones & Bartlett, 2010

Strous RD, Ulman AM, Kotler M: The hateful patient revisited: relevance for 21st century medicine. Eur J Intern Med 17:387-393, 2006

Thylstrup B, Hesse M: "I am not complaining": ambivalence construct in schizoid personality disorder. Am J Psychother 63:147-167, 2009

Tyrer P: Personality structure as an organizing construct. J Pers Disord 24:14-24, 2010

Uhlenhuth EH, Starcevic V, Qualls C, et al: Cognitive style, alprazolam plasma levels, and treatment response in panic disorder. Depress Anxiety 25:E18-E26, 2008

Waska R: Using countertransference: analytic contact, projective identification, and transference phantasy states. Am J Psychother 62:333-351, 2008

Wessells MG: Do no harm: toward contextually appropriate psychosocial support in international emergencies. Am Psychol 64:842-854, 2009

Yen S, Johnson J, Costello E, et al: A 5-day dialectical behavior therapy partial hospital program for women with borderline personality disorder: predictors of outcome from a 3-month follow-up study. J Psychiatr Pract 15:173-182, 2009

Yudofsky S: Fatal Flaws: Navigating Destructive Relationships With People With Disorders of Personality and Character. Washington, DC, American Psychiatric Publishing, 2005

10

外傷と医学的愁訴のトリアージ

Kristina Jones, M.D.

　精神と身体の関係について、ここ数年間のうちに、一般のメディアでも、精神医学論文でも、大きく取り上げられるようになってきた。災害精神医学においても、この精神と身体の関係が臨床上の関心事になってきた。例えば、身体的損傷は認めないものの、災害時に毒素に曝されたのではないかと恐れる患者は、息切れや動悸といった心因性の症状を呈する可能性がある。また、客観的に身体的外傷を負った患者は、心的外傷後ストレス障害（posttraumatic stress disorder: PTSD）を発症する可能性が高い。

　本章では、医学的および精神医学的な症状を呈している患者のトリアージに関する2つの重要な領域を取り上げる。核、化学、生物兵器への暴露、あるいは時にはテロ攻撃後、患者が心因性の病的反応を呈することがある。これらは、「医学的に説明不能な身体症状」（medically unexplained physical symptoms: MUPS）と呼ばれる。本章の最初の部分で、MUPSを呈している被災者に対する精神医学的な急性管理と、この種の症状の評価と管理に関して災害精神科医がチームの他のメンバーに教育するのに役立つようなガイドラインを紹介する。

　本章の残りの部分では、被災地の救急部と一般病院において、急性負傷した患者の精神医学的コンサルテーションについて取り上げる。精神科医

が危険因子に気づいて、早期に介入することによって、身体疾患患者が呈する精神症状を予防したり、緩和したりすることに役立つ可能性がある。また、一般の精神科医は、熱傷や外傷患者、コントロール不能の疼痛がある患者などのハイリスク患者に対して、重要な精神医学的介入、教育、管理を行うことができるだろう。

生物学的またはテロ攻撃後のMUPS

　生物テロ攻撃または偶発的な生物学的暴露の後、多くの人々は診断や保証を求めて救急部を受診してくる可能性が高い。例えば、オウム真理教信者が1995年3月に東京の地下鉄で毒性の高いサリン・ガスを放った（地下鉄サリン事件）。ガスは無臭、無色であり、そして出現した症状は非特異的であった。12人が死亡し、5,510人がガスに暴露したと恐れて救急部を受診した。死亡した人と重症ではない症状を呈した人の比率は、1：500であった（DiGiovanni 1999）。

　2001年に、米国郵政公社が、兵器級炭疽菌を含有している手紙を拡散させる媒体として悪用された（アメリカ炭疽菌事件）。炭疽を吸入するという形での暴露は、フロリダ州、コロンビア特別区、ニュージャージー州、ニューヨーク州、メリーランド州、ペンシルバニア州、ヴァージニア州で起きた。結局、22人が感染した（うち11人は呼吸感染、7人は経皮感染、4人は経皮感染の疑いであった）。炭疽菌を呼吸感染した患者のうち5人が死亡した。死亡者数は多くなかったのにもかかわらず、この炭疽事件は米国全体を恐怖に陥れ、その結果、多額の支出を要し、多くの混乱を引き起こした。マスメディアは、炭疽症の徴候と症状が、インフルエンザまたは上気道感染の早期の徴候に似ていると広く報じた。保健機関や市民が備蓄に走ったため、炭疽症に対してもっとも有効な治療といわれるシプロフロキサシンの供給が減った。炭疽菌に暴露した可能性のある約1万人が治療を受けた。この例では、死者と医学的治療を求めた人との比率

は、約 11：10000 あるいは 1：1000 であった（Rodriguez et al. 2005）。

　このように、放射線被爆や生物学的物質への中毒性暴露といった災害の後に、集団パニックが生じる可能性がある。一般的に、ガス漏れや異臭についての根拠のない噂が生じた後に、多数の患者が救急部に殺到することに関する症例報告は稀であり、散発的に認められるにすぎないが、集団パニックは幸い急性災害に対する市民の一般的な反応でもなければ、予測される反応でもない。集団ヒステリー（mass hysteria）という術語は侮蔑的な響きがあるため、DSM-Ⅳ-TR では身体表現性障害または転換性障害といった概念的枠組の中でより実用的に扱われている（American Psychiatric Association, 2000）。集団パニック（mass panic）は、「器質的原因が認められないにもかかわらず、無意識的に身体症状が訴えられ、興奮、機能の損失または変化といった神経系の障害に起因する疾患徴候と症状が、凝集性の高い集団のメンバー内で急速に広まっていくこと」と一般的には定義される。（Bartholomew and Wessely 2002, p.300）。一般的には、自然災害と人災は、地域全体に影響を及ぼす傾向があり、地域には協力と相互援助が生じる。文献によれば、相互援助が災害後にしばしば見られる（Mawson 2008）。

　緊急対応能力（surge capacity）という術語は、集団的な傷害（心身症状も含まれる可能性がある）が一挙に増加する事態に救急医療が対応する能力を指している。災害精神科医は、短期間の不安や援助希求的行為などの、災害後に認められる正常範囲の行動について情報を提供したり、息苦しさ、頭痛、動悸、虚弱、感情的な「ショック」といった実際の身体的徴候のように見える症状を訴えて、救急部に殺到する患者の心因性の愁訴を進んでトリアージをし、評価することで、緊急対応に貢献することができる。

　医療の現場で働いている災害精神科医は、その場のキーパーソンとして、医療およびその他のスタッフに対して、臨機応変に教育を実施する必要があるだろう。複雑な医学用語をわかりやすい言葉に置き換え、患者が

理解できるレベルで基礎的な情報を提供することは、精神衛生的介入の一部となる。災害に対する正常な反応について情報を提供することは、患者やスタッフが回復するのに役立つ可能性がある。そして、精神科医は、暴露したと考えられる物質について最近の医学文献についての知識を備えておくべきである。KmanとNelson（2008）は、医学的および精神医学的な症状を含むすべての生物テロ物質について卓越した理解しやすい総説をした。精神医学的な徴候の一例としては、シアン化物に対する暴露の場合、軽度の焦燥感、めまい、頭痛、易疲労感、嘔気が、そして、呼吸困難、（せん妄を含む）精神変容状態、心虚血、失神、昏睡、てんかん発作などの中等度から重度の症状を呈する場合がある（Madsen 2005）。米国復員軍人局全国PTSDセンター（The U.S. Department of Veterans Affairs National Center for PTSD）は、医療専門職に対するウェブサイトを運営しており、小児や家族などと同様に低いリスクの人々に対する助言についてどのように訓練するかに関する情報を公開している（www.ptsd.va.gov/PTSD/professional/）。そして、主要な化学物質暴露の典型的症状といった重要な情報も提供している。

　重症急性呼吸器症候群（severe acute respiratory syndrome: SARS）、炭疽症、肺ペストの暴露から得た教訓について議論して、RubinとDickmann（2010）は、低リスク患者が救急部を受診し、既存の医療資源を必要以上に消費しないようにするための戦略を提案した。この戦略とは、①誰が受診して、誰が受診すべきでないかについて明確な情報を提供する、②マスメディアや病院の電話サービスを利用して、詳しい情報を提供し、初期スクリーニングを行う、③病院玄関で迅速なトリアージを行い、可能ならば暴露の病歴と疾患の聴取について情報を得て、低リスク群であると判断された人は電話でフォローアップする。炭疽症が大きな問題となった際には、高熱、咳、重症の呼吸器症状が炭疽の三徴であることを市民に向かって強調した結果、これらの戦略は一般的に有効であり、例えば頭痛、めまい、易疲労感といった非特異的な症状についての恐怖を最小限に抑え

込むことができた。

　テロ攻撃後、または生物テロ攻撃中あるいはその後に、攻撃に関連があると思い込んでいる症状について診察を求める患者が、救急部やクリニックに押し寄せる可能性がある。関連の臨床検査や画像診断が行われたのに、その客観的所見が不足している場合には、災害精神科医を含めて救急部は、患者の症状がMUPSであるという可能性に直面している。MUPSとは、適切な医学的評価では説明不能であるにもかかわらず、患者の受診行動を促す身体症状と定義される（Stoddard 2010）。

　精神科医は、特定不能の身体表現性障害、転換性障害、身体的不安といったある特定の概念の枠組みで、MUPSを理解することができるだろう。臨床場面におけるMUPSに関する優れた総説で、RichardsonとEngel（2004）は、線維筋痛症、慢性疲労症候群、さまざまな化学物質過敏症（湾岸戦争症候群）の例を用いて、MUPSの主な特徴を定め、医師・患者間の精神医学的な管理についての戦略を提唱した（表10-1）。

　このような困難な状況における医師の臨床的コミュニケーション戦略は、MUPSを呈する患者を管理するのに有用である。表10-2に提示した枠組みによって、災害精神科医は、医療従事者が患者に対して、侮辱したり、疎遠な態度を取ったりすることなく、その見立てを伝えられるようにする援助ができるだろう。

　MUPSを有する患者に対して、医療従事者が強い不満と不快な陰性の逆転移に対処することを災害精神科医は助力する。例えば、医師は「あなたには何も悪いところはありません」などと言わないように助言されなければならない。むしろ、医師は、患者が身体とその機能について誤解している点を正すことによって患者を教育することができ、また重症の疾患や外傷がないと伝えられた患者の反応を引き出すことができる。もしも情報が共感的、専門的な方法で伝えられるならば、患者は急速な心拍数増加が心臓発作によるものでなく、アドレナリンや恐怖によるものであるという事実を受け入れていくだろう（Disaster Psychiatry Outreach 2008）。

表 10-1　医師-患者関係におけるMUPSの主な特徴

- 医師-患者間の葛藤
- 症状が悪性であるという患者の思い込みと、その疾患の原因が見当たらないという医師の判断の不一致
- 患者は、心理的苦悩の程度を現実よりも低く考える
- 患者は繰り返し救急部を受診したり、さまざまな病院で多くの医師を受診する
- 患者が医師の能力を疑う
- 患者は既往歴でそのような症状を認めたがらないかもしれないが、うつ病や不安はMUPSと一貫して関連している
- 患者は、疲労感、症状過敏性、睡眠障害、振戦や動悸といった心理生理的症状を引き起こす自律神経系の変化などといった自律神経症状を呈しているかもしれない
- MUPSが苦悩を伝える手段の役割を果たしている
- 患者の誤解のために、不安、生理的覚醒、身体症状などの悪循環が形成される

出典　Richardson and Engel 2004 より改変

　精神科医とプライマリーケア医が協働して、MUPSをもつ患者が感じている苦痛を恥ずかしいことではないとして、メンタルヘルスケアを求める行動を当然のことであるとするよう働きかけるのは不可欠である。例えば、ストレスマネジメント技法、リラクセーション訓練、メンタルヘルスの紹介と同様に、プライマリーケア医が患者に、「このタイプのテロリズム、または事件はあなたの心拍、呼吸、消化、睡眠、および他のシステムへの影響を与えて大きなストレスの原因になる」と言うことがある。多人数でなく、むしろ1人のプライマリーケア医が患者を励ますことが、不安を抑制し、MUPSの受診希求行動を抑えることに有効である。鎮静催眠薬またはベンゾジアゼピンが有効であるにもかかわらず、実際のところ、抗不安薬は鎮静を引き起こすか、無関心、疲労に関与することによってMUPSへの個人的対処を損なう可能性がある。そして、それは彼らがソーシャル・サポートを求めることを減らしてしまうかもしれない。患者に対

表10-2　MUPSを呈する患者に対する医師のコミュニケーション技術

- MUPSの原因について不確実であることを認める（例：「医師はあなたのような症状を持つ患者をしばしば診察します。しかし、その正確な原因はわかりません」）
- 臨床経験を伝える（例：「私は、あなたのように、説明のつかない症状を呈している患者を数多く経験してきました」）
- 望みを与える（例：「あなたが今よりも気分がよくなって、よりよく機能できるようになるために、協力してできることがいくつかあることを科学は示しています」）
- 行動を保証する（例：「私たちが何かをすることを決めたとしても、その効果が上がったと認めるまでは、予定した通りに関わり続けましょう」）
- 際限なく医学的治療を行ったり、侵襲的な検査を行ったために起こる可能性のある副作用を回避する

出典　Richardson and Engel 2004 より改変

して、説明できる疾患モデルを発見して、患者の心理社会的ストレッサーを評価することは重要である（Richardson and Engel 2004）。例えば、患者が諦観的なまたは悲観的な疾病モデルを持つか、また自分自身の能力を信じて対処しているかどうかにかかわらず、身体症状は自然に徐々に改善されていく。

　MUPSは精神医学的にも複雑である。湾岸戦争症候群患者に関する研究からは、その多くが他覚的所見を認めない症状を呈しており、Huntら（2000）は生物心理社会的モデルを用いてMUPSを概念化した。彼らは、前駆する因子、契機となる因子、症状を持続させる因子が存在する可能性に着目した。前駆する因子には、遺伝、生物学的素因、人生早期の困難な問題、慢性疾患、慢性の苦悩、精神病などが含まれる。直接の契機となる因子には、暴露あるいは暴露したとの思い込み、身体疾患、心理社会的ストレッサー、急性の精神障害、疫病による身体的不安などといった、生物学的ストレッサーが含まれる。最後に、症状を持続させる因子には、重症の病気にかかったとの思い込み、ある病気にかかったと決めつけることによる影響、誤情報、職場や補償といった因子が含まれる。さらに、症状を

持続させる因子として、ソーシャルサポートの低さ、不健康な習慣、慢性疾患、体調悪化、持病、治療システムへの統合不良などが含まれる（Hunt et al. 2002）。以下の症例提示は、MUPSを有する患者の複雑さを示している。

　Mさんはニューヨーク市在住の49歳のポーランド人女性で、アスベスト労働者であったが、2001年アメリカ同時多発テロ事件後に、清掃作業のボランティアに応募した。彼女は世界貿易センター（World Trade Center: WTC）で粉塵に曝され、切断された指と頭皮を含むいくつかの肉体部分を発見した。2年後に、彼女は、息切れ、嘔気、約11kgの体重減少を訴えて、無料のクリニックを受診した。Mさんは、WTC跡地の清掃を手伝って、癌で死亡したポーランド系の「英雄」に関する新聞記事に心を奪われていた。彼女は、自分の体重減少の原因は癌であって、死んでしまうと考えていた。間接的な自殺の表現として、彼女は喘息薬の服用を止めて、食事を摂らず、働くことも止めてしまった。パニック障害と大うつ病の診断基準を満たしていた。医学的な精密検査によって、軽度の肺疾患が見つかったものの、明らかな悪性腫瘍は認められなかった。上部消化管内視鏡検査で、重度の逆流性食道炎が認められたために、服薬ができなかった。なお、彼女がWTCの粉塵の毒性から生じたと考えた皮疹は、彼女の宿泊施設の疥癬によるものであることが明らかになった。彼女は産後うつ病や、2001年アメリカ同時多発テロ事件の2年前に夫を癌で亡くしてうつ病であったことをしぶしぶ認めた。彼女の人生早期の経験といえば、極貧であった。うつ病を発病する契機となったストレッサーは、息子がポーランドに戻り、彼女ひとりがニューヨークに残されたことであった。彼女は健康管理が十分でなく、保険にも加入しておらず、不法入国しており、英語も流暢ではなかった。ゾロフトとネキシウムが処方され、3カ月間で体重は約9kg増えた。彼女は教会を通じて、社会サービスにつながり、まずまずの回復をみた。

この症例は、MUPSが発災からかなりたって発症する可能性がある点を明らかにしている。同様に、23人の死者、900人の負傷者、1,200人の自宅からの避難者を出した花火工場の爆発について、1,547人に関して、事故の1年前と4年後を比較したオランダの調査では、災害から18カ月の時点で10以上の症状を認めた人は生存者の33％にのぼったが、一方、その地域に住んでいたものの怪我を負ったり避難したりする必要がなかった人は20.6％しかいなかった（van den Berg et al. 2009）。もっとも多かった症状は、背部痛、咳、易疲労感、頸部の問題、肩の症状であった。これらは、MUPSのために一般医を受診した患者の10.3％、5.0％、5.0％、4.6％と4.2％に認めた。本研究で明らかになったのは、前駆する因子として、女性であること、教育水準の低さ、失業、小児期の身体疾患、虐待などといった患者特性であった。契機となる因子としては、ストレスに満ちた人生の出来事や心理的問題などといった人生の出来事があり、その結果として症状が出現した。最後に、症状を持続させる因子には、症状を維持するか、悪化させた因子があった（例：経済問題や社会的サポートの不足等）。

　懸念される可能性があるのは、テロ攻撃に曝されて、影響を受けた際の精神衛生に及ぼす長期的な影響である。サリン・ガスや炭疽菌に暴露した個人の精神衛生に関する追跡研究は、興味深い結果をもたらした。地下鉄におけるサリン攻撃の後に、東京の病院に入院した111例の患者のうち、3分の1は不安、恐怖、悪夢、不眠、焦燥感を医師に訴えた。この事件の1カ月後には、その病院で治療されていた患者の32％が地下鉄に対する恐怖を、29％では睡眠障害が持続し、16％はフラッシュバックとうつ病を呈した。これらの症状は、3カ月、6カ月の継続追跡調査でも認められた（Ohbu et al. 1997）。Tukerら（2007）はオクラホマシティ連邦政府ビル爆破事件の7年後に、事件の生存者60名について調べたところ、完全回復と感じている者が66％、症状が残っていてPTSDの診断基準を完全に満たす者が9％にのぼったのだが、対照被験者（年齢と性をマッチさせたオクラホマシティ地域の住民）ではPTSDの診断を下されたのは1％に過

ぎなかった。

身体疾患：身体疾患のある被災者のトリアージと評価

　大規模災害が起きると、病院の災害精神科医は、患者について迅速なトリアージと評価を、救急部、内科、外科病棟等で行う必要があるかもしれない。多数の死傷者が生じると、トラウマを負った患者には精神医学的なニーズがあるだろう。災害精神科医は、急性発症のせん妄や興奮を治療したり、精神的なトラウマの早期症状を診断したりするように依頼されるだろう。本節では、既存の文献を総説し、もっとも危険の高い患者に焦点を当て、一般的な診断について簡潔に取り上げるとともに、重症の身体疾患の重要な精神医学的側面ではあるものの臨床的にはあまり目立たない点についても検討する。

　軍事医学やトラウマに関する学術誌の文献を総説すると、深刻な損傷を持つ患者は急性ストレス障害（acute stress disorder: ASD）などの精神障害を発症する危険が一般に高いことが明らかになる。ASDでは、不眠、不安、焦燥感、過覚醒などや、極端な場合には、解離などの症状が含まれる。ASDは定義上トラウマ暴露より4週以内とされ、それ以上持続している場合はPTSDと診断される。身体的外傷を負った2,931例の患者についての大規模人口調査において、12カ月の後PTSDチェックリストで評価したところ、約23%にPTSDの診断に合致する症状を認めた。外傷後初期の不安、感情的苦悩、身体的疼痛が強いほど、PTSDの危険が増すことと関連していた（Zatzick et al. 2007）。一般に、完全に一貫した知見は認められないものの、傷害が重いほど、危険が高いという視点を、研究結果は支持している。四肢の喪失や機能の喪失はかなり危険が高く、熱傷の患者はとくにASDやPTSDの危険が高まる。1年間の追跡調査において、熱傷患者の15%にPTSDが確認された研究がある（van Loey and Van Son 2003; van Loey et al. 2003）。熱傷、重症外傷、他の重症の疾病

表 10-3　内科、外科患者のために精神医学的コンサルテーションが依頼される理由

- ①患者が急性の精神医学的な症状（例：せん妄、興奮、自殺の危険、不安、精神病、うつ病）を呈している。②患者が外科手術または医学的技法に同意または拒否する能力について評価する。③患者が医学的助言に反して、退院を希望する。
- 患者の心理的苦悩を和らげたり、患者が医学的治療に同意しないことについて対処するのを助けてくれるように、家族や看護スタッフが依頼する。
- 症状が機能性であるか器質性であるかどうかにかかわらず、患者が診断上の矛盾を呈している。例：患者は運動療法や理学療法に参加するのに気が進まない。あるいは、患者は薬物に過度に頼る。医療チームが疼痛コントロールが不適切であるとか過剰であると考えることを、患者が要求してくる。

出典　Stoddard et al. 2000 より改変

のために集中治療室（intensive care unit: ICU）で治療された1,104人の生存者を対象としてPTSDについて系統的総説を行ったところ、Dawydowら（2009）は患者の19％にPTSDを認めた。ICUで治療された後にPTSDを発症する一貫した予測因子としては、精神疾患の既往歴、ICUでのベンゾジアゼピン大量投与、ICU関連の恐怖体験や精神病症状の経験などがあった。女性であることと低年齢は予測因子ではなく、病気の重症度もこの総説では予測因子とされなかった。コントロールできない疼痛、熱傷、顔面の変形した患者も、リスクが高い。成人と小児に対する疼痛管理と精神医学的薬物療法については「15. 精神薬理学―急性期―」と「16. 精神薬理学―急性期の後の段階―」で、急性および急性後の薬物療法については「17. 子どもと青少年に対する精神医学的介入」で議論する。

　災害現場で内科または外科患者のための精神医学的なコンサルテーションの依頼は、外傷の治療者などといった一般の医療施設における治療者からのコンサルテーション依頼の原則に従う。精神医学的なコンサルテーションを依頼する一般の理由は、表10-3に挙げておく（Stoddard et al. 2000）。

　平時には、内科や外科患者の精神医学的なコンサルテーションやスク

リーニングが一般に行われている病院がある。ところが、災害時においては、十分な資源もなく、通常の精神医学的スクリーニングをするのが難しい。精神科スタッフが限られている中で、患者がコンサルテーションを必要としているかどうか判断するためのトリアージをどのように実行し、関連の質問に焦点を当てるかについて、精神科医は医療スタッフを教育し、呈示することができる。例えば、医学的・精神医学的評価の前に、行方をくらませてしまう危険が高いとか、自殺の危険が高いというのでなければ、単に涙ぐみ、苦悩に打ちひしがれているといった患者よりも、せん妄で焦燥感の強い患者を優先すべきである。しばしばおしゃべりのような廊下での立ち話や、非公式の会話が、スタッフのガス抜きになり、災害やその衝撃から生じた悲惨な感情を処理することに役立つ可能性がある（例：四肢切断術に参加する、大手術、不成功に終わった蘇生術などをたった今経験した）。「21. 災害時と公衆衛生の緊急事態における遠隔精神医療」で取り上げるように、遠隔精神医学を用いてコンサルテーションを行うことも可能である。

外傷のタイプ

　傷害の質と重症度は、個々の出来事によって異なる。自然災害やテロ攻撃の犠牲者は、重症外傷、ガラスの破片、熱傷、煙の吸引による多発性外傷を負う可能性がある。バイオテロ物質の暴露は、錯乱、めまい、記憶喪失、ときに精神病といった神経精神医学的障害の症状を呈する場合がある（Peer et al. 2007）。

　生存患者は広範囲のストレスに曝される。例えば、外傷、手術、その他の手技の結果として生ずる急性あるいは慢性の疼痛、急性ストレス性胃潰瘍、鎮痛薬の入手不能、褥瘡や拘縮を回避するための理学療法などのさまざまなストレスである。患者が相対的な感覚遮断の状態にあると、その恐怖が増悪される可能性がある。また、感染の危険が去るまでは、患者は隔離を必要とされるかもしれない。あるいは、気管切開が必要であったとし

ても、その結果、コミュニケーションが阻害される可能性がある（Wain et al. 2006）。患者が急性の視力喪失を呈すると、せん妄、精神病、解離を呈する危険が高い（Wain et al. 2006）。

身体疾患を有する被災者の精神症状の範囲

　災害精神医学と一般のコンサルテーション精神医学の重要な差とは、発災後早期に、精神科医は症状に焦点を当て、DSM-Ⅳ-TRでの診断が下せるようになる前に、被災者を個別に治療する点である。災害の場も含めて、身体疾患は患者が呈するいくつもの心理学的問題をきたすので、精神科医はそれに最善の注意を払う必要がある。入院の結果、患者は、摂食、排泄、移動などといったもっとも基本的な課題が自力でできなくなるために、自己制御感の消失、プライバシーの喪失、他者への依存などの感情が起きる。この依存は、成熟した成人にとって問題になる。とくに幼少期にネグレクトや虐待を経験した人にとって大きな問題となりうる。患者にとっての病気の意味を確認することが重要であり、これは個人の人格傾向や性格によって変化する。依存的な患者は見捨てられることを恐れるので、保証が必要である。そして、強迫的な患者は自己の行動を制御できなくなることを恐れるために、可能であれば、医療についての定められた方法や詳しい選択肢を求めてくることがある（Geringer and Stern 1986）。

重要な症状

　時間が許すならば、うつ病、不安、パニック、精神病、躁病、ASD、PTSDの症状について標準の精神医学的スクリーニングを行うべきである。医療施設では、疼痛コントロールによく使われる麻薬性鎮痛薬に見られる一般的な合併症であるせん妄を評価するために、見当識や意識レベルに関する簡便な認知スクリーニングを行う必要がある。その他にも注意を払うべき重要な症状としては、コントロールできない疼痛、不眠、焦燥感、自殺念慮などがある。精神医学的な既往歴がないからといって、未治

療のうつ病、報告されていないアルコールや他の薬物乱用障害などといった本格的な既存の精神障害を呈していないことを意味するものではない。

不安は医療機関でよく認められる症状であり、臨床医は患者が呈している心拍数や呼吸数の増加、急性ストレス、全般性不安、パニックといった他の症状を観察しなければならない。動悸や息切れなどの症状を認め、どちらの症状も、ベンゾジアゼピンや選択的セロトニン再取り込み阻害薬（selective serotonin reuptake inhibitor: SSRI）による治療の適用となり、焦燥やせん妄が共存する場合には、低用量の抗精神病薬を短期間使用するのもよいだろう。不安が直接的に身体医学的な原因と関連しているという事実を認めたとしても、もし患者の苦痛がきわめて激しい場合には、精神医学的介入の必要性を排除できない。ASDで顕著な麻痺や解離を呈することがあるものの、とくに男性患者や軍人が、表面的にはよく対処しているように見えることがある。このような場合に、症状を系統的かつ詳細に検討すると、患者が重度の不安に苦しんでいるのが明らかになり、ベンゾジアゼピンや鎮静系の睡眠薬で症状が改善する可能性がある。同様に、男性患者は感情をあまり表出しないことを文化的に期待されている。そこで、災害精神科医は適切に感情を表出することに伴う偏見を減らし、災害後の過覚醒、不安、不眠の生物学的基礎について患者に教育することができる（Roberts et al. 2010）。患者は、自分の身体がまだ「過覚醒状態」にあり、精神が正常レベルに落ち着くまでには数日間、あるいは数週間を要することを理解できるだろう。

ASDには一般的に強い不安が生じるので、診断スクリーニングとしては、解離を含む症状の臨床的な検討を含まなければならない。医療の現場では、心因性解離が、鎮静された状態や神経学的反応が減退した状態と間違えられやすい。著名なコンサルテーション精神科医のRundell（2000）は、急性期医療機関における解離の評価について次のような臨床技法を紹介している。

やさしく患者の肩をたたいて、その人が何を必要としているか、自分がどこにいて、今は何日かと尋ねてみる。解離している患者が、押し黙っているものの、適切な反応を呈しているかどうかを見きわめる。これは患者の意識レベルや見当識がひどく障害されてはいないことを示している。外傷がなく、意識レベルがおおむね保たれていて、単に解離しているだけと思われる被災者を特定することによって、評価や治療のための乏しい資源を他の救急患者に振り分けることができる。解離が頻繁に起きて、それが現在進行形で、患者の機能を大きく妨げている場合には、精神医学的な観察と診断確定のために入院させなければならない。患者に対して一連の検査を行うことによって、適応的な解離と解離性障害を鑑別するのに役立つ。通常、当初の解離は減弱していき、数時間で消失していく。脅威が去ると、他の対処機制や心理的適応を用い始めるのだ（p.250）。

ICU、内科、外科病棟での不眠症は、病的な非現実感や解離を促進したり、被災者の回復を妨げてしまったりする可能性がある。診療録内の看護記録を検討したり、夜勤の看護師に患者の睡眠パターンについて尋ねるのは役立つ。急性期病棟における自殺願望は、一般的ではないが、見逃してはならない。テロ事件後には、テロの犯人、テロ犯と同じ国籍の人、同じ宗教団体に対して、患者が殺人願望を抱いていないか臨床家は評価しておく必要がある。

身体外傷を負っている被災者に対する補助的な評価技法
混乱に満ちた災害現場では、重傷を負った患者の精神状態の評価が行えるような静かな個別の診察室など望むべくもない。したがって、災害精神科医はきわめて効率的に観察や質問をしなければならない。第1に、精神科医は患者の意識レベルに注意を払う。次に、精神科医はコミュニケーションの方法を確立する必要がある。言葉でコミュニケーションができない患者については、可能ならば、紙またはホワイトボードに答えを書くよ

う依頼する。書いてもらうことが、空間識障害（spatial disorientation）、スペルの誤り、字の不適当な反復（保続）といった言語学的な誤りを示す可能性がある。患者が話すことも書くこともできない場合には、瞬目を使ってコミュニケーションを取ったり（例：「はい」は瞬目を1回、「いいえ」は2回）、臨床医の指を握り締めることによってコミュニケーションを取ったりするように（例：「はい」は1回握り締め、「いいえ」は2回）、指示するといったこともできる。質問は、「はい」か「いいえ」で答えられるようにする（例：「あなたは怖いですか？」）（Rundell 2000）。715名の警察官や他の救急要員に関する研究をはじめとして、トラウマを経験した直後における解離がPTSDの発症を予測することが明らかにされてきたために、解離を認識し、治療する必要性が強調されるようになった（Marmar et al. 2006）。

外傷患者における疼痛のコントロールとPTSD

最近の対比研究では、戦闘による傷害に対するモルヒネ使用がPTSDの二次予防に効果的である可能性をHolbrook（2010）らが発見した。海軍と海兵隊の戦闘外傷登録データベースの696名の患者を調査したところ、早期の蘇生術と外傷治療期間におけるモルヒネ使用は、傷害後のPTSD発症の低リスクと関連していた。PTSDを発病しなかった患者の76％はモルヒネを使用されていたが、PTSDを発病した患者は61％しかモルヒネが使用されていなかった。オッズ比は0.47（P ＜ 0.001）であった。疼痛のコントロールが、外傷となる出来事の記憶固定を減少、あるいは抑制することがあり、恐怖に関連する条件反応を緩和させる可能性があると、この調査の研究者たちは考察している。疼痛のコントロールの問題は、小児の治療においても重要な点である（Stoddard et al. 2002）。重度の熱傷で入院した70人の小児に関する重要な研究では、モルヒネが重度の外傷後のPTSD症状（とくに過覚醒症状）を減少させることが明らかになった（Stoddard et al. 2002）。

Normanら（2008）によると、重度の外傷後48時間以内の自己申告の疼痛レベルは、その後のPTSD発症の危険性と強く密接に関連し、外傷後4カ月では5倍に、外傷後8カ月では7倍の要因となっていた。米国の急性期病院に入院となった2,931名の重傷患者に関する大規模研究において、受傷後の疼痛が、入院1年後のPTSD発症の危険性の上昇と有意に関連していることをZatzickとGalea（2007）は報告した。

　コントロール不能の疼痛はきわめて深刻なストレッサーになる可能性があり、PTSDといった情緒的トラウマを引き起こしかねない。疼痛を受傷の重症度と関連づける患者がいて、これが不安、うつ病、孤立、敵意、睡眠障害などを引き起こす可能性がある。鎮静のために患者は注意を集中する能力が制限されたり、疼痛にとらわれきっているために注意を集中させたり考えたりできなくなるので、強い疼痛がある患者は、一般の心理療法に反応しないかもしれない。病院スタッフも患者も嗜癖を恐れるあまりに、疼痛はしばしば十分に治療されていないのが現状である。しかし、このような恐怖感はしばしば必要以上に誇張されたものである（Breitbart et al. 1999）。災害の急性期には、この問題を積極的に取り上げて、患者が十分な疼痛コントロールを受けられるようにしなければならない。精神科医は、疼痛と嗜癖に対する恐怖について患者もスタッフも教育する必要がある。精神科医と災害精神科医は、SSRI、セロトニン・ノルアドレナリン再取り込み阻害薬（serotonin-norepinephrine reuptake inhibitor: SNRI）、ベンゾジアゼピン、抗けいれん薬の適切な使用といった補助的な薬物を用いて疼痛のコントロールを改善させる。疼痛がPTSDの重要な危険因子であることを認識し、疼痛に対して補助的な薬物を管理するという精神科医の役割は、最初の傷害あるいは病院での外傷処置からPTSDが発症するのに役立つだろう。

熱傷および外傷患者に対して特別に配慮すべき点

　患者、家族、救援者に深刻な影響を及ぼすので、災害で生じる熱傷やそ

の他の外傷は重要である。これらの人々のケアには精神科コンサルテーションが有益であり、熱傷や外傷の結果として身体的・精神医学的罹患率と死亡率が高まる可能性がある（Brennan et al. 2010; Stoddard and Saxe 2001; Stoddard et al. 2006）。重度熱傷（かならずしも重症ではない）患者や外傷患者は、主要都市部にある病院のレベル１の熱傷センターや外傷センターに搬送される可能性がある。上記のように、熱傷患者は受傷１年後でも高率にPTSDを発症することを一貫して知見は示している（van Loey and Van Son 2003; van Loey et al. 2003）。急性期の熱傷管理は、熱傷チームによって行われる複雑な技法である。災害精神科医は、多量の体液の喪失や、熱傷による疼痛を緩和させるために必要な麻薬から引き起こされたせん妄を治療することができる。せん妄は、心理的外傷の原因と見なされてきた。患者は、せん妄状態の時に経験した精神病性症状（一般的には幻視）、デブリードマン、包帯交換の時に経験した極度の痛みを思い出したりするかもしれない（DiMartini et al. 2007）。

　精神科医は、熱傷や外傷患者の代弁をしたり、疼痛コントロールが嗜癖を引き起こすのではないかという（一般には非現実的な）不安を取り上げることの手助けができる（Powers and Santana 2005）。疼痛が十分に治療されていないと、せん妄、不安、他の管理上の問題を悪化させることにつながりかねない。よくある過ちは、非経口的オピオイド鎮痛薬投与を行ったものの、その効果が十分に発現するまでの10〜15分間を待たずに、デブリードマンを始めてしまうことである。もうひとつのよくある過ちとは、ベンゾジアゼピンに多くを期待して、疼痛コントロールをしようとすることである。疼痛が適切に管理されているのだが、患者には予期不安があるような場合には、ベンゾジアゼピンの経口あるいは非経口投与が非常に有効なことがある（Powers and Santana 2005）。

　外傷または疾患によって引き起こされたはっきりと目に見える傷、とくに顔面や手の傷は、他の体の部位の傷に比べ、多くの心理的障害を引き起こす場合があり、その後の社会的な偏見を生じるかもしれない。患者には

率直に傷や予後について説明すべきであるが、心の準備ができるまでは、患者が傷を見ることは勧められない。患者が自分の傷を鏡で見るまでに数日間あるいは数週間かかるかもしれない。重症患者が非可逆的な変形やボディイメージ変化に適応していくのを助力するために、認知行動療法の亜型である社会技能相互作用訓練（social skills interaction training）が必要なことがある（Lansdown et al. 1997）。顔面の熱傷や傷害は、心理的後遺症の危険が一般に高いことを示している。熱傷患者でPTSDの基準を満たしたのは、受傷後2カ月で35.3％、6カ月で40％、12カ月で45.2％であるという研究がある（Perry et al. 1992）。

病院での精神科医の役割

被災者が治療されている病院で、精神科コンサルタントは、①初期治療目標を立てるために、特別なコンサルテーションの依頼がなくても、すべての患者を定期的にトリアージすることを提言し、②必要とあれば、初期介入を実施するために他科と協力する。初期介入としては、例えば治療同盟の概念などといったさまざまな話題を取り上げる、共感的理解を示す、パーソナリティのタイプと防衛機制を特定する、転移や逆転移がケアにどのように関連するのか、といった点が含まれる。スタッフに示す他の話題としては、強い感情を示す患者の安定化を援助する方法、認知のリフレーミング、不安管理の心理教育、リラクセーションや自己催眠技法といった特定の短期心理カウンセリング・アプローチを使用する方法等を含んでいる。話し合いに重点を置く心理療法としては、不眠症や適応のための短期医学心理療法（brief medical psychotherapy）と認知療法（cognitive therapy）があり、長期入院やICUでの退屈や孤立に耐えなければならない入院患者に非常に役立つ。薬物療法は精神医学的治療技法のひとつにすぎないのだが、この事実は現在の精神医学や一般の医療でしばしば忘れられている。治療チームの一員として精神科医が存在し、すべての患者に会い、メンタルヘルスについてチェックすることで、コンサルテーションを

ごく一般的なものとしていくことができる。精神科医が、内科医や外科医と一緒に回診することによって、精神医学の概念がチームに浸透し、罹患率を低下させ、患者が受傷後の生活に適応することを助けられる。精神科医が関わることによるさらなる利益としては、入院期間を短縮させ、手術後の退院計画を改善させることができる。

結論と注意

　基本的な精神科的評価技法、適切な薬物療法、心理教育の適切な使用は、災害後の医学的傷害とその心理学的・精神医学的な影響の管理にきわめて効果的である。災害後に、自ら訴える身体症状に関連した客観的な身体的所見が認められない不安を有する患者にとって、災害後に新しく発症した、あるいは、再活性化させられた精神症状を診断するうえで、精神科医は重要な役割を果たす。「医学的に説明不能」ということが「生物学的に説明不能」であることを意味しないと理解することによって、精神科医は患者や医療スタッフが心と体の関係を理解するのを助力し、災害後の反応に効果的に介入することができる。入院患者が呈しているせん妄、不眠、不安等の症状に対して、精神科医は薬物療法による介入を実施できる。医療チームのメンバーは介入が必要であることを理解していても、患者を助力するための進んだ評価や精神医学的診断の技術を有していないので、精神科医は向精神薬の合理的な使用を提唱することが可能である。このようにして、精神科医はPTSDや他の精神疾患を予防する役割を果たすことができる。

■学習のポイント

- 患者は、客観的な身体的所見を認めない、さまざまな身体的な訴えで救急部を受診する可能性がある。

- MUPSは、不安の身体表現として理解される。

- MUPSの管理には、患者の不安を精神医学的に管理し、医療スタッフが患者の現実的な苦悩を理解し、侮蔑的でなく、葛藤が少ない形で理解していることを患者に伝えるよう助力することなどである。

- 災害のために重症の身体的外傷を負った患者は、PTSD、うつ病、その他の精神医学的な合併症を呈する危険が高い。ICU、外傷、熱傷患者を対象とした大部分の研究によると、PTSDの率は15〜20%であり、うつ病を合併する率も高い。

- 不安障害に対してベンゾジアゼピン、せん妄に対して抗精神病薬は、急性期治療の場では重要な介入である。

- 急性期治療の場では、傷害から生じる疼痛をオピオイド鎮痛薬で治療することは、PTSDの症状の出現を予防する可能性がある。

- 災害のもたらす精神医学的衝撃について、患者とスタッフを対象に心理教育することは、MUPSや身体的外傷を有する患者に対するかけがえのない資源となる。

■復習問題

10.1 「集団ヒステリー」が最も正確に記述されているのはどれか？

    A. 生物テロ攻撃の後に起こる可能性の高い結果
    B. 身体疾患のある人が呈する心理学的症状
    C. 身体表現性または転換性障害に関係がある
    D. テロ攻撃の後によく生じる
    E. 災害時の出来事に対する集団の反応を不正確に記述した古めかしい言葉

10.2 生物テロ攻撃後に、「低リスク」患者のために、救急部や病院が患者で

溢れかえるのを防ぐのに役立つ戦略はどれか？

A. 誰が救急部に受診すべきで、誰が受診すべきでないという点について明確な情報を伝える
B. マスメディアと電話サービスを通じて、詳細な情報と最初のスクリーニングを提供する
C. 疾病の他覚的徴候と曝露の可能性に基づいて、病院入口で急速なトリアージを実施する
D. 適切な保証の技法についてプライマリーケア・スタッフを教育する
E. 上記のすべて

10.3 MUPSのための医師・患者コミュニケーションにおいて有効な戦略でないものはどれか？

A. 不確実性を認める
B. 過度に反応していると患者に話す
C. 希望を与える
D. 追加の侵襲的な検査を控える
E. 行動を保証する

10.4 顔面の熱傷や変形のある患者が、受傷後12カ月後にPTSDを呈する率はどれか？

A. 10%
B. 25%
C. 30%
D. 45%
E. 60%

10.5 災害後急性期での評価において、しばしば見逃される症状はどれか？

A. 疼痛

B. 過覚醒
C. 解離
D. 恐怖
E. 絶望感

(訳:高橋晶)

文　献

American Psychiatric Association: Diagnostic and Statistical Manual of Mental Disorders, 4th Edition, Text Revision. Washington, DC, American Psychiatric Association, 2000

Bartholomew RE, Wessely S: Protean nature of mass sociogenic illness. Br J Psychiatry 180:300-306, 2002

Breitbart W, Kaim M, Rosenfeld B: Clinician's perceptions of barriers to pain management in AIDS. J Pain Symptom Manage 18:203-212, 1999

Brennan MM, Ceranoglu TA, Fricchione GL, et al: Burn patients: psychopharmacological management of children and adolescents, in Massachusetts General Hospital Handbook of General Hospital Psychiatry, 6th Edition. Edited by Stern TA, Fricchione GL, Cassem NH, et al. Philadelphia, PA, Saunders Elsevier, 2010, pp 383-396

Davydow D, Katon W, Zatzick D: Psychiatric morbidity and functional impairments in survivors of burns, traumatic injuries, and ICU stays for other critical illnesses: a review of the literature. Int Rev Psychiatry 21:531-538, 2009

DiGiovanni C: Domestic terrorism with chemical or biological agents: psychiatric aspects. Am J Psychiatry 156:1500-1505, 1999

DiMartini A, Dew M, Kormos R, et al: Posttraumatic stress disorder caused by hallucinations and delusions experienced in delirium. Psychosomatics 48:436-439, 2007

Disaster Psychiatry Outreach: The Essentials of Disaster Psychiatry: A Training Course for Mental Health Professionals (Course Syllabus). New York, Disaster Psychiatry Outreach, 2008. Available as DPOCourseSyllabus_052108.pdf at: https://sites.google.com/a/disasterpsych.org/blog/File-Cabinet. Accessed December 21, 2009.

Geringer ES, Stern T: Coping with medical illness: the impact of personality types. Psychosomatics 27:251–261, 1986

Holbrook TL, Galarneau MR, Dye JL, et al: Morphine use after combat injury in Iraq and post-traumatic stress disorder. N Engl J Med 362:110–117, 2010

Hunt SC, Richardson R, Engel C: Clinical management of gulf war veterans with medically unexplained symptoms. Mil Med 167:414–420, 2002

Kman N, Nelson RN: Infectious agents of bioterrorism: a review for emergency physicians. Emerg Med Clin North Am 26:x–xi, 517–547, 2008

Lansdown R, Rumsey N, Bradbury E, et al: Visibly Different: Coping With Disfigurement. New York, Oxford, Butterworth-Heinemann, 1997

Madsen J: Terrorism and Disaster What Clinicians Need to Know: Sarin. Chicago, IL, Rush University Medical Center, 2005. Available at: http://www.centerforthestudyoftraumaticstress.org/csts_items/CSTS_CME_RUSH_USU_sarin_attack.pdf. Accessed March 30, 2010.

Marmar C, McCaslin S, Metzler T et al: Predictors of posttraumatic stress in police and other first responders. Ann NY Acad Sci 1071:1–18, 2006

Mawson AR: Understanding mass panic and other collective responses to threat and disaster. Psychiatry 68:95–113, 2008

Norman SB, Stein MB, Dimsdale JE, et al: Pain in the aftermath of trauma is a risk factor for post-traumatic stress disorder. Psychol Med 38:533–542, 2008

Ohbu S, Yamashina A, Takasu N, et al: Sarin poisoning on Tokyo subway. South Med J 90:587–593, 1997

Peer R, Hannan D, Amyot E, et al: A Physician's Education Program on Biological, Blast and Nuclear Preparedness 2007 Update. Albany, NY, Medical Society of the State of New York Bioterrorism and Emergency Preparedness Faculty, 2007. Available at: http://cme.mssny.org/index.jsp. Accessed March 30, 2010.

Perry SW, Difede J, Musngi G, et al: Predictors of posttraumatic stress disorder after burn injury. Am J Psychiatry 149:931–935, 1992

Powers P, Santana C: Surgery, in Textbook of Psychosomatic Medicine. Edited by Levenson J. Washington, DC, American Psychiatric Publishing, 2005

Richardson RD, Engel CC: Evaluation and management of medically unexplained physical symptoms. Neurologist 10:18–30, 2004

Roberts NP, Kitchiner NJ, Kenardy J, et al: Early psychological interventions to treat acute traumatic stress symptoms. Cochrane Database of Systematic Reviews 2010, Issue 3. Art. No.: CD007944. DOI: 10.1002/14651858.CD007944.pub2.

Rodriguez R, Reeves J, Houston S, et al: The effect of anthrax bioterrorism on emergency department presentation. Cal J Emerg Med 2:28-32, 2005

Rubin GJ, Dickmann P: How to reduce the impact of "low-risk patients" following a bioterrorist incident: lessons from SARS, anthrax, and pneumonic plague. Biosecur Bioterror 8:37-43, 2010

Rundell JR: Psychiatric issues in medical-surgical disaster casualties: a consultation-liaison approach Psychiatr Q 71:245-258, 2000

Stoddard F: Medically unexplained physical symptoms, in Hidden Impact: What You Need to Know for the Next Disaster: A Practical Mental Health Guide for Clinicians. Edited by Stoddard FJ, Katz CL, Merlino JP. Sudbury, MA, Jones & Bartlett, 2010, pp 79-86

Stoddard F, Saxe G: Ten-year research review of physical injuries. J Am Acad Child Adolesc Psychiatry 40:1128-1145, 2001

Stoddard F, Sheridan R, Selter L, et al: General surgery: basic principles, in Psychiatric Care of the Medical Patient, 2nd Edition. Edited by Stoudemire A. New York, Oxford University Press, 2000, pp 969-987

Stoddard F, Sheridan R, Saxe G: Treatment of pain in acutely burned children. J Burn Care Rehabil 23:135-156, 2002

Stoddard F, Levine JB, Lund K: Burn injuries, in Psychosomatic Medicine. Edited by Blumenfield M, Strain J. Philadelphia, PA, Lippincott Williams & Wilkins, 2006, pp 309-336

Stoddard F, Sorrentino EA, Ceranoglu TA, et al: Preliminary evidence for the effects of morphine on posttraumatic stress disorder symptoms in one- to four-year-olds with burns. J Burn Care Res 30:836-843, 2009

Tucker P, Pfefferbaum B, North C, et al: Physiologic reactivity despite emotional resilience several years after direct exposure to terrorism. Am J Psychiatry. 164:230-235, 2007

van den Berg B, Yzermans CJ, van der Velden PG, et al: Risk factors for unexplained symptoms after a disaster: a five-year longitudinal study in general practice. Psychosomatics 50:69-77, 2009

van Loey N, Van Son M: Psychopathology and psychological problems in patients with burn scars: epidemiology and management. Am J Clin Dermatol 4:245-272, 2003

van Loey N, Maas C, Faber A, et al: Predictors of chronic posttraumatic stress symptoms following burn injury: results of a longitudinal study. J Trauma Stress 16:361-369, 2003

Wain H, Grammer G, Stasinos J, et al: Psychiatric intervention for medical and surgical patients following traumatic injuries, in Interventions Following Mass Violence and Disasters: Strategies for Mental Health Practice. Edited by Ritchie EC, Watson PJ, Friedman MJ. New York, Guilford, 2006, pp 278-299

Zatzick DF, Galea S: An epidemiologic approach to the development of early trauma focused intervention. J Trauma Stress 20:401-412, 2007

Zatzick DF, Rivara FP, Nathens AB, et al: A nationwide US study of post-traumatic stress after hospitalization for physical injury. Psychol Med 37:1469-1480, 2007

11

悲嘆とリジリエンス

Chad M. Lemaire, M.D., R.N., B.S.N.

　2001年アメリカ同時多発テロ事件後に瓦礫の中から発見された患者は抑うつ症状を呈していて、「兄の半分が発見された」と訴えた。どの半分であるのかと質問されると、患者は涙に暮れながら、兄の下半身が見つかったのだと答えた。次に、身体のどの部分がもっとも重要であるかと質問されると、「もちろん、心臓だ」と答えた。患者の視点からすると、心臓には象徴的な意味があり、その意味で兄はまだ瓦礫の中にあって、収容されていないということだった。このために患者の悲嘆の過程は妨げられ、仕事もできないままであった。複雑な家族力動において、彼は悲嘆の中心にあった。他の皆が機能を取り戻していく中で、この患者だけが喪失体験後に長期にわたる悲嘆のために機能不全の状態にあった（Jones et al. 2004）。

　災害後の状況における最大の難問のひとつとは、生存者が呈する広範囲に及ぶ悲嘆に対してどのように対応するかという点である。人生のさまざまな時期において誰もがトラウマを経験する可能性があるが、災害時にはトラウマと喪失はあらゆるところで起きる。悲嘆は災害に対してよく認められ、理解可能な反応である。しかし、リジリエンスはかつて考えられていた以上に広く認められ、トラウマや喪失と比べると、しばしば過小評価されてきたことを研究は示している（Bonanno 2004）。悲嘆とリジリエン

スは実際のところ、互いに排除しあう経験ではなく、一方が他方を形作る可能性もある。悲嘆とリジリエンスは互いに異なるかもしれないが、この両者はすべての被災者の経験に一般的に認められる要素であり、この意味から、本章では一緒に扱うことにする。精神保健従事者は被災者に働きかける際に、悲嘆のもたらす影響に対して回復力を高めるような要素について評価し、それを促進するのが役立つだろう。本章では、悲嘆の一般的過程と評価について取り上げる。本章で焦点を当てるのは、死別反応とうつ病の鑑別、複雑・遷延性悲嘆の概念、死別を経験した人に働きかけるうえでの指針（実存的問題、逆転移、文化的な問題等）、リジリエンスに関連した心理社会的要因である。

喪失と悲嘆

災害後には、ありとあらゆる喪失体験が生じる。家族や友人の死、個人にとって深刻な外傷、資産や所有物の喪失、個人のアイデンティティの喪失、社会秩序の混乱、安全な感覚の喪失などである。例えば、2005年のハリケーン・カトリーナでは、家を失ったり、愛する人たちが亡くなったりしたことに加えて、被災者は災害前の市の社会文化的アイデンティティも喪失したことに苦しみ続けた。被災家族がそれまで何世代も生活してきたニューオリンズの光景は永久に変わってしまい、多くの住民は他の町への移住を強いられ、生活の再建に必死になっている。個人的なアイデンティティの喪失には、家族の役割の喪失（すなわち、親として、同胞として、配偶者としての役割の喪失）が含まれるだろう。例えば、1907年にウェストバージニア州で起きたモノンガ鉱山事故では、数百人の男や少年が死亡し、数百人の妻や1,000人以上の子どもが遺された（McAteer 2007）。2004年のスマトラ島沖地震・インド洋津波や2010年のハイチ地震といった最近の災害でも、きわめて多くの死者や重傷者が出て、多くの家族（そして多くの孤児）が大災害後の生活に単独で立ち向かわざるを得

なかった。

　「死別」（bereavement）は強い絆のあった人の死と一般に定義される。「悲嘆」（grief）は、かならずしも愛する人の死だけに生じる訳ではないが、重要な喪失体験に対する心理的、情緒的、認知的反応である。「トラウマ」（trauma）とは身体的・心理的外傷に関連し、個人の対処能力を圧倒するストレスに満ちた、あるいは、生命を脅かすような状況を一般には示している。悲嘆とトラウマは異なる現象であるが、その結果として生じる過程は同様のパターンを呈する（Bonanno 2004）。「心的外傷性悲嘆」（traumatic grief）とは、突然、予期せぬ形で生じた悲惨な死に対する極度の悲嘆反応を記述するためにかつて用いられた術語である。しかし、2001年アメリカ同時多発テロ事件後、心的外傷性悲嘆について研究したグループは、悲嘆反応と心的外傷後ストレス障害（posttraumatic stress disorder: PTSD）を識別するのに役立つように、複雑性悲嘆（complicated grief）という術語を用いるようになった（Zhang et al. 2006）。複雑性悲嘆とは、解決されていない、遷延性の、極度の悲嘆であり、実質的な機能障害を伴う（Zisook and Shear 2009）。

　これらの悲嘆反応を描写するためにどのような術語が用いられたかはともかくとして、災害に起因する喪失は極度の反応をもたらす可能性がある。例えば、ショック、自暴自棄、怒り、自責感、否認、抑うつ、絶望感などといった反応である。また、災害後の悲嘆反応は、遷延性の身体疾患によって引き起こされるような通常の悲嘆反応とは異なることがある。というのも、前者はそれに先行して悲嘆を予期する時間がなく、突然起きるからである。ただし、ほとんどの人が喪失後に悲嘆を経験するものの、長期にわたる症状を呈するのはごく少数（5%～20%）に過ぎない点について理解しておくことも重要である（Love 2007; Zhang et al. 2006; Zisook and Shear 2009）。しかし、被災者がこのような症状を呈するか否かを予測することは難しい。

　「正常」の悲嘆と「異常」の悲嘆を鑑別するのは難しいのだが、とくに

初期においては、いつ介入に踏み切るべきか、そして同様にいつ介入を控えるかについての一般的な指針がある。「悲嘆を評価しそれに対処するうえでの文化的問題」で後に取り上げるが、これを決定するのは自身の文化とは異なる文化で活動する場合にとくに難しい。というのも、喪失に対する「正常」な反応とみなされることには、社会文化的要因が影響を及ぼすからである。ほとんどの人は重大な喪失を自らの人生に組みこんでいき、意味ある仕方で人生を歩む方法を見出す。死別を経験した人の多くは一時的な苦悩を経験するが、なんとかごく妥当な水準で機能できるようになる（Bonanno 2004, 2006）。

とくにこれまでに経験したことがない人には、しばしば強烈で、苦悩に満ちた症状の第一波として、驚愕が襲う。当初のショック、不信、否認、極度の抑うつが、次第に、思慕、切望、探索行動へと変化していく（Raphael et al. 2006）。対処するのが同じように難しいこととして、怒り、両価性、（サバイバーズ・ギルト〔survivor's guilt〕や、あれができた、これをすべきだったと思い悩むといった）自責反応などがある。故人のイメージにとらわれることもあるだろうし、それは時には幻覚となって現れることさえある。悲嘆は断続的に出現するかもしれない。すなわち、悲嘆にすっかりとらわれきったり、圧倒されたりすることと、機能的に人生に再び向き合うことの間で、激しく動揺するのはごく一般的である（Walsh 2007; Zisook and Shear 2009）。個々人によって異なるのだが、悲嘆の一般的な過程では、故人に対する思慕と抑うつを伴う苦悩が生じ、それらは時間経過とともに頻度や強度が減じていく（Shear et al. 2006）。このような断続的に襲ってくる症状は、重要な記念日のような、喪失を思い出させる出来事にしばしば関連している（Zisook and Shear 2009）。すでに示唆したのだが、この反対の状態に対して明らかな悲嘆が認められないことを病的であると決めつけないことが重要である。というのは、明らかな悲嘆がほとんど認められないということが、遷延性悲嘆や、他の問題が生じる危険因子であることを示すエビデンスに乏しいからである。実際に、むし

表11-1 DSM-Ⅳ-TRによる死別

　このカテゴリーは、臨床的関与の対象が、愛する人の死に対する反応である場合に用いることができる。悲しんでいる人の中には、喪失に対する反応の一部として、大うつ病エピソードに特徴的な症状（例：悲しみの感情およびそれに伴う不眠、食欲不振、体重低下などの症状）を示す者もいる。悲しんでいる人は、普通、抑うつ気分が「正常な」ものであると考えているが、不眠または食欲不振のような随伴症状から逃れたいために専門家の助けを求めることがある。「正常な」死別反応の持続期間およびその表現形は、異なった文化集団の間でかなりの変異がある。一般的に大うつ病性障害の診断は、喪失後2カ月たってもまだ症状が存在する場合でなければ下されない。しかし、「正常な」悲嘆反応に特徴的でないある種の症状の存在は、死別反応と大うつ病エピソードの鑑別に役に立つことがある。それは、1）死に際して生き残った人が取った、または取らなかった行動以外の事柄に対する罪悪感、2）生き残った人が、自分が死んだほうがよかった、または亡くなった人と一緒に死ぬべきだったと考えること以外の死に関する思考、3）無価値感に病的なまでにとらわれていること、4）著しい精神運動制止、5）長く続く著しい機能の障害、および6）亡くなった人の声を聞く、または一過性にその人の像を見るという考え以外の幻覚体験、である。

出典　American Psychiatric Association: Diagnostic and statistical manual of mental disorders Ⅳ-TR. Washington, D.C.: American Psychiatric Press, 2000.（高橋三郎、大野裕、染谷俊幸・訳：DSM-Ⅳ-TR　精神疾患の診断・統計マニュアル　新訂版. 医学書院、2003.）

ろこの反対であると示す重要なエビデンスがある（Bonnano 2006 ; Zisook and Shear 2009）。

死別と関連のうつ病

　悲嘆の兆候や症状は他のさまざまな精神障害と重なり合うので、こういった体験が正常範囲であるのか、さらに介入が必要であるのかを決定する必要があるだろう。DSM-Ⅳ-TRでは死別を「臨床的に注意すべき焦点となりうる追加の状態」であるⅤ軸に含めている（American Psychiatric Association 2000）。また、「『正常』の死別の時期や表現はさまざまな文化グループによって非常に異なる」とも記載されている（pp.740-741）。大うつ病の症状とも大いに重なる点についても留意すべきである。DSM-Ⅳ

-TRでは、死別と大うつ病を鑑別するのに役立つかもしれない症状を一覧にしている。表11−1はDSM-Ⅳ-TRの死別に関する記述である。

　DSM-Ⅳ-TRの大うつ病の基準では、喪失から2カ月経っていない悲嘆の状況であったり、症状が「極度の機能障害、無価値感、自殺念慮、精神病症状、精神運動制止」の特徴が認められなかったりする場合には、大うつ病と診断すべきではないとしている（American Psychiatric Association 2000, p.356）。ZisookとShear（2009）によれば、すでに述べたように断続的な形で否定的な感情とともに肯定的な感情が出現したり、しばしば喪失を思い出させるような契機や記念日に出現したりするような場合には、悲嘆である可能性が高く、抑うつ感が広範囲にわたり、いかなる肯定的な感情も抱けないような場合には、大うつ病の可能性が高い。死別を経験した人のごく少数しかDSM-Ⅳ-TRの大うつ病の診断基準に完全に該当しないのだが、研究によると、死別に関連する大うつ病は、治療への反応も含めて、死別に関連しない大うつ病と類似しているともZisookとShearは述べている。少なくとも6つの研究は死別に関連した大うつ病を治療するうえでさまざまな抗うつ薬の有効性を示し、うつ病の症状の改善は他のいかなる悲嘆の改善よりも明らかであった。死別に関連したうつ病に対する心理療法の効果を示した研究はなかったのだが、心理療法が死別に関連しないうつ病よりも効果が上がらないという指標は見当たらない（Zisook and Shear 2009）。大うつ病が生じているならば、うつ病の治療は悲嘆の過程を促進するのに必要なので、災害後の数カ月間、大うつ病が生じる可能性に注意を払わなければならない（Love 2007）。

複雑性、遷延性悲嘆

　たとえ何年経っても悲嘆の過程が完全に終了するということは一般的にないのだが、より病的な悲嘆反応を示すいくつかの兆候がある。かつては、このようなタイプの悲嘆反応を記述する多くの試みがあった。「病的

表11-2　DSM-5とICD-11に提案された遷延性死別反応の診断基準

A. 出来事：悲嘆（重要な絆のあった人を喪う）
B. 別離の苦悩：一日中あるいは機能を妨げる程度まで、遺された人は故人を追い求める（例：故人を恋慕し、追い求め、捜し求める；故人との再会を望み、それが実現できない結果としての心身の苦痛）
C. 認知、感情、行動面の症状：死別した人は以下の症状を5つ以上、一日中あるいは機能を妨げる程度まで呈する
　1. 人生における自己の役割の混乱、あるいは自己認識の減少（例：自分の一部が死んだ）
　2. 喪失を受け入れるのが難しい
　3. 喪失の現実を思い出させる事柄を避ける
　4. 喪失以来、他者を信頼できない
　5. 喪失について憤りや怒りを覚える
　6. 人生を送るのが難しい（例：新しく友達を作る、楽しみを追求するのが難しい）
　7. 喪失以来、無感覚（感情が枯れ果てる）
　8. 喪失以来、人生が充実していない、空虚だ、意味がないと感じる
　9. 喪失に驚き、圧倒され、ショックである
D. 時期：死から少なくとも6ヵ月たっていなければ、診断を下すべきではない
E. 障害：この状態により、社会的、職業的、そして機能の他の重要な領域（例：家庭での責任）などが臨床的にあきらかに障害されている
F. 他の精神障害との関連：この障害が、大うつ病エピソード、全般性不安障害、PTSDのために起きているわけではない

出典　Prigerson HG, Horowitz MJ, Jacobs SC, et al.: Prolonged Grief Disorder: Psychometric Validation of Criteria Proposed for DSM-5 and ICD-11. Public Library of Science Medicine 6: e1000121, 2009, Table 3.

（pathological）、異常（abnormal）、非定型的（atypical）、外傷的（traumatic）死別（bereavement）、悲嘆（grief）」などという術語であり、これらはしばしば部分的に重なり合っていた。最近では、「複雑性悲嘆障害」（complicated grief disorder: CGD）とか「遷延性悲嘆障害」（prolonged grief disorder: PGD）に多くの関心が集まっている。いくつかの研究グループがこれまでにCGDの診断基準を提案したが、近年、PGDの診断基準が心理検査で妥当なものとされ、DSM-5に含まれる可能性が検討されている（Prigerson et al. 2009）。表11-2は提案されたPGDの基準である。PGDの基準は以前のCGDの基準と重なり合う点が多いが、症状が慢

性であることを強調し、妥当性が確認された新たな基準を明らかにするために名称が「遷延性」に変更となった（H. G. Prigerson, personal communication, January 2010）。DSM-5 に診断が含まれるとしても、この名称が用いられるか否かは明らかではないが、本章では「複雑性」と「遷延性」という術語を、引用する文献で使用されていた方法に従って、適宜使うことにする。

　どのような術語を使おうとも、重症で遷延性の悲嘆症状は、臨床的注意を払う必要性が示唆される。PGDの症状は、うつ病や不安をコントロールした後でも、自殺願望、自殺企図、さまざまな医学的状態（例：癌、免疫不全、高血圧症、心臓病）、機能不全、生活の質の低下などと関連することが明らかにされてきた（Prigerson et al. 2009）。CGDは大うつ病やPTSDとしばしば合併するのだが、CGDの症状群は死別に関連したうつ病や不安とは異なることを研究が明らかにしてきた（Zhang et al. 2006）。CGDでは、悲哀感や快感消失は故人に向けられるのだが、大うつ病ではこれらの症状は広範囲に及ぶ（Shear et al. 2006）。CGDの契機は、PTSDのように誰かの安全に対する一般的な脅威というよりは、肯定的な対人関係の喪失であることが多い。CGDでは悲哀感は顕著であるが、PTSDでは恐怖感が一般的である（Shear et al. 2006）。PTSDでは回避が特徴的であるが、CGDではむしろ故人を思い出させる事柄にしばしば強く焦点が当てられる（Zhang et al. 2006）。ただし、CGDにおいても、故人を思い出させる事柄を回避しようとすることは複雑かつさまざまな形で起こりうる（Shear et al. 2006）。最後に、（トラウマとなるような死を含めて）災害には無数のトラウマの側面があるため、CGDとPTSDが合併することもあるだろう（Zhang et al. 2006）。

　CGDもPGDも現時点では正式なDSM診断ではないのだが、災害後の数カ月間にこのような状態が疑われたならば、精神科医は介入を実施すべきである。治療に対する反応が異なるかもしれないので、CGDやPGDと、死別に関連した大うつ病などの他の障害を鑑別するのは重要である。例え

ば、無作為プラセボ対照臨床試験において、ノルトリプチリンとノルトリプチリンおよび対人関係療法（interpersonal psychotherapy）を組み合わせた治療は、死別に関連した大うつ病を有意に改善したが、CGDの症状は改善しなかった（Zhang et al. 2006）。死別の症状を減少させたことを示す薬物療法の無作為対照試験はないのだが、抗うつ薬のいくつかのオープン試験でCGDの症状が減少させられたことには期待が持てる（Zhang et al. 2006）。対人関係療法、認知行動療法、動機づけ面接法、暴露技法を統合させた、特定の複雑性死別療法（complicated grief treatment: CGT）の妥当性をShearらは確立した。CGDの反応率や反応時間を測定した無作為対照試験において、CGTは対人関係心理療法よりも優れていることが明らかになった（Shear et al. 2006; Zhang et al. 2006; Zisook and Shear 2009）。CGTの研究で薬物療法についての検討を試みたところ、抗うつ薬を服用していない患者に比較して、抗うつ薬を服用している患者のほうがCGTを最後まで終える率が高く（58％対91％）、CGTから一層の効果を上げることができた（Simon et al. 2008; Zisook and Shear 2009）。Piperの解釈的支持的療法やHorowitzの統合的認知力動的アプローチはCGDの治療に効果があることを期待されるが、無作為対照試験によって結論となるデータが必要である（Zhang et al. 2006）。

悲嘆に暮れている人に話しかけ、耳を傾ける

　災害時に精神科医は悲嘆に暮れている人に対して多くの助力ができる。とくに災害後の死別に対する早期介入の効果に関するデータが乏しいことを考えると、何とか助力したいとの衝動は当然である。したがって、介入は非公式的なものであり、臨床経験に基づいたものとなる。とくに初期においては、正式な死別カウンセリングは悲嘆に暮れる人にとって利益よりも害をもたらすことを示唆するエビデンスさえある（Bonanno 2004）。最近のメタ分析は、特定の死別に対する介入は治療後の効果は小さく、長期

にわたって持続しないことを示唆している。しかし、喪失に適応するのがきわめて難しい人にはより効果が高いので、対照群と分けなかったことが、介入法の如何に関わらず、長期的には改善を見たことと関連するのではないかと研究者たちは述べている（Currier et al. 2008）。死別に特定した治療法は、無効であるか、平均的に見て他の治療法よりも効果がないと、他のメタ分析は示した（Bonanno 2004）。しかし、メタ分析で示されたほとんどの悲嘆への介入の全般的な規模が小さいにもかかわらず、CGDのような重症度の高い悲嘆に暮れている人にとってはしばしば多くの利益が認められる（Zhang et al. 2006）。

　死別への正式な介入に関するエビデンスが明確でないのだが、災害精神科医は、災害後に悲嘆に暮れている人に話しかけ、耳を傾けることについてのいくつかの指針から多くを得ることができるだろう。災害後に悲嘆に暮れている人に対して何かをしたいという衝動にしばしば駆られるものである。しかし、多くの場合、もっとも有効な介入とは共感をもって傾聴することである。災害後に生き残った人々の喪失や感情についての証人となるという災害精神科医の価値はきわめて大きい。サイコロジカル・ファーストエイド（Psychological First Aid: PFA）を提供することに沿って、物理的な必要性（例：医療、食料、避難所の必要性）や安全の必要性を評価した後には、悲嘆に暮れる人との効果的なコミュニケーションが不可欠である。十分な心の備えができないうちに、喪失や感情について被災者に詳しく語らせることを控えることが重要である。そして、悲嘆に暮れている人がその経験を他者と分かち合おうとすることに敏感であることが同様に重要である。というのも、実際に起きたことにどのように向き合おうとしているのかという心の備えは、被災者一人ひとりによって大きく異なるからである（Raphael et al. 2006）。実際に死別について話したいと思っている多くの生存者にとっては悲嘆の感情・認知の要素について意見の交換を促すことが有益でありうる。生存者とともに悲嘆に関する症状や正常の過程を検討するのは、被災経験を正常化し、死別に苦しむ人の不安を和ら

げるのに有益であるかもしれない。さらに、心的外傷的喪失の後の悲嘆と非外傷的死別の差について話し合うことも有用かもしれない。「あれは神の意思だ」「すべてはそのうちよい方向に向く」「私にはあなたの気持ちがわかる」といったような庇護的な説明を控えるとともに、死別を経験した人の喪失感や感情的反応を承認することは、被災者とのコミュニケーションを築くうえで意味のある方法となり、彼らの感情を承認することになるだろう。批判を交えない中立的な立場を取り、災害精神科医自身の居心地の悪さのために時期尚早に感情の流れを断ち切ってしまわないようにすることが重要である。臨床家が死別に苦しんでいる人がどのような経験をしているのかわからないことを認めつつ、被災者の名前をあげたり、どのようにして何とか生活しているのかと尋ねたりして、直接的に共感を示すのはごく妥当な示唆であるだろう（Shear 2008）。悲嘆に関して恣意的な時間の幅を示したり、何とか前に進んでいかなければならないといったメッセージを伝えたりするのはしばしばまったく役に立たないばかりか、かえって害をもたらしかねない（Love 2007）。被災者が過去において喪失や外傷とどのように巧みに対処してきたかを同定し、それを今後どのように活用し、サポート態勢を活用するかを、災害精神科医は助力していく。

　さらに、例えば、その場に座り、相手の目をしっかり見て、携帯電話のスイッチを切り、時計を見ないといった、精神科医ができるごく簡単なように思えることによって、被災者は自分の話をしっかり聞いてもらえて、心配してもらっていると感じるのに役立つ。そっと肩に優しく触れるといった、身体的接触をすることも、他の多くの精神科臨床の場に比べると、災害現場における短期悲嘆カウンセリングの場では受け入れられるだろう。災害後に精神科医が提供できる死別に対する非公式的な介入はしばしば刹那的なものであることを認識しておくことが賢明であり、必要があれば、今後の治療を提供できる地域の医療機関への紹介を早い段階から考慮すべきである。一般に災害後の専門家との関係は、他の心理療法的関係よりも早期に終了するので、それが被災者の死別にさらに重荷となる可能

性について細心の注意を払う必要がある。

絶望感への対処、実存的な問題、意味の探索、逆転移

　災害の余波の中で、死や破壊を目の当たりにして圧倒的な絶望感に対処するのは困難である。災害後、人生の意味についての実存的な疑問が生じてくる。自分自身の生に終わりがあることについての恐怖感と折り合いをつけようとすると、被災者は死に対する極度の恐怖感を覚えるかもしれない。とくに生存者が世界を安全でよい場所だと考えていたとすれば、そういった世界観が打ち砕かれてしまうかもしれない。宗教観や霊的な考えについても同じことが言えるだろう。慈愛に満ちていると感じていた神が災害のような広範囲にわたる悲劇を起こすことができるのかと深刻な認知の動揺を覚えるかもしれない。例えば、2004年のスマトラ島沖地震・インド洋津波の生存者は災害精神科医のチームに次のように語った。「私は娘、妻、船を失った。私もシャツの背中の部分をもぎ取られた。これにはどのような意味があるのか？　何をすべきか？……あなたは私に何ができるのか？」(C.L. Katz, personal communication, 2010)。絶望感をもたらすのは、継続する脅威が引き起こすさらなる恐怖感かもしれない (Raphael et al. 2006)。例えば、テロ攻撃の被害者は今にも再び起きるかもしれない攻撃を恐れ、ハイチで起きた2010年の地震の被災者は最初の地震後の数日間は余震が起きるかもしれないという現在進行形の恐怖を覚えた。最近の技術のために、生存者は実際の死や苦痛を身近に感じる（例：2001年アメリカ同時多発テロ事件の被害者が死の直前に送ってきた携帯電話のメール、メディアによる常時の報道、インターネットを通じてただちに情報を得られること）。このために、被災者の感情的反応はさらに強まってしまうかもしれない (Lindy and Lindy 2004)。実存的な絶望感を含め、生存者がこれらの感情に対処していくのを助力することは、災害支援の仕事の困難な部分である。実存的な疑問に答えるのが不可能な場合もあるか

もしれないが、自責感、サバイバーズ・ギルト、恥辱感といった生存者が苦痛に満ちた過程を受け入れていくことに災害精神科医は助力できる（Walsh 2007）。悲哀、怒り（例：ハリケーン・カトリーナ後の政府に対する怒り、人災をもたらした責任のある者に対する怒り）、絶望、混乱といった感情を生存者が表明するのを助力することは有益かもしれない（Raphael et al. 2006）。生存者の抱える絶望感や無力感を、悲劇に対する理解可能な一般的な反応であるとして正常なものとしてとらえることもしばしば有益である（Walsh 2007）。

　広く研究されて、記録にも残されている技法に、「意味を見出す」という技法がある。グリーフワークの研究によると、トラウマや喪失からの回復の中心的な過程は意味を再構築することであると示唆されている（Armour 2006; Walsh 2007）。意味を見出すことは生存者の心の中だけで起こりうる。しかし、生存者が直面した悲劇と何らかの大義に貢献するといった、自身の行動によって意味を見出すこともできる。ほとんどの人にとっては何らかの意味を捜し求めるのは死別の急性期が過ぎてから始まるのだが、喪失後の早期から意味を探ろうとする人もいる。人生の意味や目的について内的な混乱を経験している時に、悲劇の意味を見出そうとするのは、自己の何らかの統一感を再獲得するのに有用であるだろう（Armour 2006）。2004年に起きたスマトラ島沖地震・インド洋津波がもたらした破壊の直後でさえも、多くの生存者が世界観の肯定的な変化に気づくことで意味を再構成した。世界中から多数の人々が支援に駆けつけてくれたので、多くの被災者は世界がよりよい場所になったと気づいた（Rajkumar et al. 2008）。ヴィクトール・フランクル（Viktor Frankl）が述べたように、他者にとっての意味を見出すことは難しいが、他者が自分自身のために意味を見出すのを助力することは可能である（Walsh 2007）。喪失の意味を見出すことは死別への適応を示す肯定的な予測の指標であるのだが、そのようにできないことは複雑性悲嘆に関連してくる（Holland et al. 2006）。したがって、生存者が意味を見出すように助力することは、彼ら

の人生の秩序と目的を再構築するのを助ける有用な働きかけとなりうる。

　逆転移（countertransference）の問題は被災者に働きかけていくうえで関連がある。災害精神科医が発災後に被災者との間に健康な距離を保つのはしばしば難しい。とくにこれが難しいのは、精神科医がその地域の一員であったり、喪失や外傷体験に常に曝されていたりする場合である。例えば、2001年アメリカ同時多発テロ事件の際に、精神保健の専門家は適切な共感的距離を保つのが難しかった。「私たちはともにこの悲劇の最中にいる」という感覚のために、中立的な立場を維持するのはほとんど冷酷にすら思えたという（Lindy and Lindy 2004）。Glen Gabbard（2002）は2001年アメリカ同時多発テロ事件が起きた日に治療に当たった患者について報告しているが、その日の悲劇的な出来事への反応について互いに自分の気持ちを曝け出したことがいかに患者に影響したか、そして、そのような状況では、率直で、純粋で、人間的であることが求められると結論を下した。災害時に精神保健従事者の逆転移として生じる可能性のある共通の力動的主題としては、暴力と破壊、死、無力、怒り、喪失、愛着、高揚、視覚的刺激に曝されることなどがある（Raphael and Wilson 1994）。災害精神科医は自身の逆転移に対処を迫られ、さまざまなトラウマを経験するかもしれず、災害現場で働いていることによって直接的なトラウマを被る可能性がある（Katz and Nathaniel 2002）。災害精神科医は、悲惨な状況で他者を援助しようと試みる際に、無力感に圧倒されてしまうかもしれず、もしもそのようになったら、カウンセリングを求めることが有益だろう。より多くの情報は「3. 災害支援者自身の救済」で求められる。

　精神科医は、回避（avoidance）あるいは過度の同一化（overidentification）という逆転移の反応も呈するかもしれない（Lindy and Lindy 2004）。回避には自己が圧倒されないように距離を保つことが含まれ、それは生存者が体験を語りたがらないということでさらに悪化する可能性がある。しかし、回避はさらに無関心や麻痺の水準にまで進展してしまう可能性もあり、それは災害精神科医にとって望ましいことではない（Disaster Psychiatry Outreach 2008)。過度の同一化とは、全能で、資源を生存者に進んで提供し、過度に関わり、英雄タイプで、理想化された他者と同じであろうとする態度に現れることがある。そういった多くの苦悩を呈している最中には、いかなる肯定的な達成感を覚えることに罪悪感すら抱く救援者もいるかもしれない（Lindy and Lindy 2004）。災害救援者に生じうる問題の多い他の反応としては、怒り、干渉的態度（paternalism）、麻痺（numbness）、過度の献身（overdedication）、燃え尽き（burnout）などがある（Disaster Psychiatry Outreach 2008）。このような潜在的な逆転移の反応に留意しておくことによって、災害精神科医は被災者の極度の苦悩に対する自己の反応を制御することに役立つ。

悲嘆を評価しそれに対処するうえでの文化的問題

　米国であろうと米国以外であろうと、災害に対処しようとする精神科医はさまざまな文化の人々に出会う。災害後に、精神科医が地域に出かけたり、あるいは外国に出かけたりすると、自分が部外者として見られてしまうため、悲嘆の過程をできるだけ促進するには、しばしばその地域全体に関与する必要がある。悲嘆を評価するには、重要な文化的意味合いを考慮する必要がある。西洋の文化では悲嘆の個人的経験にしばしば焦点が当てられるが、多くの東洋の文化では喪失に対する故人の反応を形成する集団としての視点がある（Bonnano 2006）。この差について、2004年12月26日に生じたスマトラ島沖地震・インド洋津波の後のインドの小さな地域に関する報告書に記述されている。「この屈強な地域の人々は、個人的な哀しみを共有するために運命論的な態度や傾向を示した。自分自身を被害にあったより大きな社会の統合的な一部とみなし、孤独な被害者とはとらえなかった。彼らは自分が生き残ったことを神からの恩恵と喜び、外部からの慰撫を必要とする被害者とは見なしたがらなかった」（Rajkumar et al. 2008, p.848）。

異なる文化には、さまざまに異なる喪の水準と方法が存在する（そして、それはおそらく性別によっても異なるだろう）。泣き叫んで地面にひれ伏すといった、外部に訴えるような啼泣こそが正常であり、むしろそれが期待される文化もある。一方、きわめて静かに反応するのが正常とされる文化もある。例えば、ヒスパニック系の文化における神経過敏の発作アタケ・デ・ネルビオス（ataque de nervios）や、多くの文化で故人についての幻覚がごく一般的に起きるといった、喪失のストレスに対するある種の反応について精神科医が理解しておくことは役立つだろう（Ng 2005）。そして、東アジアやラテンアメリカの人々は悲嘆の最中に身体症状を呈することもある（Bonnanno 2006）。喪の儀式も文化によってさまざまである。死体を発見できなかったり、それが誰であるかを確認できなかったりしたために、埋葬や火葬ができないと、遺された人の苦悩が高まるという文化もある（Ng 2005）。誰かを見つけて、悲嘆について進んで話をしようとする文化もあれば、見知らぬ人に悲嘆について尋ねるのはプライバシーの侵害や侮辱であるとみなす文化もある。精神科医は慎重に、地域の文化的意味合いをよく知っている霊的な助言者やその他の地域の助言者と協力するとよいだろう。ある種の文化依存症候群（culture-bound syndrome）を含めて、災害時の反応の文化的側面についての情報は「6. 災害弱者への配慮」で取り上げている。

リジリエンス

　最近になってリジリエンス（resilience）について強い関心が払われるようになってきた。リジリエンスの定義は非常に多いのだが、そのうちの多くの定義は精神症状や特定の診断（例：うつ病やPTSD）に該当しないことを示し、いくつかの定義は災害の状況に関連している。例えば、「予想される不良な結果が存在しない」（Shalev and Errera 2008, p.149）、深刻な事態に遭遇しても「心身の機能が比較的安定し、健康な水準を保持す

る能力」（Bonanno 2004, p.20）、「困難な状況にあっても心理的な健康を維持し、ストレッサーに巧みに適応する能力」（Haglund et al. 2007, p.889）などがある。リジリエンスの複雑な概念は、単に特定の障害、症状、変数が存在しないといった観点だけから容易に理解できるものではないとの議論も多い。喪失や潜在的なトラウマを経験したものの、ほとんどの人がリジリエンスを示すのであるから、リジリエンスはデフォルト条件（default condition）であるとする研究者もいる（Bonanno 2004）。

トラウマとなる出来事を経験した人のほとんどが何らかの水準の心理的苦悩を呈するのだが、慢性の精神障害を発症するのは一般にはごくわずかである（Friedman et al. 2006）。実際のところ、「トラウマ後の成長」（posttraumatic growth）と呼ばれる状態を呈する者さえいる（Kilmer and Gil-Rivas 2010）。災害精神医は一般的な反応を病的なものととらえないようにすべきであるが、誰が脆弱で、誰が高いリジリエンスを示すか見定めることによって、取るべきアプローチを決めるうえでの重要な情報が得られる。心理学的デブリーフィング（psychological debriefing）などの介入は、もっとも脆弱な生存者の状態を悪化させてしまうことが明らかにされてきたし、きわめてリジリエンスが高い人は、いかなる正式な介入をも受けないことによって利益が得られるのであるから、自然回復を待つべきだろう（Friedman et al. 2006）。しかし、災害精神科医の参考となるようなリジリエンスについて一貫して臨床的に応用可能な予測因子がないために、災害のようなトラウマ経験後に誰がより高いリジリエンスを示すのか正確に予測するのは難しい（Friedman et al. 2006）。さまざまな状況における多くの危険因子やリジリエンス因子について研究されてきたが、複数の因子の相互作用は複雑であり、これらの因子が他の説明されていない変数とどのように影響しあっているのかを確定するのが難しいままである（Shalev and Errera 2008）。

リジリエンスに関与していると考えられる生物心理社会的要因

　最近では、災害時に喪失やトラウマを経験した人の脆弱性やリジリエンスに関する生物心理社会的側面を研究する動きがある。研究によってリジリエンスの定義がさまざまに異なるのだが、リジリエンスを促進したり、生存者が否定的な結果により脆弱性を増したりする、一連の生物心理社会的要因があると多くの研究者が結論を下している。生物学的要因のうちで、多数のホルモンや神経伝達物質が示唆されてきた。例えば、コルチゾール、コルチコトロピン放出ホルモン（corticotropin releasing hormone: CRH）、デヒドロエピアンドロステロン（dehydroepiandrosterone: DHEA）、ドーパミン、ノルエピネフリン、セロトニン、ニューロペプチドY、ガラニン、テストステロン、エストロゲン（Charney 2004）などである。これらの生物学的要因について詳細な総説がある（Charney 2004; Haglund et al. 2007）。リジリエンスに関連して、ストレス免疫理論（stress inoculation theory）がある。この理論によると、対処可能なストレスに暴露されると、リジリエンスを促進する神経生物学的な特徴が創造されるのを助けるという（Haglund et al. 2007）。以前のストレッサーが現在のストレッサーとは無関係であったとしても、このような経験は保護の水準を促進するように思われる。しかし、以前のストレッサーが適切に対処されていないと、将来のストレッサーに対する脆弱性が高まってしまうことになるかもしれない。ストレス免疫理論がどの程度、生物学的機序あるいは心理学的機序に関与しているのかを決定するのは難しいのだが、おそらくどちらとも関連しているだろう。

　リジリエンスについて研究していると、リジリエンスとは生来のもので、災害や喪失の後に望ましくない結果がもたらされる危険が低いと仮定してしまうか、あるいはリジリエンスは過程や結果そのものであるとしてしまい、しばしば卵が先かニワトリが先かの議論になりがちである。多くの社会心理的要因がリジリエンスと関連している。それらの要因について

完全に取り上げることは本章の範囲を超えているのだが、広く研究されたそのうちのいくつかについて簡単に言及する必要がある。さまざまな研究で指摘されたリジリエンスの要因として、社会的サポート、認知の柔軟性、道徳的規範、積極的な対処、肯定的な人生観、運動がある（Disaster Psychiatry Outreach 2008）。2001年アメリカ同時多発テロ事件後に（PTSDに該当せず、うつ病の症状や薬物使用の率が低いという意味での）リジリエンスに関する研究によると、リジリエンスのもっとも顕著な予測因子は、さらなる人生のストレッサーを認めないことであった。同じ研究では、社会的サポートが多く、収入の減少が少なく、慢性疾患が少なく、テロ攻撃の直接的な影響が少なく、過去におけるトラウマ体験やテロ後の追加のトラウマ体験が少ないことは、すべてリジリエンスの高さを予測していた（Bonanno et al. 2007）。

Bonanno（2004）は、不撓不屈（hardiness）、自己高揚（self-enhancement）、抑圧的対処、肯定的感情などといったリジリエンスに関連するさまざまな要因について再検討した。不撓不屈とは「人生に意味ある目的を探そうとする態度であり、自分が環境や出来事の結果に影響を及ぼすことができると確信し、人生の肯定的な出来事からも否定的な出来事からも何かを学び、成長することができると確信している」ことを指す（p.25）。自己高揚とは、高い自尊感情やナルシシズムと関連する性質であり、災害後に保護的に働く可能性がある。抑圧的対処とは、ある程度、感情的な解離を呈したり、距離を置いたりできることであり、多くの正常の状況では非適応的であるかもしれないが、トラウマや喪失といった極度のストレスに満ちた状況では、保護的であるとともに、適応的であることが示されてきた。最後に、逆境の最中に肯定的な感情や笑いを示すのは、かつては不健康な否認の形態であると見なされてきたが、トラウマや喪失に関する最近の研究では、これらの行動が否定的な感情を減らし、社会的なサポートや接触を増すことが明らかにされてきたとBonannoは指摘した。

リジリエンスの心理社会的機序に関する最近の総説では、楽天的な態度

やユーモアのセンスがリジリエンスに関連するという（Haglund et al. 2007; Southwick et al. 2005）。リジリエンスのその他の特徴としては、積極的対処（例：諦念とか回避といった受動的対処ではなく、問題解決をめざす）、認知の柔軟性（例：好ましくない出来事を肯定的に再評価し、その中に意味や価値を見出すことができる能力。変化させられないことを受け入れ、もしも変化の可能性があるならば、積極的な対処の態度に変わる）、道徳的規範を持って生きること（例：宗教、霊的な信念、愛他主義だけではないが、何らかの意義ある信念とともに人生を送る）、運動、肯定的な役割モデルや庇護者がいるといったような社会的サポートがあることなどが挙げられる（Haglund et al. 2007; Southwick et al. 2005）。

　社会的サポートは広く研究され、災害に関連するトラウマや喪失といったさまざまな望ましくない出来事の結果を改善させる一貫した予測因子と見なされている（Southwick et al. 2005）。災害後にはしばしば社会的ネットワークが断片化してしまうが、現存している社会的サポートを増強し、現存している社会や文化の中で新たな社会的サポートを作り上げるように災害精神科医は助力できる。以下の事例で示しているように、精神科医が予期せぬ形でこれを成し遂げることがある。

　2001年アメリカ同時多発テロ事件の2日後、ボランティアの精神科医たちが、生存者、犠牲者の家族、地域の住民を援助する家族支援センターを立ち上げた。精神科医は、悲嘆とトラウマの急性症状を評価し、短期の薬物療法も含めた治療をする準備を整えた。しかし、すぐに明らかになったのは、従来の精神科治療では、被災者が自分の家族を探し出したいという希望に応えられないことであった。そこで、精神科医たちは机の上に情報を広げて、地域の病院に収容された患者のリストを家族が探すことができるように助力した。これは当時の人々の基本的な欲求に応えただけでなく、愛する人の居場所がわからないためにすっかり打ちひしがれていた人の大多数に悲嘆カウンセリングやサポートを差し出す機会を作った。

脆弱性の因子とリジリエンスの因子について認識しておくことは、災害時における実際的な臨床上の意味合いがある。脆弱性因子とリジリエンス因子は「5. 精神医学的評価」で取り上げられている。脆弱性因子は可能であるならば和らげるべきであり、それが統計学的因子であるならば、全般的評価の参考とする。災害時におけるこれまでの研究では、災害に対して準備することと危険への暴露を軽減することが重要であると指摘しているが（Watson et al. 2006）、多くの災害精神科医が生存者の治療に当たるのは災害の後である。災害後にリジリエンスを促進することに関して現時点で経験的なデータが不足しているのだが、いくつかの一般的な助言はできる。個人の生来の対処機制を考慮し、その人にとって以前のストレス状況において何が効果を現し、何が効果を現さなかったのかを検討することによって、精神科医はリジリエンスに関連する要因を積極的に促進できる。また、過去の事実によって示唆されるリジリエンスについて生存者を教育することによって、災害精神科医はこれらの要因のいくつかを発展したり、獲得したりすることに助力できる（Disaster Psychiatry Outreach 2008）。否定的な側面や精神症状に焦点を当てるのではなく、何ができて、何を変化させられるかに焦点を置くことによって、災害前と比べて人生が変わってしまったように見えるとしても、人生に満足できるように導くことができるだろう（Shalev and Errera 2008）。被災者が達成可能な目標を立てるのを手助けすることによって、彼らが繰り返し成功体験をし、自分の人生をいくらかでもコントロールできるという感覚を再獲得するように精神科医は助力する（Watson et al. 2006）。これらの示唆は、被災者がきわめて困難な時期を乗り越えていくのに役立つだろう。

　米国精神医学会のウェブサイト（www.psych.org/Resources/Disaster-Psychiatry.aspx）や米国心理学会のウェブサイト（www.apa.org/helpcenter/road-resilience.aspx）には、災害精神医学に関する多くの情報が掲載されている。米国心理学会では特定の状況（例：ハリケーン後、戦争中）に関するリジリエンスやリジリエンスを促進する方法に関してオンライン

でいくつかのパンフレットが手に入る。

結　論

　精神科医による災害救援活動には、生存者が悲嘆をはじめとする極度の感情的反応を乗り越えていくのを助けることが含まれるだろう。死別とは一般的に重要な絆のあった人の喪失や死亡を経験することと定義される。かならずしも愛する人の死に限らないのだが、悲嘆には重要な喪失に対する、心理的、感情的、認知的反応が含まれる。災害後には多くの形態の喪失が経験される。例えば、家族や友人の死、重度の外傷、資産や所有物の喪失、個人的なアイデンティティの喪失、社会秩序の喪失、安全に対する感覚の喪失などである。災害のもたらす突然の、トラウマ的性質は、生存者に極度の反応をもたらすのだが、災害精神科医には長期的な視点と柔軟性が必要であるとともに、悲嘆の多様な兆候やそれに関連する介入について実用的な知識を備えていなければならない。

　悲嘆の兆候や症状はさまざまな精神障害と重なり合う。症状が正常範囲内のものであるのか、あるいはさらに介入が必要なものであるのかを鑑別するのが重要であるだろう。大うつ病の症状と重なり合うものもあるが、喪失から2カ月が経過していないか、あるいは、症状がきわめて重症でない場合は、悲嘆と診断すべきではない。複雑性悲嘆とは、解決されていない、遷延性の、極度の悲嘆であり、実質的な機能障害を伴う。文化や性の差によっても喪の程度や過程は異なる。泣き叫んで地面にひれ伏すといった、外部に訴えるような啼泣が正常で、むしろそれが期待される文化もある。一方、とても静かに反応するのが正常であるとみなされる文化もある。「正常な」死別の期間や表現は文化グループによってきわめて異なる。

　また、リジリエンスは広く認められるのだが、しばしば過小評価されていると、最近の研究が明らかにしてきた。社会的サポート、認知の柔軟性、積極的対処、肯定的な人生観、ユーモア、運動といった、リジリエン

スに関連する心理社会的要因を評価し、促進することが役立つだろう。他の要因として、不撓不屈、自己高揚、抑圧的対処、道徳的規範を持って生きること（例：宗教、霊的な信念、愛他主義であるが、それだけに限らない）、肯定的な役割モデルや庇護者がいることなどが挙げられる。

　災害精神科医は死別に暮れている人を助けるために多くのことができる。初期介入の効果に関してデータが乏しい点を認識したうえであるならば、助力しようとする衝動は妥当なものとみなされる。悲嘆について話したいと思っている多くの生存者にとっては、悲嘆の感情的・認知的要素について分かちあうことを働きかけるのは有用である。症状や悲嘆の正常の過程について検討することは、経験を正常のものととらえて、死別に暮れる人の不安を減らすのに役立つだろう。さらに、リジリエンスに関連する要因を認識することは、災害精神科医が希望や癒しを促進するのに有用である。早期における正式な悲嘆カウンセリングは、死別に暮れる人にとって利益よりも害をもたらしたり、特定の介入の効果が長期に持続しなかったりするかもしれない。

　多くの場合、死別に暮れる被災者にとってもっとも有用な介入とは、共感的傾聴である。トラウマや喪失から回復する中心的な過程は、意味の再獲得であり、それは災害精神科医が促進することができる過程であると、研究結果が示唆している。悲劇の意味を見出すことは、人生の意味と目的についての内的混乱を経験した時期において何らかの一貫性の感覚を再獲得する手助けとなるだろう。

　米国精神医学会のウェブサイト（www.psych.org/Resources/Disaster-Psychiatry.aspx）や米国心理学会のウェブサイト（www.apa.org/help-center/road-resilience.aspx）で、災害精神医学に関するより多くの情報が入手できる。米国心理学会では特定の状況（例：ハリケーン後、戦争中）に関するリジリエンスやリジリエンスを促進する方法に関してオンラインでいくつかのパンフレットが手に入る。

■学習のポイント

- 被災者に広く認められる悲嘆に働きかけることは災害支援の最大の挑戦となる側面のひとつである。

- 死別反応、うつ病、複雑性あるいは遷延性悲嘆、合併する他の精神障害を鑑別することは、治療にとって重要な意味合いがある。

- 絶望感や（意味を見出すことを含めて）実存的な問題を取り上げ、逆転移に注意しながら、死別に暮れる人の言葉に傾聴し、話しかけることは、死別に暮れる人に働きかける災害支援ではきわめて重要な技法である。

- 自己の文化とは異なる被災者に働きかけるには、必要ならば、その地域の助言者や霊的な助言者に援助を求めることを含めて、文化の差に敏感な態度が求められる。

- リジリエンス因子について知っておくことによって、精神科医が災害後に介入するうえで多くの情報を得られる。

■復習問題

11.1 DSM-Ⅳ-TRによると、大うつ病障害の診断に当てはまらないものはどれか？

　A. 死が生じた時に生存者が取った行為、あるいはとらなかった行為についての罪責感
　B. 生存者が自分は死んだほうがよい、あるいは故人と一緒に死ぬべきだったという以外の死についての考え
　C. 絶望感にきわめて強くとらわれる
　D. 死別から1ヵ月経つのに症状が軽減しない
　E. 遷延性のきわめて強度の障害

11.2 死別に暮れる人に話しかける際に、もっとも適切な言葉はどれか？

   A.「神の意思です」
   B.「すぐにすべてはよくなります」
   C.「あなたがどんな気持ちか私にはよくわかります」
   D.「大切な人を亡くして大変でしたね」
   E.「あなたが愛していた人はこの世よりよい場所にいます」

11.3 死別に関連した大うつ病について正しいのはどれか？

   A. 死別に関連した大うつ病は、死別に関連しない大うつ病に効果的な治療法に反応するように思われる
   B. 死別に関連した大うつ病に対する抗うつ薬治療についての研究では、悲嘆の改善は、うつ病の症状の改善よりも顕著である
   C. 死別反応を呈している人のほとんどすべてが大うつ病エピソードの基準を満たす
   D. 死別に関連した大うつ病は、悲嘆に予期される側面であるので、治療の必要はない
   E. 治療に対する反応は同じなので、死別に関連する大うつ病と複雑性・遷延性悲嘆を鑑別する必要はない

11.4 研究の結果、リジリエンスに関連しない要因はどれか？

   A. 適切な社会的サポート
   B. 認知の柔軟性
   C. 肯定的な視点
   D. 精神障害の既往
   E. 運動

11.5 被災者のリジリエンスを促進する可能性のある方法ではないものはどれか？

A. 災害後の状況で残存している社会的サポートを促進させたり、強化させたりする
B. 現存する社会や文化の中で新たな社会的サポートを築くように助力する
C. 達成可能な短期的目標を立てるように助力する
D. 以前のストレス状況で効果があった対処機制を用いるように働きかける、能力に応じたアプローチを取る
E. 生存者の精神症状に焦点を当てる

(訳：高橋祥友)

文　献

American Psychiatric Association: Diagnostic and Statistical Manual of Mental Disorders, 4th Edition, Text Revision. Washington, DC, American Psychiatric Association, 2000

Armour MP: Meaning making for survivors of violent death, in Violent Death, Resilience and Intervention Beyond the Crisis. Edited by Rynearson EK. New York, Routledge, 2006, pp 101-121

Bonanno GA: Loss, trauma, and human resilience: have we underestimated the human capacity to thrive after extremely aversive events? Am Psychol 59:20-28, 2004

Bonanno GA: Grief, trauma, and resilience, in Violent Death, Resilience and Intervention Beyond the Crisis. Edited by Rynearson EK. New York, Routledge, 2006, pp 31-46

Bonanno GA, Galea S, Bucciarelli A, et al: What predicts psychological resilience after disaster? The role of demographics, resources, and life stress. J Consult Clin Psychol 75:671-682, 2007

Charney DS: Psychobiological mechanisms of resilience and vulnerability: implications for successful adaptation to extreme stress (review). Am J Psychiatry 161:195-216, 2004

Currier JM, Neimeyer RA, Berman JS: The effectiveness of psychotherapeutic interventions for bereaved persons: a comprehensive quantitative review. Psy-

chol Bull 134:648-661, 2008
Disaster Psychiatry Outreach: The Essentials of Disaster Psychiatry: A Training Course for Mental Health Professionals (Course Syllabus). New York, Disaster Psychiatry Outreach, 2008. Available as DPOCourseSyllabus_052108.pdf at: https://sites.google.com/a/disasterpsych.org/blog/File-Cabinet. Accessed December 28, 2009.
Friedman MJ, Ritchie EC, Watson PJ: Overview, in Interventions Following Mass Violence and Disasters: Strategies for Mental Health Practice. Edited by Ritchie EC, Watson PJ, Friedman MJ. New York, Guilford, 2006, pp 3-15
Gabbard GO: Gibraltar shattered. Am J Psychiatry 159:1480-1481, 2002
Haglund ME, Nestadt PS, Cooper NS, et al: Psychobiological mechanisms of resilience: relevance to prevention and treatment of stress-related psychopathology. Dev Psychopathol 19:889-920, 2007
Holland JM, Currier JM, Neimeyer RA: Meaning reconstruction in the first two years of bereavement: the role of sense-making and benefit-finding. Journal of Death and Dying 53: 175-191, 2006
Jones K, Kelly K, Cammarata C: Bodies and minds: PTSD in the FDNY. Presented at the American Psychiatric Association Annual Conference, New York City, May 5, 2004
Katz CL, Nathaniel R: Disasters, psychiatry, and psychodynamics. J Am Acad Psychoanal 30:519-529, 2002
Kilmer RP, Gil-Rivas V: Exploring posttraumatic growth in children impacted by Hurricane Katrina: correlates of the phenomenon and developmental considerations. Child Dev 81:1211-1227, 2010
Lindy JD, Lindy DC: Countertransference and disaster psychiatry: from Buffalo Creek to 9/11. Psychiatr Clin North Am 27:571-587, 2004
Love AW: Progress in understanding grief, complicated grief, and caring for the bereaved. Contemp Nurse 27:73-83, 2007
McAteer D: Monongah: The Tragic Story of the 1907 Monongah Mine Disaster, The Worst Industrial Accident in US History. Morgantown, West Virginia University Press, 2007
Ng AT: Cultural diversity in the integration of disaster mental health and public health: a case study in response to bioterrorism. Int J Emerg Ment Health 7:23-31, 2005
Prigerson HG, Horowitz MJ, Jacobs SC, et al: Prolonged grief disorder: Psychometric validation of criteria proposed for DSM-V and ICD-11. PLoS Med 6: e1000121, 2009

Rajkumar AP, Premkumar TS, Tharyan P: Coping with the Asian tsunami: perspectives from Tamil Nadu, India on the determinants of resilience in the face of adversity. Soc Sci Med 67:844-853, 2008

Raphael B, Wilson JP: When disaster strikes: managing emotional reactions in rescue workers, in Countertransference in the Treatment of PTSD. Edited by Wilson JP, Lindy JD. New York, Guilford, 1994, pp 333-350

Raphael B, Stevens G, Dunsmore J: Clinical theories of loss and grief, in Violent Death, Resilience and Intervention Beyond the Crisis. Edited by Rynearson EK. New York, Routledge, 2006, pp 3-29

Shalev AY, Errera YLE: Resilience is the default: how not to miss it, in Intervention and Resilience After Mass Trauma. Edited by Blumenfield M, Ursano RJ. New York, Cambridge University Press, 2008, pp 149-172

Shear K: Fact Sheet: Managing Grief After Disaster. Washington, DC, National Center for PTSD, 2008. Available at: http://www.ncptsd.va.gov/ncmain/ncdocs/fact_shts/fs_grief_disaster.html. Accessed January 17, 2010.

Shear K, Gorscak B, Simon N: Treatment of complicated grief following violent death, in Violent Death, Resilience and Intervention Beyond the Crisis. Edited by Rynearson EK. New York, Routledge, 2006, pp 157-174

Simon NM, Shear MK, Fagiolini A, et al: Impact of concurrent naturalistic pharmacotherapy on psychotherapy of complicated grief. Psychiatry Res 159:31-36, 2008

Southwick SM, Vythilingam M, Charney DS: The psychobiology of depression and resilience to stress: implications for prevention and treatment. Annu Rev Clin Psychol 1:255-291, 2005

Walsh F: Traumatic loss and major disasters: strengthening family and community resilience. Fam Process 46:207-227, 2007

Watson PJ, Ritchie EC, Demer J, et al: Improving resilience trajectories following mass violence and disaster, in Interventions Following Mass Violence and Disasters: Strategies for Mental Health Practice. Edited by Ritchie EC, Watson PJ, Friedman MJ. New York, Guilford, 2006, pp 37-53

Zhang B, El-Jawahri A, Prigerson HG: Update on bereavement research: evidence-based guidelines for the diagnosis and treatment of complicated bereavement. J Palliat Med 9:1188-1203, 2006

Zisook S, Shear K: Grief and bereavement: what psychiatrists need to know. World Psychiatry 67-74, 2009

第 III 部

介 入

フレデリック・J・スタッダード Jr. 編

12

サイコロジカル・ファーストエイド

Edward M. Kantor, M.D.
David R. Beckert, M.D.

　2010年1月のある晩、サウスカロライナ州チャールストンの精神科開業医のハーディーは、ハイチ地震についてのニュースを耳にした。医学部に入学するまで医療補助員（paramedic）のボランティアをしていた彼は、その緊急時についての経験から、今回の救援活動でも何らかの貢献ができるだろうと考えた。最初にインターネットを検索し、地震やハリケーンのような大災害後のメンタルヘルスについての論文を探した。クレオール語は話せないし、ハイチの文化についても詳しくなかったので、彼はどこから手をつければよいかわからなかった。しかし、自分は健康でやる気もあると考え、何とか一番よい形で関わろうと決心した。彼はインターネットを徹底的に調べたうえで、アメリカや国際的な救援機関のほとんどが、サイコロジカル・ファーストエイド（Psychological First Aid: PFA）のような、災害時にメンタルヘルスへの介入を行うための訓練や経験を推奨しているにもかかわらず、自分にはその種の訓練や経験がないことに気づいた。

　PFAは、災害や大きなトラウマ的な出来事で傷ついた人々の心への、初期の段階での関わり方として、多くの援助組織や教育団体で推奨されている（Hobfoll et al. 2009; National Institute of Mental Health 2002; Ng and Kantor 2010）。PFAの中心は、被災者に近づき活動を始めること、安全

と安心感を確保すること、安定化を図ること、情報を集めること、現実的な問題の解決を助けること、周囲の人々との関わりを促進すること、対処に役立つ情報を提供すること、紹介と引き継ぎを行うこと、などである。PFAは、メンタルヘルスの専門家を含む初期の援助者の誰でもが同様に使える標準的ツールへと進化しており、早期介入のアプローチがばらばらになってしまうことを防ぐ効果が期待できるという大きな長所がある。

　この章では、PFAの歴史と発展の概要を示したうえで、PFAの目的とそれを実現するためにPFAが持つ基本的な要素について説明し、ある特定の対象人口に具体的に関わるために鍵となる要因や資源について振り返る。

歴史と発展

　2001年アメリカ同時多発テロ事件の後、災害生存者のメンタルヘルスのための早期介入が広く注目を集めるようになった。連邦政府は災害対応計画への資金援助を行う代わりに、州にメンタルヘルスの問題に取り組むことを要求した。PFAの起源についての報告はさまざまな形で存在しているが、基本概念としてのPFAが心理学の文献として記載されたのは、最近のことではない。軍と民間の両方の担当機関において、非常事態ストレス・デブリーフィング（Critical Incident Stress Debriefing:CSID）が、警察や消防・救命救急担当者への初期対応として、2005年まで、さまざまな形で広く行われていた（McEvoy 2005）。その他にも、連携を意識しないメンタルヘルスの担当者が恣意的に選択した個人もしくは集団を対象とした早期の治療が、非常に多種多様なアプローチの形で、災害の被害者に対して適用されていた。専門家による数回の会議や文献レビューの結果（National Institute of Mental Health 2002）、CISDのような心理的デブリーフィングの構成要素は一部の人ではストレス症状を悪化させ、災害によるトラウマ後の心理的影響を防げないことが明らかになった（心理的デ

ブリーフィングはオペレーショナルデブリーフィング（実施された介入についての報告）とは区別される。後者は有効な組織的活動を評価し、何が効果を上げ、何が改善可能かを学ぶために使用される）。

　エビデンスとしてはまだ確立途上であるが、被害者を家族や社会的支援・その他の資源と再び結びつける介入を早期に行うことが、回復促進のために最も有効であることが示されつつある（Hobfoll et al. 2009; Orner et al. 2006）。PFAの本質は、人間らしくあろうとする欲求と、その個人が持つ情緒のスタイルを尊重し、介入の瞬間に表現されている欲求とこちらが調子を合わせていくことである。強調されるのは共感的に傾聴することで、判断を控え、それと同時に個人の対処スタイルを支えつつ、有用な社会的な支援へと個人をつないでいくことである。

　増大しつつある危機介入やトラウマティック・ストレスについての文献の中から、PFAの起源を探し出すことができる。1950年代の段階ですでに、アメリカ精神医学会の民間防災委員会（American Psychiatric Association Committee on Civil Defense；同学会の災害精神医学委員会American Psychiatric Association Committee on Psychiatric Dimensions of Disasterの前身）が、Journal of the American Medical Association（アメリカ医学会誌）の特別論文として"Psychological First Aid in Community Disasters"（コミュニティ災害におけるサイコロジカル・ファーストエイド）（Drayer et al. 1954）を執筆し、現在のPFAの訓練で使われる公式の基本前提の多くを提示した。20年後、Beverly Raphael（1977）はこの用語を使用し、死別者の反応に対する介入についての、基本的なアプローチをいくつか付け加えた。表12-1に概要を示したように、最近の災害関連文献においても、安全を増進し、被災者たちの自分たちがコントロールしているという感覚の回復を助け、個人をコミュニティ内の関連する支援、またはその生存者にとって特別に重要な人々や施設につなげるという目的を持った介入が支持され続けている（Orner et al. 2006）。

表12-1　サイコロジカル・ファーストエイドの目的

- 脅かさないように気をつけながら、共感的に接し、人と人のつながりを確立する。
- 当面の安全を強化しながらそれを継続し、身体と感情の両面への支援を行う。
- 感情的に圧倒され、取り乱した生存者を落ち着かせ、方向づける。
- 差し迫って必要とされていることと対応すべき懸案事項を明確化し、適宜情報を収集する。
- 必要となったことに対応するための、実践的な援助と情報を与える。
- 生存者を関連する支援ネットワークや家族・友人、その他の援助のための資源につなげる。
- 生存者の積極的な対処行動を支え、回復において主体的な役割を演じられるように力づける。
- 災害の心理的な衝撃に、よりよく対処できるようになるための情報を供給する。
- 支援者が被災地を去るときには、援助の連続性を促進するために、他の支援者への引き継ぎを確実に行う。

出典　Brymer et al. 2006

発展中の基準

　アメリカでは、「サイコロジカル・ファーストエイド」という名称は非常に限定された特定の組織化されたアプローチを示すために用いられる。これはメンタルヘルスに従事する人が被災者への対応で用いており、アメリカ国立子どもトラウマティックストレス・ネットワーク（National Child Traumatic Stress Network：NCTSN）とアメリカ国立PTSDセンター（National Center for PTSD：NCPTSD）で開発されたものである。これはもともと基本的な介入法を示すための一般的な用語だった。基本訓練は終了しているものの、危機や災害時の実践経験のないメンタルヘルス提供者が使用するために半構造化された実地用ガイドとして利用され始めた。心理的デブリーフィングを使用したことで症状を悪化させ、心的外傷後ストレス障害（PTSD）の発症リスクを増やす可能性があることを示す

エビデンスが蓄積されてきたことを受け、PFAのガイドラインが作成された（「13. 集団への介入と家族への介入」と「14. 心理療法」を参照）。これらの知見が得られたことと、他に代わりとなるような安全な実践方法がなかったために、PFAの概念が一般的に使用される状況が固められていった。NTCSNとNCPTSDはハリケーン・カトリーナの直後にPFA実施の手引きの初版を発表した（Brymer et al. 2005）。新しい知見と情報を収める形でこれが改訂され、2006年には第2版が発表された（Brymer et al. 2006）。「実施の手引き」のその次の改訂版──医療予備軍のためのPFA──は、NCTSNと市民ボランティア医療予備軍（the Civilian Volunteer Medical Reserve Corps：MRC）、および、全国メンタルヘルス・作業部会（National Mental Health Work Group）の協働の結果である（Brymer et al. 2008）。PFA実施の手引きは、アメリカ赤十字社が最新のメンタルヘルス訓練コースで採用するなど広範囲に普及したため、公衆衛生機関・軍・州政府や地方政府でさらに広く受け入れられるようになった（National Child Traumatic Stress Network 2009）。

　PFA実施の手引きの「人を支援する前にまず人に害を与えない」という目的を達成するために、これまでに蓄積されてきた知見をできるだけ多く活用しようという試みがなされている。PFAの序文では、これがエビデンスに「基づく」（evidence-based）戦略というよりも、エビデンスから「情報を得た」（evidence-informed）戦略であることが主張されている。その記載内容の出典の多くは危機やトラウマ・死別反応についての文献であるが、PFAで推奨されている事項のすべてで災害時における妥当性が科学的に証明されているわけではない（Brymer et al. 2006; Ruzek et al. 2007）。災害への初期対応の段階では、対応に迅速さが求められること、その状況が混沌として危険であること、利用できる資源が限られていることなどから、多様な介入の有効性についての研究を実施することは困難である。このことを考慮に入れたうえで、「PFA実施の手引き」の著者たちは、懸念事項や注意点についての考察を本文中で行ったのである。メ

表12-2　サイコロジカル・ファーストエイドの要素と目的

1. **被災者に近づき、活動を始める（contact and engagement）**：被災者に対応する際には、被災者を脅かすことのないように共感的で助けになるような関わりを持つこと

2. **安全と安心感**：当面の安全を確保してそれを継続的に強化し、身体と感情の両方に快適さを供給すること

3. **安定化（stabilization）**：感情的に圧倒され取り乱した被災者がいれば、落ち着かせ方向づけること

4. **情報を集める―今必要なこと、困っていること**：当座に必要とされているものと今後に懸念されることを見極め、追加情報を収集し、サイコロジカル・ファーストエイドにふさわしいものに調整すること

5. **現実的な問題の解決を助ける**：当座に必要とされているものと今後に懸念されることに対処するために、生存者に実用的な援助を申し出ること

6. **周囲の人々との関わりを促進する**：主たる支援者と他の支援者（家族や友人・コミュニティにおける援助者）との、短期的あるいは継続的な関わりが確立するのを助けること

7. **対処に役立つ情報**：苦痛を減らし、適応的な機能を促進するため、ストレス反応や対処法についての情報を提供すること

8. **紹介と引き継ぎ**：その時点あるいは将来必要とされる、利用可能なサービスと生存者をつなげること

出典　Brymer et al. 2006

ンタルヘルスの専門家の間ではPFAを支持するコンセンサスが高まっている。

サイコロジカル・ファーストエイドの基本

　PFAの要素と目的についての詳細な知識を持つことが、正確な実施のために必要である。基本的な要素は表12-2に記述されている。

　「PFA実施の手引き」には、一連の具体的な技術と、生存者に対応する援助者が実例を学ぶことができるような脚本も含まれている。PFAを学

ぶためには、最初は教室やオンラインで教科書を読むことが、専門家の指導の下での実践的な訓練と並んで勧められている。

特別な人口集団

「PFA実施の手引き」には、子ども、高齢者、死別経験者、その他の特別な対象にも対応するための限定的な記述が含まれている。この「手引き」の原案が発展し、さまざまな応用や翻案が生まれた。特に、地域の宗教家や学校関係者のために作られた「PFA実施の手引き」の応用編は、その後スペイン語、日本語、ドイツ語、スウェーデン語、イタリア語に翻訳された。2008年5月の中国での地震の後、同ガイドは標準中国語と簡体字中国語にも翻訳された（この「手引き」の応用や翻案はNCTSNのウェブサイト［www.nctsn.org/trauma-types/natural-disasters/psychologial-first-aid］から入手可能である）。

文化の問題

PFAのような災害への早期対応についての指針においては、異なる文化や背景を持つ人々が示す欲求や反応についても配信されている。得られる情報は増えてきてはいるが、メンタルヘルスについてなされるべき想定と介入が、どこまで一般的に定義されるべきなのか、あるいは特定の人々のグループに合わせて修正されるべきなのかについては、確実にわかっていることがほとんどない。世界保健機関（WHO）は対応機関に指令を出し、メンタルヘルスの専門家が言語や文化をよく知らない災害地域での対応に従事することはやめさせるように求めた（機関間常設委員会Inter-Agency Standing Committee 2007）。「PFA実施の手引き」は多数の言語に翻訳されているが、それぞれの文化との関連性と有効性についての研究はまだ完了していない。NCTSNの統計では、これらの翻訳された手引き

はNCTSNのウェブサイトから1万部を超えるダウンロードが行われている。簡体字中国語版は中国で発表され、地震のあった地域で1万部以上のコピーが配布された（National Child Traumatic Stress Network 2009）。この配布活動には論争がなかったわけではない。国際的な援助者たちは、「PFA実施の手引き」を単純に翻訳して輸出するだけでは、他の文化圏との関連性に乏しい「西洋化」された危機や悲嘆への対応を生むだけであるということをほのめかしたのだ（Watters 2010）。最近では効果的な介入を行うために、国際的な援助者を、文化や社会システムを熟知した地元のメンタルヘルスの専門家とペアにしたり、宗教・コミュニティサービス・教育の専門家のような現地の社会的支援と組み合わせるという戦略も取られている。そうはいっても、アメリカ合衆国で開発された資料が西洋以外の文化圏で関連性や有用性を持つのかについては、疑問があった。これらの懸念に対処するため「PFA実施の手引き」には、他文化と関わるにあたってそれへの理解と介入の慎重さが求められる分野について、援助者の注意を喚起するための「文化についての注意書き」が最初から最後まで散りばめられている。

　これらの注意書きは、被災者への最初の接近方法と関わり方についての手がかりとしては有用であるものの、特定の文化規範についての深い面までは述べていない。その地域の文化や言語に対する正しい理解、以前の災害経験、災害現場での法的環境の知識に代わるものではないとWHOの機関間常設委員会（2007）が他の国への援助を考えているメンタルヘルスの専門家に向けてのガイドラインで指摘している。その一例として、今述べた機関間常設委員会のガイドラインに基づいて、アメリカ心理学会が2010年のハイチ地震救援活動への参加を考えていたメンタルヘルスの専門家に向けて、提携関係にないボランティアが特定の文化における一定の基準に達していない、もしくは確立している救援組織から後援を受けていない状態で、被災地域に向かうことはやめるようにと奨めたことが挙げられる（Inter-Agency Standing Committee 2010）。災害対応を取り巻く文

化の問題は「6. 災害弱者への配慮」で論じられている。

子どもと青少年

「PFA実施の手引き」は、子どもおよびその親への対応を促進するように企図された方略について至るところで触れている（「17. 子どもと青少年に対する精神医学的介入」参照）。親やその他の子どもの世話をする人に向けて、自分の子どもたちの世話をするためのヒントを提供している。応用編では、災害や学校での危機の際に、親や学校の教員らがどのように自分たちの子どもを助け、どのようにそれらの技法を使用できるかに焦点が当てられている。

結　論

　この章はPFAの総体を伝えるものではないが、その目的と基本的な要素は示された。一部の構成要素は知識によるもので、ガイドを読むことや短時間のオンラインでの訓練コースを通じて獲得できる。それより重要なのは、これらの概念と介入を実践に移し替えることができる技能と態度を育てていくことである。これを達成するのには、臨場感のある台本とベテランの指導者がメンターを務める実践的な技能についての講習会が最も適切だろう。アメリカ赤十字社、MRC、アメリカ精神医学会、その他の災害対応の組織など、多くの機関と訓練コースがPFAの概念を使用している。PFAをさらに評価する努力は今も続いている。時宜をとらえた倫理的な方法で災害時の介入の結果についての研究を行うことは困難であるが、PFAが広範囲に採用されることで、その介入方法としての有効性に関して、より具体的なデータが得られ、それを早期介入として使用することについての情報が加えられていく可能性が高い。精神科医といえども災害の場に臨む際には、一人の医師として、自分自身の技能はもとより、

PFAの基本的な要素を超える、潜在する医学的・精神医学全般にわたる問題を意識しなければならない。PFAは最初に食糧、避難場所、安全、他の専門家への照会などの基本的なニーズへの対応を行うとしているが、災害の段階が進展して精神疾患が出現するようになると、急性期の災害環境における精神科医によるPFAの使用は、最終的にはより具体的な評価や診断、治療的な介入へとつながっていくだろう。

■学習のポイント

- 災害メンタルヘルスの専門家は次のことを行うように努力すべきである。

    ― 災害対応におけるサイコロジカル・ファーストエイド（PFA）の起源と発展について理解する

    ― エビデンスから情報を得たアプローチとしてのPFAの有効性と限界を意識する

    ― PFAの基本的な目的と原理に親しむ

    ― PFAを含む、あらゆるメンタルヘルスの介入には文化的な含意があることを認識する

    ― 主要なPFAの訓練を行える資源についての情報を得る

■復習問題

12.1 アメリカの機関のうち、以下のどれがPFAをその災害メンタルヘルスカリキュラムの重要構成要素として採用したか。

　　A. アメリカ国立子どもトラウマティックストレス・ネットワーク（National Child Traumatic Stress Network：NCTSN）
　　B. 市民ボランティア医療予備軍（MRC）

C. アメリカ赤十字社
D. 上記のすべて
E. 上記のどれも該当しない

12.2 「PFA実施の手引き」はその序文で、次のどの戦略を使っていると自ら情報開示をしているのか。

A. エビデンスに基づく（evidence-based）
B. エビデンスから情報を得た（evidence-informed）
C. 事例によってコントロールされた（case-controlled）
D. 専門家から情報を得た（expert-informed）
E. 専門家がコントロールした（expert-controlled）

12.3 PFAの基本的な目的に当てはまらないものは以下のうちどれか。

A. 共感的に、脅かさないように、人と人のつながりを確立する
B. 生存者の積極的な対処行動を支え、回復において主体的な役割を演じられるように力づける
C. 身体と感情の両面への支援を行うことで、個人の当面の安全を強化してそれを継続する
D. 実践的な援助を与え、生存者を関連する支援ネットワークにつなげる
E. 非常事態ストレス管理技法（Critical Incident Stress Management techniques）を使った、生存者の心理的デブリーフィングを介して、感情的な処理過程を促進する

12.4 合っているか、間違っているか、答えなさい。

「PFA実施の手引き」には、子どもとその親への対応についても述べられている。親やその他の世話をする人を対象とした、子どもと関わるためのヒント集も含まれている。

A. 合っている　　B. 間違っている

12.5 PFAの異文化での関連性に関する以下の言明のうち、誤っているのはどれか。

- A. 「PFA実施の手引き」は多数の言語に翻訳されている
- B. 効果的に介入するために最近出てきている方略は、外国人のメンタルヘルスの援助者を地元のメンタルヘルスの専門家、あるいは宗教、コミュニティサービス、教育の専門家のような、すでに文化や社会的標準に通じているその他の現地のサービス提供者とペアにするというものだ
- C. PFAはどの文化にも普遍的に適用可能で、アメリカ合衆国で開発された資料の西洋文化圏外での関連性や有用性は、十分に証明されている
- D. 他の文化に関わる時に理解と介入に慎重を要する分野について援助者に注意を喚起するため、「PFA実施の手引き」では、最初から最後まで非限定的な「文化についての注意書き」が散りばめられている
- E. その地域の文化や言語のしっかりした理解、以前の経験、災害現場での法的環境の知識を持っていることに代わるものはない

（訳：堀有伸）

文　献

Brymer M, Layne C, Pynoos R, et al.（National Child Traumatic Stress Network/National Center for PTSD）: Psychological First Aid: Field Operations Guide. September 2005. Available at: http://www.vdh.state.va.us/EPR/pdf/PFA9-6-05Final.pdf. Accessed February 8, 2011.

Brymer M, Jacobs A, Layne C, et al.（National Child Traumatic Stress Network/National Center for PTSD）: Psychological First Aid: Field Operations Guide,

2nd Edition. July 2006. Available at: http://www.naccho.org/topics/ HPDP/infectious/upload/PsyFirstAid-2.pdf. Accessed February 8, 2011.

Brymer M, Jacobs A, Layne C, et al. (National Child Traumatic Stress Network/National Center for PTSD/MRC National Mental Health Work Group): Psychological First Aid for Medical Reserve Corps Field Operations Guide. March 2008. Available at: http://www.nctsn.org/sites/default/files/assets/pdfs/MRC_PFA_04_02_08.pdf. Accessed February 8, 2011.

Drayer CS, Cameron DC, Woodward WD, et al: Psychological first aid in community disasters. Prepared by the American Psychiatric Association Committee on Civil Defense. JAMA 156:36-41, 1954

Hobfoll SE, Watson P, Bell CC, et al: Five essential elements of immediate and mid-term mass trauma intervention: empirical evidence. Focus 7:221-242, 2009

Inter-Agency Standing Committee: IASC Guidelines on Mental Health and Psychosocial Support in Emergency Settings. Geneva, Switzerland, Inter-Agency Standing Committee, 2007. Available at: http://www.who.int/mental_health/emergencies/guidelines_iasc_mental_health_psychosocial_june_2007.pdf. Accessed July 13, 2010.

Inter-Agency Standing Committee: International Resources: Guidance Note for Mental Health and Psychosocial Support Haiti Earthquake Emergency Response, January 2010. Washington, DC, American Psychological Association, 2010. Available at: http://www.apa.org/international/resources/haiti-guidelines.pdf. Accessed July 13, 2010.

McEvoy M: Psychological first aid: replacement for critical incident stress debriefing? Fire Engineering 12:63.66, 2005 Available at: http://www.fireengineering.com/index/articles/display/243037/articles/fire-engineering/volume-158/ issue-12/features/psychological-first-aid-replacement-for-critical-incident-stress-debriefing.html. Accessed July 13, 2010.

National Child Traumatic Stress Network/: PFA Information Brief, November 2009. Los Angeles, CA, National Child Traumatic Stress Network, 2009. Available at: http://www.nctsn.org/nccts/nav.do?pid=abt_nccts. Accessed July 13, 2010.

National Institute of Mental Health: Mental Health and Mass Violence: Evidence-Based Early Psychological Intervention for Victims/Survivors of Mass Violence. A Workshop to Reach Consensus on Best Practices (NIH Publ No 02-5138). Washington, DC, U.S. Government Printing Office, 2002

Ng AT, Kantor EM: Psychological first aid, in Hidden Impact: What You Need to Know for the Next Disaster: A Practical Mental Health Guide for Clinicians.

Edited by Stoddard FJ, Katz CL, Merlino JP. Sudbury, MA, Jones & Bartlett, 2010, pp 115-122

Orner R, Kent A, Pfefferbaum BJ, et al: The context of providing immediate post event intervention, in Interventions Following Mass Violence and Disasters: Strategies for Mental Health Practice. Edited by Ritchie EC, Watson PJ, Friedman MJ. New York, Guilford, 2006, pp 121-133

Raphael B: Preventive intervention with the recently bereaved. Arch Gen Psychiatry 34:1450-1454, 1977

Ruzek JI, Brymer MJ, Jacobs AK, et al: Psychological first aid. J Ment Health Couns 29:17-49, 2007

Watters E: The Americanization of mental illness. The New York Times Magazine, January 10, 2010, p MM40. Available at: http://www.nytimes.com/2010/01/10/magazine/10psyche-t.html. Accessed July 13, 2010.

13

集団への介入と家族への介入

Anand Pandya, M.D.

　ハリケーン・カトリーナの後、ニューオリンズ（ルイジアナ州）の住民の多数がヒューストン（テキサス州）とバトンルージュ（ルイジアナ州都）へと移住し、少数の住民は全米の各地に離散した。これらの人々は近隣の住民、教会の信徒仲間、同僚から物理的に引き離されてしまったのだ。このように避難が広範囲に拡散した中で、ニューヨークのような遠い都市でもカトリーナによる避難者が多数集まり、その人たちのための特別なサービスが展開されるに至った。避難者の診療に当たる精神科医は、勤務場所に関わらずよく言われてしまう「あの場にいなかったのですから、わかりませんよ」というセリフを耳にしている可能性が高い。経験豊かな災害精神科医は、トラウマを経験した人の多くがこの懸念を表現することを知っているだろう。民間人の治療を受ける退役軍人の多くも同様の懸念を述べる。しかしながら、こう主張することは、社会的に多くの偏見を向けられることが少なくはないメンタルヘルスの治療を退けるための、便利な方法になっているのではないだろうか。

　精神科医がこのような避難者を治療する際に、集団心理療法（グループサイコセラピー）を導入することで多様な問題に対処できるかもしれない。他の避難民がグループに参加しているのを知ることで、被災者が治療を必要とするのは正常であると感じ、スティグマを減らすことができるか

もしれない。カトリーナの後に成立したグループの中で、生存者たちが懐かしく思っている地元の場所や物が話題になったときや、ニューオリンズに対する複雑な感情が話されたときに、今までよりも理解されているという確信が深まるのではないだろうか。さらに重要なのは、「理解するには、その場にいなければならなかった」と感じていたグループのメンバーが、グループの他のメンバーが洪水や避難を経験したと知ることで、たとえグループリーダーにその経験がなかったのだとしても、災害における自分だけのトラウマの経験について心を開くようになることである。ハリケーンから数カ月後、多くの避難者は緊急避難所を出て、もはやカトリーナのことから関心が離れているコミュニティの中に散らばっていった。このような状況の中で、グループは避難者にとっての代理コミュニティとなり、メンバーの孤立感を減らすことに役立った。さらに、グループは費用対効果の高い介入となりえる。災害時のメンタルヘルスに対応するためのシステムは、災害の経験による苦痛を訴えるすべての個人に、個人心理療法を提供する十分な人的資源を持たないからだ。

　考慮されるべきなのは、どのタイプの集団介入が有効かということだ。この章の最初では、災害後の集団介入に推奨される方法を提示する。それから家族介入について検討するが、これは生物心理社会スペクトラムのうち「社会的」な側面から全体を補完する視点を提供するだろう。

集団への介入

　ピア（同じ立場の人同士の）グループと専門家が指導する治療グループが、災害後の環境でよく用いられる介入である。この章では、集団介入を2つの大まかな範疇に分けることにする。①急性の苦痛に対処することや診断に至るような精神障害を発症するリスクを減らすことを意図した1セッションのみでの介入と、②心的外傷後ストレス障害（PTSD）の防止やPTSDの治療、あるいは悲嘆への対処（またはその双方）を意図した多

数回のセッションでの介入である。

急性期における1セッションでの集団への介入：デブリーフィング（debriefing）

災害精神医学における1セッションでの急性期における集団への介入（acute group interventions）ほど、論争を招いた話題はほとんどない。このような介入は一般に「デブリーフィング」と呼ばれ、いろいろな過程を示すために使われ、治療的な意図よりも情報収集を主な目的としている介入まで意味することがある。デブリーフィングという用語は、集団への介入・個人への介入、そしてさまざまな時間枠で実施される介入のことも表すように使われてきた。この章で私は、治療的な意図で、トラウマとなる出来事から数日以内に実施される、1回だけの集団への介入に言及するために、この用語を使う。

形式と構造が異なるさまざまなタイプの心理的デブリーフィングが存在しているが、多くのデブリーフィングモデルは経験部分と情報部分の両方を含み、経験部分ではトラウマに暴露された人に自分の経験を述べる機会を与えられる。情報部分では、グループのリーダーがストレスへの正常な反応と対処法について、グループメンバーを教育する。いくつかのデブリーフィングモデルでは、グループ内の各個人が特定の出来事について共有したうえで、その経験に対するそれぞれのメンバーの反応について話し合う機会が与えられる。デブリーフィングを行うのは必ずしもメンタルヘルスの専門家に限られていない。また、最も人気のあるデブリーフィングの2つのモデル（非常事態ストレス・デブリーフィング［Critical Incident Stress Debriefing：CISD］とコミュニティ緊急事態対応チーム［Community Crisis Response Team：CCRT］）に関しては、訓練と教育のための教材が十分に開発されている。

CISDは最も研究されているデブリーフィングのモデルであり（Flannery and Everly 2004）、非常事態ストレス処理（Critical Incident Stress

Management：CISM）と呼ばれる、より包括的な介入の一部になっている。CISMには緊張緩和（defusing）、出来事のあった日に実施されるあまり形式的ではない介入、デブリーフィング後の継続治療の可能性が含まれている。そのため、CISDの使用を支持するデータをCISMの他の要素を欠く他の介入に一般化することはできない。

　よく使用されている2つ目のデブリーフィングモデル、CCRTは全国被害者援助協会（National Association of Victim Assistance）[訳注]によって広められた。

　デブリーフィングについての15件の（災害以外のトラウマも含む、トラウマ後に実施された）無作為化比較実験に関するコクランレビューは、主観的な苦痛の減少を発見せず、PTSDのリスクの短期的な（3〜5カ月）低下も発見されなかった（Rose et al. 2002）。しかしながら、それよりも懸念されるのは、実験の一つがトラウマ後1年でのPTSDの増加を報告したことである。コクランレビューは今日に至るまでで最も権威あるデブリーフィングの分析であるが、これにもいくつかの制限はある。このレビューはデブリーフィングを出来事から最長1カ月までの1回だけの介入を含むものと定義した。1カ月というのは相対的に長い期間である。CISDを支持する者の中には、たとえそれがトラウマを直接経験した「一次的被害者」には有効でないとしても、緊急事態に対応した人員という限られた対象にとっては効果的であろうと論じる者もいた（Jacobs et al. 2004）。CISMが災害初期の援助者グループのいくつかの文化に強い影響を与え、さらに、デブリーフィングの有効性についての一番強力なエビデンスがチームで働くグループへの実施から得られたという事実にもかかわらず、入手できるデータはデブリーフィングを推奨できる介入として支持していない。将来の研究により、デブリーフィングが有用である特定の状況が見つかる可能性はあるが、推奨できないというのが複数の専門家グループの統一見解になっている（Disaster Psychiatry Outreach 2008; Medical Re-

---

訳注）National Organization for Victim Assistanceが正式名称

serve Corps et al. 2006; National Center for PTSD 2010)。

　エビデンスのことを別にしても、心理的デブリーフィングが災害後に求められることは珍しくないので、精神科医はこの行為を排除する立場にないかもしれない。心理的介入として、それ以外のどんなものも受け入れないグループがあるかもしれないのだ。この場合に精神科医は、少なくともこのようなデブリーフィングが全参加者に強制されないようにして、その介入の枠組みを柔軟にし、被害にあった人々が話を聞いてもらい、支援を受け、心理教育を得る機会を与える方向へと誘導するべきである。また、治療的デブリーフィングはエビデンスで支持されてはいないが、「オペレーショナル（実施された介入についての）」デブリーフィングや事実や数字を見直すための情報デブリーフィングは支持されているので、支援者がチームを組織化して災害後の各段階を通じて情報の流れを調整するために有用であると考える。

多数回のセッションでの集団への介入

　急性期を過ぎた段階での被災者に対しての、多数回のセッションでの集団への介入について、たくさんの研究者による調査が行われた。このような介入は、死別経験や悲嘆への対処、PTSDの危険性の削減、時にはPTSDの治療などのさまざまな目的のために行われる。トラウマ後のグループについての研究で査読を受けて論文になったものには、心理力動グループ、認知行動療法（CBT）グループ、支持的心理療法グループが含まれている。

心的外傷後ストレス障害のグループ

　診断基準を満たしたPTSD患者を治療するためのグループモデルの中では、トラウマ焦点化認知行動療法（TF-CBT）についての研究が最も進んでいる。TF-CBTには暴露療法、認知の歪みへの対処、ストレスの処理とリラクゼーション技術の指導が含まれている。グループでのTF-CBTの4件の研究に関するコクランレビューで、順番待ちをしている対象群と比較

して、この治療には効果があることが判明した（Bisson and Andrew 2007）。注目すべきことに、コクランレビューは災害後にPTSDになった人々だけではなく、すべてのPTSDの人に注目していて、退役軍人の研究も含まれていた。退役軍人は経験されたトラウマの性質においても、トラウマに暴露された人口の人口統計学的な特徴においても、災害の生存者とは相当に異なっていると考えられる。この研究では、人々が同時並行で個人療法や薬物療法を受けることが妨げられなかった。それにもかかわらず、TF-CBTを支持するエビデンスがあることから、災害後の状況でこの治療の有用性は示されているといえるだろう。

　TF-CBTはトラウマに焦点を当てる点で、トラウマに触れることを行わない現在中心CBT（present-centered CBT）とは異なっている。現在中心CBTには、多様な対処技法と症状緩和法が取り入れられている。異なるいくつかの現在中心CBTについてのある研究では、怒りの処理に焦点を当てることは攻撃性の削減に効果的であり、更にストレスの処理に焦点を当てることはうつの報告を減らし、全般的な人生への満足感の報告を改善することを示唆した（Bolton et al. 2004）。ベトナム戦争の退役軍人における現在中心CBT対TF-CBTでの無作為化比較で、何ら有意な差が発見されなかったことにも触れておくべきだろう（Schnurr et al. 2003）。ただし、この対象人口ではPTSDが慢性化していることと、積極的な治療を受けないコントロール群が欠如しているため、この研究を一般化することは制限される。利用可能な研究では現在中心CBTよりもTF-CBTの方に強いエビデンスがあることが示されているものの、前述した理由により、本当にTF-CBTのほうが優れた治療であると結論づけるだけの十分な情報は提供されていない。

　災害後の環境での報告がなされている、他の形態の集団心理療法には、心理力動グループ、対人療法グループ、プロセス指向グループ、支持的グループがある（Shea et al. 2009）。これらのセラピーのすべてで、トラウマにはさまざまな度合いで焦点が当てられていた。このグループについて

の広範囲のレビューで、セッション回数は 6 回から 52 回で、平均は 12 セッション、そして 1 セッションは 1 時間半から 2 時間の幅に収まる傾向にあった（Shea et al. 2009）。Shea らによると、理論的なモデルが多様であるにもかかわらず、最も成功しているグループではある時点で新メンバーを受け入れなくなり、グループプロセスの成熟を可能にしていると発見した。グループのメンバーを制限することに加えて、文献についての別の調査が推奨している内容には、2 人の共同リーダーが存在すること、同じ災害を生き延びた人をグループの中に含むようにすること、トラウマ暴露の深刻さと人生における状況が比較的似ているグループメンバーを選ぶこと、などがある（Foy 2008）。

災害後早期に行われるグループには PTSD の治療以外の他の目的が存在するかもしれないが、トラウマ後の多数回でのセッションによる心理的介入についてのコクランレビューで、グループであろうと個人であろうと、何らかの心理療法が PTSD の危険性を減らすために有効であるという十分なエビデンスを発見しなかったことは注目に値する（Roberts et al. 2009）。

死別と悲嘆のためのグループ

死別と悲嘆のための個人治療については別の章が当てられている（「11. 悲嘆とリジリエンス」参照）。このような個人治療に加えて、悲嘆についての治療グループは日常的に行われている。Rynearson ら（2002）は殺人事件の被害者遺族向けの集団心理療法について、マニュアル化された介入モデルを用いて、治療期間を 2 回に分けてそれぞれ 10 週間ずつ行う方法について記載した。最初の 10 週間では、主に死亡者が出た後の犯罪に関わる一連の出来事への対処法について取り扱う。次の 10 週間では、もっと典型的な死別経験についての治療技法が用いられ、話題がトラウマ的な死亡の経験ばかりに偏らずに、よりバランスのとれた故人の記憶が語られるようにして、追悼に関心が向かうようにする。この介入では、自然な回復の速度と比較するためのコントロールとなる被験者は調べられなかったが、予備的なデータでは、この方法での集団への介入は許容されやすく、

治療中に改善が認められることが示唆されている。この方法で2001年アメリカ同時多発テロ事件後にニューヨーク市では集団への介入が行われた。ただし、この対象人口における有効性についてのデータは発表されていない。このマニュアル化された方法に加えて、これほど構造化されていないサポートグループが、災害の環境でも災害に関係していない死亡でも、死別の経験に対して日常的に行われている。サポートグループは必ずしもメンタルヘルスの専門家によって指導されていない点で、伝統的な集団心理療法とは異なる。これは人気のある集団への介入方法ではあるが、専門家が指導するグループと比較して、このようなグループがどの程度効果的であるのかは決定し難い。

　子どもと青少年のグループ

　成人向けのグループに加えて、災害後には子どもと青少年のための多様なグループが行われてきた。集団への介入に関しては、相対的に比較実験が少ない。しかしながら、予備的な証拠は、グループが災害生存者（Chemtob et al. 2002; Salloum and Overstreet 2008; Tol et al. 2008）と災害に関係していないトラウマに暴露された人（Stein et al. 2003）のPTSD症状を減らす点で有効であると示唆している。これらの集団への介入は4セッションから15セッションまでの幅があり、発表されている研究は6〜15歳の子どもでの集団への介入が有効であることを予備的に示している。子どもと青少年に対する個人療法とグループとを比較した2件の研究では、そのうちの1件（Chemtob et al. 2002）でグループに参加している子どもの方が個人療法を受けている子どもよりも治療の中断が少ないことを示したものの、この2つの形態の治療の間で、最終的な結果に有意な差は発見できなかった（Chemtob et al. 2002; Salloum and Overstreet 2008）。PTSD症状を対象にするものの他には、子どもの悲哀に対処する目的でも集団での介入が行われる（Cohen et al. 2004; Layne et al. 2001; Tompsett 2004）。それに加えて、Cohenら（2007）は、セルトラリンを単独あるいは組み合わせて使用した場合と比較した研究で、TF-CBTの方

がトラウマを経験した子どもにとって効果的であることを発見した。

　トラウマ後の成人向けグループと同様に、子どもでも最良のエビデンスを示すグループにはCBTの要素が共通している（Chemtob et al. 2002; Stein et al. 2003; Tol et al. 2008）。しかしながら、成人のグループと異なるのは、子ども向けのトラウマ治療のグループの多くでは、代わりとなる創造性や遊びなどの表現方法が用いられることである（Chemtob et al. 2002; Tol et al. 2008; Tompsett 2004）。

カップルと家族への介入

　S夫人はロサンジェルスに転居した。そこでは彼女の新しい夫がナイトクラブの用心棒の仕事をしていた。引っ越してから2年で、彼女は2人の子どもをもうけた。彼女は妊娠と育児で忙しく、この地域で友人関係を育む時間がなかった。転居から6年後、S氏が働いていたナイトクラブで銃撃事件が発生した。この銃撃事件のニュースはテレビで放送され、すぐにS夫人は夫が撃たれたのではないかと心配し始めた。S夫人は職場にいるS氏に電話をかけたが、夫は出なかった。S夫人はクラブに行きたいと思いながら何時間も起きていたが、幼い子どもたちだけを置いて行くことも、起こして犯罪現場に一緒に連れて行くことも望まなかった。その日の深夜、ニュース番組が多くの犠牲者のうちの一人はクラブの従業員だと伝えた。S夫人はS氏が亡くなったと強く確信してしまい、親族へどう知らせるかを考え始めた。彼女は、一人では子どもを預けるだけの金銭的な余裕がなく、そうすると仕事にも就けないので、S氏なしでは生活ができないことがわかっていた。夜明け少し前にS氏が帰宅した。彼は、夜のほとんどの時間を同僚や亡くなった同僚の妻と一緒に病院で過ごしたのだった。彼は妻が銃撃事件を知って、心配しているだろうとは思わなかった。

　事件後数カ月で、この夫婦はお互いに怒りを感じるようになった。S夫人は大量射殺事件の晩に考えたことを忘れることができなかった。彼女はS氏に何かあったら、実家を頼るしかないと考えた。そのために今のうち

から里帰りをして家族を訪問する必要があると感じた。彼女はＳ氏に同行を希望したが、彼の関心は銃撃事件の遺族たちのための慈善興行を計画することに向かっていた。彼はこのイベントに莫大な量のエネルギーと時間を注ぎ込んでいた。彼は同僚の未亡人が自分自身の妻に比べ冷静で威厳があると感じ、妻の不安は過度で要求が多いと感じていた。彼はＳ夫人の芝居じみた反応が理解できなかった。彼女は決して危険な目に遭っていなかったし、死亡した人を誰も知らなかったからだ。Ｓ夫人は次第に、夫が家を離れて時間を過ごしていることに腹を立てるようになった。彼女は、夫は無事を知らせるためにもっと頻繁に自分に電話をするべきだと不満を言った。Ｓ氏は妻が自分の仕事が自分に要求することをきちんと理解していないと感じた。

　この時期に、長男が学校で問題を起こし始めた。Ｓ氏はトラウマにもかかわらず社会的な活動性を維持し続けたが、それとは対照的に息子は成績がとても悪くなったので、担当の教師が精神科医に診てもらうことを勧めたのだった。両親は息子の問題がおそらくあの惨事に関係していると理解した。どういうわけか、彼は何らかのタイプの心理療法を必要とするほどまで、この出来事からトラウマを受けていたのである。このような場合、トラウマから一歩離れている人物に対して、どのタイプの治療が適切なのだろうか？

　この症例は、個人的には生命を脅かす出来事も愛する人の喪失も経験しなかった人たちの間にも甚大な社会的な機能不全や苦痛を作り出して、トラウマが家族のメンバーの中で「跳ね返り」合う可能性を例示している。この現象の例として、最も豊富に研究されているものの一つに、ホロコースト（ユダヤ人大虐殺）の生存者の子どもの研究がある。文字通り何百もの研究によって、PTSDそのものではなく、PTSDへの脆弱性が強い可能性も含め、「トラウマの世代間伝達（transgenerational transmission of trauma）」と命名されたもの（Kellermann 2001）と、大量虐殺の影響が世代を超えてどのように伝わる（transmitted）のかが調査された。PTSD

への脆弱性の高さとトラウマの世代間伝達という用語は、PTSDの診断が直接的に子孫に伝達されるという意味に誤解されるべきではない。DSM-Ⅳ-TR（American Psychiatric Association 2000）に概念化されているように、経験しなかったトラウマに対してPTSDを発症することは不可能なのだ。

　子どもの精神に病理的な問題が発生しやすくなることに加えて、大きなトラウマを生き抜いた人の家族では、他の問題も報告されている。例としては、カンボジア大虐殺の生存者に見出された怒りの増加（Hinton et al. 2009）や、ハリケーンの生存者や退役軍人に見られる高い割合での家庭内暴力がある（Norris and Uhl 1993; Norris et al. 1999; Price and Stevens 2010）。トラウマが家族に与える影響の最も劇的な証拠のいくつかは、戦争に出た退役軍人の研究に由来している。PTSDを発症する退役軍人は育児、結婚生活、家族への暴力、性での問題を抱える割合が高いのである。PTSDを抱えていても、いなくても、ベトナム戦争の経験がある退役軍人は離婚率が高かった。東南アジアから帰還して半年以内に38％の人々が離婚してしまったのだ（Price and Stevens 2010）。GalovskiとLyons（2004）は文献を検討し、異なるPTSDの症状が異なるタイプの問題につながるという仮説を立てた。麻痺（numbing）と回避（C基準 criterion C）の症状は愛する者とのコミュニケーションや愛着の問題につながる。このモデルでは、暴力、攻撃性、怒りが過覚醒の徴候や症状に対応する（D基準）。さらに懸念されるのは、少なくとも１件の研究で、PTSDを抱える退役軍人は配偶者に対してより暴力的であるばかりではなく、その配偶者が他人に対してより暴力的であることを示唆していることだ（Jordan et al. 1992）。

　災害後の環境での家族への介入については、存在するデータが限定されている。文献の大半がカップルへの介入を扱っていて、より大きな家族システムへの介入を扱っていない。カップルについての文献の中で、記載されている有望な介入はカップルセラピーの形態をとっているが、配偶者同

士を別々にターゲットにした介入も存在している。家族とカップルへの介入は、トラウマを受けた個人の症状の改善に焦点を当てるか、あるいは、破壊的なパターンの口論の減少、家族関係の改善のような、実際的な結果に着目するだろう。民間（軍事ではない）退役軍人の家族（Galovski and Lyons 2004; Glynn et al. 1999; Monson et al. 2004; Rabin and Nardi 1991）とトラウマ全般の生存者（Williams-Keeler and Johnson 1998）に対する介入についての大量の文献から、災害の生存者を対象とする家族への介入の最善の実践法は推定されねばならない。

国際トラウマティックストレス学会（International Society for Traumatic Stress Studies）はそのPTSD治療の実践ガイドラインで、CBTの方法論を取り入れた2つの療法——行動家族療法（behavioral family therapy：BFT）と行動夫婦療法（behavioral marital therapy：BMT）——を最強のエビデンスがある臨床行為であるとして評価している（Riggs et al. 2009）。注意すべきこととして、BMTの1件の無作為化比較実験は査読付きの文献として発表されていない。査読付き文献になっている、トラウマを受けた対象人口の治療におけるBFTの唯一の比較実験は、PTSDの症状に対する暴露療法のみの場合と比較して、暴露療法に家族療法（6カ月の間に16回のセッション）を加えた場合の利点を示さなかった（Glynn et al. 1999）。それにもかかわらず、この研究で、BFTは退役軍人に問題解決技能を教えている。8回にわたる週2時間のBMTセッションでは、評価された多様な人間関係のあり方で改善が確認され、PTSDの症状が低減した。

研究によって、退役軍人とその配偶者に心理教育を行うことの利点が示されている（Devilly 2002; Rabin and Nardi 1991; Riggs et al. 2009）。Devilly（2002）が1週間の治療でPTSDの症状が若干改善することを発見した一方で、RabinとNardiの研究（1991）では退役軍人には集団での介入を、配偶者には別個の心理教育グループを使用し、さらに夫婦の両方が参加するグループセッションを使用したところ、PTSD症状の改善は示さな

かったが、職場での社会的関係、夫婦関係、親としての役割、自己コントロール、問題解決能力での改善を示した。しかしながら、これらの結果は配偶者とともに参加した33人の退役軍人と、配偶者がプログラムに参加しなかった他の7人の退役軍人を区別していない。そのうえ、カップルへの介入についての報告の多くは、トラウマを受けた退役軍人が同時にPTSD症状のための個人療法を受けることを認めていて（Galovski and Lyons 2004）、どの利益がどの治療の結果なのか確認が難しくなっていることにも注目すべきである。カップルへの他のCBTの応用の試みはある程度成功しており、いくつかの報告は感情に焦点を当てた夫婦療法の有用性を支持している。これは感情的な反応のパターンに焦点を当て、愛着理論に基盤を置くものである（Williams-Keeler and Johnson 1998）。感情に焦点を当てる夫婦療法は、結婚生活での葛藤全般に対処するために使用する場合には経験的に支持されているが、トラウマに使用する場合の主張では、理論と臨床家の印象に基づくところが大きい。災害に暴露された対象人口での、更なる体系的なデータがさらに求められている。

　ここまで概括してきた研究からの発見をもとに、災害後の環境にある精神科医は、家族への介入、特にCBTの技法を取り入れたものの実施を考慮するべきだ。家族への介入法の選択は、カップルが一緒に治療を受けることに前向きか、あるいは受けることが可能か、配偶者向けのグループでの介入をスタートするのに十分なだけの一群の配偶者がいるのかなど、治療を支える周辺の多様な状況によって左右されるだろう。加えて、異なる技法が異なる目的に対して効果的であると示されているので、精神科医はこれらの介入のゴールがPTSD症状の減退なのか、家族の機能を改善することなのか、熟考するべきである。家族への介入はこの章の前半で記述された集団への介入ほどには十分に研究されていないので、この時点ではどの単独の家族介入も確立された標準的な治療とみなすことはできない。それにもかかわらず、家族のメンバーがトラウマを経験したときに心理的・対人的な問題が発生することには相当なエビデンスが存在する。そのため

に、どのような特定の介入よりも最も根本的に奨められるのは、精神科医が家族全体に災害がもたらした衝撃について留意し続けねばならないということだ。

結論

災害は直接的にも間接的にも多数の人々に影響するので、家族への介入や集団への介入で明らかとなった臨床上の問題に対処しなければならない。PTSDについては、集団への介入、特にCBTを使うグループの有効性に対するエビデンスがより多く存在している。ただし、死別経験や悲嘆に対するものやPTSDの予防に対するものよりも、PTSD治療でのエビデンスが最も優れたものになっている。家族への介入を研究したものは少ないが、トラウマに暴露された人の家族では、家族の機能不全を示す証拠が豊富に存在している。このような介入は、トラウマを経験した個人のトラウマに関係した症状の削減を目的とするか、あるいは家族の機能不全への対処を目的とするか、それともその両方を目的とするかになるだろう。一番研究されている家族への介入ではカップルに焦点を当てている。しかしながら、同時に行われている個人治療の効果をコントロールする、さらなる研究が必要となっている。

■学習のポイント

- 心理的デブリーフィングのような単独セッションでの集団への介入は、PTSDの苦痛やリスクを減らすように思われない。
- 多数回のセッションによる集団への介入は、PTSDの治療には効果的かもしれないが、PTSDを予防できると示唆する証拠は不十分である。
- トラウマ焦点化認知行動療法（TF-CBT）のグループはPTSDの治療で最強のエビデンスがあり、暴露療法、認知の歪みへの対処、ストレス

マネジメントとリラクゼーション技法の指導を含んでいる。

- グループで他のやり方でCBTを行うことでも、PTSDを持つ個人の特定の徴候や症状を減らす（例：怒りの処理が攻撃的行為を減らす）ことができるであろう。
- 子ども向けのグループCBTは、アート、遊び、他の創造的なやり方で行われるだろう。
- PTSDは災害の生存者からその子どもへと直接に伝染するわけではないが、ホロコーストのような長期的災害経験のある人の子どもは、トラウマに暴露されるとPTSDを発症しやすいだろう。
- 退役軍人のデータによれば、PTSDは家庭内暴力、育児での問題、性的な問題、そして離婚のリスクを高める。
- 家族への介入（例：カップル療法や配偶者のための心理教育）がPTSDの症状を減らすかもしれないし、夫婦関係での苦痛を減らすかもしれないと示唆する予備的なエビデンスが存在する。しかしながら、このセラピーは個人的治療に代わるのではなく、それに付加されるべきである。

■復習問題

13.1 次のデブリーフィングについての言明で正しいのはどれか？

　A. 1年の段階でPTSDのリスクを減らすというのが統一見解になっている
　B. 3～5カ月の段階でPTSDのリスクを減らすというのが統一見解になっている
　C. 苦痛を減らすということが統一見解になっている
　D. 非常事態ストレス処理（Critical Incident Stress Management：CISM）とコミュニティ緊急事態対応チームモデル（Community Crisis Response Team models）の両方で使用されている

E. 上記のすべて

13.2 どのタイプの集団療法がPTSD治療に対して一番多くのエビデンスがあるか？

A. 心理力動的心理療法（psychodynamic psychotherapy）
B. 対人的心理療法（interpersonal psychotherapy）
C. トラウマ焦点化認知行動療法
D. プロセス指向療法（process-oriented therapy）
E. 現在中心認知行動療法（present-centered cognitive-behavioral therapy）

13.3 災害後に子どもの治療で効果的であると示されたグループの心理療法モデルには、以下のどれが含まれるか？

A. 遊び
B. アートのような創造的な表現
C. 認知行動療法
D. 上記の3つすべて
E. 上記のすべてが該当しない

13.4 災害後の集団への介入の研究は以下のアプローチのどれを支持しているか？

A. 災害後の環境の流動性を考えて、1回だけの介入に焦点を当てる
B. 参加者が異なる回復段階にある他の患者とやり取りをするときに、希望と利他主義の治療的な力を経験できるように、流動的な（出入りのある）メンバー構成を許す
C. グループのメンバーが自分の経験についてより多くの視点を発達させられるように、異なる災害を経験しているか、同じ災害でも異なるレベルの暴露を経験したメンバーを選択する

D. 2人の共同リーダー（co-leaders）を使い、グループのメンバーになる資格をある時点で閉ざす
E. 上記のどれも該当しない

13.5 以下のトラウマに暴露されたカップルや家族についての言明のうち、間違っているのはどれか？

A. PTSDを抱えるベトナム戦争の退役軍人は家庭内暴力の割合が高い
B. ベトナム戦争の退役軍人は離婚率が高い
C. 予備的なエビデンスは、カップル療法がPTSDの症状を減らすと示唆している
D. 予備的なエビデンスは、カップルがトラウマの影響を受けているとき、カップル療法が結婚生活での苦痛を減らすと示している
E. 研究で、カップル療法はPTSDの個人的治療に対する効果的な代替策であると示唆されている

（訳：堀有伸）

文　　献

American Psychiatric Association: Diagnostic and Statistical Manual of Mental Disorders, 4th Edition, Text Revision. Washington, DC, American Psychiatric Association, 2000

Bisson J, Andrew M: Psychological treatment of post-traumatic stress disorder (PTSD). Cochrane Database of Systematic Reviews 2007, Issue 3. Art. No.: CD003388. DOI: 10.1002/14651858.CD003388.pub3.

Bolton EE, Lambert JF, Wolf EJ, et al: Evaluating a cognitive-behavioral group treatment program for veterans with posttraumatic stress disorder. Psychol Serv 1:140-146, 2004

Chemtob CM, Nakashima JP, Hamada RS: Psychosocial intervention for postdisaster trauma symptoms in elementary school children: a controlled community field study. Arch Pediatr Adolesc Med 156:211-216, 2002

Cohen JA, Mannarino AP, Knudsen K: Treating childhood traumatic grief: a pilot study. J Am Acad Child Adolesc Psychiatry 43:1225-1233, 2004

Cohen JA, Mannarino AP, Perel JM, et al: A pilot randomized controlled trial of combined trauma-focused CBT and sertraline for childhood PTSD symptoms. J Am Acad Child Adolesc Psychiatry 46:811-819, 2007

Devilly GJ: The psychological effects of a lifestyle management course on war veterans and their spouses. J Clin Psychol 58:1119-1134, 2002

Disaster Psychiatry Outreach: The Essentials of Disaster Psychiatry: A Training Course for Mental Health Professionals (Course Syllabus). New York, Disaster Psychiatry Outreach, 2008. Available as DPOCourseSyllabus_052108.pdf at: https://sites.google.com/a/disasterpsych.org/blog/File-Cabinet. Accessed December 28, 2009.

Flannery RB, Everly GS: Critical Incident Stress Management (CISM): updated review of findings, 1998-2002. Aggress Violent Behav 9:319-329, 2004

Foy DW: On the development of practice guidelines for evidence-based group approaches following disaster. Int J Group Psychother 58:567-574, 2008

Galovski T, Lyons JA: Psychological sequelae of combat violence: a review of the impact of PTSD on the veteran's family and possible interventions. Aggress Violent Behav 9:477-501, 2004

Glynn S, Eth S, Randolph E, et al: A test of behavioral family therapy to augment exposure for combat-related posttraumatic stress disorder. J Consult Clin Psychol 67:243-251, 1999

Hinton DE, Rasmussen A, Noud L, et al: Anger, PTSD, and the nuclear family: a study of Cambodian refugees. Soc Sci Med 69:1387-1394, 2009

Jacobs J, Horne-Moyer H, Jones R: The effectiveness of critical incident stress debriefing with primary and secondary trauma victims. Int J Emerg Ment Health 6:5-14, 2004

Jordan B, Marmar C, Fairbank J, et al: Problems in families of male Vietnam veterans with posttraumatic stress disorder. J Consult Clin Psychol 60:916-926, 1992

Kellermann NP: Psychopathology in children of Holocaust survivors: a review of the research literature. Isr J Psychiatry Relat Sci 38:36-46, 2001

Layne CM, Pynoos RS, Saltzman WR, et al: Trauma/grief-focused group psychotherapy: school-based postwar intervention with traumatized Bosnian adolescents. Group Dyn 5:277-290, 2001

Medical Reserve Corps, National Child Traumatic Stress Network, National Center for PTSD: Position Statement and Guidance for MRC Units on Psychological Debriefing. Rockville, MD, Substance Abuse and Mental Health Services

Administration, 2006. Available at: http://www.medicalreservecorps.gov/File/MRC_Resources/MRC_PFA.doc. Accessed July 7, 2010.

Monson CM, Schnurr PP, Stevens SP, et al: Cognitive-Behavioral Couple's Treatment for posttraumatic stress disorder: initial findings. J Trauma Stress 17:341–344, 2004

National Center for PTSD: Types of Debriefing Following Disasters. Washington, DC, National Center for PTSD, 2010. Available at: http://www.ptsd.va.gov/professional/pages/debriefing-after-disasters.asp. Accessed July 7, 2010.

Norris F, Uhl G: Chronic stress as a mediator of acute stress: the case of Hurricane Hugo. J Appl Soc Psychol 23:1263–1284, 1993

Norris FH, Perilla JL, Riad JK, et al: Stability and change in stress, resources, and psychological distress following natural disaster: findings from Hurricane Andrew. Anxiety Stress Coping 12:363–396, 1999

Price JL, Stevens SP: Partners of Veterans With PTSD: Research Findings. National Center for PTSD Fact Sheet. Washington, DC, National Center for PTSD, June 15, 2010. Available at: http://www.ptsd.va.gov/professional/pages/ partners_of_vets_research_findings.asp. Accessed January 6, 2011.

Rabin C, Nardi C: Treating posttraumatic stress disorder couples: a psychoeducational program. Community Ment Health J 27:209–224, 1991

Raphael B, Wooding S: Debriefing: its evolution and current status. Psychiatr Clin North Am 27:407–424, 2004

Riggs DS, Monson CM, Glynn SM, et al: Couple and family therapy for adults, in Effective Treatments for PTSD: Practice Guidelines From the International Society for Traumatic Stress Studies, 2nd Edition. Edited by Foa EB, Keane TM, Friedman MJ, et al. New York, Guilford, 2009, pp 458–478

Roberts NP, Kitchiner NJ, Kenardy J, et al: Multiple session early psychological interventions for the prevention of post-traumatic stress disorder. Cochrane Database of Systematic Reviews 2009, Issue 3. Art. No.: CD006869. DOI: 10.1002/ 14651858.CD006869.pub2.

Rose SC, Bisson J, Churchill R, et al: Psychological debriefing for preventing post traumatic stress disorder（PTSD）. Cochrane Database of Systematic Reviews 2002, Issue 2. Art. No.: CD000560. DOI: 10.1002/14651858.CD000560.

Rynearson EK, Favell J, Saindon C: Group intervention for bereavement after violent death. Psychiatr Serv 53:1340, 2002

Salloum A, Overstreet S: Evaluation of individual and group grief and trauma interventions for children post disaster. J Clin Child Adolesc Psychol 37:495–507, 2008

Schnurr PP, Friedman MJ, Foy DW, et al: Randomized trial of trauma-focused group therapy for posttraumatic stress disorder: results from a Department of Veterans Affairs cooperative study. Arch Gen Psychiatry 60:481-489, 2003

Shea MT, McDevitt-Murphy M, Ready DJ, et al: Group therapy, in Effective Treatments for PTSD: Practice Guidelines From the International Society for Traumatic Stress Studies, 2nd Edition. Edited by Foa EB, Keane TM, Friedman MJ, et al. New York, Guilford, 2009, pp 306-326

Stein BD, Jaycox LH, Kataoka SH, et al: A mental health intervention for schoolchildren exposed to violence: a randomized controlled trial. JAMA 290:603-611, 2003

Tol WA, Komproe IH, Susanty D, et al: School-based mental health intervention for children affected by political violence in Indonesia: a cluster randomized trial. JAMA 300:655-662, 2008

Tompsett ME: Working with fatherless children after September 11, 2001, in Disaster Psychiatry: Intervening When Nightmares Come True. Edited by Pandya A, Katz CL. Hillsdale, NJ, Analytic Press, 2004, pp 211-218

Williams-Keeler L, Johnson SM: Creating healing relationships for couples dealing with trauma: the use of emotionally focused marital therapy. J Marital Fam Ther 24:25-40, 1998

14

心理療法

Srinivasan S. Pillay, M.D.

　災害状況での心理療法の重要性は広く知られるようになってきており（Rao 2006）、災害後のメンタルヘルス回復プログラムを通じて心理社会的支援を継続することは、大災害後には有用であると考えられている（Kun et al. 2009）。災害後の治療には短期介入が一般に好まれるが、すべての治療法についてのエビデンスを再検討することで、精神科医や他のメンタルヘルス専門家による介入が、患者と治療者の心理と選択可能な心理療法の両方についての、徹底した理解に根差したものになるであろう。一般に、薬物治療は災害後に症状を短期間で取り除くうえでは有用であるが、心理療法の方がより効果的だと示唆するエビデンスは少なくない（Stoddard 2010）。この章では災害後に有用性が期待される心理療法を扱い、心理療法の実践的事柄を概説する。

災害後に心理療法を必要とする人を決める

　文献では、ほとんどの災害時プログラムがデブリーフィングと支援を提供するとされているが、全ての生存者が災害後に心理療法を必要とするのか否かは明確ではない（「13. 集団への介入と家族への介入」参照）。例えば、ある研究は、大多数の子どもで津波の後に回復力がある可能性を示

し、もとから脆弱性がある子どもだけに専門的な特別な介入が必要になるとした（Vijayakumar et al. 2006; 子どもの心理療法についての補足情報に関しては、「6. 災害弱者への配慮」と「17. 子どもと青少年に対する精神医学的介入」参照）。子どもよりも大人についての方が既知の情報が少ないのは、大人では回復力についての個人差が大きいからであろう。

実践的事柄

1. メンタルヘルスの専門家はすべての生存者が心理療法を必要とすると想定すべきではない。
2. 誰が治療の候補者になって誰がそうならないかを査定するため十分に研究された方法論は存在しないが、物事の順序としては、それを必要としている人々を臨床的に決定することが最初の決断となるべきだ。ガイドラインとして、以下の要因が心理療法を必要としている人々を特定するだろう。
    a. 物理的近接性：主要な災害現場に近い人たちは災害による影響がより大きいと思われ、心理療法を強く必要としているだろう（Sharot et al. 2007）。
    b. 個人的な回復力：モニタリングの結果、回復力が低い人は、回復力が高い人よりも災害後に心理療法を強く必要としているであろう。
    c. 家族やコミュニティからの支援：家族やコミュニティからの支援が少ない人は、この支援がない人よりも心理療法を必要とするだろう。
    d. 精神障害の臨床的な徴候の存在：不安障害、ストレス障害、身体化障害、その他の心理的障害の徴候がある生存者では、心理療法が正当化されるであろう。
    e. 個人の好み：患者が自発的に治療に参加するのでなければ、そこから利益を得る可能性は低くなるので、患者がそれを受けいれる

か否かを考慮したうえで心理療法をすすめるべきである。
3. 心理療法を必要とする生存者に加えて、精神科医と他のメンタルヘルスの専門家も、心理療法から利益を得られるだろう。他人への大規模なトラウマの衝撃にさらされることによる二次的トラウマに対処し、バーンアウトを予防して自分自身を支援することができる（Knobler et al. 2007;「3. 災害支援者自身の救済」も参照）。

サイコロジカル・ファーストエイド

　災害後の心理社会的介入の初期段階では、危機管理が重要となることが多い（Milligan and McGuinness 2009）。危機の後、初動のメンタルヘルス担当者が心理的介入のためにそこにいなければならない。なぜなら、この期間に新しい学習が発生し、記憶が固定化され、心理療法によってトラウマ記憶の形成を中断できるかもしれないからだ（Peres et al. 2007）。

　アメリカ赤十字社の心理社会的支援プログラムは4つの明確な構成要素から形成される。参加型危機アセスメント、生存者の慣れ親しんでいる環境からの断絶への対処、コミュニティの動員、コミュニティの展開である。このプログラムは災害後には生存者が「場所」の感覚を喪失することを前提としている（Diaz 2008）。そのため、ここでは生存者と物理的環境との間のつながりの感覚を再確立することが目指される。他の人々というのもまた、物理的な環境における非常に重要な一部となる。

　サイコロジカル・ファーストエイド（PFA）は、衝撃を受けた多数の生存者に最初の支援を提供する技法であるが、軍やアメリカ赤十字社をはじめ、多くの組織によって用いられており、広く受け入れられている危機介入の一形態である。メンタルヘルスの専門家は初動担当者を組織してPFAを提供できるように訓練し、自らもPFAのいくつかの要素を実行しなければならない。PFAは生存者に対して、最初の支援とつながりを提

供するものである。情報のデブリーフィングと元の土地から引き離されてつながりを断たれることによるトラウマを特定した後、メンタルヘルスの専門家は、生存者をつなげてグループとする組織化の活動に参加するべきであり、可能であれば、ポイントを押さえたポジティブな短時間のグループミーティングを通じて、コミュニティを結集させるべきだ。このような努力が、個々の生存者一人ひとりに対して、つながりと方向付けの感覚を創造する（PFAの基本的要素に関しては「12. サイコロジカル・ファーストエイド」を、子どもへのPFAに関しては「17. 子どもと青少年に対する精神医学的介入」を参照。PFAの内容には、本書で触れたものも含め、いくつかのバリエーションがある）。また、現在の研究で支持されている、「13. 集団への介入と家族への介入」の心理的デブリーフィングの議論も参照。

　加えて、人間とシステムをつなぐアプローチ（Linking Human Systems Approach；Landau et al. 2008）では、個人とその家族に本来備わっている強さを円滑に引き出すことに焦点を当て、脆弱性ではなく回復力を強調する。このアプローチはトラウマの生存者を支える社会的なシステムと再び結びつける。このアプローチの例としては、生存者に以前に同じ経験をした人たちがどのように逆境を切り抜けたのかを思い出させることや、家族のメンバーを選び出して訓練し、その人が変化を助ける役割を自然に果たせるようにすることなどがある。この技法は大きなトラウマや災害からの回復の促進のために巧妙に使用されている（Landau et al. 2008）。早期介入をインターネット経由で行うことも実行可能であると示されている（Ruggiero et al. 2006）。早期支援のためのチャットルームを供給し、メールでの質問に答えるために、インターネットを使用することもできる。それに加えて、関連する災害についてのよく行われる質問に対処するために、ウェブサイトを設立することも可能である。

実践的事柄

　サイコロジカル・ファーストエイドは災害後の最も基本的な、全般的な

心理社会的支援のための介入として推奨されている。それよりも踏み込んだ内容の介入が実行可能なときに、その危機介入の一部は、ポジティブ心理学の原則を用いて生存者の弱さに焦点を当てるのではなく、強さに着目することで生存者の語りが創造され、回復力を高めるものとなる。例えば、生存者は最初の身体的な「ショック反応」を弱さのしるしではなく、自分にとっての防御だったと気付かされるかもしれない。このような新たな意味を与えることで、生存者は同じ話をくり返し語るだけではなく、回復に向けて焦点づけられる。

まとめると、メンタルヘルスの専門家には、PFA、アセスメント、コミュニティの動員（すなわち、家族支援を行う組織のメンバーと連絡を取る）というように、危機介入計画を段階的に導入することが勧められる。事実上、最後のステップでは個人だけではなく、支援組織全体に話しかけなければならない。インターネットを介したサービスの使用が増えており、大勢の人々に手を差し伸べるために有用であると思われる。これらのステップの後で指示があり、かつ実行可能であるときに、心理療法的介入が導入されることが適切であろう。

短期心理療法

大半の生存者は当初のショックからの回復が認められるため、災害後に推奨される治療法のほとんどは短期療法が中心となる。短期療法の中でも認知行動療法（CBT）に、その使用を支持するエビデンスが最も多く存在している。

災害後のCBTでは、不適応な行動と思考プロセスが修正され、苦痛の緩和に焦点が当てられる。災害状況に関連するCBT技法には、対処技能訓練、問題解決、不安を喚起する刺激への想像上あるいは現実世界での暴

露、認知再構成（苦痛を強めたり、長引かせたりする信念や思考を特定して、修正すること）、目標設定、漸進的な筋弛緩法、行動活性化、ガイドつきイメージ療法、呼吸コントロール、再発防止方略などがある（Ruzek et al. 2008）。CBTの一部はリラクセーション反応の原理を用いる。これは緊急時における、闘うか逃げるか（fight-or-flight）の反応と対照的なものだ（Benson et al. 1975）。事実上、CBTには新しい学習が含まれる。例えば、暴露療法では生存者に自分の回復力を再体験するために、自分のトラウマ経験に関連する刺激に直面することが求められる。この「暴露」は、言語による描写や、その状況について想像すること、トラウマとなった出来事に類似する現実の状況を体験することなどを通じて実行できる。以下の具体例の挿話は暴露の使用を具体的に示している。

　2001年アメリカ同時多発テロ事件後、Pさんはマンハッタンの繁華街に行くことを恐れ、あらゆる手段を講じてそこに行くことを回避していた。精神科医が暴露療法を使い、Pさんに一連の段階を踏んで以下のことを想像するように求めた。①複数の高いビル。②それらのビルの周囲を歩いている人々。③ビルの上を飛んでいる飛行機。④最終的に、繁華街を実際に訪問している彼女自身。暴露の各段階で、Pさんには刺激を処理し、最初のショック値に「順応する」ための時間が十分に与えられた。これは馴化として知られている。

CBTは子どもと成人を対象としたいくつかの異なる対象人口において、災害後に行われる効果的な介入のモデルであることが示されている。特に災害時の状況と個人の事情への配慮がなされることで、災害時のメンタルヘルスサービス全般と共通する内容となってくる。CBTは、2004年のスマトラ島沖地震・インド洋津波を生き延びたアジア人たちにも効果的であると判明した（Udomratn 2008）。子どもでは、恐れている状況への暴露を自発的に行うことを励ますコントロール焦点化行動療法が、地震と

津波のトラウマからの回復を促進するために非常に効果的であった（Salcioglu and Basoglu 2008）。加えて、CBTはイランにおける2003年のバム（Bam）地震の後でも、青少年に対して非常に効果的であることが発見された（Shooshtary et al. 2008）。実際、子どもが短期CBTから利益を得ることは、1999年のアテネ地震から4年後の段階でも明らかであった（Giannopoulou et al. 2006）。災害対応の従事者におけるCBTへの参加を調べた研究では、CBTは有効であるが、低収入・短い教育歴・アルコール消費量が多い場合に、中途で終了する割合が高かった（Difede et al. 2007）。注目すべきことに、心的外傷後ストレス障害（PTSD）の治療における暴露療法にバーチャルリアリティを付け加えることも有効であるかもしれない（Difede et al. 2006）。CBTは災害後の苦痛が長引いた場合にも、効果があることを示す事例報告が存在する（Hamblen et al. 2006）。

実践的事柄

1. メンタルヘルスの専門家はその文化に即したCBTプロトコールを使用したり、あるいは指導したりするべきなのであり、既存の資料を状況に合ったものへと修正するべきである。
2. 最初は、暴露療法と反応防止（すなわち、トラウマからの不安な連想を避けることを学ぶこと）がかなり効果的に思われる。災害状況のバーチャルシミュレーションや関連要素へのバーチャル暴露（例：2001年アメリカ同時多発テロ事件後の飛行機への暴露）のような、バーチャルリアリティの技法が暴露技法を強化するだろう。

Phillips（2009）は彼女の2001年アメリカ同時多発テロ事件後の実践で、災害後の治療構造を創るために、安全の段階・思い出して悼む段階・再連結という段階を使ったと報告している。このような段階を踏むことはCBTの根本的な側面である。災害や大がかりな暴力行為に暴露された

人々についての研究と治療の専門家からなる世界的な検討会が行われた際には、災害後の「即時と中間期の」（本書では急性期と急性期後と命名されている）介入の原則のための合意を形成するために、優先事項として明確になったのは、①安全の感覚、②落ち着かせること、③自己とコミュニティについての有効感、④つながっていること、⑤希望、であったと関連する研究分野の知見から推測された（Hobfoll et al. 2009）。

実践的事柄

CBTの実施法を計画する場合に、メンタルヘルスの専門家は患者のためにまずは安全を促進すべきである。それから次に、時には暴露技法を用いながら、患者がトラウマや災害の記憶を思い出しても、それに圧倒されずに耐えきることができるように寄り添う。そして、続いて患者を人生、希望、コミュニティからの支援へと再び結びつける。

文化に根付いた代替治療

その文化に根付いた治療についての知識があると、臨床家が患者を診る場合に、治療できる範囲を広げることができる。インド南部での治療法についての文献的な検討では、文化に調和した治療形態が利用できるようになることで、個人が自分にとって有効な治療法を見つけられるようになると示された（Halliburton 2004）。例えば、もし瞑想とヨガがある文化で親しまれていれば、患者にとってそれらが有効である可能性が高くなる一方で、その文化で瞑想やヨガが親しまれていなければ、患者はそのような形態での介入に対して、あまり心を開かないだろう。

ヨガの呼吸法

ヨガの呼吸法（プラナヤマ）は大規模災害の後にストレスを減らし、回

復力を増す点で有効であると示されている（Brown and Gerbarg 2009）。文化的にこれが受け入れられる場所では、この呼吸法は人々がその実践の瞬間に焦点を合わせ、近い過去のトラウマから焦点を逸らすことを助ける点で有用となるだろう。さらに、ヨガは頻繁なPTSDの侵入症状や過覚醒を減らすとも示されている（van der Kolk 2006）。

瞑想

瞑想もまた有益だと証明されている。例えば、2004年のスマトラ島沖地震・インド洋津波の後、瞑想とリラクセーションが子どもの71％で回復につながった、と一つの研究が示した（Catani et al. 2009）。

ナラティブ暴露療法

ナラティブ暴露療法（narrative exposure therapy：NET）では、被災者はトラウマの最も心を乱す部分についてのストーリーを語る。その目的は回想の苦痛を与える要素に対する馴化である。スリランカでの2004年のスマトラ島沖地震・インド洋津波の後の研究の一つに、NETによって子どもの81％が回復したという結果を示している（Catani et al. 2009）。注目すべきことに、標的となる症状について、瞑想とNETの間には違いがなかった。

実践的事柄

ヨガの呼吸法、瞑想、NETのような文化に根付いた代替療法は、その文化でどのように受け入れられているかに十二分に注意して使用されるべきである。メンタルヘルスの専門家は、これらの技法を裏付けるデータに精通すべきである。

◇

家族への支援

災害後には家族への支援が非常に有益である。この話題は「13. 集団への介入と家族への介入」で論じられている。

長期的心理療法

被災者向けの長期的な心理療法についても調査されているが、これは遠く離れた災害の場では利用できない。ニューヨーク市を含むいくつかの大都市中心部では、長期的な心理療法が今でも広範囲で実践されている。ワールドトレードセンターの大惨事についてのアウトカム研究（The World Trade Center Disaster Outcomes Study）は、2001年アメリカ同時多発テロ事件後にアメリカ国立衛生研究所の資金提供を受けて実施された2,368人のニューヨーク市の成人についての前向きコホート研究（prospective cohort study）であったが、正式な心理療法のセッションあるいは向精神薬（またはその両方）のような、従来から行われていた災害後の介入を受けた人たちの予後が芳しくないという発見がなされ、短期間の職場への介入のみが、災害後の治療介入として有効なように思われた（Boscarino and Adams 2008）。しかしながら、症例を選んだ場合には、精神分析のような集中的な治療も含めた長期的な治療も有用であった（Bohleber 2007; Lewis 2009）。

トラウマ後という状況で有効性が期待される治療法には、眼球運動による脱感作と再処理法（EDMR）がある。これは、精神力動的、認知行動的、対人的、実験的、身体焦点化（body-focused）を含む、多数の療法を構造化された実施法へと統合するものである（Bisson and Andrew 2007）。EMDRは情報処理療法で、病理を誘発する広範囲の経験的な要因に対処するため、8段階のアプローチを用いる（Shapiro 1999）。さまざまな手技が用いられ、両眼を動かし、音を用いて、さらにタッピングを行う

ことなどによる二重化された情報処理の施行も含まれる。再処理の段階では、クライアントが外的な刺激に焦点を当てる間に、過去の記憶、現在の誘因、予期される未来の経験に注意を向ける。その最中に、クライアントは洞察の出現、記憶の変化、新しい連想などを経験するかもしれない。臨床家はその後に続けるそれぞれの再処理過程を開始する前に、クライアントが特定の治療手法に集中できるような援助を行う。

実践的事柄

長期的な治療が被災者の治療で効果を上げるのかどうかは不明確である。しかし、それでも長期的治療を開始する場合には、メンタルヘルスの専門家によるエビデンスとしては短期治療が望ましいとされていることを認識しつつ、注意深く治療を組み立てて実施するべきである。

治療の副作用

Wessells（2009）は災害時に多くの治療者が、被害者であることを強調して依存を生み、そのうえで継続することができないような短期的なアプローチを使用して、軽率にも意図した以上の害を加えてしまうと述べた。回復の能力ではなく、依存についてのニーズを活性化してしまえば、長期的には援助にはならないであろう。

実践的事柄

心理療法は災害後に有用ではあるが、自律性の減退、依存と恥の増加のような負の副作用をもたらす可能性も潜在している。それゆえ、心理療法の一側面に全面的に焦点を当てるプログラムよりも、バランスのとれたプログラムの方が効果的となる可能性がはるかに高い。特に、回復力と脆弱性の両方に焦点を当てることが重要である。

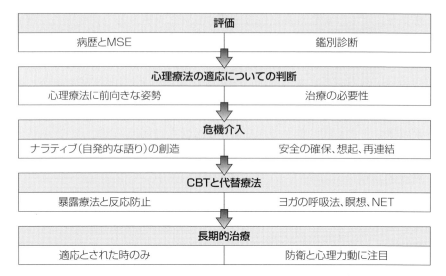

CBT (cognitive behavioral therapy) = 認知行動療法　MSE (mental state examination) = 精神状態検査　NET (narrative exposure therapy) = ナラティブ暴露療法

図14-1　心理療法の選択における考察

結論

　心理療法は、危機介入の一部として、明確な指示のもとに、刺激への暴露とその反応予防を内容に含む認知行動療法的な実施法の枠内で用いられれば、災害時の介入の重要な一部分となる。また、メンタルヘルスの専門家は長期的な治療を意識しておくべきではあるが、用心深く考えたうえで初めてそれを推奨したり使用したりするべきである。災害状況での心理療法は犠牲者としてのアイデンティティという自らについての想定を被災者に促すべきではなく、依存を助長しないように注意されるべきである。このような事態は、前進と回復を遅らせる（Wessells 2009）。個人への介入と集団への介入を知的に活用すれば、災害後の心理的回復を大いに助ける

であろう。図 14-1 は心理療法の選択において重要になる考慮事項を示している。

■学習のポイント

- メンタルヘルスの専門家は、すべての被災者が心理療法を必要としていると考えるべきでない。ケアを求める被災者は心理療法の必要性についてまず評価されなければならない。

- 危機管理は災害後の心理社会的な介入で最初に行うべき重要なものである。多数の被災者に対して効率よく基本的な心理社会的な支援をすぐに供給するための方法として、サイコロジカル・ファーストエイドが推薦される。

- 心理療法的な危機介入には、アセスメント、急性のトラウマと移住への対処、社会的支援のためのコミュニティの動員がある。

- 災害後の心理療法で着目すべき重要な点は回復力の向上である。

- 短期的な災害後の治療として、臨床家はCBTを考慮すべきである。

- 暴露療法と反応防止（強い感情への馴化）は急性期段階では非常に重要かもしれない。

- 暴露療法と反応防止を強化するために、バーチャルリアリティを使用できる。

- 短期治療には3段階がある。安全の確立、災害の記憶を思い出してそれに圧倒されずに乗り越える、生活とコミュニティの支援に再び結びつける、である。

- ヨガの呼吸法、瞑想とリラクセーション、ナラティブ暴露療法はすべて短期療法として使用できる。

- 大きなトラウマや災害からの回復を促す点で、家族の支援は決定的に重

要である。

- 長期的治療は災害生存者向けの一般的治療とみなされるべきではないが、選ばれた症例では有用になるかもしれない。

■復習問題

14.1 災害後の心理療法に関する以下の言明のうち、どれが正しいか？

　A. すべての生存者に対して認知行動療法（CBT）がすぐに開始されるべきである
　B. 可能であるときは、長期治療が常により好ましい
　C. ニーズの決定はあらゆる臨床行為より先行すべきである
　D. 治療は主として生存者の脆弱性に焦点を当てるべきである
　E. 上記のどれも該当しない

14.2 2001年米国同時多発テロ事件の間にワールドトレードセンターの近くに住んでいた人々は……

　A. 遠く離れて住んでいた人々よりもトラウマを受けた
　B. 遠く離れて住んでいた人々よりもトラウマが少なかった
　C. 遠く離れて住んでいた人々と同等のトラウマを経験した
　D. 2001年米国同時多発テロ事件によりトラウマを被らなかった
　E. 上記のどれも該当しない

14.3 次の代替的な治療法のうちで、災害後に有用であるという発見がないものはどれか？

　A. 薬物療法
　B. リラクセーション
　C. ヨガの呼吸法
　D. ナラティブ療法

E. 上記のどれも該当しない

14.4 以下の災害後の介入としてのCBTに関する言明のうち、間違っているものはどれか？

A. CBTは早期に用いられれば有用である
B. 暴露療法は災害後に有効な行動アプローチである
C. バーチャルリアリティは暴露療法を強化できる
D. 治療の中断は高学歴と関連している
E. 治療の中断はアルコール消費と関連している

14.5 災害後の状況における治療に関して、以下の言明のうちで正しいものはどれか？

A. サイコロジカル・ファーストエイドは、災害後に最初に行う重要な心理社会的介入である
B. 精神力動療法は危機管理の中軸部である
C. CBTは行動ではなく、思考を扱う
D. 長期療法の有効性は、曖昧さなしに実証されている
E. 家族への支援は、災害環境では災害以外の状況でよりも重要でないように思われる

（訳：堀有伸）

文　　献

Benson H, Greenwood MM, Klemchuk H: The relaxation response: psychophysiologic aspects and clinical applications. Int J Psychiatry Med 6:87-98, 1975

Bisson J, Andrew M: Psychological treatment of post-traumatic stress disorder (PTSD). Cochrane Database of Systematic Reviews 2007, Issue 3. Art. No.: CD003388. DOI: 10.1002/14651858.CD003388.pub3.

Bohleber W: Remembrance, trauma and collective memory: the battle for memory in psychoanalysis. Int J Psychoanal 88:329-352, 2007

Boscarino JA, Adams RE: Overview of findings from the World Trade Center Disaster Outcome Study: recommendations for future research after exposure to psychological trauma. Int J Emerg Ment Health 10:275-290, 2008

Brown RP, Gerbarg PL: Yoga breathing, meditation, and longevity. Ann NY Acad Sci 1172:54-62, 2009

Catani C, Kohiladevy M, Ruf M, et al: Treating children traumatized by war and tsunami: a comparison between exposure therapy and meditation-relaxation in North-East Sri Lanka. BMC Psychiatry 9:22, 2009

Diaz JO: Integrating psychosocial programs in multisector responses to international disasters. Am Psychol 63:820-827, 2008

Difede J, Cukor J, Patt I, et al: The application of virtual reality to the treatment of PTSD following the WTC attack. Ann NY Acad Sci 1071:500-501, 2006

Difede J, Malta LS, Best S, et al: A randomized controlled clinical treatment trial for World Trade Center attack-related PTSD in disaster workers. J Nerv Ment Dis 195:861-865, 2007

Giannopoulou I, Dikaiakou A, Yule W: Cognitive-behavioural group intervention for PTSD symptoms in children following the Athens 1999 earthquake: a pilot study. Clin Child Psychol Psychiatry 11:543-553, 2006

Halliburton M: Finding a fit: psychiatric pluralism in south India and its implications for WHO studies of mental disorder. Transcult Psychiatry 41:80-98, 2004

Hamblen JL, Gibson LE, Mueser KT, et al: Cognitive behavioral therapy for prolonged postdisaster distress. J Clin Psychol 62:1043-1052, 2006

Hobfoll SE, Watson P, Bell CC, et al: Five essential elements of immediate and midterm mass trauma intervention: empirical evidence. Focus 7:221-242, 2009

Knobler HY, Nachshoni T, Jaffe E, et al: Psychological guidelines for a medical team debriefing after a stressful event. Mil Med 172:581-585, 2007

Kun P, Han S, Chen X, et al: Prevalence and risk factors for posttraumatic stress disorder: a cross-sectional study among survivors of the Wenchuan 2008 earthquake in China. Depress Anxiety 26:1134-1140, 2009

Landau J, Mittal M, Wieling E: Linking human systems: strengthening individuals, families, and communities in the wake of mass trauma. J Marital Fam Ther 34:193-209, 2008

Lewis JI:The crossroads of countertransference and attribution theory: reinventing clinical training within an evidence-based treatment world. Am J Psychoanal 69:106-120, 2009

Milligan G, McGuinness TM: Mental health needs in a post-disaster environment.

J Psychosoc Nurs Ment Health Serv 47:23-30, 2009

Peres JF, Newberg AB, Mercante JP, et al: Cerebral blood flow changes during retrieval of traumatic memories before and after psychotherapy: a SPECT study. Psychol Med 37:1481-1491, 2007

Phillips SB: The synergy of group and individual treatment modalities in the aftermath of disaster and unfolding trauma. Int J Group Psychother 59:85-107, 2009

Rao K: Psychosocial support in disaster-affected communities. Int Rev Psychiatry 18:501-505, 2006

Ruggiero KJ, Resnick HS, Acierno R, et al: Internet-based intervention for mental health and substance use problems in disaster-affected populations: a pilot feasibility study. Behav Ther 37:190-205, 2006

Ruzek J, Walser RD, Naugle AE, et al: Cognitive-behavioral psychology: implications for disaster and terrorism response. Prehosp Disaster Med 23:397-410, 2008

Salcioglu E, Basoglu M: Psychological effects of earthquakes in children: prospects for brief behavioral treatment. World J Pediatr 4:165-172, 2008

Shapiro F: Eye Movement Desensitization and Reprocessing (EMDR) and the anxiety disorders: clinical and research implications of an integrated psychotherapy treatment. J Anxiety Disord 13:35-67, 1999

Sharot T, Martorella EA, Delgado MR, et al: How personal experience modulates the neural circuitry of memories of September 11. Proc Natl Acad Sci USA 104:389-394, 2007

Shooshtary MH, Panaghi L, Moghadam JA: Outcome of cognitive behavioral therapy in adolescents after natural disaster. J Adolesc Health 42:466-472, 2008

Stoddard FJ Jr: Psychological interventions, in Hidden Impact: What You Need to Know for the Next Disaster. A Practical Mental Health Guide for Clinicians. Edited by Stoddard FJ, Katz CL, Merlino JP. Sudbury, MA, Jones & Bartlett, 2010, pp 139-148

Udomratn P: Mental health and the psychosocial consequences of natural disasters in Asia. Int Rev Psychiatry 20:441-444, 2008

van der Kolk BA: Clinical implications of neuroscience research in PTSD. Ann N Y Acad Sci 1071:277-293, 2006

Vijayakumar L, Kannan GK, Ganesh Kumar B, et al: Do all children need intervention after exposure to tsunami? Int Rev Psychiatry 18:515-522, 2006

Wessells MG: Do no harm: toward contextually appropriate psychosocial support in international emergencies. Am Psychol 64:842-854, 2009

15

精神薬理学
―急性期―

Kristina Jones, M.D.

突如として、人々が叫び出した。私は人々がビルから飛び降りるのを見た。腕が激しく揺り動かされていた。私は写真を撮るのをやめて、泣き出した。

マイケル・ウォルターズ
フリーランス・フォトジャーナリスト
マンハッタン　2001 年

薬理療法学：急性期の災害現場での介入のゴールと考察事項

　急性期災害現場にある精神科医には、多くの精神薬理学的介入のための証拠の不在という難題がある。災害急性期のケアでは、治療が特定の症候群や障害ではなく、特定の症状に向けられる。不眠と不安が最もよくある症状であり、続いてパニック発作、激越、うつ状態の再発、既存の精神疾患の悪化、薬物乱用や薬物依存の再発が見られる。

介入の基盤

　急性期介入の重要なゴールは安全を確保し、症状の負担を軽減し、不安と苦痛を減らし、機能を改善することである。急性期災害現場での精神薬

理学的介入については、エビデンスが非常に制限されているので、災害における先行の臨床経験と他の急性ストレスのかかった人々での研究に基づいて、薬物はターゲットとなる症状を改善するために通常短期間のみ処方される。急性ストレス障害（acute stress disorder：ASD）に対する標準的な治療は、アメリカ食品医薬品局に認可された薬がないにもかかわらず、不安、不眠、激越を改善するために抗不安薬、鎮静薬、抗精神病薬を「適応外」処方することであり、精神科救急やプライマリーケアで行われていることと同様のことが行われている（Disaster Psychiatry Outreach 2008）。Shalev（2009）によれば、慢性的な心的外傷後ストレス障害（post-traumatic stress disorder: PTSD）を発症しやすい人たちを助けるうえで介入が有効な災害からの時間経過、いわゆるゴールデンアワーがトラウマ直後に存在することを示すエビデンスが示唆されている。急性期環境での処方は、特に救援者と被災者が再度面会する予定がない状況の場合、被災により喪失した薬の服用を継続あるいは再開するという目的でなければ、数日分の薬の支給に制限すべきである。救援者は精神薬理的介入のリスクと利益を被災者と話し合い、被災者が理解したこと、介入に際して継続管理計画がどのように立てられたかを記録せねばならない。

介入のタイプ

トラウマ的出来事後の数時間の間、主たる臨床上のゴールは患者の恐怖を低減し、ニューロンのインプリンティングを減らすことだ。理論上は、βアドレナリン遮断薬がこの時期には有用であろう（この章の後続部にあるサブセクション「不安と心的外傷後ストレス障害の予防のためのプロプラノロール」参照）。安全な場所へ患者を移動させることも、恐怖を与える覚醒や不安を減らすであろう。次の数日はβアドレナリン遮断薬と抗不安薬が条件づけられた恐怖を減らし、その出来事のトラウマ的記憶の固定化を最小限に抑えることに役立つであろう（Shalev 2009）。薬物療法は無分別にあるいは他の介入なしに適用すべきではない。Marmarら（2002）

は、薬物療法と認知療法は治療の有効性を最適化するため、組み合わせて使うべきだと助言した。薬物療法は、有望な結果を示している暴露療法のような心理的治療と同等にASDに対して有効かもしれないし、効果が少ないことさえある（Bryant at al. 2008）。

1980年から2000年までの災害に関する文献資料は、ある人のその出来事の心理的処理に有害な影響を与えかねないという懸念により、急性期トラウマ時の向精神薬の使用に反対する助言を含んでいる。この見解は、無作為化比較実験（RCT）など、より多くの研究を求める声に取って代わられた。薬物療法が実際に有害だという考え方への支持は極度に制限されている（本章後続部の「不安に対するベンゾジアゼピン」参照）。災害現場ではRCTに依拠する研究は稀にしか実行できないので、是にせよ非にせよ、薬物治療についての必要な証拠は獲得が難しい。多くの精神薬理的介入は、ASDとPTSDにおいて推定されている病気のメカニズムをターゲットにすることで方向づけられている。これには視床下部-下垂体-副腎軸の調整不良とノルエピネフリン、グルタメート、セロトニンシステムの調整不良も含まれている（Ravindran and Stein 2009）。

1966年までさかのぼる災害の余波の中での精神病理を量化した研究の統計的なレビューでは、災害前あるいはコントロール群での割合と比較して、精神病理の最良平均推定値有病率で災害が17％の平均増加と関連していると推定された（Katz et al. 2002）。自然災害あるいは人的災害後のASDの予想される割合は明らかではない。災害に関係していない生涯のPTSD有病率は一般人口では6.8％と推定されていて、12カ月での有病率は3.5％である（Kessler et al. 2005）。災害生存者がASDの基準（表15-1）のすべてを満たさないという事実は、その人にPTSDのリスクがないという意味ではない。どの症状が最もPTSDの前兆になるかという議論があり、不安と過覚醒が前兆であるという発見をした研究もあれば、無関心、麻痺、乖離が将来のPTSDの前兆だと発見しているものもある（Harvey and Bryant 2000）。いくつかの研究では、ASDは必ずしもPTSDに

表 15-1　DSM-Ⅳ-TR　急性ストレス障害診断基準

A. その人は以下の2つがともに認められる外傷的な出来事にさらされたことがある。

　1. 自分または他人が命の危機に直面するような出来事を、経験したり、目撃したりした。

　2. その人の反応は強い恐怖、無力感または戦慄に関するものである。

B. 苦痛な出来事を体験している間、またはその後に、以下の解離性症状の3つ（またはそれ以上）がある。

　1. 麻痺した、孤立した、または感情反応がないという主観的感覚。

　2. 自分の周囲に対する注意力の低下（例：ぼうっとしている）。

　3. 現実感消失。

　4. 離人症。

　5. 解離性健忘（すなわち、外傷の重要な側面の想起不能）。

C. 外傷的な出来事は、以下の少なくとも1つの形で再体験され続けている。

　1. 反復する心象、思考、夢、錯覚、フラッシュバックのエピソード、または元の体験を再体験する感覚。

　2. 外傷的な出来事を想起させるものに暴露されたときの苦痛。

D. 外傷を想起させる刺激（例：思考、感情、会話、活動、場所、人物）の著しい回避。

E. 強い不安症状または覚醒亢進（例：睡眠障害、易刺激性、集中困難、過度の警戒心、過剰な驚愕反応、運動性不安）。

F. その障害は、臨床的に著しい苦痛または、社会的、職業的または他の重要な領域における機能の障害を引き起こしている。または、外傷的な体験を家族に話すことで必要な助けを得たり、人的資源を動員するなど、必要な課題を遂行する能力を傷害している。

G. その障害は、最低2日間、最大4週間持続し、外傷的出来事の4週間以内に起こっている。

H. 障害が、物質（例＝乱用薬物、投薬）または一般身体疾患の直接的な生理学的作用によるものでなく、短期精神病障害ではうまく説明されず、すでに存在していた第Ⅰ軸または第Ⅱ軸の障害の単なる悪化ではない。

出典　American Psychiatric Association: Diagnostic and statistical manual of mental disorders Ⅳ-TR. Washington, D.C.: American Psychiatric Press, 2000.（高橋三郎、大野裕、染谷俊幸・訳：DSM-Ⅳ-TR　精神疾患の診断・統計マニュアル　新訂版．医学書院、2003.）

つながらず、PTSDが急性のものとして発生するかもしれないとされる。例えば、オーストラリアのトラウマ施設に入院した596人の研究で、PTSDを発症した人の大多数がASDではなかった。急性期のアセスメント時のPTSD症状は、ASDの症状よりも後のPTSDの前兆になっていた（Bryant et al. 2008）。

　精神科医は災害後の患者の精神状態の急変に用心する必要がある。それ故に、精神科医は各患者の意識のレベルと時間、場所、人すなわち見当識を評価し、患者にどこにいるのかを質問して、解離症状を観察し、集束的な病歴を準備する必要がある。これには、その災害のタイプに特有の医学的な出来事を探すスクリーニング、頭部負傷や発作の既往、外傷に至った過程と薬物アレルギーの見直しを含む（Stevens et al. 2010）。

急性期精神薬理学的介入

　マンハッタン中心部のオフィスビルで労働者が故意に炭疽菌に暴露されたことは、患者数人が近くの緊急部門（Emergency Departments：ED）を訪れた後に公的な保健担当公務員に知られるようになった。37歳のフリーランスライターであるAさんは、EDに到着すると、ビルで働いていると言って、炭疽菌に対するシプロフロキサシンの処方を求めた。彼女に大きな疾患の既往歴はなく、バイタルサインは安定していた。呼吸器系の苦痛はなかったが、Aさんは焦燥感を持っているようだった。彼女は休暇後にニューヨークに戻ってきたと報告した。バイタルサインが安定していたので、Aさんは待つように求められた。1時間ほど待ったとき、Aさんはトリアージ担当看護師のところに駆け寄り、息切れと胸の痛みを訴えた。彼女は非常に不安そうで、青ざめて汗をかいているようだった。彼女の呼吸率は20であり、バイタルサインは安定していた。彼女は警備員を押しのけて、「今、治療してもらえないのなら、出て行って、街中にまき散らすわよ」と叫んでいた。看護師がなだめようとすると、Aさんはますます興奮し、亜急性治療エリアに案内された。

アセスメントで、休暇から戻って以来、Ａさんは炭疽菌が発見されたビルには戻っていないことが明らかになった。安心させようという試みが行われると、Ａさんはますます苦悩し、いら立って、とにかくシプロフロキサシンを手に入れて帰りたいと言うのだった。彼女の経歴聴取により、Ａさんは夫と別れて以来 2 カ月間、パニック発作を経験しているとわかった。ライターとしての仕事のために、彼女がインタビューすることになっていた人が、炭疽菌の恐れからニューヨークに来ることをキャンセルした。それでＡさんは記事が書けないと怯えてしまい、今では一人で子どもを育てているため、ますます金銭面で不安になってしまった。EDのスタッフがＡさんに社会的支援、過去の精神病歴、アルコール使用について質問し、彼女にロラゼパム 0.5mg を与えた。心電図で、ＡさんもEDスタッフも彼女に心臓の病気はなく、心臓発作を起こしてはいないと確認した。Ａさんは危機カウンセリングラインに回され、友達に追加的支援を求めるように強く勧められ、州の災害リソース・ヘルプラインを介して精神医療サービスへの電話紹介を提供された。

不安に対するベンゾジアゼピン

災害の後、（Ａさんのように）パニックの総体的症状を抱える人はベンゾジアゼピン治療が有益かもしれない（表 15-2 参照）。ベンゾジアゼピンは γ アミノブチル酸の伝達を亢進し、恐怖の処理に関係している小脳扁桃に抑止効果をもたらす。PTSDはベンゾジアゼピンが有効な他の不安障害とその症状の多くを共有しているので、災害後に不安、アジテーション、不眠症状があれば、これらの症状がASDあるいはPTSDの完全な症候群に進むかどうかに関わりなく、治療のために、このクラスの薬を用いることにはエビデンスがある（Bandelow et al. 2008）。

トラウマへの暴露直後での試験的研究で、4 人の患者にテマゼパム 30mg が就寝時に 5 日間投与され、その後 15mg が 2 日間投与された（Mellman et al. 1998）。服用中止 1 週間後の評価では睡眠の改善と心的外傷後ストレス症状の軽減が見られた。PTSDの固定化前に正常な睡眠パターンの促進

表 15-2　不安に対する精神薬理的介入

ベンゾジアゼピン

パニック症状を含む不安は低用量のベンゾジアゼピンで効果的に減らせる。

不安に対する介入は耐性や依存を避けるため、1週間以下の処方を含むべきである。

例：

　ロラゼパム　0.5mg　経口　就寝前　1日2回か3回での使用も可　ベンゾジアゼピンを初めて使う患者では最大1日当たり4mgまで

　クロナゼパム　0.5mg　経口　就寝前あるいは1日2回　7～14日のみ　あるいは最大1日当たり4mgまでで1日2回か3回の使用も可

ベンゾジアゼピンの代用になるもの

　ジフェンヒドラミン　25～50mg　就寝前あるいは1日2回

　ヒドロキシジン　10～50mg　就寝前あるいは1日2回

市販薬で代用になるもの

　非常に軽度の不安にはジフェンヒドラミンを伴うアセトアミノフェンも容認可

リスク、副作用、薬物相互作用

　ベンゾジアゼピンの最もよくある副作用は鎮静作用とめまいである。一部の人では、脱抑制された行動が発生する（代謝の遅延化、CNS効果と薬物相互作用の増加を経験するかもしれない)）。高齢者（「18.高齢者への精神医学的介入」参照)、物質乱用のある患者、認知症やせん妄の病歴がある患者では注意が必要である。ベンゾジアゼピンで懸念される薬物相互作用には、麻酔薬、気分安定剤、抗けいれん薬など、リスクとしてCNS鎮静作用を持つあらゆる薬物が含まれる。

ベンゾジアゼピン依存症

　21日後に患者が依存状態になりうる、そして不眠と不安のぶり返しを伴う離脱が起きうる、と証拠が示唆している。患者は最初の数夜、薬物を使い、それから不安が改善すれば服用を減らし、必要に応じてのみ使うようにすべきである。

（それにより過覚醒を調整すること）が病気への進行を予防するために重要なのかもしれない、と著者たちは推測した。

　ミダゾラムは、短時間作用型のゼンゾジアゼピンであり、抗不安、健忘、鎮静の特性を持ち、外科手術で使用されるが、記憶の固定化とトラウマの処理を妨害することにより、トラウマ的出来事の記憶を強化すると仮

定されている。研究者たちはこの仮説をイラク戦争で負った火傷のために入院した兵士の研究でテストした（McGhee et al. 2009）。ミダゾラムを与えられた142人の兵士のPTSDの率は、ミダゾラムを与えられなかった69人の兵士での率と有意に異なることはなかった。したがって、ミダゾラムの手術中の投与はトラウマ記憶の強度を増幅したり、PTSD発症のリスクを高めたりしないということの証拠を提供した。

　ベンゾジアゼピン投与は、災害直後の場では、極度の覚醒、不眠、コントロールできない不安という急性症状に対して安全、効果的で有用であるとみなせよう。これらの急性症状は、ベンゾジアゼピンの投与そのものよりも大きなPTSD発症のリスク因子であると考えられる（Simon and Gorman 2004）。ベンゾジアゼピンで薬物相互作用の潜在的な危険があるものには、中枢神経系（Central Nervous System：CNS）の鎮静のリスクを増やすような薬物や物質がある。麻酔薬、気分安定剤、抗けいれん薬、アルコールなどである。臨床家は完全な臨床歴を聞き取り、ベンゾジアゼピンを処方する前に禁忌症のスクリーニングをする必要がある。これらの薬物は災害後に短期間のみ使用されねばならず、アルコールやその他の薬物を使用あるいは乱用している患者に与えられてはならない。ベンゾジアゼピンは外傷性脳損傷（Traumatic Brain Injury：TBI）がある場合には禁忌とされている。ここでは脱抑制と関連づけられていて、せん妄の危険性を増加させたり、ひきつけのリスクを高めたりするかもしれないのだ。患者はリスクと利益を認識させられ、副作用を知らされ、耐性、依存、中毒の潜在的可能性について強く警告されねばならない。

睡眠のための非ベンゾジアゼピン薬

　睡眠の不均衡は、患者を災害後のトラウマに関係した後遺症やアルコール乱用のリスクにさらすであろう。不眠に対して安全に使用できる薬は表15-3にリストされている。アルコールは単独でトラウマ記憶の符号化を妨げる。ベンゾジアゼピンと比べて、ベンゾジアゼピン受容体に結合す

表15-3 不眠に対する精神薬理的介入

不眠の短期治療の補助剤として、薬物は広範囲に使用されている（FDAの指摘）が、急性ストレス障害あるいは心的外傷後ストレス障害の患者における、睡眠障害に対して使用された薬物についての大規模な試験は報告されていない。

14日間の処方が適切であろう。その後、患者は正式な精神科コンサルテーションを求めるべきである。

不眠への介入

　　ゾルピデム　10mg　経口　就寝前

　　ゾルピデム　CR　6.25あるいは12.5mg　経口　就寝前

　　エスゾピクロン　1／2／3mg　経口　就寝前

　　ラメルテオン　8mg　経口　就寝前

　　トラゾドン　50mg　経口　就寝前

リスク、副作用、薬物相互作用

不眠に効く薬物の最もよくある副作用は鎮静作用とめまいである。ごく少数の人では脱抑制された行動が発生しうる。高齢患者、物質乱用のある患者、認知症やせん妄の病歴がある患者では用心が必要である。不眠治療薬で懸念される薬物相互作用にはベンゾジアゼピン、麻酔薬、気分安定剤、抗けいれん薬など、リスクとしてCNS鎮静作用を持つあらゆる薬物が含まれる。

る、非ベンゾジアゼピン系の化合物（例：ゾルピデム、ザレプロン、エスゾピクロン）は朝の鎮静作用や認知の損傷の点で副作用が少ないであろう（Lavie 2001）。ジフェンヒドラミンと他の鎮静作用のある抗ヒスタミン剤の有効性の証拠は、子どもの場合を除くと、あまり説得力がない（Lavie 2001）。災害精神科医は患者の心拍数や血圧の変化に警戒すべきだ。なぜなら、いくつかの研究で脈拍増加（95の境界線cutoffを越えると）がストレスへの高い反応性を示し、PTSDの前兆になると示されているからだ（Zatzick et al. 2005）。精神科医は、それを行う医療人員がいなければ、身体的検査のうちで関連性のある要素を実行できるべきである。脈拍数、血圧、呼吸は必須であり、頭部挫傷やせん妄が精神医学的症状の一部になっていれば、集中的な神経検査が必要である。

不安および急性トラウマティックストレスに対する抗うつ薬

　選択的セロトニン再取り込み阻害薬（SSRI）はPTSDの治療での使用が推奨されているが、慢性PTSDでの使用に対しての方が研究の支持は強い。ASDへのSSRIの効果は研究が乏しい。SSRIの緊急投与がPTSDの発症を防止するのかどうか、証明した研究はない。急性PTSDに対するエスシタロプラムのRCTは、プラセボあるいはウェイティングリスト・コントロールを超える同薬のポジティブな効果は発見しなかった。しかしながら、研究サンプルが小さかった（各群22人の患者）ので、より大きなサイズの再現が必要とされる（Shalev et al. 2007; Ursano et al. 2004）。ASDの患者に対する精神薬理学的介入の優れた研究はほとんど存在しない。SSRIと他の抗うつ薬は、ASDの患者での限定された発見とPTSDの患者での治療利益の発見で支持された合理的な臨床介入である。SSRIは個々の患者の特定の症状クラスターを治療する点で有用かもしれない（Ursano et al. 2004;「16.精神薬理学：急性期後の段階」も参照）。

　急性期でのSSRIは小規模の非盲検試験で有効かつ安全であると示されている。一つの研究で、15人の急性火傷の成人被害者が6カ月間にわたり、毎日シタロプラムを与えられた。全員の負傷の治癒が改善し、治療を受けなかったコントロール群の被験者では50％がPTSDを発症したのに対して、誰もPTSDを発症しなかった（Bláha et al. 1999）。急性火傷の子どもでの研究では、研究者が三環系抗うつ薬イミプラミンとSSRIフルオキセチンを比較し、55％がプラセボに、60％はイミプラミンに、72％はフルオキセチンにポジティブな反応をしたという発見をした。研究のパラメーター内で、プラセボはASDの症状の治療において、統計上どの薬とも同じように有効であった（Robert et al. 2008）。1万5000人以上が死亡した1999年のトルコのイズミット地震の4カ月後に実施された研究では、103人の患者がフルオキセチン、モノアミンオキシダーゼ阻害薬モクロベミド、非定型抗うつ薬チアネプチンに無作為に割り当てられた。研究を完了した全患者で、証明されている標準的尺度を使って査定された

PTSD症状が50％以上減少した。著者たちは全3薬が等しく有効であると結論した（Onder et al. 2006）。

非定型抗うつ薬ミルタザピンを使う大規模なRCTは実施されていないが、その作用機序がPTSDで役割を演じる可能性を示唆している。ミルタザピンは二重の作用機序を介して、セロトニンとノルアドレナリンの伝達を向上させる。シナプス前 α_2 自己受容体と α_2 異種受容体の阻害とシナプス後5ヒドロキシトリプタミン（セロトニン）2型、3型（5-HT$_2$ と 5-HT$_3$）受容体の拮抗である。PTSDである29人の患者のRCTはミルタザピンで64.7％、プラセボで20％の反応率を発見した（Davidson et al. 2003）。

結論として、急性現場では、長期使用を意図した薬物治療（例：抗うつ薬）を開始することは通常適切でない。ただし、災害精神科医はこの選択肢を考慮し続けるであろう。ケース報告が抗うつ薬はPTSDの発症を予防するかもしれないと示唆している（Stein et al. 2007）。災害精神科医は、PTSDの病歴がある人や既存の不安障害（例：パニック障害）がある人、あるいは大うつ病の再発のリスクが高い人など、一部の高リスク患者に対してSSRIを考慮できるかもしれない（Ursano et al. 2004）。適切な継続管理が提供されることと、躁転とSSRI服用開始後の稀な合併症である自殺念慮の発生を発見できるように、患者をモニターすることが非常に重要である。

心的外傷後ストレス障害に関係した悪夢に対するプラゾシン

PTSDは一部には α アドレナリン活性の亢進に関連する過覚醒の結果であるから、α アドレナリンの遮断が悪夢を含めた覚醒を減らすはずだ。成人で研究されているプラゾシン剤（agent prazosin）については特に、これが事実になっている。クロスオーバーデザインで13人の患者を使ったプラセボ対照実験を含むいくつかの研究がプラゾシンは悪夢の削減と睡眠時間の増加の両方で効果的であると示している（Fraleigh et al. 2009;

Taylor et al. 2008)。プラゾシンの使用は、最初の研究が実施された地域（タコマ、ワシントン）では安定して増加してきている（Harpaz-Rotem and Rosenheck 2009)。

アジテーションと極度の不安に対する抗精神病薬

アジテーションと不安に対する非定型抗精神病薬の適応外使用処方は、強力な証拠基盤がないにもかかわらず増加している。非定型抗精神病薬はドーパミン作動系システムに働きかけ、セロトニン作動系システムに働くものもある。どちらのシステムもPTSDの発症に関係していると考えられている。これらの抗精神病薬のいくつかは、PTSDでは調整不良になると実証されているαアドレナリン受容体への親和性も示す。加えて、その抗ヒスタミン作用を通じて、抗精神病薬はASDやPTSDの睡眠に関係した症状の緩和に役立つであろう（Berger et al. 2009)。

10人の成人火傷患者での遡及的チャート検討で、負傷の5日後に与えられたリスペリドンは睡眠障害、悪夢、過覚醒を減らすように思われた。しかしながら、無作為化研究が行われていないことから、この発見は用心して解釈せねばならない（Stanovic et al. 2001)。慢性PTSD罹患者を対象とする6件のリスペリドンのRCTのうち、それが単剤療法としてプラセボよりも優秀であると実証したのは1件のみだった。他のRCTはSSRIとの補助療法としてリスペリドンを試した。オランザピン、クエチアピン、クロザピンでも同様の小規模な比較研究がある（Berger et al. 2009)。

急性期災害現場では、抗精神病薬は、極度のアジテーション、精神疾患、軽躁病のある人やベンゾジアゼピンが禁忌となるかもしれない人のためにとっておくべきである（表15-4参照)。急性のジストニアや錐体外路反応のような、重大な副作用が発生する可能性があるので、抗精神病薬は患者がモニター可能である場においてのみ与えられるべきである。躁病の予防のため、あるいは慢性統合失調症の再発や悪化を防ぐ目的で患者の抗精神病薬投与を再開することは、急性災害現場において重症で執拗な精

表 15-4 急性アジテーションへの精神薬理的介入

稀ではあるが、アジテーションは災害の急性期に見られる可能性がある。アジテーション状態の患者は評価を受けるために精神科医への紹介（referral）が必要である。基盤に精神疾患、物質乱用、その他の障害があることが多い。

精密検査

アジテーションを示す患者では、最近のアルコール使用や物質使用に関する歴史を把握せねばならず、適切な尿あるいは血液の薬物検査が実施されねばならない。頭部負傷やトラウマの歴史があるか、癌のような複雑な基盤の医学的問題がある患者では、CTスキャンやMRIが必要になる。

アジテーションへの介入

生存者が危険であるか、極度なアジテーションがあるか、精神病的であるならば、アジテーションは他の急性ED症状と同じように管理される。EDでは、次のものを使う。

　　ハロペリドール　0.5～2.0mg　経口あるいは抗パーキンソン病薬とともに筋肉内

　　ロラゼパム　1～2mg　経口あるいは筋肉内

　　ジフェンヒドラミン　ジストニア反応の懸念があれば与えられる　50mg　経口あるいは筋肉内

EDでの24時間当たりでの服用量の幅

　　ハロペリドール　4時間につき　0.5～2.0mg　経口あるいは筋肉内

　　ロラゼパム　4時間につき　1～2mg　経口あるいは筋肉内

　　ジフェンヒドラミン　4時間につき　50mg　経口あるいは筋肉内

リスク、副作用、薬物相互作用

アジテーションに対する薬物療法での最もよくある副作用は鎮静作用とめまいである。ハロペリドールは脆弱性のある患者ではジストニア反応の原因になりうる。若いアフリカ系アメリカ人男性、気分障害の病歴がある患者、高齢者はジストニア反応の綿密なモニタリングを要する。50mgのジフェンヒドラミンをハロペリドールやロラゼパムと組み合わせて与えることは、ジストニア反応への警戒手段である。より継続時間の長い抗パーキンソン病活性のためには、2mgのメシル酸ベンズトロピンが代わりに処方されるであろう。

高齢者では用心せねばならない。用量は最低限の範囲にし、与える頻度も少なくする。ベンゾジアゼピンは転倒、腰関節骨折、低血圧のリスクがあるため、大いに注意して与えられねばならない。看護師による綿密なモニタリングと観察が重要である（「18.高齢者への精神医学的介入」参照）。

（↗）

表 15-4　急性アジテーションへの精神薬理的介入（つづき）

懸念すべき薬物相互作用にはベンゾジアゼピン、麻酔薬、気分安定剤、抗けいれん薬、その他の抗精神病薬など、リスクとしてCNS鎮静作用を持つあらゆる薬物が含まれる。

極度の不安を伴う軽度のアジテーション

ベンゾジアゼピンが禁忌となっている患者に対しては、非常に低用量の非定型抗精神病薬（例：低用量リスペリドン 0.5～1.0mg　経口　就寝時あるいは 1 日 2 回、または低用量クエチアピン 25～50mg　経口　就寝時あるいは 1 日 2 回）がアジテーションや極度の不安をコントロールするために使用できる。すべての抗精神病薬は、認知症患者では使用しないようにという黒枠警告がついている。CVAのリスクがあるためだ。リスクのある患者では、可能であればECGが勧められる。抗精神病薬と他の薬物はQTc間隔の延長と心臓の合併症の原因になりかねない。さらに、慣例的なアジテーションへのアプローチ（ベンゾジアゼピンあるいはジフェンヒドラミンを含む）が必要とされない理由、あるいは試されたが効果がなかった理由を明確にする文書が提供されるべきだ。

試験的研究で、リスペリドンを服用している 10 人の火傷の被害者が睡眠の改善、悪夢の減少、フラッシュバックと過覚醒の減少を報告した（Eidelman et al. 2000）。4 人の火傷患者のケース報告ではリスペリドンが急性ストレス障害の症状の改善につながったという発見があった（Stanovic et al. 2001）。

クエチアピンは、患者が不安、アジテーション、不眠を抱えているときとベンゾジアゼピンが無効であったか適切でないときに、ベンゾジアゼピンに代わって適応外使用を考慮するのに適切な薬である。例えば、クエチアピンは、コカインやアンフェタミンで酩酊中の物質使用患者、メサドンを使っていてベンゾジアゼピンには呼吸器の機能低下のリスクがある患者、以前に脳損傷をしている患者などで有用である。

出典　Gibson L: Pharmacological Treatment of Acute Stress Reactions and PTSD. Washington, DC, National Center for PTSD, February 2010. http://www.ptsd.va.gov/professional/pages/handouts-pdf/Pharmacological_Tx.pdf.より入手可能　最終アクセス年月日 2011 年 1 月 1 日

神疾患が現れている人に対しての合理的戦略である。

不安と心的外傷後ストレス障害の予防のためのプロプラノロール

動物でのデータでは、急性の心理的トラウマとなる出来事の後のβアドレナリン遮断薬での治療は後続のPTSD症状を減らせるであろうと示唆している。トラウマ的出来事へのアドレナリン反応を阻害すれば、その恐怖

反応の記憶の中への長期的符号化を防げるであろうと、理論は示唆している。非盲検研究で、Vaivaら（2003）は自動車事故や身体的な攻撃の後にEDに現れた11人の患者にβ遮断プロプラノロールを与えた。事件・事故の2カ月後に、プロプラノロールを与えられた11人の患者うちの1人でPTSDが発生し、薬物治療を拒んだ11人では3人に発生した。無作為化二重盲検研究で、Pitmanら（2002）は32人のトラウマを生き延びた人にプロプラノロールを投与した。この32人はトラウマ的出来事の6時間以内に最初の心拍数が高くなっていた。この治療は3カ月後にPTSD症状の強度を下げられていなかった。プロプラノロール治療は1カ月の時点でPTSD臨床診断面接尺度（Clinician-Administered PTSD Scale）は変えなかったが、トラウマから3カ月後にはスクリプトによるトラウマイメージへの生理的反応は減らした。Steinら（2007）は、トラウマ的外傷の48時間以内に投与されたとき、プロプラノロールもガバペンチンもPTSDの症状を低減しないと発見した。さらなる研究が必要とされている。ベンゾジアゼピンが禁忌となっている患者にとっては、PTSDを予防はしないとしても、プロプラノロールが即効性に（acutely）パニック症状を緩和するであろう（Benedek et al. 2009）。

深刻な医学的トラウマに対する薬物治療からの心的外傷後症状

　軍事精神医学からの重要な教訓が災害精神科医によって活用できる急性期の医療現場で使用される薬とその精神医学的影響を知っておくことは重要だ。Rundell（2000）は、静脈内注射液、エピネフリン、リドカイン、アトロピン、鎮静剤、ニトログリセリン、モルフィン（モルヒネ）などがよく使われ、甚大な精神医学的影響や自律神経への影響があると注目した。これらの影響は重大な精神障害を模倣する可能性がある。例えば、アトロピンは深刻な不安と抗コリン性の効果を引き起こす。リドカインは一部の患者に鮮明な視覚的幻覚を引き起こす。エピネフリンは血圧と心拍数

を上昇させ、不安やパニックの原因にもなる。モルフィンは鎮静の原因となり、見当識と反応性を損なう（Rundell 2000）。入院患者の治療では、精神科医はコンサルテーション・リエゾン担当の精神医療の同僚と相談すべきである。医療の場では、せん妄、アジテーション、不安、そしてそれらの精神医学的病状を管理するために、優れたリソースが入手可能である（Caplan et al. 2010; Wise and Rundell 2004）。

急性期災害現場でのせん妄

せん妄は、火傷患者、手術後の患者、深刻な負傷をした人、化学的・生物学的な毒物に暴露された人など、急性期の医学的なトラウマの患者でよく現れる。有用なコンサルテーション介入は医療の場で共に働く人たちに、アジテーションや混乱への処置としてベンゾジアゼピンを与えると、患者はますますせん妄を起こしかねないと教育することだ（Breitbart et al. 1996）。ハロペリドールを含む抗精神病薬がせん妄とアジテーションの管理で必要かもしれない。ハロペリドールや他の抗精神病薬は治療効果を達成する（つまり、症状の寛解）のに十分な用量で処方すべきである。最初は、ハロペリドールは患者が静脈内の管、ドレイン、鼻と胃のチューブを引き抜くことを防ぐためと、正常な睡眠と起床—覚醒のサイクルを回復し、不安を防ぐために役立つであろう（Fricchione et al. 2008; Trzepacz and Meagher 2005）。静脈内のハロペリドール投与は錐体外路症状の発生が経口投薬よりも少ないように思われる。

結論と注意

急性期災害現場での精神薬理学的介入に関する研究データは極度に制限されている。それにもかかわらず、既存の緊急精神医学原理と実践は、不安、パニック、不眠、トラウマ的死別、ASDの症状を緩和するために、

急性期災害現場で効果的かつ安全に介入する方法のガイダンスを与えてくれる。精神薬理学的な治療は、既存の精神障害と物質乱用および災害関係のストレスの両方に焦点を当てるべきである。これらの両方が患者の薬物治療に対する生物学的反応に影響するであろう。ゴールは治療関係を作り出し、症状を管理し、災害生存者が災害急性期後の段階で継続管理ケアに確実にアクセスできるようにすることである。災害の間に考慮すべき重要なことは、重大な精神疾患や物質乱用の再発や新たな発症である。これはアセスメント、注意深い管理、可能であれば紹介を要する。臨床家は高齢者、貧窮者、処方されていた薬物治療が継続できずに再発してしまった重症の身体疾患や精神疾患のある患者に用心すべきである。患者の安全が何よりも重要なので、災害精神科医は常識的に、効果のある最低用量で介入し、コミュニティ内で患者が継続管理ケアにアクセスできるように努める必要がある。すべての患者が薬物治療に同意して、潜在的な副作用について知らされねばならない。

■学習のポイント

- 急性期における精神薬理学的治療のゴールは、災害後の対処を妨害しかねない症状——典型的には不安、ショック、不眠、うつ、アジテーション——の軽減である。PTSDの診断を出すことは、この早い段階ではゴールではない。

- 災害精神科医は急性期の場で高リスクのあるグループを認識すべきである。既存の精神障害、現在あるいは過去の物質乱用障害、気分障害の家族歴がある個人がこれに含まれる。

- 火傷患者やトラウマ患者など、身体的負傷を負った個人に特別な注意が払われねばならない。このような人は、災害後のトラウマに関係した後遺症のリスクが高く、適切な痛みの管理とせん妄のコントロールでPTSDを予防できる可能性がある。

- 不安に対する薬物方略には、低用量ベンゾジアゼピンの短期投与がある。

- 不眠に対する薬物方略には、非ベンゾジアゼピン系の催眠薬、ジフェンヒドラミンのような鎮静効果のある抗ヒスタミン薬、一部の人口ではトラゾドンのような鎮静作用のある抗うつ薬がある。

- SSRIは慢性的なPTSDでは有効であるが、急性期の災害現場での使用には、まだ証拠基盤がない。適切な継続管理がないと、SSRIは躁病や自殺念慮さえも引き起こしかねないので、急性期後の段階でのみ使用するのが最善である。

- 極度のアジテーションや精神疾患に対する薬物方略には、ベンゾジアゼピン、ジフェンヒドラミンのような鎮静効果のある抗ヒスタミン薬、監督されている場では低用量の抗精神病薬がある。

- 薬物の吸収、代謝、分布、排泄に影響する生物学的因子を考察すべきである。薬物アレルギーの歴史、副作用、薬物相互作用の潜在的可能性が評価されねばならない。

- 患者に自殺傾向が見られたら、自分自身に対して差し迫った危険があるかどうか評価を受けさせるべきである。患者の自傷の脅威が急を要するか、酩酊している場合には、入院させるべきである。

- 災害後の急性期によくある診断には急性と心的外傷後のストレス障害、大うつ病、アルコール離脱症状群があり、躁病と薬物誘発性の精神病はもっと少ない。

■ 復習問題

15.1 災害急性期の生存者の中で、以下のどのグループがPTSDを発症するリスクが高いか？

　　A. 乖離のある人

B. 不眠と過覚醒のある人
C. 身体的な負傷のある人
D. 財産を喪失し継続する二次的ストレッサーがある人
E. 上記のすべて

15.2 急性期ケアの医療の場で、不安の症状を模倣するかもしれないのは、以下のどの薬物か。

A. アトロピン
B. ロラゼパム
C. エピネフリン
D. モルフィン
E. AとC

15.3 急性期ケアの医療の場で、アジテーションとせん妄の患者に対して最も有効である可能性が高いのは、以下のどれか。

A. さらなるモルフィン
B. ロラゼパム
C. 身体的拘束
D. ハロペリドールのような低用量抗精神病薬
E. プロポフォール

15.4 外傷性脳損傷のある患者で禁忌とされている薬物のクラスは以下のうちのどれか。

A. 抗ヒスタミン薬
B. 抗けいれん薬
C. ベンゾジアゼピン
D. SSRI
E. 抗精神病薬

15.5 急性災害現場でSSRIの処方を回避する、最も重要な潜在的理由の一つはどれか。

A. 胃腸の副作用
B. 服薬不履行
C. 錐体外路症状の発症
D. 未知の双極性障害を抱えていた患者での躁病の誘発
E. 抗コリン性の副作用

（訳：久村正樹）

文　　献

Bandelow B, Zohar J, Hollander E, et al: World Federation of Societies of Biological Psychiatry(WFSBP)guidelines for the pharmacological treatment of anxiety, obsessive-compulsive and post-traumatic stress disorders—first revision. World J Biol Psychiatry 9:248-312, 2008

Benedek DM, Friedman MJ, Zatzick D, et al: Guideline watch (March 2009): Practice Guideline for the Treatment of Patients With Acute Stress Disorder and Posttraumatic Stress Disorder. Washington, DC, American Psychiatric Publishing, 2009. Available at: http://www.psychiatryonline.com/content.aspx?aid=156498. Accessed January 1, 2011.

Berger W, Mendlowicz MV, Marques-Portella C, et al: Pharmacologic alternatives to antidepressants in posttraumatic stress disorder: a systematic review. Prog Neuropsychopharmacol Biol Psychiatry 33:169-180, 2009

Bláha J, Svobodová K, Kapounková Z: Therapeutic aspects of using citalopram in burns. Acta Chir Plast 41:25-32, 1999

Breitbart W, Marotta R, Platt MM, et al: A double-blind trial of haloperidol, chlorpromazine, and lorazepam in the treatment of delirium in hospitalized AIDS patients. Am J Psychiatry. 153:231-237, 1996

Bryant RA, Mastrodomenico J, Felmingham KL, et al: Treatment of acute stress disorder: a randomized controlled trial. Arch Gen Psychiatry 65:659-667, 2008

Caplan JP, Cassem NH, Murray GB, et al: Delirious patients, in Massachusetts General Hospital Handbook of General Hospital Psychiatry, 6th Edition. Edited by Stern TA, Fricchione GL, Cassem NH, et al. Philadelphia, PA, Saunders Elsevier, 2010, pp 93-104

Davidson JR, Weisler RH, Butterfield MI, et al: Mirtazapine vs. placebo in posttraumatic stress disorder: a pilot trial. Biol Psychiatry 53:188-191, 2003

Disaster Psychiatry Outreach: The Essentials of Disaster Psychiatry: A Training Course for Mental Health Professionals (Course Syllabus). New York, Disaster Psychiatry Outreach, 2008. Available as DPOCourseSyllabus_052108.pdf at: https://sites.google.com/a/disasterpsych.org/blog/File-Cabinet. Accessed December 28, 2009.

Eidelman I, Seedat S, Stein DJ: Risperidone in the treatment of acute stress disorder in physically traumatized inpatients. Depress Anxiety 11:187-188, 2000

Fraleigh LA, Hendratta VD, Ford JD, et al: Prazosin for the treatment of posttraumatic stress disorder-related nightmares in an adolescent male (letter to the editor). J Child Adolesc Psychopharmacol 19:475-476, 2009

Fricchione GL, Nejad SH, Esses JA, et al: Postoperative delirium. Am J Psychiatry 165:803-812, 2008

Harpaz-Rotem I, Rosenheck RA: Tracing the flow of knowledge: geographic variability in the diffusion of prazosin use for the treatment of posttraumatic stress disorder nationally in the Department of Veterans Affairs. Arch Gen Psychiatry 66:417-421, 2009

Harvey AG, Bryant RA: Two-year prospective evaluation of the relationship between acute stress disorder and posttraumatic stress disorder following mild traumatic brain injury. Am J Psychiatry 157:626-628, 2000

Katz CL, Pellegrino L, Pandya A, et al: Research on psychiatric outcomes and interventions subsequent to disasters: a review of the literature. Psychiatry Res 110:201-217, 2002

Kessler RC, Chiu WT, Demler O, et al: Prevalence, severity, and comorbidity of 12-month DSM-Ⅳ disorders in the National Comorbidity Survey Replication. Arch Gen Psychiatry 62:617-627, 2005

Lavie P: Sleep disturbances in the wake of traumatic events. N Engl J Med 345:1825-1832, 2001

Marmar CR, Neylan TC, Schoenfeld FB: New directions in the pharmacotherapy of posttraumatic stress disorder. Psychiatr Q 73:259-270, 2002

McGhee L, Maani C, Garza T, et al: The relationship of intravenous midazolam and posttraumatic stress disorder development in burned soldiers. J Trauma 66:S186-S190, 2009

Mellman TA, Byers PM, Augenstein JS: Pilot evaluation of hypnotic medication during acute traumatic stress response. J Trauma Stress 11:563–569, 1998

Onder E, Tural U, Aker T: A comparative study of fluoxetine, moclobemide, and tianeptine in the treatment of posttraumatic stress disorder following an earthquake. Eur Psychiatry 21:174–179, 2006

Pitman RK, Sanders KM, Zusman RM, et al: Pilot study of secondary prevention of posttraumatic stress disorder with propranolol. Biol Psychiatry 51:189–192, 2002

Ravindran LN, Stein MB: Pharmacotherapy of PTSD: premises, principles, and priorities. Brain Res 1293:24–39, 2009

Robert R, Tcheung WJ, Rosenberg L, et al: Treating thermally injured children suffering symptoms of acute stress with imipramine and fluoxetine: a randomized, double-blind study. Burns 34:919–928, 2008

Rundell JR: Psychiatric issues in medical-surgical disaster casualties: a consultation-liaison approach. Psychiatr Q 71:245–258, 2000

Shalev A: Posttraumatic stress disorder and stress-related disorders. Psychiatr Clin North Am 32:687–704, 2009

Shalev AY, Peleg T, Ankri Y, et al: Prevention of PTSD by early treatment: a randomized controlled study. Preliminary results from the Jerusalem Trauma Outreach and Prevention Study (J-TOPS) (poster), in American College of Neuropsychopharmacology 46th Annual Meeting General Program, Boca Raton, FL, December 9–13, 2007. Nashville, TN, American College of Neuropsychopharmacology, 2007, p 63

Simon A, Gorman J: Psychopharmacological possibilities in the acute disaster setting. Psychiatr Clin North Am 27:425–458, 2004

Stanovic JK, James KA, Vandevere CA: The effectiveness of risperidone on acute stress symptoms in adult burn patients: a preliminary retrospective pilot study. J Burn Care Rehabil 22:210–213, 2001

Stein MB, Kerrifge C, Dimsdale JE, et al: Pharmacotherapy to prevent PTSD: results from a randomized controlled proof of concept trial in physically injured patients. J Trauma Stress 20:923–932, 2007

Stevens JR, Fava M, Rosenbaum JF, et al: Psychopharmacology in the medical setting, in Massachusetts General Hospital Handbook of General Hospital Psychiatry, 6th Edition. Edited by Stern TA, Fricchione GL, Cassem NH, et al. Philadelphia, PA, Saunders Elsevier, 2010, pp 441–466

Taylor FB, Martin P, Thompson C, et al: Prazosin effects on objective sleep measures and clinical symptoms in civilian trauma posttraumatic stress disorder: a placebo-controlled study. Biol Psychiatry 63:629–632, 2008

Trzepacz P, Meagher D: Delirium, in Textbook of Psychosomatic Medicine. Edited by Levenson J. Washington, DC, American Psychiatric Publishing, 2005, pp 91–130

Ursano J, Bell C, Eth S, et al: Practice Guidelines for the Treatment of Patients With Acute Stress Disorder and Posttraumatic Stress Disorder. Work Group on ASD and PTSD. Washington, DC, American Psychiatric Association, 2004

Vaiva G, Ducrocq F, Jezequel K, et al: Immediate treatment with propranolol decreases posttraumatic stress disorder two months after trauma. Biol Psychiatry 54:947–949, 2003

Wise M, Rundell J: Clinical Manual of Psychosomatic Medicine: A Guide to Consultation-Liaison Psychiatry. Washington, DC, American Psychiatric Publishing, 2004

Zatzick DF, Russo J, Pitman RK, et al: Re-evaluating the association between emergency department heart rate and the development of post-traumatic stress disorder: a public health approach. Biol Psychiatry 57:91–95, 2005

別表-15A
表15-1に関するDSM-5の補足説明

別表-15A：DSM-Ⅳ-TR 308.3 急性ストレス障害に対するDSM-5 提案基準

A. この者は、死、または、死に瀕する出来事、実際の大ケガ、または、大ケガに瀕する出来事、または、実際の性的暴行、または、性的暴行に瀕する出来事の内の1つ以上の出来事に、以下の1つ以上の要領で遭遇した。

　1. 自分自身が経験した

　2. 他人に生じた出来事を直接目撃した

　3. その出来事が近親者、または、親しい友人に関することであることを知った場合で、その実際の死、または、死に瀕する出来事が、暴力、または、偶発的な理由によることが確実であること

　4. その出来事の嫌悪感を抱く詳細なことに反復的に、または、極端に晒される経験をすること（例えば、身体の一部を収集する初期対応者：生々しい子どもの虐待に繰り返し直面する警官）。これは、その暴露が仕事に関連するものではない限り、電子的媒体、テレビ、映画、または、写真を介した暴露には該当しない

B. その衝撃的な出来事の発生前にはなかった、以下の8個（または、それ以上）の症状がある、または、その出来事以来悪化した。*

侵入症状

　1. 不随意、または、何かをきっかけにした反復的、不随意、および、侵入的な、その衝撃的出来事の悲惨な記憶

　2. 内容、および／または、影響がその衝撃的な出来事に関係のある悲惨な夢を反復的に見ること

　3. 本人が、その衝撃的出来事が再度発生しているかのような感覚を持ち、または、行動をする分裂反応（例えば、フラッシュバック）

　4. その衝撃的出来事の特徴を象徴する、または、これに類似する内的、または、外的きっかけにさらされた際の激しい、または、持続的心理的苦痛、または、心理的反応性

解離症状

　5. 主観的なまひ感覚、他人からの離脱感、または、通常は情動反応を引き起こす出来事に対する反応性の低下

(↗)

別表-15A（つづき）

6. 自分の周囲、または、自分自身の現実感の変化（例えば、自分を他人の視点から見る、ぼーっとする、時間が遅く感じる等）

7. その衝撃的出来事の、少なくとも1つの重要な側面が思い出せない状態（典型的な解離性健忘：頭部外傷、アルコール、薬剤によるものではない）

忌避症状

8. その衝撃的出来事の記憶を呼び起こす思考、会話、または、感情の持続的必死の回避

9. その衝撃的出来事の記憶を呼び起こす行動、場所、または、思い出させる物の持続的な必死の回避

覚醒症状

10. 睡眠障害（例えば、入眠、または、持続的睡眠の困難、または、浅い睡眠）

11. 過覚醒

12. 興奮性、または、攻撃性行動

13. 過剰驚愕反応

14. 動揺、または、不穏状態

C. この混乱は、社会的、職業上、または、その他の重要な機能領域における、臨床的に深刻な苦痛、または、障害の原因になる。

D. この混乱状態（基準Bに記載の症状）の期間は、衝撃的出来事後3日～1カ月である。

E. この混乱状態は、物質の直接的な生理作用（例えば、薬剤、アルコール）、または、一般的医学的状態（例えば、外傷性脳損傷、昏睡状態）によるものではなく、その症状は、短期の精神障害に限らない。

DSM-Ⅳ-TR基準からの変化：論理的根拠

A1. 衝撃的出来事の定義に関して批判を受けた基準。

A2. 基準には有用性が全くない。

B. 症状は、8種類以上の症状の承認を要する単一クラスターに該当している。症状は、現在では、DSM-Ⅳにあるような一般的クラスター記述のように現れるのではなく、特定されている。このデータは、急性外傷後反応は、変化し、解離性、または、その他のDSM-Ⅳの急性ストレス性障害の症状クラスターを、必ずしも含まないことを示している。

（↗）

別表-15A（つづき）

B1. 表現の僅かな変化。

B2. 消去：新しいB2を書き換えると、基準がクラスター全体により適用しやすくなる。

B3/

B4. 組合せ。

B5. 表現の僅かな変化。

C. ここでは、PTSDと同じ表現を使用した、再体験している4つの特徴的な症状を項目分類：4、5、6、7。

D. ここでは、2つの特徴的な忌避症状を項目分類：8および9。

E. ここでは、5つの特徴的な覚醒症状を項目分類：10、11、12、13、14。

F. 変化なし。

G. 偽陽性を低減するために、最低限の2日から3日に変更。

H. 変化なし。

*1つの代替選択肢は、基準Bのテーマタイトルを含めないことである。また、この作業グループは、必要な症状の数を更に検討している。
ソース：米国精神医学会DSM-5開発：修正案：308.3急性ストレス障害。2010年8月20日改訂。
入手先：http://www.dsm5.org/ProposedRevisions/Pages/proposedrevision.aspx?rid=166#
2010年9月15日アクセス
論理的根拠の考察：Bryant RA、Friedman MJ、Spiegel D、Ursano RおよびStrain J：「DSM-5における急性ストレス障害の検証」Depression and Anxiety誌、2010年11月3日［発刊前の電子出版］：Hinton DE、Lewis-Fernandez R：「心的外傷後ストレス障害の異文化間の有効性：DSM-5に対する影響」Depression and Anxiety誌、2010年12月13日、［発刊前の電子出版］

16

精神薬理学
―急性期の後の段階―

Frederick J. Stoddard Jr., M.D.
Frank G. Dowling, M.D.

　外国人の精神科医は、ハイチ人に回復力があることに感銘を受けたと強調するが、それでも災害は不安から精神病に至るまで、広範囲の反応を誘発した……精神疾患の既往がある人々は特に地震により不安定となった。
　多くの人が家、世話をしてくれる人、薬の供給を失い、施設に入っていた人たちも移動させられてしまった……総合病院では、外国人の精神科医が、精神病状態、重篤な抑うつ状態、その他の障害を新たに来した症例を毎日のように診ていると報告している。

Sontag　2010

　精神科医やその他の診療科の医師は、災害訓練を受けていないことが多いのだが、災害の急性期を過ぎた段階で被災者から相談を受ける。上記の引用で触れられている、災害から2カ月以上経ってハイチ地震の被害者を治療していた精神科医のように、急性期を過ぎた段階で被災者を診る精神科医は、災害直後に被災者を診る精神科医とは考慮するべき点が異なる。
　精神薬理療法の必要性は、急性期ではあまりはっきりしないのに対して（急性期の精神薬理学については「15. 精神薬理学―急性期―」参照）、急性期を過ぎた段階ではより明確となる。この時期はDSM-Ⅳ-TR（American Psychiatric Association 2000）の障害がより一層、被災地での活動の

焦点となる。心的外傷後ストレス障害（post-traumatic stress disorder: PTSD）と大うつ病性障害の患者では、薬物治療にも心理療法にもしっかりしたエビデンスが存在している（Rash and Nierenberg 2009）。エビデンスは、精神病（「7. 重篤な精神疾患」参照）、双極性障害（American Psychiatric Association 2002; Post and Altshuler 2009）、物質乱用と離脱（American Psychiatric Association 2006）、内科的―外科的な病状の神経精神医学的合併症、その他の障害をもつ被災者の薬物治療に関しても強い。

　急性期後の段階は「数週間の場合もあるが、数カ月から数年にわたってコミュニティが大惨事の長期的影響に苦しむ可能性もある」（Berren et al. 1980; Disaster Psychiatry Outreach 2008）。この期間、症状が良くなるかもしれないし、症候群が出現するかもしれない。人々はこの段階に入るにつれて、出来事の直接的脅威や衝撃からは離れるが、出来事の神経生物学的なインパクトは残るであろう。人々は家庭、学校、職場、介助つきの生活などに戻ったかもしれないし、住宅を再構築したかもしれない。あるいは、他の点で「日常生活」に近づいたであろう。この段階はより明白な精神障害の存在の点と、一部の人たちでは正常な機能の喪失や正常に機能する能力の欠損の点で際立っている（表16-1）。急性期段階でのトリアージアプローチは短期的危機介入に推移し、それから、この急性期後の段階で長期的治療へと推移する。一部の災害生存者は何年もの間、治療を要するであろう（Terr 1979）。

　急性期段階での処方とは違って、急性期後段階での処方はルーティーンのケアに統合されている可能性が高い。なぜなら臨床精神科医は通常、生存者の自宅や職場の近くにあるクリニックや自分の開業しているオフィス、プライマリーケアの医師とのコンサルテーション、病院の内科―外科ユニットで患者を診ることになる。患者は急性期の治療を完了し、長期的ケアに紹介される前に、時間限定の移行期の間、治療を受けるかもしれない。ハイチの地震後に仕事をした精神科医のような少数の精神科医は、災

表16-1 よくある急性期後段階での診断と併存症

よくある急性期後の診断

PTSD

大うつ病性障害

PTSD以外の不安障害（例：恐怖症、パニック）

物質乱用あるいは離脱、薬物誘発性の精神疾患（第8章参照）

パーソナリティ障害（第9章参照）

子どもと青少年の障害（第17章参照）

次の項目もスクリーニングすべきである

長期化している悲嘆

以下を含めた、精神障害

 医学的病状によるせん妄やその他の認知障害

 統合失調症

 双極性障害

損傷の兆候、特に機能的な障害（例：災害後に家族に代わってあるいは自分自身のために行動する点での問題）

仕事や対人関係での障害。自己と家族の面倒をみられない。給付金の問題に対処できない。家族、友人、社会的グループのような支援を使えない。顕著な不安とうつ。精神疾患。自殺あるいは他殺の念慮と行動。

感情的に先に進めない。出来事とその余波への没頭（症候群的なPTSDを伴う場合も伴わない場合もある）。

害現場近くで患者を診るが、他の多くの精神科医は2001年アメリカ同時多発テロ事件のような災害の後に、現場から遠く離れた場所で患者を診る。この章は災害生存者のケアを精神科医の通常の臨床活動に統合するための証拠基盤を提供する。

 この章で、私たちは抗不安薬、抗うつ薬、抗精神病薬、αアドレナリン作動薬と阻害薬、気分安定剤の使用の指示を考え、急性期後の薬理的治療

のために、これらのリソースが入手可能であると想定する。薬物療法の推奨事項は、災害精神科医が臨床行為をしているコミュニティでの災害前と災害後両方の地域特定の現実に適応させねばならない。この章の終わりにかけて、外傷性脳損傷の評価と治療に関する特別セクションが設けてある。

急性期後段階での精神医学的評価

「5. 精神医学的評価」の焦点が、急性期のインパクトを受けた生存者の評価に当てられていた一方で、ここでの焦点は災害に暴露した人々の急性期後の臨床評価である。継続治療あるいは新規の治療のために患者を評価するに当たっては、患者が症状、重症度、継続期間、心理社会的な損傷の基準を満たすのかどうか決定して、精神障害を正常な長期的反応から区別することが重要である。評価は併存する身体的疾患（Querques and Stern 2010）、精神薬理学的介入、より長期的なケア、継続管理の問題に取り組まねばならない。心理療法的な介入も指示される可能性が高い（「14. 心理療法」参照）。急性期後の段階では、精神科医は特定の障害向けの精神薬理学的治療ガイドラインに従うべきである（American Psychiatric Association 1999, 2004,; 2010）。

診断的アセスメント

急性期後段階では、診断アセスメントが伝統的な精神医療ケアでのアセスメントとより似てくる。アセスメントは短期的なリアクションから長期的なものを区別する必要に特徴づけられる。これは他のタイプのトラウマ性ストレス因子による併発の心的外傷後ストレス症状を抱える、他の患者の評価と類似している（表 16-1）。以下のリストは急性期後の段階で特に適切な推薦事項を挙げている。

- 現病歴──災害中と災害後の患者の経験について、歴史語り（narrative

history）を引き出す。急性期段階に処方された薬物を含め、以前の治療についての具体的な情報を獲得する。患者の安全を評価し、トラウマの主観的経験と並び、災害に関係する経験も関係していない経験も含めて、トラウマや外傷の重症度と性質についてのより客観的証拠を考察する。PTSD臨床診断面接尺度（Clinician-Administered PTSD Scale：CAPS; Blake et al. 1990）、臨床全般印象改善尺度（Clinical Global Impressions － Improvement Scale：CGI-I; Guy 1956）、診断面接票―PTSDモジュール（Diagnostic Interview Schedule － PTSD module：DIS-PTSD; Robins et al. 1981）、DSM-Ⅳ構造化臨床面接PTSDモジュール（the PTSD module of the Structured Clinical Interview for DSM-Ⅳ：SCID-PTSD; First et al. 2002）、改訂版出来事インパクト尺度（Impact of Event Scale － Revised：IES; Weiss and Marmar 1997）、デイヴィッドソン・トラウマ尺度（Davidson Trauma Scale：Davidson 1996）のようなPTSDのアセスメントツールの使用を考える。

- リジリエンス――標準的な精神医学的面接を実施するときには、リジリエンス（resilience）のアセスメントも含め、患者の主観的なトラウマ経験とトラウマの重症度と性質についてのより客観的な証拠を評価する。「11. 悲嘆とリジリエンス」で説明されているように、回復力は勇気やユーモアのようなポジティブな特性の存在としてか、病理的症状の不在として、臨床的に評価されるだろう。

- 主要なリスク因子――「5. 精神医学的評価」で記述されているリスク因子を見直す。リスク因子の神経生物学はゆっくりと詳細が調べられていて、いくつかの薬物治療の有効度や重要度を説明するかもしれない。遺伝的なリスク因子の臨床上の関連性はまだこれから決定されるが、これらの因子の研究は、トラウマ後のPTSDのリスクは災害後のトラウマ性の負荷とバリン対立遺伝子Val（158）Metカテコール-O-メチルトランスフェラーゼ（COMT）遺伝子多型次第であるという発見を含んでいる（Kolassa et al. 2010）。Caspiら（2003）はセロトニントランスポー

ター遺伝子のプロモーター部位である、5-HTTLPRの短型（S型）対立遺伝子に同型接合する人たちは、うつになり、自殺傾向を示して、ストレスに反応する可能性がより高いと示した。フィンランドでの研究は、ストレスになるライフイベントはドパミンD_2受容体（DRD2）遺伝子のA2/A2 ゲノタイプを持つ人たちでのみ、うつと関係していると発見した（Dimsdale et al. 2009）。

- 過去の医学的・精神医学的病歴――過去の医学的、精神医学的な病歴、災害や他の原因からのトラウマ暴露の「一回量」、災害前の生活での問題、心理社会的支援の得られる可能性をスクリーニングする。可能であるところでは、患者が以前と現在に経験したトラウマに関して、医療チーム、家族、友人から歴史を聞き出す。多数のトラウマはPTSDのリスクを増やし、重症度を増す（「17. 子どもと青少年に対する精神医学的介入」も参照）。
- 薬物使用の歴史――アルコールと薬物の使用をスクリーニングする（「8. 薬物乱用」参照）。災害への暴露は、乱用や依存の前歴がある人たちの再発と関係していて、また中毒性物質の使用の全般的な増加にも関連している。
- 前駆的症状――正常なテーマとリアクションを考慮に入れる。これには、ひどくその人を苦しめる記憶、再発生の恐怖、「我々は結局のところ、本当にそれほど幸運だったのか？」のような疑問、生き残った者の罪悪感（サバイバーズ・ギルト）、「災害後の理想郷」（急性期を英雄の時期、あるいは対立のない時期として理想化することを伴う）の上昇と下降、圧倒的な出来事に直面しながらのスピリチュアルな意味や他の種類の意味の探究の増大などがある（Disaster Psychiatry Outreach 2008）。急性期段階と同様、「部分的」PTSD（Mylle and Maes 2004）のように、診断基準を完全には満たさない苦痛や症状は重要であり、認識、介入、治療に値する。症状基準を満たす障害と、機能損傷の原因になっている（例えば、PTSDや大うつ病の）前駆的症状は両方とも、症

状の寛解をゴールとして、この段階で治療されるべきである。

　特に非常に深刻な出来事や強烈な暴露があれば、苦痛は災害後の期間に普遍的に存在している。Northら（1999）の研究では、直接的に暴露された爆撃の生存者の81％が自分自身を「非常に動揺している」と描写し、96％が少なくとも1つのPTSD症状を認めた。このような発見は、ほとんど全員が薬物治療を必要とすると示唆するように見えるかもしれないが、それは真実ではない。多くの苦痛を抱える人たちに回復力があり、それ故に治療を要しないし、他の多くの人たちも心理療法だけで対応する（「5. 精神医学的評価」、「11. 悲嘆とリジリエンス」、「14. 心理療法」参照）。結果として、薬物治療は災害で衝撃を受けた人の中の部分集合にとってのみ適切なのだ。

精神状態検査

　ルーティーンの臨床行為でと同様に、精神状態検査が薬物療法でターゲットとなる症状の決定基盤を提供する。引きこもった、あるいは衝動的な行動、うつあるいは躁の気分、記憶喪失あるいは解離で乱された認知などは、時間をかけて薬物治療の効果をモニタリングするターゲットになるかもしれない症状である。

身体的検査

　精神科医は患者のきちんとした身なりあるいは乱れた身なり、頭部外傷あるいは他のけがの存在、異常なバイタルサイン（特に脈拍数の上昇）（Zatzick et al. 2005）、神経学的検査や心肺検査での異常などを検討すべきである。これらの観察や発見は災害に対する外的（例：トラウマ、毒物）あるいは内的な反応（攻撃・逃避反応）の可能性があり、これは薬物の安全な使用や種類の選択に影響するかもしれない。例えば、低血圧症を引き起こすかもしれない薬剤はバイタルサインが不安定な人には不適切である。

心理的検査

　心理的あるいは神経心理学的アセスメントは、実行機能、注意、気分、

知性、学習、記憶、他の精神機能の異常を正確に評価するために、急性期後段階に行われるべきである。このタイプのアセスメントは、爆発事故・事件、化学兵器や生物兵器による攻撃、放射性物質に関連した事故・事件など、自然災害や人為的原因の災害両方の後に診断上も治療上も重要だろう。これらの出来事は外傷性脳損傷や微妙な神経心理学的脳損傷という結果を招きうるのだ（本章の後半にある外傷性脳損傷のセクションを参照）。検査は、追跡的なアセスメントで回復の進行と治療の進展を測るための包括的な基線を提供するだろう（Blais et al. 2010）。

<u>臨床検査と放射線での検査</u>

急性期後の検査の間に、肝機能、甲状腺刺激ホルモン、甲状腺ホルモン（サイロキシン）の基線を決定するため、臨床検査を実施すべきである。加えて、せん妄の精密検査と脳波検査（EEG）も重要である。

示されているように、精神状態の変化の原因になっている可能性がある負傷や病気を探知するために、放射線での検査が実施されるべきである。これらの検査へのアクセスは災害のせいで限定されているかもしれないが、急性期よりは限定がずっと少ないだろう。

心的外傷後ストレス障害

短期治療のほうが強い証拠があることを考えれば、いつ薬物の減量を考慮するかは、予想されるPTSDの経過（図16−1参照）とあらゆる併存疾患によって部分的に決められる。2001年アメリカ同時多発テロ事件の5〜8週間後に実施された研究は、テロ攻撃後の非常に高いPTSDの罹患率を示した。テロ攻撃現場に近いニューヨークの110番街以南に住んでいた1,008人の成人の間で、PTSDの割合は7.5％であったのだ。一番リスクが高かったのは、最も深刻な暴露を受けた人たちと個人的な喪失を被った人たちであった（Galea et al. 2002）。211人のトラウマ生存者の縦断的研究で、Shalevら（1998）は、4カ月の段階で被験者の14.2％が大うつ病、17.5％がPTSDになっていた（そのうちの43.2％が併存する大うつ病を抱

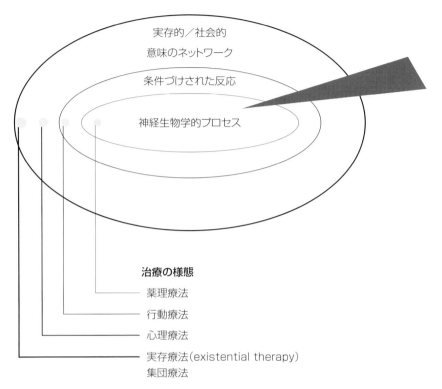

図 16-1　トラウマのレベル：生物心理社会的モデル

出典　Shalev AY, Galai T, Eth S: "Levels of Trauma: A Multidimensional Approach to the Treatment of PTSD." Psychiatry 6: 166-177, 1993.

えていた）と報告した。オクラホマシティの連邦政府ビル爆破事件で直接暴露され生き残った182人を6カ月後と1年後に追跡調査した研究で、Northら（1999）は、一番高リスクなのは最も重症で執拗な回避症状のある人々だったという発見をした。これらと他の研究はPTSDや他の精神障害のアセスメントと管理に関して、洞察と可能な方向性を与えている（Benedek and Wynn 2009）。

　全体として、PTSDの研究で、PTSDはトラウマ性の出来事の直後に始まり、慢性化しがちで、発症が遅れるようには思われないと示唆されてお

り、またPTSDのグループC基準（「外傷と関連した刺激の持続的回避と、全般的反応性の麻痺」）が、いくつかの症状は含むが全基準を満たすことはない正常なリアクションとは区別されるものとして、PTSDがすべての基準（表16-2にリストされている）を満たすかどうかのマーカーなり識別子なりとして重要であるとも示唆されている。Northら（1999）はグループC基準での改善はPTSDからの回復と並行すること、グループC基準が不在の場合にはグループBのPTSD症状（「外傷的な出来事が再体験され続けている」）とグループD基準（持続的な覚醒亢進症状）が、よく見られて病理的ではない反応であると発見した。すべての研究者や臨床家がこれに同意しているわけではない。特に子どもと青少年に関しては意見が割れている。Northら（1999）の研究はPTSDのスクリーニング、診断、治療は災害から影響を被った人々への対応の中で、最重要となるべきだと示唆したのだ。

　災害後のPTSDとの併存疾患も典型的かつ重要である（本章の初めの方にある表16-1参照）。Northら（1999）の研究で、PTSDとの併存疾患の割合は以下のようであった。大うつ病55％、パーソナリティ障害33％、パニックあるいは全般性不安障害29％、アルコール乱用／依存13％。Northらの研究は以前に存在していた大うつ病性障害の再発と以前に存在していた薬物やアルコールの障害の悪化を含意していた（「8. 薬物乱用」も参照）。いくつかの研究では、うつの罹患率はPTSDの罹患率と類似しており（Breslau et al. 2000）、PTSDと並びうつの症状をモニターする必要が強調された（Green et al. 1990）。双極性障害や統合失調症のような精神障害のスクリーニングも重要である（「7. 重篤な精神疾患」参照）。

　PTSDの発症が早期であり、一般的に遅れないとわかった事実は、診断を下すためにも、長期的治療を計画するためにも役に立つ。PTSDに関する最善の疫学的研究は時間の中で一瞬をとらえるスナップ写真を供給するか、薬物管理をコントロールせずにこの疾患の経過をたどるが、これらの研究は薬物管理に対する決定的なガイダンスは提供できない。しかしなが

表 16-2　DSM-Ⅳ-TR の 309.81 外傷後ストレス障害の診断基準

A. その人は、以下の2つがともに認められる外傷的な出来事に暴露されたことがある。

   (1) 自分または他人が命の危機に直面するような出来事を、経験したり、目撃したりした。

   (2) その人の反応は強い恐怖、無力感または戦慄に関するものである。

   注：子どもの場合はむしろ、まとまりのないまたは興奮した行動によって表現されることがある。

B. 外傷的な出来事が、以下の1つ（またはそれ以上）の形で再体験され続けている。

   (1) 出来事の反復的、侵入的、かつ苦痛な想起。心像、思考、または知覚を含む。

   注：小さい子どもの場合、外傷の主題または側面を表現する遊びを繰り返すことがある。

   (2) 出来事についての反復的で苦痛な夢

   注：子どもの場合は、はっきりとした内容のない恐ろしい夢であることがある。

   (3) 外傷的な出来事が再び起こっているかのように行動したり、感じたりする（その体験を再体験する感覚、錯覚、幻覚、および解離性フラッシュバックのエピソードを含む、また、覚醒時または中毒時に起こるものを含む）。

   注：小さい子どもの場合、外傷特異的なことの再演が行われることがある。

   (4) 外傷的出来事のある側面を象徴し、または類似している内的または外的きっかけに暴露された場合に生じる、強い心理的苦痛

   (5) 外傷的出来事のある側面を象徴し、または類似している内的または外的きっかけに暴露された場合の生理学的反応性

C. 以下の3つ（またはそれ以上）によって示される、（外傷以前には存在していなかった）外傷と関連した刺激の持続的回避と、全般的反応性の麻痺：

   (1) 外傷と関連した思考、感情、または会話を回避しようとする努力

   (2) 外傷を想起させる活動、場所または人物を避けようとする努力

   (3) 外傷の重要な側面の想起不能

   (4) 重要な活動への関心または参加の著しい減退

   (5) 他の人から孤立している、または疎遠になっているという感覚

   (6) 感情の範囲の縮小（例：愛の感情を持つことができない）

   (7) 未来が短縮した感覚（例：仕事、結婚、子ども、または正常な寿命を期待しない）

D. （外傷以前には存在していなかった）持続的な覚醒亢進症状で、以下の2つ（またはそれ以上）によって示される。

   (1) 入眠、または睡眠維持の困難　　　　　　　　　　　　　　　　　　　　　　（↗）

表16-2　DSM-Ⅳ-TRの309.81外傷後ストレス障害の診断基準（つづき）

　　（2）いらだたしさまたは怒りの爆発

　　（3）集中困難

　　（4）過度の警戒心

　　（5）過剰な驚愕反応

E.　障害（基準B、C、およびDの症状）の持続期間が1カ月以上

F.　障害は、臨床的に著しい苦痛、または社会的、職業的、または他の重要な領域における機能の障害を引き起こしている。

該当すれば特定せよ

　急性 症状の持続期間が3カ月未満の場合

　慢性 症状の持続期間が3カ月以上の場合

該当すれば特定せよ

　発症遅延 症状の発現がストレス因子から少なくとも6カ月の場合

出典　American Psychiatric Association: Diagnostic and statistical manual of mental disorders Ⅳ-TR. Washington, D.C.: American Psychiatric Press, 2000.（高橋三郎、大野裕、染谷俊幸・訳：DSM-Ⅳ-TR　精神疾患の診断・統計マニュアル　新訂版. 医学書院、2003.）

　ら、PTSDの割合と併存疾患の割合は、薬物治療の必要を予想すべきタイミングについてのガイダンスは出せる。薬物と心理療法の両方（「14. 心理療法」参照）がPTSD治療で役割を演じることは明白である（Cukor et al. 2009）。

　専門家の研究チームが、PTSDの無作為化比較精神薬理学研究のメタ分析を行った。すべてのチームから支持されるわけでも、全患者に関して支持されるわけでもないが、投薬の有効性は一部の研究や対象者への有効性については支持を得ている。Steinら（2006）はそのコクランレビューで、「PTSDは伝統的に心理療法で治療されるが」、薬物管理には経験的基盤と理論的基盤があると判断した。薬物でPTSDを治療する35件の短期無作為化比較試験（trials）のレビューでは、これらの試験のうちの13件（参

加者数1,272人）を使ってメタ分析を実施でき、「有意に高い割合の患者がプラセボ（38.5％）よりも薬物治療（59.1％）に反応した」と結論づけたのだ。2,507人の参加者を含む、合計17件の試験が大幅な症状の低減を示した。異なる薬物が研究されてきたが、選択的セロトニン再取り込み阻害薬（SSRI）に最大の有効性の証拠がある。著者らは薬物治療が併発のうつや障害も減らしたと気づいた。予想されるように、実薬はプラセボほど忍容性が高くなかった。著者らの3件の維持試験のレビューは長期的薬物治療を支持した。とはいえ、この結論に量化可能なレベルの支持を提供するようなメタ分析技法は使用されなかった。著者らは「薬物治療は中核的症状、関連するうつや障害を減らすように働くので、PTSDの治療で有効である可能性がある。このレビューの知見は、SSRIがPTSDの薬理療法における最も有効な薬剤としての地位を有することと、その長期的治療での価値を支持している。しかしながら、エビデンスには重大なギャップが残っていて、PTSD管理における、より有効な薬剤への継続的ニーズはまだ存在している」と結論した（Stein et al. 2006, abstract）。Stoddard（2000）のこれ以前のレビューはSteinら（2006）と類似の発見を出していた。

医学研究所（2007）はSSRI（例：セルトラリン、フルオキセチン、パロキセチン、シタロプラム）の37件の無作為化比較試験のレビューで、より多くの制限を発見した。レビューを受けた14件の研究のうち7件は「条件を横断しての高いあるいは格差のあるドロップアウト率や存在しないデータの伝統的基準では測れない」というような制限があるため、情報として弱かった。これらの7件の研究のうちで、4件はポジティブであり、3件はネガティブであった。レビューを行った著者たちは、αアドレナリン遮断薬（例：プラゾシン；急性期段階の精神薬理学について書かれている「15．精神薬理学―急性期―」を参照）、抗けいれん薬、非定型抗精神病薬（例：オランザピン、リスペリドン）、ベンゾジアゼピン、モノアミンオキシダーゼ阻害薬のPTSDでの有効性を確かめるのに十分な証拠は発見しなかった。

大うつ病性障害

大うつ病性障害は災害後にPTSDとほとんど同じくらいに蔓延すると発見している研究もあり（Green et al. 1990）、PTSDと併発していることが多い（North et al. 1999）。前述の「精神医学的評価」で論じられた遺伝的リスク因子は、遺伝子がどのようにストレスへの脆弱性を媒介し、災害後にうつのリスクを高めるのかを説明することに役立つ。表16-3は大うつ病エピソードに対するDSM-Ⅳ-TRの基準を示している。

急性期後段階での治療

急性期後段階に行われる、上述の障害やその他の障害の存在あるいは不在についての全般的診断アセスメントを含めて、評価は治療ゴール（表16-4参照）という結果につながる。ゴールとして目指すのは、急性期後段階の障害の中核的症状を緩和し、リスクを低減し、回復力を向上し、生活の質を改善し、併発疾患を少なくし、災害後の障害を減らすということだ。生物心理社会的治療計画はこのようなゴールを満たせるようにデザインされる。この計画はこれより前の章で記述された心理療法介入や心理社会的介入を含むべきである。急性期後の段階で、深刻で持続する症状がある人には、精神薬理的治療計画が治療計画全体の中核的要素として位置付けられるだろう。ここで私たちは、急性期後の段階における成人災害生存者のための薬物療法を扱う。深刻な精神疾患、物質乱用、子どもと青少年、高齢者のための薬物療法に関する推薦については、それぞれ第7章、第8章、第17章、第18章を参照されたい。

薬物療法学

災害後に見られる精神病理に対してよく使用される薬物治療には、抗不安薬、抗うつ薬、抗精神病薬、αアドレナリン作動薬、気分安定薬が含まれる。薬物治療のリスク、副作用、利益、予想される治療経過についての

表16-3 DSM-Ⅳ-TRの大うつ病性障害（大うつ病エピソード）の診断基準

A. 以下の9つの症状のうち5つ以上が同じ2週間の間に存在し、病前の機能からの変化を起こしている。また、これらの症状のうち少なくとも1つは、(1) 抑うつ気分または (2) 興味または喜びの喪失である。

  (1) ほとんど1日中、ほとんど毎日の抑うつ気分。

  (2) ほとんど1日中、ほとんど毎日の、すべてまたはほとんどすべての活動における興味・喜びの著しい減退。

  (3) 食事療法をしていないのに、著しい体重減少または体重増加、またはほとんど毎日の食欲の減退または増加。

  (4) ほとんど毎日の不眠または睡眠過多。

  (5) ほとんど毎日の精神運動性の焦燥または制止。

  (6) ほとんど毎日の易疲労性、または気力の減退。

  (7) ほとんど毎日の自分への無価値観、または過剰であるか不適切な罪責感。

  (8) 思考力や集中力の減退、または決断困難がほとんど毎日認められる。

  (9) 死についての反復思考、特別な計画はないが反復的な自殺念慮、自殺企図、または自殺するためのはっきりとした計画。

B. 症状は混合性エピソードの基準を満たさない。

C. 症状は、臨床的に著しい苦痛、または、社会的、職業的、または他の重要な領域における機能の障害を引き起こしている。

D. 症状は、物質（例：乱用薬物、投薬）の直接的な生理学的作用、または一般身体疾患（例：甲状腺機能低下症）によるものではない。

E. 症状は死別反応ではうまく説明されない。すなわち、愛する者を失った後、症状が2カ月を超えて続くか、または、著明な機能不全、無価値観への病的なとらわれ、自殺念慮、精神病性の症状、精神運動抑止があることで特徴づけられる。

  注：明らかに、一般身体疾患、または気分に一致しない妄想または幻覚による症状は含まない。

出典　American Psychiatric Association: Diagnostic and statistical manual of mental disorders Ⅳ-TR. Washington, D.C.: American Psychiatric Press, 2000.（高橋三郎、大野裕、染谷俊幸・訳：DSM-Ⅳ-TR　精神疾患の診断・統計マニュアル　新訂版．医学書院、2003.）

心理教育は介入の重要な部分であり、医療法上必要とされる。災害後の処方では中毒を起こしやすくリスクが考慮されねばならず、臨床行為はこの

表16-4　急性期後段階での治療ゴール

- 急性期後段階の障害の中核的症状を減らす
- 薬物乱用、暴力、自殺のリスクを減らす
- 回復力を改善する
- 生活の質を改善する
- 災害後の障害を減らす
- 併発疾患を減らす

表16-5　急性期後段階での精神薬理学的治療計画

1. 患者の治療への同意を得る。患者に予約と予約の間に臨床家に電話で連絡して、薬物治療の利益と問題を論じるように要請する。

    ・ターゲットとなる症状を特定する。

    ・治療への反応のポジティブな期待を伝える。

2. 主要な薬剤を選択し、投与計画を処方する。併存疾患に対して二次的薬剤を選択し、投与計画を処方する。

3. 特定されたターゲット症状の評定を用いて、時間をかけて治療への反応を評価し、有害な副作用や中毒作用をモニターする。

4. 治療への反応で指示されることに従って、服用量や使用される薬剤により、薬物治療を調整する。

リスクを最小限にするように調節されるべきである。精神薬理的治療の重要な構成要素は表16-5に描写されている。

　2つの一般的な患者の範疇を考察するとよい。①災害前からの精神病理を抱えていて、気分正常状態の維持／症状のコントロールのために治療や新たな処方計画を要する人々。②以前からの精神病理はないが、急性ストレスの症状を現し、PTSD（表16-6）、うつ、その他のストレスが契機となったり煽ったりした障害の治療を要する人々である。これら2タイプの患者の間の区別が薬物治療の選択に影響する。既存の精神病理と付加的なトラウマ後反応の両方を抱える生存者は、かつての薬物治療の再開と、場

表16-6 PTSDおよび併存疾患への薬物療法

- PTSDの治療に関しては、薬物の一貫した使用の重要性を強調し、SSRIでは、症候群の回復と再発の予防の両方を可能にするために延長治療の考えを強調する（6〜12ヵ月あるいはそれ以上の長さの治療を要しかねず、しばしば2年を超える）。
- PTSD（と他の併存疾患）の治療のために考えられるであろう薬物の種類には精神薬理学的治療全幅が含まれ、どの治療とも同様に、診断か症状（あるいは双方）をターゲットにすべきである。
- 短期的で低用量の鎮静作用を有する薬有り（例：ゾルピデム、ザレプロン、ジフェンヒドラミン、トラゾドン、ミルタザピン）は深刻な睡眠症状に対して有用である。
- ベンゾジアゼピン（例：ロラゼパム、クロナゼパム、ジアゼパム）は非常に有用であるが、依存症を引き起こしうる。リスクは短期作用型のベンゾジアゼピン（例：より高い乱用と奇異反応のリスクが関係するアルプラゾラム）や物質乱用の歴史や重度のパーソナリティ障害がある人々でより高くなっている（Kosten et al. 2000）。

表16-7 不安に対する薬物療法

ベンゾジアゼピン

βアドレナリン遮断薬（例：プロプラノロール）（Pitman and Delahanty 2005）

αアドレナリン遮断薬（例：プラゾシン）

αアドレナリン作動薬（例：クロニジン、グアンファシン）

ブスピロン

低用量神経遮断薬（例：ハロペリドール）

ガバペンチン

合によっては災害による心的外傷後の影響に対する抗不安薬（表16-7）や抗うつ薬（表16-8）のような、付加的な薬物治療を要求する可能性が高い。対照的に、PTSDやうつのような新しい障害を抱える人たちは、病状に対する1つか2つの薬の試用と治療反応の評価だけを要する可能性が高い。

　抗うつ薬は大うつ病性障害の標準的精神薬理的治療である。1980年から2009年までの無作為化試験のメタ分析からの証拠は、大うつ病性障害

表16-8　うつに対する薬物療法

選択的セロトニン再取り込み阻害薬（SSRI）——例：セルトラリン（PTSDの治療用としてFDAが認可している）、パロキセチン（PTSD治療用としてFDAが認可している）、シタロプラム、エスシタロプラム、フルオキセチン、フルボキサミン

セロトニン・ノルエピネフリン再取り込み阻害薬（SNRI）——例：ベンラファキシン、デュロキセチン

代替的作動機序を持つ抗うつ薬——例：ブプロピオン、ミルタザピン、シプロヘプタジン、三環系抗うつ薬（TCA）、モノアミンオキシダーゼ阻害薬（MAOI）

表16-9　災害後病理の治療を有効に補う付加的な薬剤

気分安定剤と抗けいれん薬（例：リチウム、ジバルプロエクス、カルバマゼピン、ラモトリギン、非定型抗精神病薬）

抗精神病薬（例：リスペリドン、オランザピン、クエチアピン、アリピプラゾール、ジプラシドン、ハロペリドール、フェノチアジン）

- ・「定型」抗精神病薬（例：ハロペリドール、フェノチアジン）は運動機能の遅速化という悪い副作用があるので、「神経遮断薬」といわれる。

- ・「非定型」抗精神病薬（例：リスペリドン、オランザピン、クエチアピン、アリピプラゾール、ジプラシドン）は錐体外路副作用を引き起こす、思わしくない傾向が少なく、陰性症状を改善する傾向にある。

ノルアドレナリン剤（例：クロニジン、プロプラノロール、グアンファシン）

オピオイド鎮痛薬：モルフィン（モルヒネ）は負傷（例：火傷や他のけが）で医学的‐外科的なケアを要求している子どもと成人で、後続の心的外傷後ストレス障害の症状を減らすかもしれないと証拠が示唆している。(Holbrook et al. 2010; Saxe et al. 2001; Stoddard and Saxe 2001; Stoddard et al. 2009)。

長期の暴露療法の効果亢進のためのDシクロセリン（Cukor et al. 2009; Otto et al. 2010）

の症状に対する重症基準を満たす患者で治療後のアウトカム改善を示している。しかしながら、Fournierら（2010）によれば、軽度から中度のうつ症状の患者への利益は最小かなしである。

　表16-9は災害後の病理の治療で有用かもしれない付加的な薬物をリス

トしている。オピオイド鎮痛薬はどの精神医学的診断に対しても、標準的治療の手順の一部になっていないが、このクラスの薬物は、負傷からの痛みが精神的症状を悪化させている患者の災害後の薬物療法で役立つ。加えて、オピオイド鎮痛薬が後続のPTSD症状を減らすかもしれないと示唆する証拠も存在する（Bryant et al. 2009; Stoddard et al. in press, 急性期段階の精神薬理学を扱う「15. 精神薬理学―急性期―」も参照）。

　PTSDと他の症候群の精神薬理学的治療と心理療法的治療は継続的アセスメントを要する。薬物治療の中止は重要な考慮事項である。災害後段階での最初の治療同意から、再発の可能性や障害が慢性化するリスクも含めて、この話題は論じられるべきである。薬物治療の副作用と中毒作用は遅発性ジスキネジアのような障害を増したり、セロトニン症候群や双極性「転換」のように生命を脅かすかもしれないので、薬物を増やしたり減らしたりしている最中とその後の数週間は毎週、あるいはもっと頻繁に患者をモニターすべきだ。災害後の流動的な環境では、継続治療が特に困難であろうから、精神薬理学的選択肢は制限されるかもしれない。

　急性期後の段階に治療が進展するにつれて、災害経験という場で双極性障害や統合失調症、慢性PTSD、アルコール乱用（Zatzick et al. 2004a, 2004b）のような深刻で執拗な精神疾患を発症した――あるいは再発を経験した――人々は、一時的に症状を示した人たちや症状が解決した人たちから区別されるようになるだろう。患者の安全が何よりも重大事である。必要が出た際には、患者は即刻再評価され、必要であれば入院させられねばならない。外来治療を続けるための紹介／照会（referral）が介入の次なるステップとなろう。災害対応段階と同様で、自分自身の開業行為に自ら紹介／照会することは、認定された災害対応従事者あるいはボランティアである精神科医には通常適切でない。加えて、専門家としての役割と個人としての役割の間の境界線を保つため、紹介／照会はできるだけ現場以外からの接触や電話での会話を通じてではなく、治療が提供されている現場から行うべきである。多くの州が紹介／照会の補助をする電話ヘルプラ

インを用意することになっている。災害の後、アメリカ精神医学会の地区支部も自分の地域のための紹介／照会プロトコールを作成するだろう。

継続管理の計画

あるコミュニティで災害前にヘルスケアリソースがひどく欠けていたか、回復に伴ってサービスを十分に再開できずにいるのでなければ、急性期後段階の継続管理ケアの計画は災害と関係ないルーティーンの環境での計画と変わらない。さまざまなものが不足した条件下で何とかやりくりをする精神科医のためのガイダンスが不足しているのは不運だが、リソースが限定されている場では、機知や工夫と創造性が要求される。しばしば引用される書である Where There Is No Doctor: A Village Health Care Handbook（邦題「医者のいないところで」）（Werner et al. 2009）に頼る精神科医は、メンタルヘルスの状態に関しては何も言及がないとわかるであろうが、少なくともわずかなものでやりくりをするという態度と方法のモデルを発見はするだろう。それ故に、典型的な臨床家の通常の技能と典型的にはあまり利用されていない柔軟性は、この急性期後段階において災害生存者に対して大いに利益となるのだ。

災害生存者の最初の治療同意は理想的には継続管理のための訪問を含むべきだ。同意の中で、次のような話題がカバーされるべきである。

- 患者が過度の副作用なしに、良い反応（ターゲットの症状の低減）をした場合の治療の継続。精神科医は急いで問題を解決するというプレッシャーのせいで、この常識的アプローチに従わないという誘惑にかられてしまい、そのせいで交代前に十分な時間の治療を試みなくなってしまうかもしれないのだ。
- コンプライアンス：処方された通りに薬を服用しないことが、薬の効かない理由として非常に多い。
- 症状が改善しないか悪化した場合や、副作用や中毒作用、合併症、ノン

コンプライアンス、他の治療上の問題が出現した場合に代替となる治療の選択肢の考慮。

外傷性脳損傷のアセスメントと治療のための特別な考慮事項

災害に対応する精神科医は、外傷性脳損傷（TBI）のリスクに留意しておくべきだ。これは脳震盪と軽度のTBIの管理のための実践ガイドラインで、U.S. Department of Veterans Affairs / Department of Defense（アメリカ合衆国退役軍人省／防衛省）（2009）が「外傷によって誘発された（traumatically induced）構造的な負傷や外部からの力の結果としての脳機能の生理的分断」で、出来事の直後に、意識の喪失かレベルの低下、負傷の直前直後の出来事の記憶の喪失（トラウマ後記憶喪失〔post traumatic amnesia〕）、負傷時の意識の変化（alteration）（混乱、見当識の喪失〔disorientation〕、思考の遅速化）、一過性あるいは一過性ではない神経学的欠陥（例：弱化〔weakness〕、バランスの喪失、視覚や習慣的行動の変化、不全麻痺〔paresis〕／麻痺〔plegia〕、感覚の喪失、失語症）、頭蓋内の損傷のうちの少なくとも一つが結果として生じるもの、と定義している。

一般人口では、TBIの一番よくある原因は自動車事故、転落、暴力である（Rao and Lyketsos 2000）。地震、ハリケーン、津波、洪水のような自然災害もTBIの原因になりうるし、テロ行為や戦争も爆発に誘引された負傷からTBIという結果になりうる。中度から重度のTBIは、診断を容易にするような明らかな神経学的兆候と関連している一方で、軽度のTBIはよりよく見られ、診断が難しく、症例の10～15％で長期的な神経精神医学的後遺症という結果になる。中度から重度のTBIは通常、より明白な神経学的後遺症という結果につながるので、この議論は軽度のTBIに焦点を当てる。軽度のTBIや脳震盪では、意識の喪失がないか、あっても短時間であろう。負傷の直後に経験される、よくある症状には、ぼうっ

とするか混乱している、「星を見る」、その出来事／負傷を覚えていない、がある。後に観察される、よくある症状には以下の3範疇があり、これは短期間か数日間継続する。

- 身体的——頭痛、吐き気、嘔吐、めまい、疲労、ぼやけ目、睡眠障害、光あるいは音への過敏症、バランスの問題、一時的な神経学的異常
- 認知的——注意、集中、記憶、処理速度、判断、実行機能
- 行動的／感情的——うつ、不安、アジテーション、いらだちやすさ、衝動性、攻撃性

　負傷時の混乱や意識レベルの変容は、出来事そのものへの直接的心理的リアクションとして経験されうる強烈な恐怖、絶望感、混乱、乖離症状からの区別が難しいかもしれない。加えて、TBIの兆候の多くが、PTSD、うつ、パニック障害、全般性不安障害のような災害後のストレスあるいは精神的困難でよく見られる症状と重複している。ほとんどの場合、神経学的な検査と神経画像では特別な発見が出なかったり、何も発見が出なかったりするので、診断に役立たない（Rogers and Read 2007）。神経心理学的検査は正常な状況でも贅沢であり、災害後の環境では利用できない可能性が高い。PTSDや気分症状と相関性があるように思われない頭痛、めまい、光や音への過敏症、記憶の欠陥のような執拗な症状には、TBIの長引く後遺症の疑惑がある。加えて、通常は不安を生まないルーティーンのタスクや活動の間での混乱や物忘れもTBIの疑惑がある。症状は、可能な限りで最良の方法で決定した、その個人の基準なり基線なりと比較される。家族や友人の観察が有用であろう。

　判明しているか、疑われているTBIの患者の治療では、以下の一般原則（U.S. Department of Veterans Affairs ／ Department of Defense 2009）が有用である。

- けいれん閾値を下げるかもしれない薬剤（例：ブプロピオン）を避ける。
- 大ざっぱな目安は「少量から始め、ゆっくり進む」である。なぜならTBIのある患者は低用量の薬物で反応する——あるいは、より多くの副作用を感じる——であろうからだ。
- 治療反応を達成するためには、全範囲の向精神薬の服用が必要になるかもしれないので、用量を抑え過ぎるという過ちを避ける。
- 衝動的な患者や重大な自殺のリスクがある患者には、薬物の供給量を限定することを考える。
- アジテーションやいらだちやすさを引き起こしたり、悪化させたりするカフェイン、ハーブ、栄養補助食品、エネルギー補給製品の使用は最小限にするように患者へ助言する。
- 可能なときは、混乱、認知の遅速化、疲労、眠気を引き起こす薬剤（例：ベンゾジアゼピン、抗コリン剤、リチウム）は避けるか、注意して使用する。

　TBIでの向精神薬の有効性についてのコントロールされたデータは不足している。The Department of Defense and Department of Veterans Affairs（2009）はたぶんTBIと精神的な困難のある患者の治療では、一番経験が多い。その臨床ガイドラインは以下の項目の考慮を推薦している。

- 集中力や記憶の問題に対して——SSRIあるいは刺激剤の注意深い使用
- 不安に対して——抗不安薬あるいはSSRIの短期の（注意深い）使用
- うつに対して——SSRI
- いらだちやすさ、気分不安定、フラストレーション耐性の低下に対して——抗けいれん薬あるいはSSRI
- 不眠に対して——ゾルピデムやザレプロンのような非ベンゾジアゼピン系催眠剤（hypnotic）の注意深い使用
- 睡眠中の悪夢、暴力的な爆発的行動、アジテーションに対して——プラ

ゾシン

結　論

　急性期後段階の精神薬理的治療は多くの難問を含んでいる。災害訓練を受けていない精神科医と他の医師は、災害現場から離れたところで何カ月も経ってから相談を受ける。結果的に、考慮事項は急性期のものとは異なる。急性期後段階での臨床評価と生物心理社会的治療計画は、慣例的な精神医療ケアでの計画とより近いものになる。正常な反応、特に死別経験がよく見られるものの、診断アセスメントは、PTSD、大うつ病、パニック障害、物質乱用、TBIのような重大な精神障害の認識という結果につながる可能性がより高い。評価は、症状の低減、リスクの減少、回復力の向上、生活の質の向上、障害の減少といった治療ゴールという結果につながる。これらのゴールを満たすための治療計画には、必要な場合には薬物治療を伴う、心理療法と心理社会的介入が含まれるであろう。急性期後の段階における精神薬理学的な治療計画には、インフォームドコンセントの獲得、ターゲットとなる症状の特定、薬物の選択とその処方、患者の反応のモニタリングと必要に応じた薬物の調整、継続的な再アセスメントの開始、計画された継続管理のスケジュール調整が入る。薬物の候補には抗不安薬、抗うつ薬、鎮静剤、気分安定薬、抗精神病薬、プラザシン、Dシクロセリンがある。症状が改善しなければ、代替となる治療の選択肢が考慮されるべきである。症状が実際に改善すれば、長期的寛解を確保するために治療が継続されるべきである。

■学習のポイント

- 急性期後の段階に診断された精神障害は早急な治療を要する、潜在的に能力を奪う病態であるが、薬物療法のみでの治療は稀である。

- リスク、副作用、利益、薬物治療の予想される経過に関する心理教育は、介入の重要な部分であり、医療の法律で必要とされている。
- 患者の安全が何よりも重要である。適応があれば、患者は即刻再評価を受けて、必要があれば入院させられるべきである。
- 併存疾患は急性期後の段階によく見られ、特にPTSD、感情障害、薬物使用障害が関わるものが多い。
- SSRIはPTSDと大うつ病の治療で効果的である。
- 災害後の苦痛を緩和する点で有望な他の薬剤には鎮痛薬、気分安定薬（抗けいれん薬）、他の抗うつ薬、鎮静剤などがある。
- 災害後に薬物を処方するときには、中毒の原因になるというリスクが考慮されねばならず、そのリスクを最小限にするように、臨床行為を調整せねばならない。
- 診断された障害のそれぞれに対して、複数の様態を使用する治療が提供されるべきである。
- 処方された通りに薬を服用しないことが、薬物治療が効果をあげない理由としてよくある。
- 災害後の最初の治療同意のときから、再発の可能性や障害の慢性化というリスクも含めて、薬物治療の中止が論じられるべきである。

■復習問題

16.1 災害の生存者の間で、以下のグループのどれが慢性的PTSD発症のリスクが最も高いか？

　　A. 急性ストレス障害のない人々
　　B. C群症状を含めた完全なPTSDの診断基準を満たす人々
　　C. 心理的トラウマの前歴がある人々

D. A、BとC
E. BとCのみ

16.2 PTSDの薬物治療の証拠基盤は以下のどれで一番強いか？

A. 非定型抗精神病薬
B. SSRI
C. 気分安定剤
D. ベンゾジアゼピン
E. プラゾシン

16.3 急性期後段階に最もよく見られる精神疾患は……である。

A. PTSDと認知症
B. せん妄、PTSD、気分変調性障害
C. パニック障害、物質乱用、双極性障害
D. PTSD、大うつ病、パニック障害、物質乱用
E. PTSD、パーソナリティ障害、過剰不安障害

16.4 抗うつ薬治療に反応する可能性が最も高いうつの患者は以下の……を有する人たちである。

A. 大うつ病性障害の診断に要求される、全症状と基準
B. 負傷
C. 軽度から中度のうつ症状
D. 回復力
E. 学校あるいは仕事に戻る能力

16.5 急性期後段階に生存者向けの薬物処方をする前に、以下のどれが獲得されるべきか？

A. 以前の災害経験の歴史

B. 主訴、家族歴、職歴
C. 紹介／照会情報、現症歴、精神状態検査、身体検査
D. 紹介／照会情報、以前の治療への反応、磁気共鳴画像法（MRI）での所見
E. PTSDのスクリーニングテスト、心電図、肝機能と電解質を含む、臨床検査

（訳：久村正樹）

文　　献

American Psychiatric Association: Practice Guideline for the Treatment of Patients With Delirium. Washington, DC, American Psychiatric Association, May 1999 with August 2004 update（revision pending）. Available at: http://www.psychiatryonline.com/pracGuide/pracGuideChapToc_2.aspx. Accessed January 2011.

American Psychiatric Association: Diagnostic and Statistical Manual of Mental Disorders, 4th Edition, Text Revision. Washington, DC, American Psychiatric Association, 2000

American Psychiatric Association: Practice Guideline for the Treatment of Patients With Bipolar Disorder, 2nd Edition. Washington, DC, American Psychiatric Association, April 2002 with November 2005 update（revision pending）. Available at: http://www.psychiatryonline.com/pracGuide/pracGuideChapToc_8.aspx. Accessed January 2011.

American Psychiatric Association: Practice Guideline for the Treatment of Patients With Acute Stress Disorder and Posttraumatic Stress Disorder. Washington, DC, American Psychiatric Association, November 2004 with March 2009 update（revision pending）. Available at: http://www.psychiatryonline.com/pracGuide/pracGuideTopic_11.aspx. Accessed January 2011.

American Psychiatric Association: Practice Guideline for the Treatment of Patients With Substance Use Disorders, 2nd Edition. Washington, DC, American Psychiatric Association, May 2006 with April 2007 update（revision pending）. Available at: http://www.psychiatryonline.com/pracGuide/pracGuideChapToc_5.aspx. Accessed January 2011.

American Psychiatric Association: Practice Guideline for the Treatment of Patients With Major Depressive Disorder, 3rd Edition. Washington, DC, American Psychiatric Association, 2010. Available at: http://www.psychiatryonline.com/ pracGuide/pracGuideTopic_7.aspx. Accessed January 2011.

Benedek DM, Wynn GH: Clinical Manual for Management of PTSD. Washington, DC, American Psychiatric Publishing, 2009

Berren MR, Beigel A, Ghertner S: A typology for the classification of disasters. Community Ment Health J 16:103-111, 1980

Blais MA, O'Keefe SM, Norman DK: Psychological and neuropsychological assessment, in Massachusetts General Hospital Handbook of General Hospital Psychiatry, 6th Edition. Edited by Stern TA, Fricchione GL, Cassem NH, et al. Philadelphia, PA, Saunders Elsevier, 2010, pp 53-60

Blake DD, Weathers FW, Nagy LN, et al: A clinician rating scale for assessing current and lifetime PTSD: the CAPS-1. Behavior Therapist 18:187-188, 1990

Breslau N, Davis GC, Peterson EL, et al: A second look at comorbidity in victims of trauma: the posttraumatic stress disorder-major depression connection. Biol Psychiatry 48:902-909, 2000

Bryant RA, Creamer M, O'Donnell, et al: A study of the protective function of acute morphine administration on subsequent posttraumatic stress disorder. Biol Psychiatry 65:438-440, 2009

Caspi A, Sugden K, Moffitt TE, et al: Influence of life stress on depression: moderation by a polymorphism in the 5-HTT gene. Science 301:386-389, 2003

Cukor J, Spitalnick J, DiFede J, et al: Emerging treatments for PTSD. Clin Psychol Rev 29:715-726, 2009

Davidson JRT: Davidson Trauma Scale (DTS). North Tonawanda, NY, Multi-Health Systems, 1996

Davidson JRT, Stein DJ, Shalev AY, et al: Posttraumatic stress disorder: acquisition, recognition, course, treatment. J Neuropsychiatry Clin Neurosci 16:135-147, 2004

Dimsdale JE, Irwin MR, Keefe FJ, et al: Stress and psychiatry, in Comprehensive Textbook of Psychiatry. Edited by Sadock BJ, Sadock VA, Ruiz P. Philadelphia, PA, Lippincott Williams & Wilkins, 2009, pp. 2410-2423

Disaster Psychiatry Outreach: The Essentials of Disaster Psychiatry: A Training Course for Mental Health Professionals (Course Syllabus). New York, Disaster Psychiatry Outreach, 2008. Available as DPOCourseSyllabus_052108.pdf at: https://sites.google.com/a/disasterpsych.org/blog/File-Cabinet. Accessed December 21, 2009.

First MB, Spitzer RL, Gibbon M, et al: Structured Clinical Interview for DSM-Ⅳ-TR Axis I Disorders (SCID-I). New York, Biometrics Research, New York State Psychiatric Institute, 2002

Fournier JC, DeRubeis RJ, Hollon SD, et al: Antidepressant drug effects and depression severity. JAMA 303:47-53, 2010

Galea S, Ahern J, Resnick H, et al: Psychological sequelae of the September 11 attacks in New York City. N Engl J Med 346:982-987, 2002

Green LG, Grace MC, Lindy, JD, et al: Buffalo Creek survivors in the second decade: comparison with unexposed and nonlitigant groups. J Appl Soc Psychol 20:1033-1050, 1990

Guy W: ECDEU Assessment Manual for Psychopharmacology Revised (DHEW Publ No ADM 76-338). Rockville, MD, U.S. Department of Health, Education and Welfare, Public Health Service, Alcohol, Drug Abuse, and Mental Health Administration, National Institutes of Mental Health Psychopharmacology Branch, Division of Extramural Programs, 1956

Holbrook TL, Galarneau MR, Dye JL, et al: Morphine use after combat injury in Iraq and posttraumatic stress disorder. N Engl J Med 362:168-170, 2010

Institute of Medicine: Treatment of PTSD: An Assessment of the Evidence. Consensus Report. Washington, DC, Institute of Medicine of the National Academies, October 17, 2007. Available at: http://www.iom.edu/Reports/2007/Treatment-of-PTSD-An-Assessment-of-The-Evidence.aspx. Accessed January 2011.

Kolassa IT, Kolassa S, Ertl V, et al: The risk of posttraumatic stress disorder after trauma depends on traumatic load and the catechol-o-methyltransferase Val (158)Met polymorphism. Biol Psychiatry 67:304-308, 2010

Kosten TR, Fontana A, Sernyak MJ, et al: Benzodiazepine use in posttraumatic stress disorder among Vietnam veterans with substance abuse. J Nerv Ment Dis 188:454-459, 2000

Mylle J, Maes M: Partial posttraumatic stress disorder revisited. J Affect Disord 78:1:37-48, 2004

North CS, Nixon SJ, Shariat S et al: Psychiatric disorders among survivors of the Oklahoma City bombing. JAMA 282:755-762, 1999

Otto MW, Tolin DF, Simon NM, et al: Efficacy of D-cycloserine for enhancing response to cognitive-behavior therapy for panic disorder. Biol Psychiatry 67:365-370, 2010

Pitman RK, Delahanty DL: Conceptually driven pharmacological approaches to acute trauma. CNS Spectr 10:99-106, 2005

Post RM, Altshuler LL: Mood disorders: treatment of bipolar disorders, in Comprehensive Textbook of Psychiatry. Edited by Sadock BJ, Sadock VA, Ruiz P. Philadelphia, PA, Lippincott Williams & Wilkins, 2009, pp. 1743-1812

Querques J, Stern TA: Approach to consultation psychiatry: assessment strategies, in Massachusetts General Hospital Handbook of General Hospital Psychiatry, 6th Edition. Edited by Stern TA, Fricchione GL, Cassem NH, et al. Philadelphia, PA, Saunders Elsevier, 2010, pp. 7-14

Rao V, Lyketsos C: Neuropsychiatric sequelae of traumatic brain injury. Psychosomatics 41:95-103, 2000

Robins LN, Helzer JE, Croughan J, et al: National Institute of Mental Health Diagnostic Interview Schedule. Its history, characteristics, and validity. Arch Gen Psychiatry 38:381-389, 1981

Rogers JM, Read CA: Psychiatric comorbidity following traumatic brain injury. Brain Injury 21:1321-1333, 2007

Rush AJ, Nierenberg AA: Mood disorders: treatment of depression, in Comprehensive Textbook of Psychiatry. Edited by Sadock BJ, Sadock VA, Ruiz P. Philadelphia, PA, Lippincott Williams & Wilkins, 2009, pp. 1734-1742

Saxe G, Stoddard F, Courtney D, et al: Relationship between acute morphine and course of PTSD in children with burns: a pilot study. J Am Acad Child Adolesc Psychiatry 40:915-921, 2001

Shalev AY, Galai T, Eth S: Levels of trauma: a multidimensional approach to PTSD. Psychiatry 6:166-177, 1993

Shalev AY, Freedman S, Peri T, et al: Prospective study of PTSD and depression following trauma. Am J Psychiatry 155:630-637, 1998

Sontag D: Mental care in Haiti goes from bad to horrid: quake's aftermath reveals a system in collapse. The New York Times, March 20, 2010, pp 1, 7

Stein DJ, Ipser JC, Seedat S: Pharmacotherapy for post traumatic stress disorder (PTSD). Cochrane Database of Systematic Reviews 2006, Issue 1. Art. No.: CD002795. DOI: 10.1002/14651858.CD002795.pub2.

Stoddard FJ: Psychopharmacology of PTSD. Annual Psychopharmacology Course, Massachusetts Psychiatric Society, Waltham, MA, November 2000

Stoddard F, Saxe G: Ten-year research review of physical injuries. J Am Acad Child Adolesc Psychiatry 40:1128-1145, 2001

Stoddard FJ, Sorrentino EA, Ceranoglu TA, et al: Preliminary evidence for the effects of morphine on PTSD symptoms in one- to four-year-olds with burns. J Burn Care Res 30:836-843, 2009

Stoddard FJ, Sheridan RL, Martyn JAJ, et al: Pain management, in Combat and

Operational Behavioral Health. Edited by Ritchie EC. Textbooks of Military Medicine (Lenhart MK, ed). Department of the Army, Office of the Surgeon General, Borden Institute (in press)

Terr L: Children of Chowchilla: a study of psychic trauma. Psychoanal Study Child 34:552-623, 1979

U.S. Department of Veterans Affairs/Department of Defense: VA/DoD Clinical Practice Guideline for Management of Concussion/Mild Traumatic Brain Injury (mTBI). Prepared by the Management of Concussion/mTBI Working Group, April 2009. Available at: http://www.healthquality.va.gov/management_of_concussion_mtbi.asp. Accessed March 30, 2010.

Weiss D, Marmar C: The Impact of Event Scale—Revised, in Assessing Psychological Trauma and PTSD. Edited by J. Wilson J, Keane T. New York, Guilford, 1997, pp 399-411

Werner D, Thuman C, Maxwell J: Where There Is No Doctor: A Village Health Care Handbook. Berkeley, CA, Hesperian, 2009

Zatzick DF, Jurkovich G, Russo J, et al: Posttraumatic stress, alcohol disorders, and recurrent trauma across level 1 trauma centers. J Trauma 57:360-366, 2004a

Zatzick DF, Roy-Byrne P, Russo J, et al: A randomized effectiveness trial of stepped collaborative care for acutely injured trauma survivors. Arch Gen Psychiatry 61:498-506, 2004b

Zatzick DF, Russo J, Pitman RK, et al: Reevaluating the association between emergency department heart rate and the development of posttraumatic stress disorder: a public health approach. Biol Psychiatry 57:91-95, 2005

17

子どもと青少年に対する精神医学的介入

Heather L. Shibley, M.D.
Frederick J. Stoddard Jr., M.D.

　　ハイチ大地震から2日後に、国際救助員が崩壊したビルの下に閉じ込められていた2歳児を発見した。彼はずっと一人ぼっちで、食糧も水もない状態だった。必死の作業の末、救助員たちはこの子をがれきから救い出すことができた。救助員たちは、救出後、子どもの表情がショックから安堵へと変わり、両親と再会させることができた時には、喜びへと変化した様子を報告している。

"Haiti Earthquake: Stories From the Survivors" 2010
(「ハイチ大地震：生き残った人々の物語」2010)

　世界中で何百万もの子どもと青少年が、災害や戦争から甚大な悪影響を受けている。コミュニケーション能力に限界があり、物事を理解する能力が未熟で、親やその他の成人への依存度が高いため、災害期間中における子どもたちは最も脆弱な人口集団の一つとなる（National Commission on Children and Disasters 2010）。子どもは、災害それ自体が有するトラウマを引き起こしうる性質と、親や教師などの自分のコミュニティ内の人々が経験する感情的な苦悩との両方から強い衝撃を受ける（Pine and Cohen 2002）。度重なるトラウマからの衝撃を経験した子どもは、更に脆弱性を増大させてしまう。津波、戦争、家族の暴力という、3種類の出来事

のために大幅な機能低下に陥ってしまったスリランカの子どもたちがその一例である（Catani et al. 2010）。子どもと青少年に独特のニーズが存在するのは災害以前からであるが、災害の急性期とその後の段階においても同様である。子どもの発達、小児期の障害、家族のダイナミクスを理解している小児科医や、児童精神医学、児童心理学、看護学を専門とするメンタルヘルスの専門家こそは、これらのニーズに応えることができる立場にある。災害が子どもに与えるメンタルヘルス上の影響についての研究は増えてきており、そこから得られる情報は災害のトラウマを減らすための介入法を改善することに役立っている（Masten and Osofsky 2010）。この章で、私たちは幼児、児童、青少年への介入と、それと関連する現時点での経験的な文献や専門的なガイドライン、エビデンスのある介入について焦点を当てる。

災害前の段階

　災害前の計画は災害精神医学を統括するものである。子どものための災害前計画の第一段階は、個人と家族の災害への備えを高めるための計画を行うことである。それに加えて、精神科医および他のメンタルヘルスの専門家は、災害前から子どものメンタルヘルスニーズについての訓練を受けておくべきであり、技能を最新のものへと更新するための「必要なものを厳選した」講習を受け続けるべきである。災害訓練プログラムには、そのカリキュラムの中核に災害メンタルヘルスについての講義も含まれていて、これには子どものためのサイコロジカル・ファーストエイド（Psychological First Aid：PFA）も入っている。コミュニケーションの方法と迅速に行動を開始できる備えも事前に計画するべきだ。災害が襲った後で、精神科医が子ども、青少年、家族への援助を行えるように（適応のある場合には医学的な評価や治療による援助も含む）、子どもの対応をする機関――地元の学校、病院、産科、小児科、児童メンタルヘルスのク

リニック、少年裁判所、警察など——との間に前もって関係を構築しておくべきである。公衆への健康情報についての広報活動が確実に学校や親の役に立つようにするため、災害前に報道関係者との関係作りをしておくことも重要である（「2. 災害前、災害時、災害後のリスクコミュニケーション」参照）。さらに、報道関係者との協力は、トラウマ的にではなく有用な発表を行い、生々しい映像が放映されてしまう前に家族へ子どもを部屋から出すように警告を与え、専門家の助けを求める必要がある子どもの親へのガイダンスを計画するために必要とされている。また、トラウマを受けた子どもは通常、自分の感情を言語によるコミュニケーションではなく、遊びや芸術活動を通じて表現するので、芸術作品の材料・用具や手人形、緊急車両、お医者さんごっこのセット、異なる民族的背景の人形がついているドールハウスのような道具類を準備しておくことが重要である（Disaster Psychiatry Outreach 2008）。

急性期

　災害が襲った直後、メンタルヘルスの専門家は、PFAの実施、リスクのある子どもの数を大雑把に見積もるための人口のスクリーニング、電話によるホットラインの設立援助、公衆保健教育プログラムの展開などを含め、多くの異なる役割を務めなければならない（Laor and Wolmer 2007）。子どもや家族にサービスを提供しているメンタルヘルスの臨床家が最も力を発揮できるのは、より大きな緊急災害対応の一員として組織に組み込まれている時だ。精神科医とその他の災害対応チームは、災害の影響から身体的・感情的に苦しんでいる子どもたちとの仕事に従事することで、とても大きな衝撃を受けるかもしれない。十分なセルフケアと、経験ある災害担当者によるスーパービジョンあるいはコンサルテーションは、災害時の業務のために決定的に重要である。この章で私たちは、さまざまな状況下において直面する可能性のある複雑なシナリオのすべてについて

包括的に論じることはできないが、精神科医と精神科医とともに働く専門家が災害の場での子どもへの介入のために必要となる基本的なガイドラインを提供する。

子ども向けのサイコロジカル・ファーストエイド

　一般的に信じられていることとは反対に、災害直後の余波の中で子どもにデブリーフィングを行うことを支持するデータは存在しない。極端に感情的な反応を経験している仲間に子どもを暴露することは、他の存在するかもしれない利点よりも潜在的な危険性をはらんでいる可能性がある（Brymer et al. 2006; Cohen et al. 2006a）。子どものためのPFAは大人のためのPFA（「12. サイコロジカル・ファーストエイド」参照）とは異なっている。成人の生存者での重点が安全の保証、食糧、水、避難所、応急手当の確保にあるのに対して、子どもに対してはもっと発達上の観点からの標的を絞った介入が重要となる（Schreiber and Gurwitch 2006; Stoddard and Menninger 2004）。子どものためのPFAは子どもと家族に焦点を当てた一連の方略を統合したもので、そこでは親・教師・コミュニティに対応できる人が幼児や児童、青少年に基本的な心理的支援を与える。PFAは災害で被害を受けた人々の文化的宗教的信念に合うように修正されるべきである。以下に示したように、PFAの基本的な目標には聞くこと、守ること、つながること、冷静で楽観的な行動のモデルとなること、教えることが入っている。

1. 聞く——子どもたちに、自分の経験を分かち合い、自分の感情を表現するチャンスを与える。子どもはしばしば感情を言語以外で表現するので、子どもたちが言うことと行うことに注意を払う。子どもたちが遊びや絵を描くことを通じて創造的に自分の物語を語れるように、時間と空間を供給する。しかしながら、もし子どもが感情を伝えたり、論じたりすることをためらうならば、子どもの準備ができたときには

感情を論じられる体制を維持しながら、（再トラウマ化を避けるために）その子どもの気が進まない状態に対しての敬意を払う。大人ができる限り保護とケアを与えるという保証を与えながら、子どもの感情に気づいてそれを価値のあることとして扱う。また、睡眠、食欲、遊び、気分、身体的な苦痛の訴え、学校の成績、仲間との関係でのあらゆる変化を観察する。これらは子どもが災害にどのように対処しているかに関する、手がかりになるかもしれないからだ。

2. **守る**──できる限り学校や課外活動に戻るなど、子どものためにもう一度日常生活の構造や慣習化された行動、安定性が確立されるようにする。最近の出来事と、子どもを安全に保つために大人が行っていることについて、年齢にふさわしい情報を正直に与えるべきだが、詳しくなり過ぎることや過度の暴露は回避しなければならない。また、幼児や児童、青少年が災害の急性期に経験する典型的な反応については、親や教師、子どもへの教育を行わなければならない。例えば、幼い子どもの親には、災害後の急性期の段階ではある程度は退行して親にくっついて離れなくなるのは正常であると安心させるべきである。加えて、小さな子どもは罪悪感に満ちた思考を持っているかもしれないので、災害はその子のせいではないと安心させる必要がある。

3. **つながる**──子どもが家族や友人、近隣の人たち、教師、他のコミュニティの中で子どもに対応する役割を担う人と持っていた正常な社会的関係とつながりを再び確立する。可能なときにはどんな場合でも、子どもたちは災害後にはできるだけ早く親と再会させるべきだ。再会できない場合には、世話をしてくれる大人が必要なだけ一緒にいてくれるという安心感を与えるべきである（Cohen et al. 2006）。支援をする世話役は、子どもと青少年の回復力を育み、PTSD発症のリスクを抑えると示されている。災害期間中と直後の親の存在は、親の積極的な対処行動と並んで、子どもにとっての最も重要な保護要因に数えられている（Laor and Wolmer 2007; Masten et al. 1990）。

4. **冷静で楽観的な行動のモデルとなる**——子どもと青少年は特に危機の時期には、大人の反応を観察し、大人の出す手がかりから学び、大人の導きに従う。大人は、個人、家族、コミュニティの回復のための積極的で楽観的な（それでも現実的な）アプローチを具体的に示す一方で、自分の個人的苦痛を認めるように促されるべきである。親によるアセスメントは子どもの評価についての中心的な部分であるので、精神科医は親の回復力を支援しつつ、子どもの心理的後遺症のリスクが高くなってしまうような、何らかの精神病理や家族の機能不全についての認識を持つべきである（Pine and Cohen 2002）。
5. **教える**——子どもと青少年、その世話をしている大人が、さまざまなよくあるストレス反応とそのようなストレスが学校やその他の場でどのような影響を与えるのかを理解するように援助する。加えて、子どもにいくつかのストレス対処法を理解するように教え、たとえ周辺的にではあっても、復興の努力に参加するチャンスを提供する。けがや再トラウマ経験を最小限にしながら子どもが参加できる方法の例としては、手紙やカードを書く、焼き菓子を作って販売して資金を調達する、火事や洪水後に再び木を植える、などがある。感情的な対処と回復は、当初の苦痛や先のわからない不安を減らし、自己抗力感や希望・適応技能を増すことで高められる。

　子ども向けの特別な介入は、「キッズコーナー」のような標識で指定された、子どもが遊ぶ場所であると決められた空間を確立することである。これは人を呼び込めるような、快適な空間であるべきで、子どものメンタルヘルスを専門にするチームが子どもやその家族を観察し、接触できる場になる（Disaster Psychiatry Outreach 2008）。子どもたちが、家族や子どもの健康を支援しようとする専門家に対して、自分の経験したことを伝える機会を与えることには治療効果があり、メンタルヘルスのチームが認知の歪みを見極めて、それを矯正する機会も与えてくれる。

典型的な子どもと青少年の精神医学的評価には2、3回の評価が必要であることとは対照的に、災害時の精神医学的評価は短時間で行われる。この評価では個人における危険性を評価することに焦点が当てられ、急性の症状をスクリーニングして特定し、より徹底的な評価と対処を必要とする子どもを特定するのに役立つ。これはトリアージの一形態である。危険性の高い子どもには、強烈な不安、抑うつ気分、過覚醒、怒り、解離、複雑化した悲嘆、睡眠の乱れ、見当識の低下を示す子どもと、リスクを増やしてしまうような以前からのトラウマへの暴露が蓄積されていたような、災害前から精神病理を抱えていた子どもが含まれる（Becker-Blease et al. 2010; Young 2006）。身体的負傷のある子ども、家族の誰かが負傷あるいは死亡した子ども、災害に近距離で暴露した子ども、親や世話係から切り離されてしまった子ども、家や学校の破壊のような大きな喪失を経験した子どもには、より完全なスクリーニングと場合によっては治療が必要である（Laor and Wolmer 2007; Shaw et al. 2007）。災害で愛する人や親しい友人を失った子どもはトラウマ性の悲嘆を経験するかもしれない。これは、トラウマが通常の悲嘆プロセスを妨害し、こじらせるときに発生する（Cohen et al. 2006b）。このような子どもたちには、もし利用できるのであれば、トラウマと死別の両方についての対処が可能となる専門的なカウンセリングが必要かもしれない。子どもの時期におけるトラウマ性悲嘆についてのさらなる情報と訓練は、アメリカ国立子どもトラウマティックストレス・ネットワーク（www.nctsnet.org）を通じて入手できる。

急性ストレス反応への積極的な対処技能を促進する
　正常とみなされる回復と苦痛への反応が災害後には頻繁に見られる一方で、災害のようなトラウマ的な出来事に対する重要な反応として、心的外傷後ストレス障害（PTSD）だけが考察の対象となることがよくある。PTSDを見つけるために（Cohen et al. 2006）、再体験、回避の努力、気分不快のようないくつかの症状は継続中の障害の徴候らしいと認識すること

が重要である（Kassam-Adams et al. 2010）。しかしながら、子どもと青少年が示す正常な感情の反応も、病理的なものも、危険性のある行動も広範囲にわたっている。臨床的な意味がないような軽い苦痛の徴候や症状も頻繁に示されるが、適応障害、分離不安障害、他の不安障害、うつ病性障害、死別経験、薬物使用障害、破壊的行動障害のDSM-IV-TRの基準を満たす者もいる（American Psychiatric Association 2000）。

　メンタルヘルスの専門家は、災害に対して感情と行動のどのような反応が潜在的にはありうるのかについて、子どもとその家族を教育すべきである。ストレスを減らす方略と健康的な対処技能を教え、危険信号となる症状を確認するべきである。危険信号とは、親が自分自身のためもしくは子どものために、さらなる評価が必要であることを示すものだ。いくつかの災害後の反応が正常であるとわかれば、生存者の自己効力感と自己コントロール感を増加させ、親と子ども両方の不安が減少する。まだ、急性期の苦痛反応が自分を小さく感じさせるような性質を持っていることは強調されるべきである。メンタルヘルスの専門家は、親たちに自分の子どもが感情や思考を表現できるように勇気づけ、災害がその子どもたちのせいではないと安心させる方法を教えることにも集中するべきだ。子どもは情報がないか誤った情報を与えられると、しばしば一層悪いシナリオを想像するので、親と教師は災害とそこから回復する反応に関して、年齢に合った事実による情報を供給すべきである（Cohen et al. 2006a）。やり遂げたという感覚を達成でき、無力感や受身性に対抗するように、親は子どもが小さな援助を与える役割を持てるように促すべきである（Flynn and Nelson 1998）。また、生々しい画像とストーリーは子どもを容易に圧倒してしまい、PTSDの深刻度を悪化させうるので、親は子どもがテレビを見る時間を制限すべきであるとエビデンスが示唆している（Pfefferbaum et al. 1999）。

印刷物の配布

箇条書きの形式で簡潔に情報が記載された印刷物は、災害時には非常に有用となりうる。これらは学校経由あるいは災害現場で配布することができる。多くの人たちは気が散って注意力散漫になってしまうが、書かれたものがあれば、混沌とした状況が収まってきたときに情報を見直すことが可能となる。アメリカ小児・思春期精神医学会は、その「家族のための事実」シリーズの中に災害関係の印刷物を用意しており、その中には「子どもと悲嘆」、「準備のできた状態―あなたの子どもへの援助を見つけられる場所を知っておくこと」、「災害後に子どもを助ける」、「心的外傷後ストレス障害（PTSD）」という情報を入れている（www.aacap.org）。親に対して、災害後の急性期に自分の子どもに話しかける方法、話を聞く方法、支援する方法、安心させる方法に関するガイダンスを提供することは、とても有用であり、親の自信を増加させる（Cohen et al. 2006a）。コミュニティのメンタルヘルスや学校と連携したクリニックについての情報も配布されるべきである。

急性期後の段階

災害の期間中に子どもは家族や友人の喪失、学校や日中の決まり事の喪失、安全・安心という人間にとっての基本的な前提の喪失など、多数の喪失を被るかもしれない（Laor and Wolmer 2007）。そのため、災害後最初の数週間の急性期後の段階で日常の構造や生活習慣を早く取り戻せた子どもたちはその後の生活にうまく適応しやすい（Shaw et al. 2007）。家族は食事時間と就寝時間をきちんと定めることで、この正常性の感覚の回復を助けられる。学校、教会、コミュニティでの課外プログラムの再開も構造や決まり事・支持されている感覚を創造する。

災害は個人・家族・学校だけではなく、コミュニティ全体にも衝撃を与える。災害後のコミュニティと連携した介入には、仕事の創出と専門的な

訓練、若者のスポーツの復興、追悼行事の組織、芸術や人文系のコミュニティプログラムの創造がある（Laor and Wolmer 2007）。メンタルヘルスと依存性物質乱用に関するプログラムの維持、復活、構築は子どもや青少年、また災害後に苦労をしているその家族にとっても重要である。

学校への推奨事項

急性期後の段階で信頼関係を構築するのは困難であり、また親は子どもに第一線で接している教師のことを通常は信頼しているので、学校こそが回復への営みを開始するのに適した場所とされている（Klingman 1993）。子どもは学校にいる可能性が高く、その学校も災害で直接的に被害を受けるかもしれないので（中国、トルコ、ハイチでの地震の後に実証されたように）、学校は急性期においてとても重要である。不運にも、大災害では、学校組織が中断されたり破壊されたりするかもしれない。

トラウマを受けた親は、自分自身の悲嘆を経験しているために、子どものメンタルヘルスの問題を報告する人物としては信頼できないかもしれず、子どものためにメンタルヘルスの評価を求めない可能性があり、子どもが必要としている集中的な支援を与えることができないかもしれない。そのために、衝撃を受けた子どもの多数が何も治療を受けなくなってしまうことがある（Cohen et al. 2006a）。しかし、学校で標準的な評価法を用いて幅広く症状を調べる広範囲のスクリーニングが行われることによって、症状を見逃されてしまう多くの子どもを発見することができる。スクリーニングの場となることに加えて、学校は治療センターとしても役立つ。子どものメンタルヘルスの専門家は最初に学校の管理者や教師だけに会い、教師たち自身が直接的なトラウマの影響を受けておらず、良好な適応を果たしていることを確認するべきである。それから、メンタルヘルスの専門家は、生徒の災害に対する反応と関連したトラウマへの対処方法について、管理者と教師に指導と援助をするべきである。教師は健全な対処法のモデルを示し、自己効力感、希望、正常性の回復の予想を浸透させる

ことにより、災害に対する正常な反応について生徒に伝達し、教育する援助をしてくれるだろう。教師は医学的評価や治療から利益を得られると予想される子どもの見つけ方を学ぶかもしれない（Laor and Wolmer 2007; Schreiber and Gurwitch 2006）。

学校と連携した介入では、対象を管理者とカウンセラーにするか（Kataoka et al. 2009）、あるいはクラス全体とするか、それとも少数の高リスクの子どもに絞るかなどといったように集団に焦点が当てられる（Klingman 1993）。教師が主導するクラス活性化プログラムの一例では、親のセッション1回と、安全・心理教育・死別と災害後の感情・未来を目指した計画に焦点を当てることなどを2時間のセッションを8回行って扱う構成となっていた。災害直後に治療技法を組み合わせて（認知行動療法［CBT］、心理教育、遊戯技法）行ったところ、子どもたちの解離とPTSDの症状が減り、3年後も適応が改善されていたと実証されたのである（Wolmer et al. 2003, 2005）。学校でのトラウマ向け認知行動療法介入（Cognitive Behavioral Intervention for Trauma in Schools：CBITS; Jaycox 2003）はエビデンスに基づいた、短期のマニュアル化された集団CBTプログラムであり、親のセッションが4回、教師の心理教育セッションも1回入っている。また、無作為化比較研究では、CBITSを受けた学生はPTSDと抑うつ症状の報告が有意に少なかった（Wong et al. 2002）。

災害後の専門化された治療

ほとんどの子どもと青少年は、各自のコミュニティ内部の自然な支援システムとPFAによく反応するだろうが、少数ではより専門化されたメンタルヘルスの治療（Cohen et al. 2006a）や、依存性物質乱用の治療（Chemtob et al. 2009; Saxe et al. 2006a）が必要になるだろう。継続的な苦痛があると示される子どもと青少年は、より構造化され文化的な情報が盛り込まれた、短期の危機介入に焦点を当てられた支持的心理療法に登録される

べきだ。これは標準的には1セッションから6セッションで構成されており、心理教育やリラクセーションエクササイズ、認知のリフレーミング（気を逸らすこと、身体的活動と社会的活動、問題解決を含む）、対処メカニズムに焦点が当てられている（Goenjian et al. 1997）。スリランカでスマトラ島沖地震・インド洋津波の後、瞑想とリラクセーションをナラティブ暴露療法と最初の数カ月間に比較した無作為化研究において、6セッションの短期治療が両方の治療グループで有効であったことが明らかになった（Catani et al. 2009）。内戦や他の災害によって事前から重いトラウマを受けていた対象人口を対象にしているので、この研究は注目に値する。また、スリランカはそれまでに研究された多くの人口集団と文化的にも異なっている。このことを考慮し、メンタルヘルスへの介入計画では、文化的宗教的な情報が取り入れられなければならない。

　短期治療後にも、PTSD症状などの病理性を長期に連続して現す子どもには、もっと集中的で正式な心理療法が必要となる。CBTには最もしっかりとしたエビデンスがあり、学校プログラムも含め、個人用にも集団用にもフォーマットが使用されている（Wethington et al. 2008）。CBTは通常約10〜16週間で行われる。Chemtobら（2002）は、個人用フォーマットと集団用フォーマットの両方でCBTを行った、治療を待っている人々を対照群とした無作為化比較試験で、PTSD症状が減少することを示した。Goenjianら（1997）は大地震後にアルメニアの青少年で研究を実施した。トラウマと悲嘆の両方に焦点を当てたCBTを受けている青少年のグループと介入を受けなかった対照群を比較したのだ。対照群ではPTSDと抑うつ症状の両方での悪化を示した一方で、治療グループはPTSDでは改善を示し、抑うつ症状では変化を示さなかった。

　トラウマ焦点化CBT（TF-CBT）は特殊化されたCBT治療の一つのタイプで、トラウマからの生存者で有効であることが証明されている（Cohen et al. 2006b）。子どもをトラウマに対して脱感作させ、その状況で子どもが習熟した振る舞いができるようにするため、トラウマ経験を再構築

することに焦点が当てられる。TF-CBT は心理教育、ストレス管理とリラクセーションエクササイズ、感情の同定と調整、認知再構成、トラウマについて語ったり絵を用いたりする暴露療法、罪悪感や復讐心のようなテーマの同定、子どもと家族の連帯を促進するセッション、安全の強化からなる（Cohen et al. 2006）。ウェブを用いた TF-CBT 訓練は http://tfcbt.musc.edu で利用できる。

　遊戯療法は精神力動的心理療法の一つのタイプで、トラウマに暴露された子どもへの治療として有効で、特に小さな子どもに適切である（Ablon 1996）。これは子どもの心理療法で最も広範囲に実践されている形態の一つで、トラウマの感情への影響を乗り越えるために、肯定的な移行経験（transitional experience）や心のための空間（移行対象〔transitional object〕）を供給することで、子どもの感情が客観的になだめられる体験（例：人形遊び、お絵かき、お話、歌）をセラピストとともに創り出したり使用したりする方法として遊戯を活用し、それによって正常な発達の継続を援助するのである（Winnicott 1951）。心理療法の環境も創造的な遊びも安全を供給し、子どもはそれを治療関係が公的には終わった後にも保持する。治療的遊びの使用を通じて、子どもは保護された私的な治療の場で、共感的なセラピストとともに、置き換えられたトラウマを安全に共有しながらそれを再演し、最終的には現実生活の経験では得られなかったその扱いに習熟したという感覚を達成すると同時に、洞察も獲得できるのである。注意深いセラピストは、子ども自身の言葉を聞き、自発的な遊びを観察し、子どもが理解する言葉で感情にラベルを貼り、思考を解釈し、これによって子どもが元々の不安と無力感の感情に何回も取り組むことで、より強い自己意識の感覚を獲得し、より健全な対処メカニズムを学ぶように助けるのである（Terr 1990）。この方法は、火傷やその他の負傷に関連した痛み、恐怖、外科手術でトラウマを経験した子どもも含めて、多様なトラウマを抱えて入院している子どもの小グループの間でも効果的であった（Stoddard 2002）。遊戯療法は子ども向けだが、時として親や保護者に

セッションに参加してもらい、治療での子どもの前進について、親や保護者に情報や役に立つ見解を提供することは、この療法の成功のために不可欠である。

災害後の小児への薬物療法

　一般に、ほとんどの子どもでは治療的な介入と家族支援への反応が良いので、災害直後の急性期に向精神薬が必要となることはない。幼い子では授乳、抱っこ、安心させること、もっと年上の子どもでは年齢にふさわしい、大人がきちんと構造を保って遊ぶ機会を供給する場合のように、世話と栄養、慰めを与える介入をすれば、薬物治療と同等以上に気持ちを落ち着かせる効果があるだろう。年齢に合った方法（例：けがをした子どものための寄付金を集めること）で子どもが役に立てる機会を与えることで、利他的な願望が満たされるし、無力感も緩和されるだろう。

急性期：学校・クリニック・職場・病院などの場所で
　災害後の急性期における小児の薬物療法の研究は欠けているため、ほとんどの情報は緊急小児ケアと急性小児科・外科ケアという環境（Lorberg and Prince 2010）または災害後の成人の研究から引き出されている。もし可能であるならば、小児精神科医か思春期専門の精神科医との対面もしくは電話でのコンサルテーションが勧められる。
　薬物が処方される前に、子どもの精神科的な病歴が得られなければならない。これには、現在の疾患の病歴、発育の歴史、小児科での病歴、現在の身体的健康、アレルギー、使用されている薬物、物質乱用、家族歴、学校歴、家族内での関係を含めた社会性の歴史が含まれる。身体と精神についての状態の検査も病歴の聴取と一緒に行われるべきだ。
　ほとんどの子どもが薬物治療を必要としないが、一部の子ども、特に負傷や他の疾患での入院が必要な子どもでは、薬物治療で良くなる可能性の

表17-1　災害後の子どもへの処方：極めて用心して行うように助言される

災害後の子どもへの向精神薬の処方は以下のような項目によって、大いに制限される。

1. 向精神薬の使用は、実施が推奨されている管理的な追跡と監視が不可能かもしれないので、社会的な組織が崩壊した災害環境では控えるべきである。抗うつ薬に関しては、アメリカ食品医薬品局が、新たな処方や服用量の変更があれば、最初の1カ月間は毎週確認のために来院させ、翌月には管理的な追跡のために2週間に1回の来院を促し、その後は毎月会うようにすることを勧めている。治療の監視のためには、毎回の診察前に、治療対象となっている病気の症状の目録を患者に完成させることも有用である。

2. 病院の環境では、急性期に向精神薬の処方が指示されるかもしれないが、表17-2、17-3、17-4に示されているように、専門化された管理を継続することが不可能なコミュニティの環境では、災害期間中の処方は通常は指示されない。この章の最後に掲げる表は、主として病院での使用にふさわしいものであり、薬物の安全な使用のために要求されることに適切な注意を払えないときに、コミュニティの中で医師が単純に処方することを促すものではない。

3. 災害後、鎮痛剤、ベンゾジアゼピン、刺激剤は時として非合法的目的のために転用されてしまう。

4. 子どものための心理療法が使えないときには、向精神薬の処方は控えるべきである。最適な形としては、抗うつ薬は心理療法と組み合わせて、綿密に監視されながら処方されるべきであるが、心理療法は地方や災害後の環境では用いることができないことも多い。

5. 抗精神病薬は継続管理が可能な病院環境では医師によって処方されるかもしれない。しかしながら、子どもは評価の基準となる血液検査を行った後で、さらに血液検査による綿密な監視と医師による異常不随意運動評価尺度による検査を受けなければ、抗精神病薬を投与されるべきではない（Guy 1976; Munetz and Benjamin 1988）。

高い症状や疾患が現れることがある。以下の小児患者の精神科薬物療法の議論で、私たちは災害後の急性期と急性期後の段階で要求されるかもしれない薬物を話題にする。子どもと青少年に処方を行う際には、臨床家は体重1キログラム当たりで何ミリグラムという尺度に従って服用量を計算する。何らかの副作用と中毒効果を最小限に抑え、それを監視するために、可能な最低量からスタートして、少しずつ増量しながら用量を定めるのが一番安全である。換言すれば、「少量から始め、ゆっくり進む」ということが推薦されるのだ（災害後の子どもへの処方に関する付加的な注意事項が表17-1にリストされている）。子どもたちが継続して治療を受けられそうにない場合や、質問や問題に関しての連絡ができそうにない場合に

は、重大な副作用や中毒性のある薬物は処方しないか、2～3日分のみの量を処方すべきである。

　向精神薬は事前に併存していた疾患に対して処方される。うつ病に対する抗うつ薬や注意欠陥多動性障害（ADHD）に対する精神刺激剤などがそうである。これらの適応症についての薬物療法はアメリカ食品医薬品局（FDA）から認可されるだろうが、災害後に使用される他の大半の薬物は適応外使用として処方される。時として子どもは、不眠・焦燥・せん妄・行動障害・気分症状など、急性の苦痛に対する反応を示してその機能が重大に侵害される。危険性が甚大な場合には、可能であれば入院が指示される。ここでの主題は小児科の集中治療ではなく、災害後の小児の精神科薬物療法であるが、この2つには重なる部分があり、災害後には負傷や疾患のある子どもで入院治療が必要となる。

　以下の推奨事項は7歳以上の子どもの精神科薬物療法に関するものである。ただし、児童精神科的、あるいは小児科的コンサルテーションによって、もっと小さい子どものための治療も、体重1キログラム当たりで何ミリグラムという計算に則って用心深く開始されるかもしれない。

痛み

　幼児・子ども・青少年で痛みの管理は必須であり、精神科医は痛みの原因となっている要因の評価と痛みの治療の両方に努める。非常に激しい痛みとそれに付随する症候に対する介入だけでも、心理的介入（例：催眠療法とリラクセーション）、物理的介入（例：けがの外科的治療、体位を整えること）、さらには多くのタイプの薬物治療（例：抗生物質、鎮痛剤、抗精神病薬、抗不安薬）などがあり多様である。薬物療法は、副作用あるいは中毒効果のあらゆる危険に対する利益とバランスを取らねばならない（Stoddard et al. 2002）。授乳することは、授乳期の乳児の痛みとそれに関連する不安を急速に減らすだろう。アセトアミノフェンやイブプロフェンは激しい痛みに対して非常に効果的だろうし、この2つの薬物は何らかの大災害の後では、唯一入手できる鎮痛剤である。災害後の治療環境で、鎮

痛剤が入手可能であれば、重度の痛みの薬理的な管理が選ばれるべき治療となる（Schechter et al. 2003; Stoddard and Saxe 2001; Stoddard et al. in press）。痛みは、重傷を負っている人々に後からPTSDの症状が出現するか否かを予測する重要な因子であり、オピエートの早期投与でこの症状の出現を減らせると示すエビデンスが増えている（Holbrook et al. 2010; Saxe et al. 2001）。

不眠

ストレスと不安の初期症状によって、睡眠は災害後には頻繁に妨げられるかもしれない。不眠が執拗で、日中の機能が低下する原因になっていれば、向精神薬による介入が指示されるだろう。そのような場合、小さい子どもは、低用量のジフェンヒドラミンを5〜7日間体重1キログラム当たりで何ミリグラムという計算で服用すると効果があるだろう（Disaster Psychiatry Outreach 2008; Donnelly 2003）。逆説的に抑制を欠いて興奮してしまうことを少数のグループでは経験する可能性があるので、子どもは綿密に監視されるべきである。もしこれが発生したら、ジフェンヒドラミンは中止すべきである。低用量ジフェンヒドラミンが有効でなく不眠が継続するか、重大な不安が随伴する場合には、ロラゼパムのような低用量ベンゾジアゼピンを体重1キログラム当たりで何ミリグラムという計算で短期間試すことになろう（表17-2参照）。この場合も、患者は逆説的な脱抑制について監視されるべきである。もし、不眠が急性ストレス障害やPTSDの症状を伴い、推奨される管理の継続が可能ならば、セルトラリンのような抗うつ剤の使用を考慮して、効果に応じて用量を調整して設定してもよい。

不安と抑うつ

災害の急性期段階には、多くの子どもと青少年が不安を経験する。多数の災害担当者は、無力感と子どもの苦痛のすべてを取り去りたいという願望を経験したと報告している。しかしながら、ほとんどの不安が向精神薬による治療なしに解決するので、ロラゼパムのような抗不安薬は重症で、

表17-2 小児科救命救急医療で使用されるために選択されたベンゾジアゼピン

薬剤	投与経路	開始時(分)	半減期(時間)	代謝
クロナゼパム	経口	30〜60	成人のデータ：20〜80（Wozniak et al. 2001）	CYP3A
ジアゼパム	静脈内（痛みがある）、筋肉内、経口、注腸（ゲル状）	静脈内：1〜3 注腸：7〜15 経口：30〜60	子どものデータ：15〜21（Cassem et al. 2004）	CYP2C19* CYP3A
ロラゼパム	静脈内、筋肉内、経口	静脈内：1〜5 筋肉内：10〜20 経口：30〜60	子どものデータ：10.5±2.9（Chess and Thomas 1984）	第Ⅱ相 グルクロン酸抱合のみ
ミダゾラム	静脈内、筋肉内、経口、注腸	静脈内：1〜3 筋肉内：5〜10 経口／注腸：10〜30	子どものデータ：0.8〜1.8（Kovacs 1985）	CYP3A

*アジア人の15〜20%と白人の3〜5%はチトクロムP450（CYP）2C19基質の代謝が悪い。
出典　Adapted from Stoddard F, Usher C, Abrams A: "Psychopharmacology in Pediatric Critical Care." Child and Adolescent Psychiatric Clinics of North America 15: 611-655, 2006.

執拗な、機能障害を引き起こす不安のためだけに使用されるべきである。災害後の何週間も、子どもが抑うつや不安の徴候や症状を示し続け、推薦されているような管理の継続が可能であれば、選択的セロトニン再取り込み阻害薬（SSRI）が有用だろう（Donnelly 2003）。セルトラリン、フルオキセチン、イミプラミンの3薬は学齢期の子どもの急性ストレス障害、PTSD、抑うつに有効であることが示されている（Stoddard et al. 2006）。セルトラリンは年少の子どもでは6.25mgの服用量から、年長の子どもと青少年では12.5mgの服用量から投与を開始できる。服用量はしばしば25

表17-3 小児科救命救急医療で使用されるために選択された抗うつ薬

薬剤	剤形	最初の服用量	副作用
フルオキセチン	錠剤、口腔内崩壊錠	5〜20mg 経口で毎日	いら立ちやすさ 静坐不能 不眠
セルトラリン	錠剤、液剤、筋肉内注射	12.5〜25mg 経口で毎日	食欲減退(急性使用)あるいは食欲増進(慢性) 胃腸症状
シタロプラム	錠剤、経口液剤	10〜20mg 経口で毎日	血小板機能不全 性的副作用
エスシタロプラム	錠剤、経口液剤	2.5〜5mg 経口で毎日	自殺の恐れ*

注:服用量と副作用のプロフィールは一般的なガイドラインであり、決定的なものとなることを意図されていない。薬物の選択と服用方法は症例毎に検討され、適切な臨床的な検査による監視を伴うべきである。
*アメリカ食品医薬品局の黒枠警告は子どもと青少年ではすべての抗うつ薬に当てはまる。
出典　Adapted from Stoddard F, Usher C, Abrams A: "Psychopharmacology in Pediatric Critical Care." Child and Adolescent Psychiatric Clinics of North America 15: 611-655. 2006.

〜50mgまで調整され、必要に応じてさらに増やせる。フルオキセチンは子どもの体重次第で2.5mgか5mgの服用量で開始可能であり、その後10〜20mgまで調整できる。イミプラミンは、稀な不整脈を含め、副作用がより多いので過量服用は致命的となる。そのため、これは不安あるいは抑うつに対して最初に行われる治療ではない。イミプラミンは就寝時の10あるいは25mgから開始できる。表17-3は子ども向けにしばしば処方される抗うつ薬を掲げている。すべての抗うつ薬で、子どもと25歳以下の成人における自殺の危険に関して黒枠での警告がなされているので、心理療法と厳重な薬物療法についての管理のもとで処方されるべきである(U.S. Food and Drug Administration 2007)。FDAは最初の1カ月は毎週

の予約，2カ月目は1週おき，その後は月1回の予約を推奨している。推奨される通りの管理が継続可能であれば，黒枠での警告があるからといって，抑うつに対しての効果的な薬物の処方を控えるべきではない。抑うつは生命を脅かすかもしれないのである。抗うつ薬は標準的に約9～12カ月の間，治療的な服用量で継続され，それから問題が生じていない場合に，ゆっくりと減量する。

焦燥

子どもが激しい攻撃性や重度の気分の動揺，精神病症状，あるいは自傷行動を示している，あるいは自己や他者を傷つける恐れがある場合には，入院のための評価を受けるべきである。焦燥はせん妄——意識の乱れ，（しばしば劇的な）認知の変化，数時間あるいは数日単位で変動する障害，医学的な病気が存在する証拠（例：薬物や物質，負傷，感染症，栄養不良，躁病）を含めた，医学上の緊急事態——と関連しているかもしれない（American Psychiatric Association 2000）（表17-4参照）。

深刻な焦燥やせん妄がみられる学齢期の子どもに対して，推奨される薬物を開始する前の基準値の評価と臨床検査による管理と監視の継続が可能なときには，精神科医は非定型抗精神病薬の適応外処方を考慮してもよい。例えば，リスペリドン0.25～0.5mg，就寝時もしくは1日2回のクエチアピン25mg，就寝時もしくは1日2回のオランザピン2.5mg，1日当たり2.5～5mgのアリピプラゾール（表17-4参照）の処方である。年少の子どもでは，ジフェンヒドラミンや低用量ベンゾジアゼピンが推奨される（Stoddard et al. 2006）。非定型抗精神病薬を処方する場合，精神科医は全血球計算・肝機能・空腹時を含むブドウ糖と脂質の日内変動などについて，薬物開始前の基準値の評価と追跡的な臨床検査を確実に行う必要があり，身長，体重，バイタルサイン，体脂肪指標（BMI）を記録する必要もある。加えて，ジストニアと遅発性ジスキジアの危険性が抗精神病薬にはあるため，異常不随意運動評価尺度（Abnormal Involuntary Movement Scales：AIMS; Guy 1976）も薬物を開始する前に実施し，毎月監視

表17-4　小児科救命救急医療で使用されるために選択された神経遮断薬

薬剤	剤形 (formulation)	最初の服用量[a]	副作用と中毒効果[b]
アリピプラゾール	錠剤	2.5〜5mg 経口で毎日	*時として焦燥、不安 ＋　低血圧 0　高プロラクチン血症 0　ブドウ糖不耐性[e] 0　体重増加 ＋　錐体外路副作用 ＋　悪性症候群
ハロペリドール	錠剤、筋肉内注射、静脈内	0.2〜0.5mg 静脈内、1日3回で1〜2日間	*QTC延長 ＋　低血圧 ＋＋　高プロラクチン血症 ＋　ブドウ糖不耐性 0　体重増加 ＋＋＋　錐体外路副作用 ＋＋＋　悪性症候群
オランザピン	錠剤、口腔内崩壊錠、筋肉内注射	2.5mg 経口で1日2回	*抗コリン作用 ＋＋　低血圧 ＋　高プロラクチン血症 ＋＋　ブドウ糖不耐性 ＋＋＋　体重増加 ＋　錐体外路副作用 ＋　悪性症候群
クエチアピン	錠剤	25mg 経口で1日2回	*過鎮静 ＋＋　低血圧 0　高プロラクチン血症 ＋　ブドウ糖不耐性 ＋＋　体重増加 0　錐体外路副作用 ＋　悪性症候群

（↗）

表17−4　小児科救命救急医療で使用されるために選択された神経遮断薬（つづき）

薬剤	剤形(formulation)	最初の服用量[a]	副作用と中毒効果[b]
リスペリゾン	錠剤、液剤、筋肉内注射	0.25mg 経口で毎日	*肝機能障害 ＋＋＋　低血圧 ＋＋　高プロラクチン血症 ＋　ブドウ糖不耐性 ＋＋　体重増加 ＋＋　錐体外路副作用 ＋　悪性症候群
ジプラシドン	錠剤、筋肉内注射	20mg 経口／筋肉内で毎日	*QTC延長 ＋　低血圧 ＋　高プロラクチン血症 ＋　ブドウ糖不耐性 0　体重増加 ＋　錐体外路副作用 ＋　悪性症候群

注：ここに出されている服用量のガイドラインは一般的なガイドラインであり、決定的なものになることを意図されていない。薬物の選択と服用方法は症例毎に検討され、適切な臨床的な検査による監視を伴うべきである。
[a] 18歳未満の子どもには認可されていない。[b] 懸念される副作用と中毒効果の手がかり（Gardner et al. 2005）。　*＝やや稀な副作用　＋＋＋＝高リスク　＋＋＝中程度のリスク　＋＝低リスク　0＝無視できる程度のリスク
出典　Adapted from Stoddard F, Usher C, Abrams A: "Psychopharmacology in Pediatric Critical Care." Child and Adolescent Psychiatric Clinics of North America 15: 611-655, 2006.

されるべきである（Lane et al. 1985）。

　β遮断薬（例：プロプラノロール）はかつてPTSDの予防に有効であると考えられていたが、その後の研究はこれらの使用を支持せず、子どもでは推奨されていない（「15. 精神薬理学―急性期―」参照）。同じように、クロニジンのようなα₂アドレナリン作動薬は子どもの過覚醒や衝動性に対して時として使用される一方で、潜在的に有害な心臓血管の副作用（低血圧、不整脈）があり、病院という環境以外では災害後の使用が不適切と

されている（Donnelly 2003）。

不注意と気の散りやすさ

　子どもはトラウマや災害の後に、しばしば不注意や多動性、強いレベルでの気の散りやすさを示す。これらの行動変化は新たな注意欠如・多動性障害（ADHD）の診断のための徴候であるよりも、災害のトラウマへの反応としての過覚醒に対して起きる、二次的なものである可能性が高い。スクリーニングでは、PTSD、抑うつ、不安の何らかの付加的な症状や発病前の社会的な機能の程度を見極めることに焦点を当てるべきである。精神刺激剤を服用していたが災害後には薬物治療を受けていない子どもや、独立して確認されているADHDの病歴がある子どもには、精神刺激剤の使用がしばしば指示される。ADHDの子どもや青少年は精神刺激剤による薬物治療なしで、一時的な避難所に住むことを強制されると、ひどく破壊的になるだろう。可能ならば、以前の服用状況を確認するために、薬局に連絡をするべきであり、臨床家はこれらの薬物の乱用率の高さについても意識しておくべきである。精神刺激剤は体重1kg当たりで何mgという計算で処方される。低用量の場合は1日2回投与の即放性メチルフェニデート2.5〜5mg、毎朝投与する長期作用型のものはメチルフェニデート（例：コンサータ）18mgとなる（表17-5参照）。精神刺激剤の処方に先立って、精神科医は家族と本人の心臓病の病歴を確認し、当該個人の心拍数、血圧、身長、体重が記録され、定期的に監視されるべきである。精神刺激剤の副作用に関する、より詳細な情報は表17-5を参照。

急性期後の段階：学校で、外来患者として、そして病院で

　前章では主として急性期の段階での精神医学的症状と診断を扱った。急性期後の段階では、さまざまな病態についての治療のために、伝統的な臨床の場へと親が子どもを連れて行くかもしれない（あるいは教師や医師が紹介するかもしれない）。この段階では、PTSD・大うつ病・ADHDなどの薬物が有効なほとんどの小児の精神障害に対してFDAが認可した薬理

表17-5　注意欠陥多動性障害に対して選択される精神刺激剤

ジェネリック名	商標名	最初の服用量、mg	通常の1日当たりの服用量　mg（mg／kg）
メチルフェニデート IR	リタリン（錠剤） メチリン（チュアブル）	2.5あるいは5 毎日あるいは1日2回 2.5あるいは5 毎日あるいは1日2回	10〜60（0.3〜1.5） 10〜60（0.3〜1.5）
メチルフェニデート ER	リタリンLA（カプセル） メタデートCD（カプセル）	10〜20　毎日 10〜20　毎日	20〜60（0.6〜1.5） 20〜60（0.6〜1.5）
メチルフェニデート OR	コンサータ（OROS製剤＝経口の浸透圧を利用した薬物放出システム）	18　毎日	18〜72（0.4〜1.8）
混合アンフェタミン IR	アデラール adderall（カプセル）	2.5あるいは5 毎日	5〜40（0.2〜1）
混合アンフェタミン ER	アデラール adderall XR（カプセル）	5　毎日	5〜40（0.2〜1）

（↗）

的治療は、子どもに対するエビデンスが明確である（「16. 精神薬理学—急性期の後の段階—」も参照）。それにもかかわらず、子どもの示している症状について、災害が与えた衝撃と災害が原因になっている度合を評価して、考慮に入れることが必要である。

表 17-5 注意欠陥多動性障害に対して選択される精神刺激剤（つづき）

硫酸アンフェタミン (amphetamine sulfate IR)	デキセドリン （錠剤）	5	毎日	5～30 (0.2～0.7)
デクスメチルフェニ デート IR	フォカリン（錠剤）	2.5	1日2回	5～30 (0.2～0.7)
デクスメチルフェニ デート ER	フォカリン （カプセル）	5	毎日	5～30 (0.2～0.7)

注：刺激剤はアメリカ食品医薬品局により、7歳以上の子どもに対して認可されている。
ER ＝徐放性（extended release）、IR＝即放性（immediate release）、OR＝osmotic release（浸透性放出）
刺激剤を処方する臨床家への注意書き：
・精神刺激剤使用への禁忌には、既知の薬物への過敏症と緑内障がある。
・精神刺激剤は不眠、睡眠妨害、食欲減退、吐き気、腹痛、頭痛、頻脈、血圧変動、いら立ちやすさと、気分の不安定のようなリバウンド症状の原因になりうる。身長と体重の軽微な減少の原因にもなりうる。
・精神刺激剤は、特に災害の場では、乱用される可能性が潜在的にある。
・精神刺激剤は不安、緊張、焦燥などの症状を悪化・重症化させることがあり、素因のある患者たちにはチックや精神病の原因になるかもしれない。
・精神刺激剤はモノアミンオキシダーゼ阻害薬と組み合わせて使用すべきではない。
・精神刺激剤は、既存の心臓の器質的な異常がある人々では、突然の心臓病死も含めた心臓血管系の問題を引き起こしかねない。

出典　Green 2007; Spetie and Arnold 2007

結　論

　子どもの災害後のニーズを満たす準備をする場合に、子どもの発達上のニーズと子どもの親・家族・学校のニーズも評価して考慮に入れることが大切である。小児医療と、他の子ども向けサービスや学校は、子どもとスタッフが必要とするものを予想してそれを満たすための、具体的な計画と災害時のためのスタッフの訓練が必要であり、その計画についてコミュニティ内の他の災害関連機関と調整するべきである。子どものメンタルヘルスのニーズは、急性の苦痛のような症状に対してPFAを使用する支援か

ら、PTSDやうつ病のように長引くことのある障害の心理療法にまで広がっている。PTSDやうつ病は可能ならばいつでも継続的な評価と治療が必要である。病院の環境では精神科の薬物療法が指示されるかもしれない。病院であれば、推薦される薬物開始前の基準となる臨床検査や継続的な監視、小児精神科コンサルテーション（例：遠隔精神医療）が可能だろう。スタッフの訓練を含む効果的な準備は幼児、子ども、青少年、そしてその家族への災害トラウマの衝撃を緩和するであろう。

■学習のポイント

- 幼児、子ども、青少年は災害後において最も配慮すべき災害弱者の一部である。

- 災害の可能性を予期した場合に、メディア向けの心理教育のポイントを計画しておくことは重要である。そのような教育は災害時に子どもと家族がよりうまく対処することを助けるであろう。

- 災害後、引き離されていた子どもを家族と再会させることは、可能な限りいかなる場合でも優先事項になる。

- 学校にいる子どもとその教師を助ける介入は極めて重要である。

- 子どもに見られる災害後の反応には、正常な範囲の苦痛の反応と回復力、PTSD、他の不安障害、適応障害、死別経験、抑うつがあり、青少年では依存物質の使用もある。

- 災害で深刻な衝撃を受けた子どもには、遊戯心理療法、TF-CBT、家族療法を含めた心理療法が指示されるかもしれない。

- 急性期には、精神科の薬物療法を必要とする学齢期の子どもは少数で、急性ストレス向けの抗不安薬の処方が主なものだろう。急性期後には、臨床検査や推奨されている追跡的な監視が可能な病院環境では、他の薬物が指示されるかもしれない。

- 災害後の介入では、幼児期から思春期までの発達段階で、トラウマと喪失の与える衝撃が異なっていることに十分に注意しなければならない。
- 子どもに関係する機関、学校、ヘルスケア施設において、スタッフの訓練を含む防災計画と有効な災害への準備があることは、幼児、子ども、青年、そしてその家族に対する災害トラウマの衝撃を緩和するだろう。

■復習問題

17.1 子ども向けのサイコロジカル・ファーストエイドは成人向けのものとどのように異なるか？

    A. 安全を確実にすることに焦点を当てている
    B. 初期の苦痛を減らすことを目的にしている
    C. 自己効力感を強調する
    D. 発達に焦点を当てている
    E. 食糧や水のような必需食料品の確保に焦点を当てる

17.2 以下のどのリスク因子を持っている子どもが、災害への暴露の後で精神病理現象を発症する脆弱度が一番高いか？

    A. 個人的に負傷したり、喪失を被った人たち
    B. 世話係から分離された人たちや世話係がトラウマ後の苦痛に苦しんでいる人たち
    C. 災害前に精神病理を抱えていた人たち
    D. 以前のトラウマ経験がある人たち
    E. 上記のすべて

17.3 メディア、学校、コミュニティ組織との関係は災害のどの段階で育成すべきか？

    A. 災害前

B. 災害急性期
C. 災害亜急性期
D. 災害急性後期
E. 回復期

17.4 精神病理現象と持続的なトラウマ後症状を示し続ける子どもに対し、一番大きなエビデンスを有するのはどのタイプの治療であるか？

A. 遊戯療法
B. 弁証法的行動療法
C. 認知行動療法
D. 支持的療法
E. AとC

17.5 災害期間中と災害後の精神科薬物療法の役割は何であるか？

A. 災害を経験した子どもの大多数に対して、薬物が処方されるべきである
B. 薬物治療は、急性期の段階でも急性期後の段階でも、選ばれた少数の子どもでは有用となりうるものであり、抗うつ薬から抗不安剤、抗精神病薬まで幅がある
C. 災害の場では、子どもに対して薬物を処方すべきではない
D. 選択的セロトニン再取り込み阻害薬が災害精神医学で役割を持つ、唯一の薬物の種類である
E. 薬物は急速に用量を増量して調整されるべきである

(訳：堀有伸)

文　献

Ablon SL: The therapeutic action of play. J Am Acad Child Adolesc Psychiatry

35:545-549, 1996

American Psychiatric Association: Diagnostic and Statistical Manual of Mental Disorders, 4th Edition, Text Revision. Washington, DC, American Psychiatric Association, 2000

Becker-Blease KA, Turner HA, Finklehor D: Disasters, victimization, and children's mental health. Child Dev 81:1040-1052, 2010

Brymer M, Jacobs A, Layne C, et al. (National Child Traumatic Stress Network/ National Center for PTSD): Psychological First Aid: Field Operations Guide, 2nd Edition. July 2006. Available at: http://www.naccho.org/topics/HPDP/ infectious/upload/PsyFirstAid-2.pdf. Accessed February 8, 2011.

Cassem NH, Papakostas GI, Fava M, et al: Massachusetts General Hospital Handbook of General Hospital Psychiatry, 5th Edition. Edited by Stern TA, Fricchione, Cassem NH, et al. Philadelphia, PA, CV Mosby, 2004, pp 69-92

Catani C, Kohiladevy M, Ruf M, et al: Treating children traumatized by war and tsunami: a comparison between exposure therapy and meditation-relaxation in North-East Sri Lanka. BMC Psychiatry 9:22, 2009

Catani C, Gewirtz AH, Wieling E, et al: Tsunami, war, and cumulative risk in the lives of Sri Lankan schoolchildren. Child Dev 81:1176-1191, 2010

Chemtob CM, Nakashima J, Hamada RS: Psychosocial intervention for postdisaster trauma symptoms in elementary school children: a controlled community field study. Arch Pediatr Adolesc Med 156:211-216, 2002

Chemtob CM, Nomura Y, Josephson L, et al: Substance use and functional impairment among adolescents directly exposed to the 2001 World Trade Center attacks. Disasters 33:337-352, 2009

Chess S, Thomas A: Origins and Evolution of Behavior Disorders: From Infancy to Early Adult Life. Cambridge, MA, Harvard University Press, 1984

Cohen JA, Burnet W, Dunne JE, et al: Practice parameters for the assessment and treatment of children and adolescents with posttraumatic stress disorder. J Am Acad Child Adolesc Psychiatry 37 (suppl):4S-26S, 1998

Cohen JA, Mannarino AP, Gibson LE, et al: Interventions for children and adolescents following disasters, in Interventions Following Mass Violence and Disasters: Strategies for Mental Health Practice. Edited by Ritchie EC, Watson PJ, Friedman MJ. New York, Guilford, 2006a, pp 227-256

Cohen JA, Mannarino AP, Deblinger E: Treating Trauma and Traumatic Grief in Children and Adolescents. New York, Guilford, 2006b

Disaster Psychiatry Outreach: The Essentials of Disaster Psychiatry: A Training

Course for Mental Health Professionals (Course Syllabus). New York, Disaster Psychiatry Outreach, 2008. Available as DPOCourseSyllabus_052108.pdf at: https://sites.google.com/a/disasterpsych.org/blog/File-Cabinet. Accessed December 28, 2009.

Donnelly CL: Pharmacologic treatment approaches for children and adolescents with posttraumatic stress disorder. Child Adolesc Psychiatr Clin North Am 12:251-269, 2003

Flynn BW, Nelson ME: Understanding the needs of children following large scale disasters and the role of government. Child Adolesc Psychiatr Clin North Am 7:211-227, 1998

Gardner DM, Baldessarini RJ, Waraich P: Modern antipsychotic drugs: a critical overview. CMAJ 2005;172:1703-1711, 2005

Goenjian AK, Karayan I, Pynoos RS, et al: Outcome of psychotherapy among early adolescents after trauma. Am J Psychiatry 154:536-542, 1997

Green WH: Sympathomimetic amines and central nervous system stimulants, in Child and Adolescent Clinical Psychopharmacology. Philadelphia, PA, Lippincott Williams & Wilkins, 2007, pp 55-90

Guy W: Abnormal Involuntary Movement Scale (AIMS), in ECDEU Assessment Manual for Psychopharmacology—Revised (DHEW Publ No ADM 76-338). Washington, DC, U.S. Department of Health, Education and Welfare, 1976. Available at: http://flmedicaidbh.fmhi.usf.edu/pdf/AIMS_Quest.pdf. Accessed July 7, 2010.

Haiti earthquake: stories from the survivors. Times Online, January 15, 2010. Available at: http://www.timesonline.co.uk/tol/news/world/us_and_americas/article6987620.ece. Accessed July 6, 2010.

Holbrook TL, Galarneau MR, Dye JL, et al: Morphine use after combat injury in Iraq and post-traumatic stress disorder. N Engl J Med 362:110-117, 2010

Jaycox LH: CBITS: Cognitive-Behavioral Intervention for Trauma in Schools. Frederick, CO, Sopris West, 2003

Kassam-Adams N, Marsac ML, Cirilli C: Posttraumatic stress disorder symptom structure in injured children: functional impairment and depression symptoms in a confirmatory factor analysis. J Am Acad Child Adolesc Psychiatry 49:616-625, 2010

Kataoka SH, Nadeem E, Wong M, et al: Improving disaster mental health care in schools: a community-partnered approach. Am J Prev Med 37 (suppl):S225-S229, 2009

Klingman A: School based interventions following a disaster, in Children and Disasters. Edited by Saylor CF. New York, Plenum, 1993, pp 165-186

Kovacs M: The natural history and course of depressive disorders in childhood. Psychiatric Annals 15:387-389, 1985

Lane RD, Glazer WM, Hansen TE, et al: Assessment of tardive dyskinesia using the Abnormal Involuntary Movement Scale. J Nerv Ment Dis 173:353-357, 1985

Laor N, Wolmer L: Children exposed to disaster: the role of the mental health professional, in Lewis's Child and Adolescent Psychiatry. Edited by Martin A, Volkmar FR. Philadelphia, PA, Lippincott Williams & Wilkins, 2007, pp 727-739

Lorberg BA, Prince JB: Psychopharmacological management of children and adolescents, in Massachusetts General Hospital Handbook of General Hospital Psychiatry, 6th Edition. Edited by Stern TA, Fricchione GL, Cassem NH, et al. Philadelphia, PA, Saunders Elsevier, 2010, pp 467-498

Masten AS, Osofsky JD: Disasters and their impact on child development: introduction to the special section. Child Dev 81:1029-1039, 2010

Masten AS, Best KM, Garmezy N: Resilience and development: contributions from the study of children who overcome adversity. Dev Psychopathol 2:425-444, 1990

Munetz MR, Benjamin S: How to examine patients using the Abnormal Involuntary Movement Scale. Hosp Community Psychiatry 39:1172-1177, 1988

National Commission on Children and Disasters: 2010 Report to the President and Congress (AHRQ Publ No 10-M037). Rockville, MD, Agency for Heathcare Research and Quality, October 2010

Pfefferbaum B, Nixon SJ, Krug RS, et al: Clinical needs assessment of middle and high school students following the 1995 Oklahoma City bombing. Am J Psychiatry 156:1069-1074, 1999

Pine DS, Cohen JA: Trauma in children and adolescents: risk and treatment of psychiatric sequelae. Biol Psychiatry 51:519-531, 2002

Saxe G, Stoddard F, Courtney D, et al: Relationship between acute morphine and course of PTSD in children with burns: a pilot study. J Am Acad Child Adolesc Psychiatry 40:915-921, 2001

Saxe GN, Ellis BH, Kaplow J: Collaborative Treatment of Traumatized Children and Teens: The Trauma Systems Therapy Approach. New York, Guilford, 2006

Schechter N, Berde CB, Yaster M (eds): Pain in Infants, Children and Adolescents. Baltimore, MD, Williams & Wilkins, 2003, pp 128-141

Schreiber M, Gurwitch R: Listen, protect, and connect: psychological first aid for children and parents. Washington, DC, Ready.gov, 2006. Available at: http://www.ready.gov/kids/_downloads/PFA_SchoolCrisis.pdf. Accessed March 15, 2008.

Shaw JA, Espinel Z, Shultz JM (eds): Children: Stress, Trauma and Disasters. Tampa, FL, Disaster Life Support Publishing, 2007

Spetie L, Arnold EL: Attention deficit/hyperactivity disorder, in Lewis's Child and Adolescent Psychiatry. Edited by Martin A, Volkmar FR. Philadelphia, PA, Lippincott Williams & Wilkins, 2007, pp 430-454

Stoddard FJ: Care of infants, children and adolescents with burn injuries, in Child and Adolescent Psychiatry, 3rd Edition. Edited by Lewis M. Philadelphia, PA, Lippincott Williams & Wilkins, 2002, pp 1188-1208

Stoddard FJ, Menninger EW: Guidance for parents and other caretakers after disasters or terrorist attacks, in Disaster Psychiatry Handbook. Edited by Hall RCW, Ng AT, Norwood AE. Washington, DC, American Psychiatric Association, 2004, pp 44-56

Stoddard F, Saxe G: Ten-year research review of physical injuries. J Am Acad Child Adolesc Psychiatry 40:1128-1145, 2001

Stoddard FJ, Sheridan RL, Saxe G, et al: Treatment of pain in acutely burned children. J Burn Care Rehabil 23:135-156, 2002

Stoddard F, Usher C, Abrams A: Psychopharmacology in pediatric critical care. Child Adolesc Psychiatr Clin North Am 15:611-655, 2006

Stoddard FJ, Sheridan RL, Martyn JAJ, et al: Pain management, in Combat and Operational Behavioral Health. Edited by Ritchie EC. Textbooks of Military Medicine (Lenhart MK, ed). Department of the Army, Office of the Surgeon General, Borden Institute (in press)

Terr LC: Too Scared to Cry: Psychic Trauma in Childhood. New York, Basic Books, 1990

U.S. Food and Drug Administration: Antidepressant Use in Children, Adolescents, and Adults. May 2, 2007. Available at: http://www.fda.gov/drugs/drug-safety/informationbydrugclass/ucm096273.htm. Accessed January 16, 2011.

Wethington HR, Hahn RA, Fuqua-Whitley DS, et al: The effectiveness of interventions to reduce psychological harm from traumatic events among children and adolescents: a systematic review. Am J Prev Med 35:287-313, 2008

Winnicott DW: Transitional objects and transitional phenomena, in Collected pa-

pers: Through Paediatrics to Psycho-Analysis 41:585-595, 1951
Wolmer L, Laor N, Yazgan Y: School reactivation programs after disaster: could teachers serve as clinical mediators? Child Adolesc Psychiatr Clin North Am 12:363-381, 2003
Wolmer L, Laor N, Dedeoglu C, etal:Teacher-mediated intervention after disaster: a controlled three-year follow-up of children's functioning. J Child Psychol Psychiatry 46:1161-1168, 2005
Wong M, Stein B, Jaycox L, et al: Cognitive behavioral intervention for trauma in schools. Los Angeles, UCLA Health Services Research Center, 2002. Available at: http://www.hsrcenter.ucla.edu/research/cbits.shtml. Accessed January 16, 2011.
Wozniak J, Biederman J, Richards JA: Diagnostic and therapeutic dilemmas in the management of pediatric-onset bipolar disorder. J Clin Psychiatry 62 (suppl 14):10-15, 2001
Young BH: The immediate response to disaster: guidelines for adult psychological first aid, in Interventions Following Mass Violence and Disasters: Strategies for Mental Health Practice. Edited by Ritchie EC, Watson PJ, Friedman MJ. New York, Guilford, 2006, pp 134-154

18

高齢者への精神医学的介入

Kenneth Sakauye, M.D.

　災害は高齢者人口において他とは不均等な高い率で病気と死亡を引き起こす（Fernandez et al. 2002）。高齢者にとって、一番よくある精神医学的アウトカムは心的外傷後ストレス障害（post-traumatic stress disorder: PTSD）よりも、不安、抑うつ、記憶の障害である（Galea et al. 2008）。高齢者への介入は主としてClass Ⅲ（非実験的研究）と Class Ⅳ（委員会の報告や意見あるいは／および尊敬されている権威者の臨床経験）の証拠に基づいており、推薦の強度はたいていレベルD（Class Ⅳの証拠に直接的に基づいているか、Class Ⅰ［無作為統制実験あるいは無作為統制実験のメタ分析］、Class Ⅱ［無作為化なしの統制実験あるいは他のタイプの準実験研究、Class Ⅲの証拠から補外法で推定されている）である。

リスクの全般的評価

　急性期評価の全般的な問題は「5. 精神医学的評価」で論じられている。加えて、「アメリカ老年精神医学会（American Association for Geriatric Psychiatry：AAGP）の防災準備タスクフォースは既存の関連資料を見直し、高齢人口のニーズについての意見報告書を準備した（Sakauye et al. 2009）。2010年にハイチ地震が発生し、事実上すべての高齢者組織のブロ

グとウェブサイトやニュース報道が、弱者である高齢被災者が直面する独特な問題をハイライトしたものの、この年齢集団については報告が不足しており、注目が欠如していて、特定的な統計がないということが明白になった。現在の研究で十分に扱われていない重要な変数は高齢者が感じる災害後のストレスの精密な評価（コントロールの感覚 対 絶望感）である。

　現在有力な見方は、ネガティブなアウトカムが出るリスクが最も高い人たちを見極めるために、用量反応仮説に依存している。薬物乱用・精神保健サービス局（Substance Abuse and Mental Health Services Administration：SAMHSA）は、災害後の精神医学的後遺症のリスクが大きい方から順に、6つのグループを大まかにまとめた。このリストは高齢者人口にも同じように適用される（アメリカ保健社会福祉省 2003）。表18-1に示されているように、この階層はDSM-Ⅲ-Rの心理社会的ストレッサーの重症度尺度（Ⅳ軸）（American Psychiatric Association 1987）と大ざっぱな相応関係にある。これはストレスの重症度を「ストレスなし」から「壊滅的ストレス」までに分けて評定している。DSM-ⅣとDSM-Ⅳ-TR（American Psychiatric Association 1994; 2000）の改訂されたⅣ軸分類（心理社会的および環境的問題）はストレスの重症度の評定を含まない。

　SAMHSAのリスクグループ5と6はリスクが低いとみなされるが、これらの人々も次のような理由で、自分のストレスが極度のものであると知覚するかもしれない。①将来がわからない不安。②安全の欠如による不安。③支援的なコミュニティ、インフラ構造、必要不可欠なサービスの喪失。④医師、教会、店、電話、インターネットサービス、交通機関、郵便が使えないこと。⑤治療の中断。⑥回復に向けた進展がほとんどあるいは全く見られないこと。以下の症例は、トラウマへの直接暴露がない場合での、高齢者の典型的な反応を示している。

　85歳のJ夫人はハリケーン・カトリーナがニューオリンズを襲ったと

表 18-1 リスクの用量反応仮説

SAMHSA リスクグループ階層[a]（最大リスクから最小リスクの順）	DSM-Ⅲ-R 心理社会的ストレッサーの重症度尺度（Ⅳ軸）[b]
1. 重症を負っている被害者；身内を亡くした遺族	コード6：壊滅的なストレッサー
2. トラウマに大幅に暴露された被害者；避難者	
3. 親戚を亡くした人、友人を亡くした人；救助／復旧労働者；死亡通知や遺族に関わるサービス提供者	コード4-5：極度の、あるいは重度のストレス
4. 家屋、仕事、ペット、大切にしていた所有物を失った人々；メンタルヘルスの提供者；牧師、司祭；緊急医療従事者；生存者と犠牲者の家族に関わる学校の人員；災害をカバーする報道機関の人員	
5. 政府の役人；ターゲットになった犠牲者グループと一体であると考えているグループ；財政的衝撃を受けたビジネス	コード3：中程度のストレス
6. コミュニティ全般	

注　SAMHSA = Substance Abuse and Mental Health Services Administration；薬物乱用・精神保健サービス局
[a] アメリカ保健社会福祉省 U.S. Department of Health and Human Services（2003）
[b] アメリカ精神医学会（1987）

き、ライフケア（基礎的介護を提供する）施設に住んでいた。入居者は州都バトン・ルージに移転し、何ら直接的なトラウマは経験しなかった。J夫人は彼女の住居に帰還して2カ月後までは何も問題を示さなかった。その時になってスタッフが不安を伴う中程度のうつと認知的な障害に気づいた。彼女の家族は戻っておらず、古い友人の多くとは連絡がつかず、電話サービスがなく、職員の90％は新しくなっており、彼女はニュースを見て、市からがれきを除去するだけでも10年はかかるだろうと確信してしまっていた。J夫人は絶望を感じ、自分の市の喪失を悼んでいた。

高齢者独特のリスク

　AAGP防災準備タスクフォース（Sakauye et al. 2009）の予想外の発見には、高齢者は若い人のグループよりも災害義援金の請求をすることが典型的には少ないという事実があった。これは、援助受給について社会的不名誉を感じること、自己依存が強いこと、他の権利の喪失の懸念、役所のシステムをうまく通過することを難しくする読解技能の低さや言語的な障壁に関係している可能性がある。理由は何であれ、高齢者は災害後に経済的回復を達成することに、より多くの困難を経験する（Kaniasty and Norris 1995）。助けを求める声を待つよりも、アウトリーチ（通常の範囲を超えた組織的福祉活動）と直接の援助の申し出がしばしば要求される。ストレスに対抗する主な緩衝装置である社会的支援は、災害後にはしばしば失われ、喪失のインパクトに輪をかけてしまう。

　高齢者は政府の避難勧告に留意しない傾向が強いように思われる（Gladwin and Peacock 1997）。部分的には、この選択は以前の災害体験で成功しているせいかもしれない。安全だという誤った感覚を持ってしまい、結果的に災害が差し迫っているのに家を離れることを拒む傾向が強まってしまうのだ。

　ネガティブなアウトカムが出てしまうリスクが最も高い高齢者は、特に高齢の人、身体が弱いか複雑な身体的疾患を抱えている人、認知障害のある人（例：認知症の老人）、重症の精神疾患あるいは精神疾患（例：統合失調症、気分障害、うつ）による慢性的な障害がある人、移動に不自由がある人、感覚障害がある人、近い関係にある家族の介護者や地元の社会的支援がない人である。認知症の高齢者はストレスを理解する能力やストレスに対処する能力がなく、ニーズを伝達する能力が欠け、病気の間に錯乱を発症するリスクがはるかに高いため、認知症は特別な問題である。

　高齢者では高い割合で見られる失感情症はもう一つの独特な要因であ

表 18-2　災害時に高齢人口の脆弱性に影響する要因

脆弱性を増す要因
　感覚意識の減退（認知障害）
　既存の医学的状態（弱さ）
　身体の動きの損傷
　社会経済的な制限（低収入、読む技能の低さ、言語の障壁）
　既存の精神的疾患
　社会的孤立

緩衝装置として役立つ要因
　ポジティブな社会的支援
　予想可能性（予期）

双方向的な影響のある要因
　失感情症

出典　Sakauye et al. 2009

る。失感情症は「感情に対する言葉がない」と定義され、感情の意識の欠如と「信号不安」を生成する能力の欠如を包含している。これは身体化と関連づけられており、前部帯状核と扁桃の機能不全に神経生物学的基盤があるかもしれない（Henry et al. 2006; Paradiso et al. 2008; Taylor et al. 1999）。失感情症が身体化を増やすリスク因子を構成する（なぜなら患者はニーズにうまく対処できないか、予期できないので）のか、あるいは保護的因子の役をする（なぜならこのような人は情動変化の知覚能力が低く、より回復力があるように見えるので）のかは不明である。健康な高齢の成人では、より良い知識と対処能力につながる人生経験があり、失感情症の保護的効果もあるため、グループとしてはトラウマに対してより回復力を持ちPTSDの割合もわずかに低くなるのだろう（Huang et al. 2010; Norris et al. 2002）（表18-2参照）。

神経生物学的リスク因子

　高齢者における神経内分泌的あるいは遺伝的脆弱性の可能性については、ほとんど研究が行われてきていない。全年齢層での一般的なストレス関係の発見では、日周変動の喪失を伴うコルチゾールの穏やかな増加があった。これはうつ、PTSD、アルツハイマー病、慢性的ストレスの患者で見られるものだ。脳由来神経栄養因子の減少あるいはチロシンキナーゼ活性のような、ニューロトロフィン反応の抑制もさまざまな精神障害の患者で発見されており、神経ミトコンドリア活性やたんぱく質の生産に影響を与えている。ニューロトロフィン反応は高齢者では減少し（Ziegenhorn et al. 2007）、ストレスの影響を受けやすくなるということが知られている。加えて、アドレナリンの大量放出を防ぐことはPTSDへの発展を減らす方法であると推論されている。βアドレナリン遮断薬（例：プロプラノロール；Pitman et al. 2002）、αアドレナリン遮断薬（例：プラゾシン：Peskind et al. 2007）、「選択的セロトニン再取り込み阻害薬（serotonin reuptake inhibitors：SSRI）はすべて、不安障害やうつの進行につながると考えられている自律神経の過覚醒を防ぐ潜在的可能性が研究されている。それぞれ急性期の精神薬理学と急性期後の精神薬理学を扱う、第15章と第16章で詳しく述べられているように、これらの薬剤の有効性はより若い患者では最終結論が実証されていないし、高齢者における安全や忍容性はテストされていない。

精神医学的アウトカム

　ココナッツ・グローヴ火災の後にLindemann（1944）が初めて記述した反応の階層は、今でも災害がメンタルヘルスに与える影響を見積もる際の概念的枠組みとして最もよく使われている。急性トラウマへの反応とし

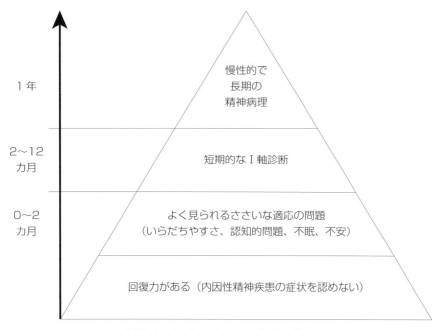

図 18-1　トラウマへの反応の階層

　この略図は、ほとんどの人が早い段階では軽度の適応困難を示すだろうが、多くの人々がトラウマ後にうまく対処できると示している。2 カ月後の中間的影響では、多くの人（約 3 分の 1）が何らかのI軸診断疾患を発症すると示されている。長期的問題を経験する人もいるが、これはトラウマの犠牲者の多数派ではない。

て、人々は広範囲のリアクションを経験するであろう。大半の人はうまく対処でき、大勢が直後の重大ではないストレス反応を経験し、一部は不安とうつの遅発性反応を経験し、ごく少数が執拗な PTSD を発症するであろう。このモデルは図 18-1 に示されるようにグラフ化が可能で、時間が経つにつれて固執する問題を示す人は次第に減る。一般に、高齢者も含めて、大半の人々に回復力があるのだ。

　災害後に起こる特定の精神疾患の率の推定は、災害のタイプ、破壊の程度、災害からの回復の速度、個人的要因などで大幅に違ってくる。「市民諮問グループ（community advisory group：CAG）」はハリケーン・カト

リーナに襲われた地域に住んでいて、赤十字社に助けを求めた815人の成人を調査した。インタビューは災害の5～8カ月後と、その後1年経ってから実施された。このサンプルの年齢構成は提供されていないが、41.8%がハリケーンの18カ月後に重度の精神疾患かPTSDを示し、6.4%が執拗な自殺念慮を示した（Kessler et al. 2008）。一般に、高齢人口では若い成人で見られた気分、不安、PTSDの症状はそれほど確実に発生せず、急性のストレスは身体的に表現されるかもしれない（Amore et al. 2007）。物質乱用の増加は、若い人口で問題になるほど、問題にならないように思われる。

　トラウマ後の軽度の記憶障害は、高齢人口における認識不足の問題であった。ハリケーン・カトリーナの後、この現象は地元民によく「カトリーナ脳」として言及されていた。不安が記憶障害につながることは、一般的な発見である。極度のストレスを受けている高齢者では、PTSDで見られるような固着した否定的な記憶、あるいは記憶喪失や思考阻害の逆、がしばしば見られる。神経生物学的な基盤は、前部帯状回路の分断であると推測されている。これは「視床下部－下垂体－副腎軸（hypothalamic-pituitary-adrenal axis：HPA）」とコルチゾール機能不全がコリン作動性回路と前頭ドーパミン回路の分断を引き起こしたことによるものだ。視床、扁桃、海馬の間の相互連関は記憶とストレスの間の強い関連性の理由を示唆している（Sakauye 2008a）。ストレスと記憶障害の間の関連性を認識すべき主な理由は、災害後に高齢者の認知症を過剰診断することを避け、ベンゾジアゼピンやその他の鎮静剤の使用を通じて認知障害を悪化させることを避けることである。

介入の方略

　災害対応は概念的に3段階に分割できる。直後の対応（最初の1週間ほど）、早期あるいは急性期の対応（1週間から2カ月）、後期あるいは急性

期後の対応（2カ月以上）である。すべての段階で、ケア提供者は災害後のネガティブな精神医学的アウトカムのリスクに警戒し、情動的苦痛の兆候を察知せねばならない（Substance Abuse and Mental Health Services Administration, "The Spirit of Recovery: All Hazards Behavioral Health Preparedness and Response—Building on the Lessons of Hurricane Katrina, Rita, and Wilma" Unpublished notes from a meeting held in New Orleans, LA, May 22-24, 2006［薬物乱用・精神保健管理庁「回復の精神：全ハザード型行動保健の準備と対応—ハリケーン・カトリーナ、リタ、ウィルマの教訓をさらに強める」2006年5月22日〜24日にルイジアナ州ニューオリンズにて開催された会議での未発表メモ]）。

　一般に高齢者に対しては、対応のどの段階でも、以下のことを行うことが重要である。

- リスクのある患者のトリアージ
- これまでの精神医学的歴史の確認
- 向精神薬治療の中断回避
- うつ、不安、認知障害、精神病のスクリーニング
- 物質使用のチェック
- 高齢者では潜在的に不適切である可能性がある、ビアーズ基準上の薬の回避（Fick et al. 2008）

　既知の精神疾患か認知の問題がある患者は、既存の薬物療法の継続とともに、追加的な支援が必要である。健康状態が損なわれていたり、認知障害があるため、高齢者はストレスの影響を緩和するために、社会的支援を必要とする可能性がより高いのだ。加えて、各段階への対応は異なる問題を強調する。

直後の対応

サイコロジカル・ファーストエイド（PFA：「12. サイコロジカル・ファーストエイド」参照）が直後の対応として提供されるべきである。PFAには次のようなものがある。当面のニーズに対処する。当面の身体的安全を確保する。身体的快適性を満たす。社会参加を促進する。さらなるトラウマやトラウマを思い出させるものから保護する。悲嘆とスピリチュアルな問題に取り組む。家族と離ればなれになっていたら、家族を見つけることを助ける。トラウマ的な悲嘆に対処する。情動的に圧倒されている生存者を安定させる。医学的治療のための養生規則は継続を保証せねばならず、向精神薬も不安や睡眠を対象に必要となるかもしれない。PFAはグループにも個人にも提供されている（Brymer et al. 2006）。戦略的には、心理的な初期対応のゴールはトラウマをコントロールでき、統御できるという感覚を与えることである。

認知症患者へのPFAは他の人へのPFAとは質的に異なる。トラウマの後には、ほとんどの認知症患者でアジテーション（焦燥性興奮）が予想される。ささいな生活の変化でさえも、認知症患者には破壊的なものに感じられる可能性があり、アジテーションの原因となる。ストレスのあるときにその人を安心させ、保護する、愛着対象人物がいることは、薬物投与よりもはるかに有益である。しかしながら、薬の投与が必要であるならば、災害後の認知症ケアでの主たるガイドラインは、高齢者での潜在的に不適切な薬物使用に関するビアーズ基準にリストされている薬物の使用を避けることだ（Fick et al. 2008）。通常不適切である薬には鎮静作用のある向精神薬や抗ヒスタミン薬、潜在的に抗コリン性の高い薬が含まれる。高齢者用の最初の服用量はもっと若い患者での通常の初回服用量の半分に抑えるべきである。

急性期対応

ハイリスク患者のスクリーニングとハイリスクグループでの評価は急性

期対応の段階では重要である。脆弱な高齢者のためのトリアージのツールは、家族の援助がなく危うい高齢者を見極めるために、ハリケーン・カトリーナの後に開発された。Dyerら（2008）によって開発された、この単純なスクリーニングの道具は3つの主要分野から情報を取る。①社会的支援がないか、社会的支援者から分離されている。②既存の、健康、記憶、あるいは日常生活動作（ADL）の制限。③ケースマネジメントの必要。加えて、再発のリスクを最小限に抑えるために、精神医学的治療と医学的治療の中断を回避することが必須である。ハイリスクあるいは症状を示す個人が特定された後、それらの人々を治療あるいはさらなる評価に回すべきである。地理的に広い範囲が破壊された場合や社会的インフラ構造が破壊された場合は、適切な対応の達成が不可能である。病院、ガス、水、電気、道路、食糧の配布、住居、下水道、医療品の補給、電話、専門家が不在の中では、患者は地元で治療を受けられない。必要であれば、被害を受けていないサービス地域に避難するための手配ができなければならない。

　この段階での最もよくあるニーズは主として社会的なものと環境的なものである。重要なゴールは、家族を再会させること、生活ができるようにインフラ構造を再建すること、信頼できる情報を提供すること、薬物治療を続けること、病院でのケアが提供可能である場所に最も重度の障害がある人を避難させることである。

　認知症のケアは安定して先の予想が可能な環境を要する。好ましくは、慣れ親しんだ人々や家族がいるとよい。向精神薬を追加することは回避すべきだが、もし、患者がこのような薬を必要とする場合には、高度に鎮静作用のある薬物、ベンゾジアゼピン、抗コリン性が高い薬は与えられるべきでない。アジテーションを増やすことが多いので、拘束も回避すべきだ。行動管理技法には、刺激の制御、技能喚起法や分化強化のような認知行動技法、置き換え、構造化された社会的活動、コミュニケーション技法を向上するためのスタッフ訓練がある（Sakauye 2008b）。

急性期後の対応

　急性期後の段階では、一部の患者がフォーマルな精神科治療を必要とするであろう。心理療法と向精神薬療法が必要とされるかもしれない。

　不安障害に対しては、最前の治療アプローチというものがない。この理由の一部は不安障害には多数の亜型があることであり、大半の研究は全般性不安障害かPTSDにだけ焦点を当てている。さらに、特に高齢者を対象としたアウトカム研究はほとんどない。典型的に、心理療法の選択肢は、その人に合わせられた折衷的なモデルから成立している。関連文献のレビューによれば、以下のような治療の階層が適用されている。最初に、患者は苦痛一時緩和技法か気そらし技法（リラクセーション・エクササイズ、瞑想、気持ちを落ちつかせる思考）を教えられる。症状が長引くようであれば、「認知行動療法（cognitive behavior therapy：CBT）」が試される。ゴールは、問題解決技能、イメージ療法、心理教育を通じて、特定の症状をコントロールできるように、患者を助けることである。現在の行動に対する無意識の影響と無意識の抵抗についての意識と理解を育成することに焦点を当てた、より時間集約的で洞察志向の療法を必要とする患者もいる（Sakauye 2008a）。薬物を使うアプローチは、最初の試みとして抗うつ薬――つまり、SSRIあるいは「セロトニン・ノルエピネフリン再取り込み阻害薬（serotonin-norepinephrine reuptake inhibitors：SNRIs）」――を使用するように推移している。高齢者でも、大うつ病や精神病のような重大な精神障害の治療は伝統的アプローチと異なりはしない。

　認知症患者は災害後に悪くなったように見えるであろう。認知とADL機能の明らかな悪化が永続的なものであるのか、あるいは患者が回復できるのかははっきりしない。精神病、うつ、アジテーションのような精神医学的症状の出現は可逆的であると想定されている。

準　備

　今日までの関連資料では高齢者問題への注目がほぼ世界的に不足しているので、国家の防災計画の中で高齢者を特別な人口（他のグループの議論については、「6. 災害弱者への配慮」参照）と指定することは必須である。AAGP防災準備タスクフォースは以下のような推薦をしている（Sakauye et al. 2009）。

- 弱者である高齢者と認知症患者のための特別な計画を含めるように、国家の防災計画を修正する。この計画は、可能なときには高齢者が差し迫った災害の警告を受けられるようにするための、コミュニケーションのニーズに取り組む。
- 弱い高齢者のために、安全な家屋のような特別の予防策を準備する。独特な人口グループのニーズ点で、ケア提供者を訓練する（例：認知症のマネージメント）。
- 治療の中断を回避するために、離れた場所からアクセス可能な、メディックアラート・ジュエリー（MedicAlert jewelry：身につけている人の医療情報が刻み混まれたアクセサリー）やマイクロチップのインプラント、そして電子医療記録を用意する。
- 弱い高齢者に対処できるように、初動対応従事者を訓練する。
- 弱い高齢患者や認知症患者へのサービスと、本来の計画ではうまくいかなかった場合のための代替計画を確立する。
- 家族やペットとの分離を防ぐような計画を立てる。
- 高齢者に対処するプログラムを特定する。復旧活動の中にこれらのプログラムを含めるために、担当の州あるいは連邦政府の機関との間で、あらかじめ手配しておく。

　Geriatric Mental Health Disaster and Emergency PreparednessでTonerら（2910）はここにリストされた問題の多くをもっと詳細に扱っている。著者たちはモデル災害対応プログラムを数例記述していて、これには協働的高齢者緊急時準備・対策イニシアティブとカナダのモデルが入っている。これらではチームマネジメントと訓練の重要性が強調されている。一つのモデルでは、特別な人口グループにケアを与える方法を教えるために、キャラクター・ロールプレイ・カードを使う特別な訓練が含まれていた。赤十字社を通じた類似の訓練の普及は、高齢者災害時ケアを改善する点での重要な第一歩かもしれない。

結　論

　ほとんどの高齢者が生き残ってきた人々であるとはいえ、特に弱っている場合や認知あるいは健康の障害がある場には、トラウマ後の精神医学的問題のリスクがあると認識することが重要だ。ADLの制限や認知はすべての高齢者で査定されるべきであり、何か制限があれば、家族の支援も査定されるべきである。前からあった疾患が再発する潜在的可能性を予防するために、既存の治療を継続することは非常に重要である。転倒や混乱のリスクが知られているので、ベンゾジアゼピン、鎮静作用のある抗ヒスタミン薬、抗コリン性の薬、そして多剤投与を避けることもまた重要である。

■学習のポイント

- 災害への近接性はリスク因子の一つにしか過ぎない。たぶん、災害の見方と生み出される絶望の度合が、災害後に精神医学的結果を示す人々を決定する点で、より顕著である。

- 高齢者は実際のところ、若い人たちよりも災害への備えがよくできているかもしれない。多くの場合、以前にもっと軽い災害と恐怖を経験して

いるからだ。しかしながら、高齢者は避難や移動のアドバイスに一番注意を払おうとしないであろう。

- 一番脆弱な高齢者は身体的障害や精神的障害を抱えているか、これまでに精神医学的歴史のある人たちである。

- 社会的支援の欠如はケアを決定する際の一大問題である。

- 精神科医は認知症を過剰に診断しないように注意すべきだ。軽度の認知の障害はストレスのかかった高齢者ではかなりよくあることだからである。

- サイコロジカル・ファーストエイド（PFA）の主たるゴールは、希望を与え、身体的な快適性を提供し、社会参画を促進し、家族を再会させ、何を予期すべきかと何が発生しているかについて正確な情報を提供することだ。PFAの付加的なゴールは、高齢患者のガイド役をする愛着対象人物が確実にそばにいるようにすることである。

■復習問題

18.1 次のうちのどの状況が最も高い災害後の精神医学的問題を発症するリスクを課すか？

 A. ペットあるいは大切にしていた所有物を失う
 B. 友人に先立たれる
 C. 災害で深刻な被害を受けたビジネスを所有していた
 D. 救助労働者である
 E. 失感情症の特性がある

18.2 災害から2カ月後に高齢者で最もよくある精神医学的病状は……である。

 A. パニック障害

B. 大うつ病障害
C. 記憶障害
D. 身体型の障害
E. PTSD

18.3 災害後にPTSDを予防することに役立つであろう種類の精神医学的薬物は……である。

A. αアドレナリン遮断薬（例：プラゾシン）
B. 鎮静作用のある抗ヒスタミン薬（例：ジフェンヒドラミン）
C. 非定型抗精神病薬（例：クエチアピン）
D. ベンゾジアゼピン（例：クロナゼパム）
E. 抗けいれん薬（例：バルプロ酸）

18.4 認知症患者の心理的応急手当の特に重要な要素は……である。

A. 施設でのケア
B. 愛着対象人物
C. 感覚刺激の削減（静かな時間、隔離）
D. 再方向づけ
E. 文化と多様性への感受性

18.5 トラウマ後の慢性的不安の治療で、高齢者で最もよく使用されている心理療法アプローチは……である。

A. バリデーション（有効化）療法
B. 認知行動療法
C. 精神力動的心理療法
D. 回想療法
E. 認知強化療法

（訳：久村正樹）

文　献

American Psychiatric Association: Diagnostic and Statistical Manual of Mental Disorders, 3rd Edition, Revised. Washington, DC, American Psychiatric Association, 1987

Amore M, Tagariello P, Laterza C, et al: Beyond nosography of depression in elderly. Arch Gerontol Geriatr 44（suppl):13–22, 2007

Brymer M, Jacobs A, Layne C, et al.（National Child Traumatic Stress Network/National Center for PTSD）: Psychological First Aid: Field Operations Guide, 2nd Edition. July 2006. Available at: http://www.naccho.org/topics/ HPDP/infectious/upload/PsyFirstAid-2.pdf. Accessed February 8, 2011.

Dyer CB, Regev M, Burnett J, et al: SWiFT: a rapid triage tool for vulnerable older adults in disaster situations. Disaster Med Public Health Prep 2（suppl): S45–S50, 2008

Fernandez LS, Byard D, Chien-Chih L, et al: Frail elderly as disaster victims: emergency management strategies. Prehosp Disaster Med 7:67–74, 2002

Fick DM, Cooper JW, Wade WE, et al: Updating the Beers criteria for potentially inappropriate medication use in older adults: results of a US consensus panel of experts. Arch Intern Med 163:2716–2724, 2008

Galea S, Tracy M, Norris F, et al: Financial and social circumstances and the incidence and course of PTSD in Mississippi during the first two years after hurricane Katrina. J Trauma Stress 21:357–368, 2008

Gladwin H, Peacock WG: Warning and evacuation: a night for hard houses, in Hurricane Andrew: Ethnicity, Gender, and the Sociology of Disasters. Edited by Peacock WG, Morrow BH, Gladwin H. London, UK, Routledge, 1997, pp 52–74

Henry JD, Phillips LH, Maylor EA, et al: A new conceptualization of alexithymia in the general adult population: implications for research involving older adults. J Psychosom Res 60:535–543, 2006

Huang P, Tan H, Liu A, et al: Prediction of posttraumatic stress disorder among adults in flood districts. BMC Public Health 10:207, 2010

Kaniasty K, Norris FH: In search of altruistic community: patterns of social support mobilization following Hurricane Hugo. Am J Community Psychol 23:447–477, 1995

Kessler RC, Galea S, Gruber MJ, et al: Trends in mental illness and suicidality after Hurricane Katrina. Mol Psychiatry 13:374-384, 2008

Lindemann E: Symptomatology and management of acute grief. Am J Psychiatry 101:141-148, 1944

Norris FH, Kaniasty K, Conrad ML, et al: Placing age differences in cultural context: a comparison of the effects of age on PTSD after disasters in the United States, Mexico, and Poland. J Clin Geropsychol 8:153-173, 2002

Paradiso S, Vaidya JG, McCormick LM, et al: Aging and alexithymia: association with reduced right rostral cingulate volume. Am J Geriatr Psychiatry 16:760-769, 2008

Peskind ER, Bonner LT, Hoff DJ: Prazosin reduces trauma-related nightmares in older men with chronic posttraumatic stress disorder. J Geriatr Psychiatry Neurol 164:1693-1999, 2007

Pitman RK, Sanders KM, Zusman RM, et al: Pilot study of secondary prevention of posttraumatic stress disorder with propranolol. Biol Psychiatry 51:189-192, 2002

Sakauye KM: Anxiety disorders, in Geriatric Psychiatry Basics. Edited by Sakauye KM. New York, WW Norton, 2008a, pp 160-172

Sakauye KM: Treating behavioral disturbances associated with dementia, in Geriatric Psychiatry Basics. Edited by Sakauye KM. New York, WW Norton, 2008b, pp 98-119

Sakauye KM, Streim JE, Kennedy GJ, et al: AAGP position statement: disaster preparedness for older Americans: critical issues for the preservation of mental health. Am J Geriatr Psychiatry 17:916-924, 2009

Taylor GJ, Bagby RM, Parker JDA: Disorders of Affect Regulation: Alexithymia in Medical and Psychiatric Illness. New York, Cambridge University Press, 1999

Toner JA, Meirswa TM, Howe JL (eds): Geriatric Mental Health Disaster and Emergency Preparedness. New York, Springer, 2010

U.S. Department of Health and Human Services: Mental Health All-Hazards Disaster Planning Guidance (DHHS Publ No SMA 3829). Rockville, MD, Center for Mental Health Services, Substance Abuse and Mental Health Services Administration, 2003. Available at: http://store.samhsa.gov/product/SMA03-3829. Accessed September 2009.

Ziegenhorn AA, Schulte-Herbruggen O, Danker-Hopfe H, et al: Serum neurotrophins: a study on the time course and influencing factors in a large old age sample. Neurobiol Aging 28:1436-1445, 2007

第 IV 部

新たに問題となりつつある事柄、その他の事柄

フレデリック・J・スタッダード Jr.、
アナンド・パーンディヤ、クレイグ・L・カッツ編

19

親善大使としての精神科医

Grant H. Brenner, M.D.

　人々がメンタルヘルスの専門家について考えるとき、しばしば個人開業のオフィスや病院という場を想像し、これらと関係した伝統的な治療モデルを想像するだろう。しかしながら、急性期と継続期の災害準備や災害対応では、メンタルヘルスの専門家は、多様なグループや組織へのフォーマル・インフォーマル両方のコンサルテーション、専門家としてプロジェクトに対する意見や共同作業を通じた継続的参加、災害と災害の間の準備体制維持への継続的参加、権利擁護と政策立案、公衆衛生の担当機関とのコンサルテーション、訓練、スーパービジョン、現場と離れた地で支援を提供するなどといった役割を果たさねばならず、必ずしも直接的な臨床ケアができるとは限らない。

　しかしながら、これらすべてにおいて、メンタルヘルスの専門家が支援提供のサービス、他の災害対応従事者との相互依存関係の認識深化、メンタルヘルスに向けられた偏見の緩和の点で、専門家らしく、好意的態度で人を助けるように振る舞うことは何より重要だ。また、重要な問題では妥協せず、一定基準の優秀性と支援する気持ちを維持するように努めねばならない。外交的手腕と水準維持の間のバランスは、忍耐力と総体的な見方を大いに要求し、繊細で達成が困難なものである。持続的で協働的なプロセスを創造するには、安全と相互尊重の雰囲気を思慮深く育むことが要求

され、その上、より幅の広い重複する目的を達成するためには、多種多様な個人とグループが持つしばしば競合するニーズの間でバランスを取ることも要求される（Brenner 2009; Disaster Psychiatry Outreach 2008）。

　この章は「親善大使としての精神科医」という見出しのもと、これまでに精神科医があまりとることがなかった役割を果たすことに関係する主要問題の検討から始まり、専門家として構える典型的な個人開業のオフィスや病院環境の外での任務状況で必要となる組織的コンサルテーションの概要を示し、グループ関係とグループのダイナミクスの基礎、役割を引き受けることとコンサルテーション的スタンスをとることの重要性、多くの役割を兼務することに内在している利益と難題を取り扱う。また、宗教的ケア、スピリチュアルなケアとメンタルヘルスの災害支援人員の間での学際的な協働作業に関わる基本的問題およびセルフケア維持の重要性、トラウマ経験が成長のチャンスとなることを考察する意味も論じられており、この章は結論と将来の方向性をもって終結している。

親善大使の仕事

　The American Heritage Dictionary of the English Languageの第四版（2006）では、ambassador（大使）の一つの定義が"an unofficial representative: ambassador of good will"（非公式の代表：親善大使）となっている。いろいろな意味で、災害メンタルヘルスの専門家は、メンタルヘルスの視点が必ずしも元々存在しているというわけではない、文字通りかつ隠喩的に言って外国のような領土に入っていくので、この分野の特使兼代表として奉仕しなければならない。言わんとすることは、多種多様な他の目的を追及する一方で、可能な限り親善大使となることである。非常に多くの競合する力の間でバランスを取るための技能と経験を育成するためには、継続的努力と多様な分野の専門知識のしっかりした理解が要求される。

専門家一人ひとりは親善大使の仕事を独自に、個人的に引き受けねばならず、自分自身を複数の役割をかけ持つ人物として活かす。これを行うための「レシピ」には一つの定番というものはなく、発見学習的なガイドラインと理解のための補足的枠組みがあるだけであり、これらは通常の精神医学訓練の範囲内には入っていない。特記に値する一要因は、精神科医は何もないところにまで病気や障害を同定してしまい、「過度に病理扱いする」傾向があるという見解である（これは当たっていることが多い）。災害の急性期には、生存者の反応の大半が正常である（Disaster Psychiatry Outreach 2008）ことを考慮して、メンタルヘルスの専門家はこの感じ方を意識し、技能や気配りを駆使することが重要である。そうすれば、同僚を遠ざけてしまうことを回避でき、過度にまたは不十分に病理扱いすることも、経験を過度に医学化することもなく、適切なケアとコンサルテーションを供給できるだろう。

　グループ関係理論は不慣れな環境にある災害メンタルヘルスの専門家に対して、有用なツールを与えてくれる。役割を演じている人という重要な概念、精神分析理論の中核的要素、グループそれ自体が一つの存在である（「グループ全体として」）とみなすこと、他の重要な考察事項（以下に詳述）は、グループ関係理論の基盤がそれに当たる。個々の災害はそれぞれ異なっており、災害は通常の経験の境界線を越えるので、親善大使として働くことは巧妙さと繊細さを要求され、満足感を与えてくれる創造的チャレンジとなる。同時に、精神科医は、多様で、しばしば変わりやすい目的を達成するために、自分自身の最適な活用——直観、常識、冷静さを保つ基本的能力、磨くためには長年月を要するその他の技能を調整すること——ができねばならない。

協働作業

　災害精神科医が果たせる最重要機能の一つは、その専門家が共に働いて

いるグループのために、短期的・長期的協働プロセスの構築を促進することだ。災害の急性期には、危急感または緊迫感が実際の行動目標の明確化を要求するので、協働は比較的達成しやすい。この状況は、人々が明確なタスクをこなすために意見の相違を棚上げにする、急性期ケアの環境（例：手術室、緊急部門、集中治療室［ICU］）と似た関係にある。この時期が終わりに近づいて、急性期後の段階に入ると、緊急性の感覚も弱まり、組織と組織の間での問題が多くなり、個人のバーンアウトが増え、既存の協働的プロセスの衰退につながることで、その継続的展開が邪魔されてしまう。このような状況下で協働作業を維持する努力として、いくつかの戦略を採用できる。協働的に働き続ける方法についての継続的議論を取り入れた定期的なミーティング、異なるグループの目的と責任（重複分野と個別分野も含む）の明確な輪郭づけ、仕事の流れを明白に管理するための組織的戦略の使用がこれに入るが、戦略はこれらに限定されるものではない（Brenner 2009）。ある意味で、グループにとっての協働的実践は個人にとってのセルフケアの手順の維持と似ているのは重要である。維持することが必要不可欠であり、資源が乏しいと高くつき、容易にかまわなくなるものだからである。

　正真正銘の善意から援助を申し出て、外部の精神科医が被災地域に入ったものの、地元の専門家たちを疎外したり、周辺的地位に追いやってしまったりすると、潜在的な問題が発生する。地元の精神科医を探し出し、その人たちとの調整をはかるといった重要なタスクは、抜け落ちてしまいかねない。そのような努力がなされたときでさえも、地元と外部のグループが同じ状況に対応するときには、多様な力（例：競争、対人関係に対するトラウマ経験の影響、追加的援助のニーズの欠如）が働いて、困難を生むかもしれない（これらの考察事項は「1. 災害への備えと災害発生時の支援システム」でより詳しく扱われている）。以下の具体例の挿話は、協働の欠如の結果として生じる問題の実例である。

ハリケーン・カトリーナの後、外部から大きな支援者集団が救援のためにニューオリンズに降り立った。このグループの中には災害メンタルヘルスの専門家もいて、遠隔地のヘルスケアシステムや国立の専門機関から来た精神科医も含まれていた。この人たちの援助は感謝され、役に立った一方で、一部の地元の精神科医は、自分にも要求される技能や救援する気持ちがあったのに、外部組織からの連絡はなく、計画と対応から外されたと報告した。数年後、このような地元の精神科医は著しい怒りの感情を報告し続けている。

　このようなダイナミクスは災害の時期を超えて困難を生む。執拗な負の感情は将来の協働的活動を妨害する。協働の欠如は、個人的な悪感情をかきたててしまうだけでなく、システム非効率の種になってしまうのである。

グループとシステムの視点：グループ関係理論
　グループ関係理論を簡単に振り返ることが、災害対応の場で働く意図を持つ精神科医の役に立つであろう。Wilfred Bion は対象関係理論志向の精神分析家で、軍の精神科医であり、第二次世界大戦後、十分な個人セラピストが不在の中で多数の兵士の治療ができるように、グループセラピーアプローチを開発した。彼は著書の"Experiences in Groups"（Bion 1961）の中に自分の発見を列挙した。

　後の思想家たちが、特にA・K・ライス社会システム研究所（A. K. Rice Institute for the Study of Social Systems）とタヴィストック人間関係研究所（Tavistock Institute of Human Relations）で、Bionの研究を拡大した。これらの思想家の記述する視点は精神分析的な知見に基づいている。研究の対象は全体としてのグループである。グループの個人構成員は個人としてだけ見られるのではない。個人の発言は何であれ、個人のパーソナリティと経験の両方に由来し、重要なことに、その個人がグループを代表

して「保有している」ものにも由来すると理解されるのだ。グループは個人と同じように、強力な無意識の力に影響されていて、その力をとるにたりないものとしか意識していない。例えば、プロセス思考心理学のプロセスグループでは、このような無意識の力がグループ内で展開していくところを内省して、それを理解し明確化する方向にグループの作業（ワーク）が向けられる（行為内反省）。

　無意識の力は災害対応という背景にあっては、さらに一層強力なので、グループ全体を概念化して、自分自身をグループに奉仕するグループ経験の発信者とみなすことが強力なレンズとなる。同様に、他の人の発言を同じやり方で聞くことが重要だ。この視点は何が起こっているのかについて情報を供給し、その情報はプロセスにポジティブな影響を与えるためと、ワークとの関係の中で自分自身をより効果的に位置づけるために使える。このようにするためには、高レベルの反省機能と表面に出ているものの下の部分を入念に見つめる心構えを要求する。うまく機能していないグループでは、とりわけ、分裂、投影同一化、罪の転嫁のような原始的な心理プロセスが優勢となる（Wells 1985）。

　Bion（1961）は、多くのグループの研究を通じて、グループは2つの本質的状態——「作動グループ」と「基底想定グループ」——として存在するという視点を展開した。グループはこれら2つの状態の間を行き来するのだ。これら2つはしばしば重複もし、同時に発生している。作動グループでは、グループは述べられたタスクに団結して取り組む。仕事を妨害する破壊的なダイナミクスで苦境に陥ることは最小限に抑えられる。基底想定グループでは、述べられたタスクをグループが効果的にこなすことを妨害するような、不適応な防衛と反復的な破壊的対人関係パターンにグループが囚われている。

　後続の思想家が付加的な基底想定コンフィギュレーションを記述したが、Bion（1961）は当初3つの基底想定グループを記述した。闘争-逃走グループ、ペアリンググループ、依存性グループである。「闘争-逃走グ

ループ」では、グループは恐怖にコントロールされていて、回避と対立の間で揺れ動く。どちらの端にあったとしても、このグループにとっての最悪のシナリオは、完全に分裂して会うことをやめるか、絶え間ない内部抗争に没頭しているか、である。「ペアリンググループ」では、自分たちを救済するという時に意識されることがあるものの無意識な動機と、グループが無意識に「それをするようにしむけた」という推定から、ペアが入れかわりながら強力な関係を形成する。このようなペアリングは有望に見えるかもしれないし、時には生産的かもしれないが、焦点のあたるペアがうつりかわることにより、グループが結束してその仕事に集中することを妨げるのだ。最後に、「依存性グループ」では、一般にグループとそのメンバーが技能を失い、一人のメンバーがすべての仕事をするように期待するか、仕事にともなう困難で苦痛なプロセスからグループを守ってくれる想像上の救世主を選んで、グループのリーダーを退かせる（Bion 1961）。

役割とコンサルティングのスタンス

　治療に関係ないグループと仕事をしている時に、セラピストとしての役割を引き受けることは有用でも適切でもないが、セラピストとしての役割の要素は親善大使としての精神科医にとって有用だろう。災害精神科医は多くの役を引き受けるかもしれず、時には同時に複数の役割を担う。それ故に、演じることになる多くの役割を管理できるように、概念的なフレームワークを持つことが何より重要だ。

　「役割」は根本的概念である。役割は厳密なポジションでもなければ、「演技」でもない。むしろ、ある役割を引き受けることは、他の人々や状況と効果的に交流するための組織的フレームワークを与えるのだ。役割は複数の自己と状況の間で変換され、これらの間に介在する。ShapiroとCarr（1991）によれば、特定の役割についての意識は「他人の経験と相互作用する際に衝動を封じ込め、個人の経験を尊重する、抱えこむような（ホールディング）環境を」提供する（p.77）。同じように、「何かの組織

のメンバーになると、タスクについての考えが共有されるようになり、その人が役割を維持しつづけるようになる。私たちは所属感を持てる限り、組織がこなしているタスクを、自分たちの役割としてこなす努力ができる」（p.77）。コンサルタントとは「自分の役割を果たすうえで自身の感情を解釈し表現しながら、自分自身の内側と外側の両方に立ち、組織の内側と外側の両方に立つ人」と定義されている。このようなコンサルタントは組織のダイナミクスの中に身をおき、自分自身の経験を通して、自身の問題として組織にとって重要な問題を発見しようと意識する。コンサルタントは、自分の役割をはたしつつ、組織のプロセスと外部の視点の両方を反映して自身の感情が生まれる様子を考察するのだ（p.81）。

　コンサルティングにあたり、コンサルタントはグループのプロセスと内実について、状況と相互作用する自分自身の内的なプロセスについて、本質的に内省的な態度をとる。コンサルティングに適したスタンスをとるためにいくつかの要素が必要条件になっている。①（上に記された通り）グループダイナミクスとグループプロセスについての基本的認識を持たねばならない。②自分の役割とそれへの自分の反応を意識していなければならない。③他人が自分自身をどのようにうけとめているのか、意識していなければならない。④自分自身の逆転移的反応を意識していなければならない。コンサルタントの専門家としての役割にとっての難問は、実際に役立ち、破壊的なエナクトメントに引きずり込まれること（例：片側の味方をする、ひいきをする）を回避するため、混沌とした力（例：怒り、魅惑）を管理し、ふくみこむ必要性である。破壊的なエナクトメントは、コンサルタントが圧倒的な経験に遭遇したときの自己の反省の喪失と解離的な防衛（例：疎隔化、過関与）に起因する。破壊的なエナクトメントの危険は通常の治療の場──プロセスグループ、入院病棟、病院管理、緊急部門──にも存在し、災害準備と対応という緊張した雰囲気の中ではもっと増幅されるだろう。災害コンサルテーションのストレスの中にあるコンサルタントは自己防衛的に尻込みしたいという衝動とすぐに救援に従事したい

という願望の間で反射的なバランスとりに直面するかもしれない。

　実際に役立つコンサルタントになるには、いくつかの鍵となる要素が要求される。すべき仕事の実質や内容についての認識を持つことに加えて、コンサルタントが、（文脈に依存する）自分の責任、自分自身と他人の感情、信頼の重要性と不信感がある場合にそれに対して効果的に対処することの重要性、自分自身のゴールとニーズ、自分が代表になっている組織のゴールとニーズを意識することが不可欠である。どの仕事においても、言動に真実性を保持し、どの専門知識を適切に提供できるかを意識しつつ、上記の考慮点に思慮深くアプローチする必要がある。これはなじみのある環境からはずれ、なじんだ形で権威を示すこと（例：医師として推薦をする）が適切でない場で働いている精神科医にとっては特にあてはまる。コンサルタント兼親善大使という役割の中で、メンタルヘルスの専門家は一般に、他の人たちに何をすべきであるかについて命令はしない。これはマネージャーの役割である（Block 1981）。それ故、コンサルタントとして、メンタルヘルスの専門家は、プロセスのガイド役として、しばしば他の人がより良い決断をするように助けるために、洞察、情報、経験から得た知恵を提供する。このテーマは「介入者」アプローチから「エンパワーメント」アプローチへのシフトとしても概念化できよう。後者のアプローチでは、災害メンタルヘルスの実践家は短期間、もっぱら直接的ケアを提供するよりもむしろ、コミュニティと他のグループが長期的に自分たちの潜在能力を全面的に活用するようにエンパワーするのだ（Gist et al. 1998）。

　最後に、特に現代西洋の文化で、権威関係はほぼ間違いなく変化した。これは、権威の平等化、ヘルスケアに関する消費者中心主義の拡大、時には医師のような伝統的な権威ある人物への不信にまでつながっている（Eisold 2009）。災害精神科医が複数の役割を務めているときには、医師が伝統的に権威者として見られている文化もあることを認識しながら、この変化を考慮に入れなければならない。順応的で柔軟なアプローチが要求さ

れ、変化する状況要因との関係の中で自分の権威スタンスをダイナミックに変え、一元的アプローチではなく、多元的なアプローチを採用することがしばしば必要になる。

多くの役割を演じること

災害精神医学は他の精神医学の専門知識分野を活用し、統合し、拡大する。災害精神科医は多くの役割の中を流れるように動かねばならない。これらの専門知識の分野には、コンサルテーション-リエゾン精神医学、コミュニティ精神医学、救急精神医学、多文化精神医学、外傷学、小児精神医学、予防医学、そしてしばしば基本的なサイコロジカル・ファーストエイド（「12. サイコロジカル・ファーストエイド」参照）と、時により医学的ケアが含まれる（Disaster Psychiatry Outreach 2008）。これら全分野で専門家である人はほとんどいないが、災害精神科医は全員がそれぞれにある程度通じていなければならない。

そのうえ、災害精神科医は他の役割も演じるかもしれないのだ（Disaster Psychiatry Outreach 2008）。セラピスト、教育者、スーパーバイザー、共同主催者（例：会議やワークグループの）、エキスパート・コンサルタント、管理者、メディア連絡係、著者、ソーシャルネットワーク／専門家のネットワークのメンバー、活動家、人類学者などである。これらの付加的な役割も、直接のケア提供で技能を有していることと同じくらいに重要である。これらすべての役割で、精神科医は精神科医という専門職の代表になっているという意識を維持せねばならず、自分の物腰、振る舞い、行いが他人にどのように知覚されているかということに特別注意せねばならない。時には、この隅々まで行き渡るフレームワークに留意することが難しくなるであろう。特に、より切迫したニーズやすべき仕事が控えている場合には。しかしながら、一災害の持続期間だけではなく、何年にもわたる災害支援作業の協働的性質のため、効果的協働に貢献する思慮深い相互尊重の雰囲気の維持に向けて、継続的に努力することが極めて重

要である。

　緊張した、時には敵対的で熱した感情が災害の異なる段階でかき立てられ、これらの感情が仕事上の関係や組織間の同盟関係を脅かす可能性がある（Brenner 2009; Disaster Psychiatry Outreach 2008）。それ故、実際に役立つコンサルタントになるために、災害精神科医はプロらしさと協働的スタンスを維持せねばならない。このスタンスを心に留めておくことで、精神科医はその分野の短期的・長期的発展を促進し、それによって、困っている人たちを助けるいくつものルートを開くというゴールに近づくのだ。このような道には生存者と支援者の直接的ケア、「多くの役」を演じて（多くの役割を引き受けて）効果的に機能すること、より良い各機関の協力を促進する組織コンサルタントを務めることなどがある。

災害メンタルヘルス、宗教、スピリチュアルケア

　災害の余波の中、大多数の人たちはまず自分のコミュニティと宗教グループに救いを求める（Milstein and Manierre 2009）。例えば、2001年アメリカ同時多発テロ事件後、90％の人たちが対処のため宗教基盤の助けを求めた（Schuster et al. 2001）。このような支援源にはスピリチュアルなものに基盤を置く個人的実践もあるだろうが、その多くは宗派の門徒組織の活動として、あるいは宗派の教区にあたるコミュニティの中での公的支援あるいは聖職者による支援として行われる。精神医学の訓練と実践は（重大な例外はあるものの）伝統的にスピリチュアリティと宗教の重要性を無視してきた点に注目することは重要である。現在の世界精神医学会は支援対象者のニーズに最善の奉仕をするために、メンタルヘルスの提供者はスピリチュアルな実践と宗教的な実践に対して、もっと繊細な理解を育てるべきだと勧めている（Cox and Gray 2009）。さらに、メンタルヘルス支援者は緊急時にサービスを提供するとき、自分自身のスピリチュアルな視点・宗教的視点を意識する必要があると強調する著者もいる（Nardi

2009)。これはセルフケアの促進のためと、重要な差異を注意深く扱わないことに関係した、よくある落とし穴を回避するためである。

　同じ問題が複数の災害対応グループと活動する際に関係してくる。なぜなら、宗教基盤の組織が含まれていることに加えて、多様なスピリチュアルな背景や宗教的背景に立つ個人も含まれているからだ。災害精神科医は、親善大使として、宗教的ケアやスピリチュアルなケアを基盤にしている災害対応従事者と効果的に仕事をする方法の認識を深めねばならない。宗教的次元とスピリチュアルな次元を大切にすることに気乗りがしないため、メンタルヘルスの専門家はしばしば宗教とスピリチュアリティの役割を見落としてしまう。聖職者との協働作業の重要性を認識せずに、聖職者からメンタルヘルス従事者への一方通行の照会を強調してしまいがちなのだ。災害精神科医は、災害がどのように宗教実践と（家族、友人、教会の世話役のいる）宗教コミュニティへの参加を妨害しているかという視点で、自分自身も含めた被災者を評価する必要がある。しかしながら、多くの人たちにはこのような中断は発生せず、災害は信仰心やコミュニティの結束を強化する（Milstein and Manierre 2009）。

　親善大使としてのコンサルタントが災害後のコミュニティに対して果たす役割にはリスクもある。どの関係においてでもそうであるが、災害をめぐる感情的に白熱した場では、故意ではない失言の危険が増えてしまう。コミュニティの指導者や支援者も含めた生存者は特に敏感になっているかもしれず、コンサルタントが用心していないと、しばしばスピリチュアルな、あるいは宗教的な親近感や親和行動を包み込んでいる治療上あるいは作業上（または両方の）の同盟関係を壊しかねないのだ。災害時救援活動におけるスピリチュアルな要因と宗教的要因を適切に考慮するというここでの議論は、文化的差異、民族的差異、性差などのコミュニティの他の特性についても当てはまる議論である。メンタルヘルスに関わる個人や組織と宗教に基づくスピリチュアルケアをする個人や組織の間に、協同的で互恵的な関係を創造することが、困っている人々の援助のため確実に最適の

リソース配分をする、唯一の最も効果的な方法である。自分自身の宗教、スピリチュアリティ、文化に関する態度と信念がどのようにコンサルタントとしての自分の役割に影響しているかに災害メンタルヘルスの専門家が気づくと、その努力は確かなものとなる。

セルフケアと逆境に続く成長

災害対応と外傷学は伝統的に回復の概念に焦点を当ててきた。つまり、災害前の機能への復帰である。しかしながら、災害やトラウマの経験から利益を得ることを強調する傾向が強まっている。回復を超えて、異なる著者により「心的外傷後の成長（posttraumatic growth）」（Zoellner and Maercker 2006）、「逆境に続く成長」（Park and Helgeson 2006）、「代償性回復力（vicarious resilience）」（Hernandez et al. 2007）などと命名されているものへ至ることである。これらの概念はセルフケアと関係している。成長に向かう潜在的可能性に焦点を当てると、人はより回復力を持つ可能性が高い。精神科医や他のメンタルヘルスの専門家が言葉と行動の両方でこの視点を伝えると、グループにポジティブな影響を与え、親善大使としてのインパクトを強められるだろう。

協働の成功

2009年の初めに、メンタルヘルスのワークグループが、ニューヨーク市家族支援センター計画のメンタルヘルスサービス提供に関わる部分を作成するように委託を受けた（私は災害時精神医療アウトリーチ［Disaster Psychiatry Outreach］の代表としてメンバーを務めた）。最終的な文書は計250ページほどになり、非常に多くのグループを含んでコーディネートされる災害対応では必須となる複数のレベルの機能を組み込んだものである。この250ページのうち、およそ5ページがメンタルヘルスとスピリ

チュアルなケアのサービスに当てられた。このサービスに含まれたのは、医学的な応急手当、心理的応急手当、スピリチュアルな応急手当、メンタルヘルスのニーズアセスメント、スピリチュアルなトリアージ、精神医学的アセスメント、被災者の医療支援、基本的な医学的ケア、薬の供給、危機介入、負傷者支援、寄り添い、存在奉仕（ministry of presence）、儀式の促進、権利擁護、医学的ニーズへの効果的対応、医学的アウトリーチ、メンタルヘルス／スピリチュアルケア・アウトリーチ、災害精神医学コンサルテーション-リエゾン、精神医学的治療、宗教コミュニティの照会、スタッフ支援、アクション後のスタッフ支援である。多様なサービスは少なくとも6つの別々のグループによって供給される。これらのグループは機能範囲が重複もすれば独立もしている。これらのサービス一つ一つに対し、作業グループは提供するサービスの説明を作成し、そのサービスの主導的機関を指定し、それらの特定のサービスを提供できる機関を明確化した（City of New York 2009）。

　この比較的平穏な作業グループへの参加にあたっては、この章で検討されているすべての要因に慎重に注意を払うことが要求された。例えば、必要とされる情報を提供し、提案をするのと同時に、作業グループのリーダーとしての責任者を認識して、実質的にそのリードに従うことが重要であった。さらに、この作業グループにはメンタルヘルス志向や宗教基盤志向というように、潜在的に異なる視点とゴールを持つグループが含まれていたので、計画のためのミーティングやひとつの仕事を念入りに完成する間、これらの違いを心に留めておくことが非常に重要であった。同時に、災害精神医学のボランティア組織の代表として、私にはこのグループの視点が鍵となる要素として敬意をもって取り入れられるようにする責任があった。そうでなければ、これらの鍵となる要素は省かれてしまったであろう。作業グループの課題を成功裡に行えた要因は次のようなものである。①協働するという強い願望、②別々の関心を持つグループを統合する系統的な計画を作るという、明確で満たされるべきニーズの存在、③技能

あるリーダーシップ、④緊急の災害対応や他の関連活動（例：計画、会議、専門家のネットワークなど）という厳しい試練の中で、長年ともに仕事をやり遂げてきた参加組織と参加者の歴史、⑤相互尊重の雰囲気、共通性と違いの両方の正当な評価がそれである。これらの要因が個人的要因、感情的反応と心理的反応、個人の過去の歴史などを認識して、プロジェクトを成功させ完成させるための、しっかり一体となる基盤となったのである。

結　論

　この章では災害精神科医の親善大使としての職務に含まれる、いくつかの重要な要因を論じてきた。災害という異質な環境に入る必要、災害訓練の重要性、既存の精神医学技能を応用する必要などを考えれば、精神医学になじみのない人々に対して精神医学の代表役をするために、親善大使としての自分自身を内省することを学ぶ努力などしないと決められれば災害メンタルヘルスの専門家は楽できるのに、と思われるくらいである。他の災害救助者の大半は一緒に働くことに熱心で歓迎してくれるが、いつもそうとは限らない。時として、これはメンタルヘルス、特に精神医学を取り巻く偏見のせいである。精神医学に関して嫌な経験をした人もいるのだ。防衛的になるのではなく、この可能性を認識しておいて、敬意と誠実さを維持することが大切だ。関係をつくり、社交的に振る舞い、敬意を表すように意識的に努めることにより、災害メンタルヘルス従事者は維持可能な協働関係と効果的な介入、エンパワーメント、コンサルテーションの機会をつくりあげる余地を最大にでき、災害の多くの段階を通して多くの役割を演じることで、協力的に仕事を進められるようになるのだ。災害メンタルヘルスの多面性を考えれば、親善大使としての役割とはメタレベルの役割──流れるように変わる多くのサブレベルの役割全体をカバーするような役割──であるとして概念化するとよいだろう。

災害精神医学は若い分野である。そのため、なお発展途上にあり、新しい道を作り出しているところだ。将来、親善大使としての精神科医の役割はさらに重要になるであろう。メンタルヘルスの訓練で伝統的には教えられなかった分野の知識の関連性が重みを増してきている。これは、時間をかけて一つのコミュニティとの同盟関係を構築すること、すなわち、外交術、公衆衛生の視点、対立解決、ビジネスとコンサルティングのモデル、権利擁護と政策立案の技能、政府グループや非政府グループとのインターフェイスなどを指す。これらに挑まなければ、災害メンタルヘルス分野の潜在的な貢献度を減らしてしまう。社会の中に長く存在しているメンタルヘルスのニーズに対する無関心や偏見を考えれば、災害時にメンタルヘルスの擁護役を果すことはこの上もなく重要である。災害メンタルヘルスの親善大使職に内在している課題にチャレンジし、成功することで、この分野が持つインパクトを拡大できるはずだ。

■学習のポイント

- 状況に関わりなく、災害メンタルヘルスの専門家として働いているときは、外交的にこの分野の代表となること、プロとしての水準を維持すること、親善大使として振る舞うことの重要性を常に心に留めておくべきである。

- 協働が容易に起こる状況もあるが、協働的な雰囲気の維持は一般的に継続的努力と注意を要求する。

- 災害メンタルヘルスの専門家は多くの分野での能力を育成し、その文脈でのニーズに基づいて、多くの役割の間を行き来することを学ばねばならない。

- ストレスにもかかわらず、内省機能を維持する能力を養えば、災害メンタルヘルスの専門家が感情的になったり効果的な仕事の遂行を妨害する破壊的エナクトメントにとらわれたりすることを防ぐことができる。

- ストレスの多い労働環境では特に、良いセルフケアの習慣に注意を払い、身につければ、自分にとってはネガティブな結果につながることを防ぎ、他の個人やグループにとって見本となるだろう。
- メンタルヘルスの専門家と宗教的ケアとスピリチュアルなケアの提供者は、災害時には一緒に働く。これらの人々は、困っている人々に最善の奉仕を行い、お互いに協働的に働くために、お互いの視点とアプローチを知っておかねばならない。
- 災害の結果として潜在的に重要なことは、逆境への効果的対応への結果として、回復だけではなく、成長するということだ。
- 多数の環境と災害時救助活動の多くの段階を越えて親善大使職の技能を育成すると、ポジティブな権利擁護と政策変更を促進できる可能性が高い。

■復習問題

19.1 基底想定と作動グループのダイナミクスの理論を展開したのは誰か？

　　A. Fairbairn
　　B. Winnicot
　　C. Klein
　　D. Rice
　　E. Bion

19.2 災害支援活動の際に精神科医がどのように権限を行使できるかに関する以下の言明のうち、誤っているものはどれか？

　　A. 異なる個人やグループの権威者への関わり方には多様性があることを認識して、それを評価することが重要だ
　　B. ほとんどの人たちが精神科医を専門知識という安定した基盤を有する信頼できる権威の代表者とみなすであろう、と一般的に想定して

よい

C. 権威関係は過去数十年間に大幅に変化したと考えられる
D. 災害対応では多数の権威者がいて、その全員が協働的に一緒に働かねばならないことを精神科医は認識しなければいけない
E. 災害精神科医は、変化する状況にあわせて自分のスタンスを調整し、権威関係に対して順応的に柔軟なアプローチをとらねばならない

19.3 ほとんどの生存者が示す災害への急性反応を病理化することは差し控えるべきであるが、そうである十分な理由には以下のうちどれを除くすべてが含まれるか？

A. 数日間の症状に基づいて、心的外傷後ストレス障害を診断することは可能でない
B. ほとんどの生存者反応は正常であり、不適切な病理的レッテルを割り当てることは有害かもしれない
C. 精神医学は病理扱いをし過ぎると見られており、異常や機能不全の同定に執拗で不適切に焦点をあてること、善意を侵食し、協働を邪魔する
D. 人々を守るために、潜在的に苦痛を与える可能性がある臨床情報は日常的に隠す方がよい
E. 上記のすべてが十分な理由である

19.4 次のうちのどれが効果的協働の重要要素ではないか？

A. 他人の言うことを聞き、その技能を尊重すること
B. 苦痛な状況で共に働く前に、個人に親しむこと
C. 医師として、あなたには責任者としての資格があるので、他の人にあなた、つまり精神科医の言うことを聞かねばならないと説得する方法を知ること
D. 異なるグループの相互関係の理解に基づいて、既存の枠組みの中で

働くこと
E. 自分自身の内的プロセスと逆転移反応の意識を持つことと、他人がどう自分自身を知覚するかを意識すること

19.5 災害後、被害を受けた人は次のうちのどれに助けや支援を求めていく可能性が高いか？

A. メンタルヘルスの提供者
B. 警察や消防の人員
C. 政治家
D. 聖職者とコミュニティの支援
E. 公衆衛生担当の役人

（訳：丹羽真一）

文　献

The American Heritage Dictionary of the English Language, 4th Edition. Boston, MA, Houghton Mifflin, 2006
Bion WR: Experiences in Groups. London, Tavistock, 1961
Block P: Flawless Consulting: A Guide to Getting Your Experience Used. San Francisco, CA, Pfeiffer, 1981
Brenner G: Fundamentals of collaboration, in Creating Spiritual and Psychological Resilience: Integrating Care in Disaster Relief Work. Edited by Brenner G, Bush D, Moses J. New York, Routledge, 2009, pp 3-17
City of New York: Family Assistance Center Plan. New York, City of New York, April 17, 2009
Cox J, Gray A: Psychiatry for the person. Curr Opin Psychiatry 22:587-593, 2009
Disaster Psychiatry Outreach: The Essentials of Disaster Psychiatry: A Training Course for Mental Health Professionals (Course Syllabus). New York, Disaster Psychiatry Outreach, 2008. Available as DPOCourseSyllabus_052108.pdf at: https://sites.google.com/a/disasterpsych.org/blog/File-Cabinet. Accessed December 28, 2009.

Eisold K: What You Don't Know You Know. New York, Other Press, 2009

Gist R, Lubin B, Redburn BG: Psychosocial, ecological, and community perspectives on disaster response. J Loss Trauma 3:1, 25–51, 1998

Hernandez P, Gangsei D, Engstrom D: Vicarious resilience: a new concept and work with those who survive trauma. Fam Proc 46:229–241, 2007

Milstein G, Manierre A: Normative and diagnostic reactions to disaster: clergy and clinician collaboration to facilitate a continuum of care, in Creating Spiritual and Psychological Resilience: Integrating Care in Disaster Relief Work. Edited by Brenner G, Bush D, Moses J. New York, Routledge, 2009, pp 219–225

Nardi TJ: Religious/spiritual beliefs: a hidden resource for emergency mental health providers. Int J Emerg Ment Health 11:37–41, 2009

Park C, Helgeson V: Introduction to the special section: growth following highly stressful life events. Current status and future directions. J Consult Clin Psychol 74:791–796, 2006

Schuster MA, Stein BD, Jaycox LH, et al: A national survey of stress reactions after the September 11, 2001, terrorist attacks. N Engl J Med 345:1507–1512, 2001

Shapiro ER, Carr AW: Lost in Familiar Places: Creating New Connections Between the Individual and Society. New Haven, CT, Yale University Press, 1991, pp 75–88

Wells L Jr: The group-as-a-whole perspective and its theoretical roots, in Group Relations Reader 2. Edited by Colman AD, Geller MH. Washington, DC, AK Rice Institute, 1985

Zoellner T, Maercker A: Posttraumatic growth in clinical psychology: a critical review and introduction of a two component model. Clin Psychol Rev 26:626–653, 2006

20

法と倫理の問題

Anand Pandya, M.D.

　1998年9月、スイス航空111便がニューヨーク市のJFK空港を離陸した後、カナダの海に墜落した。ラモス医師は市の精神保健部からの電話を受けたとき、ニューヨーク市の救急救命室で働いていた。その電話は、乗客の家族がJFK空港に集まっているので、すぐに精神科医を派遣して欲しいという内容だった。空港に到着したラモス医師は、多くの機関が競争的で、他の機関を信頼していないとすぐに気づいた。また、精神医療に対する偏見がかなり強く思われたので、ラモス医師は二重に孤立を感じた。精神医学的なニーズを知らせるために、自発的に彼に接触してくる人はほとんどいないとわかったので、ラモス医師は異なる機関の間の障壁を減らすために努力した。彼は臨床以外のあらゆる仕事で他の人たちを手伝うと謙虚に申し出た。彼がモデルになり、機関の間の警戒感や縄張り意識が取り払われた。

　赤十字社からのソーシャルワーカーは、最初はラモス医師に脅威を感じていたが、最終的には信頼感が生まれ、事故機に乗っていた数人の同僚を亡くしたフライトアテンダントについての情報をラモス医師に知らせることになった。ソーシャルワーカーはラモス医師がこのフライトアテンダントに話しかけられるように、彼女のそばで仕事をするようにアレンジした。数分後、彼女は墜落を聞いた瞬間から自身が水さえ飲まず、働き続けていたため、ふらふらしていると訴えた。ラモス医師は彼女に食べ物と水

を持ってくることができる救世軍のボランティアを近くに見つけ、彼女のもとへと運ばせた。それをお腹に入れている間に、彼女は警戒心が弱まり、自身に双極性障害があることを申告し、この災害が再び自殺企図の原因になることを恐れていると訴えた。ラモス医師は彼女がその朝空港に駆けつけたときに、自分の精神治療薬であるロラゼパムとリチウムを両方とも忘れてきたことを知った。しかし、彼女は精神疾患があることを関係者が知ったら、失業するのではないかと心配していたので、取りに戻ろうとはしなかった。ラモス医師は彼女を診断し、自殺の危険がないと判断した。ラモス医師は薬を処方し、彼女のためのロラゼパムとリチウムを入手してもらうように、赤十字社のソーシャルワーカーに状況を知らせた。帰宅した頃には、ラモス医師はささやかながら役に立てたことを誇らしく思っていた。しかし、それから彼はやったばかりの仕事の倫理上と法律上のリスクについて心配し始めた。

　彼が処方した薬で、フライトアテンダントが過量服薬をしてしまったら、どうなるのだろう？　彼女を入院させなかった理由を説明するメモをカルテに書くべきだったのでは？　赤十字社のソーシャルワーカーが薬のことを他の誰かに話してしまったら？　彼の「軽口」のせいで、航空会社の誰かが彼女の診断を発見してしまったら、フライトアテンダントは裏切られたと感じるであろうと彼は理解していた。

　災害精神医学は明確な倫理的要請による賠償責任の低い行為である、と最初は思われるであろう。しかしながら、災害精神医学は多様な理由から多大な法的賠償責任と倫理的な難題を課してくるかもしれない。これらの難題のいくつかは上記のフィクション挿話で強調されている。例えば、災害精神医療で頻繁に要求される役割の流動性、守秘義務の決まりと矛盾しかねない協働の責務、カルテ記入の欠如、詐病の可能性を無視したい衝動、境界線を曖昧にするよう誘惑する激しい感情的反応などである。加えて、もしラモス医師が災害精神科医として十分長く仕事をすれば、彼は最終的には他の州での災害に対応するかもしれず、この分野の理解を共有す

ることに貢献するために、研究を行おうと試みるかもしれない。このような行為をすれば、ラモス医師は免許交付、医療過誤保険適用範囲、患者保護を含む、さらなる法的・倫理的問題を考察することを強いられるであろう。

矛盾する役割と柔軟性

　ラモス医師は有能な災害精神科医が頻繁に役割を切り替える様子を例示している。彼は医師として、一般的な人道主義の支援者として、他の人たちが災害の精神医学的結果を理解あるいは管理することを助けるコンサルタントとして、立場を交代させながら奉仕していた。このように立場が変わるので、医師―患者の関係が始まる瞬間を正確に指摘することは難しいだろう。

　災害精神医療での役割の柔軟性に対する要求は、組織に対するコンサルタント役を受け持っているときには、特に扱いにくいものになりうる（この一般的で価値ある役割の詳細については、「19. 親善大使としての精神科医」を参照）。このような身分であれば、自分の仕事は情報提供を求めている特定のリーダーに対してコンサルタントとして仕えることだ、と理解するかもしれない。代わりに、自分の仕事は災害後に自分が観察している組織全体あるいは組織の集合――例えば、市の消防局やJFK空港に集まったすべての州の機関――の最大利益を追求することだ、とみなすかもしれない。経験ある災害精神科医は自分の仕事をもっと大きな文脈の中で見て、災害対応システム全体の最大利益と助けを必要としている生存者や初動支援者全員の最大利益に奉仕することが自分の義務だ、とみなすであろう。これらの異なる視点の一つ一つが異なる義務の集合を生み出す。リーダー個人の最大利益が、組織全体の最大利益ではないかもしれないし、一組織の最大利益が、より大きな災害対応に対する最大利益ではないかもしれないのだ。表20-1は、サービスを受けるクライアント次第で精神科医

表20-1　クライアントによって定義される精神科医の倫理的な役割

個人患者がクライアントの場合	組織のリーダーがクライアントの場合
個人の苦痛と機能不全を治療する	災害対応の最善の管理方法について、リーダーに助言する
たとえ他人にとっての最大利益であっても、守秘義務に違反しない	その問題に対処できるように、あるいは組織の役に立っていない個人を除去できるように（またはその両方のために）、リーダーに観察された精神病理についての情報を伝える
患者個人に悪影響がある度合に応じて、組織の機能不全の削減に努める	
	組織の機能不全を減らすように努力する
	リーダーの苦痛と機能不全を治療する
	リーダーの苦痛と機能不全について他の人に知らせてリーダーを裏切らない

組織がクライアントの場合	災害対応全体がクライアントの場合
災害対応の最善の管理方法について、リーダーに助言する	あらゆる個人の苦痛と機能不全を治療する
その問題に対処できるように、あるいは組織の役に立っていない個人を除去できるように（またはその両方のために）、リーダーに観察された精神病理についての情報を伝える	組織の機能不全を減らすように努力する
	どの個人であれ、その機能不全を治療することが可能でないときは、災害対応でのその人の役割を減らすように努める
組織の機能不全を減らすように努力する	組織が災害対応全体にとって逆効果になるような仕事をしていれば、その組織の役割を減らすように努める
リーダーの苦痛と機能不全を治療する	
リーダーの機能不全を治療することが可能でないときは、その人の役割を減らすように努める	

の義務がどう異なり、どの点では類似しているかを要約している。

　例えば、精神疾患に対する偏見のせいで、個人なり組織なりが精神科医の関与を求めていると周囲に察知されると、その人あるいはその組織の役割に災害対応でのマイナスの影響が出るかもしれない。各組織と各個人は

災害支援に奉仕したいと望む、複雑な複数の理由を持っている可能性がある。災害への継続的参加は、感情的な投資を別として、一部の組織や個人にとっては財政的チャンスやキャリア上のチャンスとなるであろう。そのような状況で、災害精神科医が個人や組織の災害支援に効果的に貢献する能力を損ないかねない問題に気づいたときには、倫理的問題が生じる。もちろん、精神科医が個人の精神病理や組織の機能不全への対処に成功すれば、それが最善である。しかしながら、アルコール依存症で他人への危険がある個人や、他の災害支援者の仕事をむしばむ不信、憤慨、競争主義の文化を育んでいる組織に、精神科医が効果的な介入をできなければ、精神科医はより高いレベルの責任をもってその個人なり組織なりを排除して支援の努力を大きく発展させることはできないのではないか？

　Merlino（2010）は一つのよくある倫理的な落とし穴を記述している。つまり、「任務適性」評価のリクエストである。より大きな災害支援チームの柔軟で有用なメンバーとなるため、メンタルヘルスの専門家は特定の災害支援者が仕事をするのに適しているのかどうか、評価したいという気になるかもしれない。しかしながら、任務適性評価は従事者の法的権利の認識を呼びさます特別な仕事である。精神科医がある組織のために任務適性評価を実施する役割を果たすときには、それは組織のための役割であり、災害現場で働いている個人へのコンサルタントとしての関係や治療関係とは異なっている。任務適性評価を実施している精神科医が、当の患者と治療関係を構築してはならないのは明らかである。そうでなければ、精神科医は自分自身を倫理上の苦境に置くことになってしまう。なぜなら、正直な評価は精神科医に「何よりも害をなすなかれ」という責任に背くことを要求するかもしれないからだ。任務適性評価の対象者が、自分は医師との通常の秘密が守られる対話をしているのだと考えるように誤解させることを避けるため、アメリカ精神医学会（2004）が記述しているように、精神科医はアセスメントを開始する前に、守秘義務はないことと評価の目的について対象者にはっきりと話しておく必要がある。このような役割を

明確にすることは、災害後の支援という混沌状態では達成が難しい。それ故、このような評価は災害支援の役割を担っていない専門家に任せることが賢明である。

守秘義務

　章頭のケース挿話で、ラモス医師は他の組織とのコミュニケーションを開くために賢く動いていたが、フライトアテンダントの薬の件を赤十字社のソーシャルワーカーと話し合った際、彼は意図せずに守秘義務に違反していた。精神科医は苦痛状態にある個人のケアで協働作業をする一方で、組織の間に生産的な関係を発展させる点で重要な役割を果たせるが、この災害支援者のチームは病院における学際的チームとは劇的に違うと考えておくことが重要だ。病院のようなヘルスケアシステムは通常、秘密を守る集団を形成している。秘密情報がその環境外に伝わることから守る、明確な方針と法律（一般に医療保険の携行性と責任に関する法律〔Health Insurance Portability and Accountability Act：HIPAA〕と呼ばれている、1996年の医療保険の相互運用性と説明責任に関する法律など）があり、医療情報の共有が許可されているのだ。このことは一般に患者によって理解されている。しかしながら、災害現場で、精神医学的情報と医学的情報を伝達してくる個人が、その情報を他の誰かと共有する許可を精神科医に与えていると考えてはいけない。

　秘密情報を論じることに文書で同意してもらうことは、精神医療サービスを展開しているときにはしばしば非現実的であり、医師─患者関係がアウトリーチを介して緩やかに確立されるような状況では、気まずく、相手を遠ざけてしまうかもしれない。ケーススタディで、ラモス医師は決して自分自身をフライトアテンダントの精神科医であるとみなさなかったであろうが、挿話の最後でフライトアテンダントのために処方箋を出したときには、一般に医師─患者関係の基盤とみなされる専門家としてのサービス

に従事していたのだ。話し合ったことを即席のカルテに記録することが、患者と話し合ったことと話し合わなかったことを記録する唯一の現実的な方法かもしれない。精神医学のすべてと同じで、医療記録に維持されるべき詳細の程度は、提供されるサービスのレベル次第で、非常に大きく異なりうる。もし、ただ単に一般的な心理教育と紹介先のリストを個人に提供するだけであれば、薬を処方するケースでのように詳細な記録は必要ない。いくつかの状況では、何らかの種類の専門家の助けを受けた人の日誌をつけておくというような、基本的な記録で十分かもしれない。臨床家のアドバイスを一貫して記録している場合には、そのような日誌は悪いアウトカムや後の医療過誤の苦情の場合に、証拠として役に立つかもしれない。

カルテ記入

　サービスの記録は不利益を減らす他にも医事法上の目的を満たす（Disaster Psychiatry Outreach 2008）。悪意からにせよ、過失からにせよ、災害に対する責任を問われている当事者に対して身体的な痛みと精神的苦痛についての補償を求める試みのような法的手続きで記録は使用可能なのである。人的災害では、後の訴訟の潜在的可能性は明白であるが、自然災害の場合でさえも、保険会社や政府の救済プログラムから資金を獲得するために訴訟が必要かもしれないのだ。このような場合は、精神科医は生存者に財政的補償を提供する責任はないであろうが、それでもなお、他者に対する生存者の主張を支持する情報を提供するために、召喚されるかもしれないのだ。このような状況では、患者のために弁護する受託者責任を感じる精神科医もいるだろう。同時に書かれた適切な記録は出来事から何カ月も何年も経ってからの記憶よりも、強力な証拠とみなされるであろう。この可能性を意識している精神科医、患者に対してポジティブな感情を経験する精神科医、災害に対して憤慨や怒りを感じる精神科医は、臨床記録で痛みや苦痛の程度を誇張するという誘惑にかられかねない。このような

カルテを自分の目的に合わせるという試みは非倫理的であり、意図せぬ結果を招くリスクがある（Dwyer and Shih 1998）。例えば、もし精神科医が患者の経験している苦痛と障害の程度を誇張してしまい、バランスのとれた客観的な患者の病像をカルテに示さなければ、後に任務適性についての疑問が出た際、この同じカルテが患者にとって不利益になる可能性があるのだ。

詐　病

　章頭の挿話で、ラモス医師は、フライトアテンダントが潜在的な乱用の可能性がある物質を受け取る意図で、自分の話をねつ造しているかどうかを考えずに、規制物質を服用しているという彼女の言葉を信じたように見える。彼は彼女に薬物乱用の既往について質問したようには見えない。災害後の詐病率についてのデータは存在しないが、トラウマ全般についてならば、その後の詐病に関する文献資料は、少なくとも一部の災害生存者がこの行動をとる可能性があることを示唆している。2001年アメリカ同時多発テロ事件後、ニューヨーク市災害精神医療アウトリーチ（Disaster Psychiatry Outreach）は、規制物質を取得できるように、個人が精神医学的症状を誇張していると思われるケースにいくつか遭遇した。詐病の共犯者になることを避けるため、精神科医は強い感情をかきたてるような災害の中でも、客観的であり続けるという難題に直面する。カルテ記録で最大限の客観性を維持するため、患者の報告と観察を区別するように注意すべきである（例えば、「患者は本人が電車の追突が原因だと報告する複数の打撲傷を負っている」と言う方が正確であろうときには、「患者は電車の追突で複数の打撲傷を負った」と書くことを避ける）。

　心的外傷後の疾患を誇張したり、装ったりするケースは1世紀以上にわたって記述されている（Resnick 1995）。心的外傷後ストレス障害（PTSD）の詐病を示唆する、PTSDとしては典型的ではない症状の訴えには、レク

リエーション活動への従事ができないとは報告しない一方で仕事ができないと主張すること、悪夢がトラウマの正確な再生であると報告すること、さらには、はぐらかそうとする傾向、報告された症状の不整合、反社会的なパーソナリティ特性など一般的な詐病の兆候が含まれる。対照的に、PTSDの人はレクリエーションと仕事の両方での機能低下を報告する傾向があり、PTSDの人は、自分の悪夢はトラウマとなる出来事を繰り返すが、詳細は時間とともに変わると報告する傾向がある（Resnick 1995）。

法的、倫理的な落とし穴としての臨床家の災害への心理的反応

　外的な災害環境に関係する上述の落とし穴は、柔軟性を要求し、インフォーマルなサービスを促すものであるが、これらと並んで、内的な心理要因も非倫理的行動と法的賠償責任のリスクにつながる。このような要因には、災害に対する強い感情反応がある。精神科医もこの反応への免疫はない。多くの読者はケーススタディのラモス医師の行為によって発生した多くの倫理的問題や賠償責任の問題について学んだ後でさえも、彼に一体感を持つであろう。役に立ちたいというラモス医師の強烈な衝動は劇的で混沌とした状況に対する正常な反応である。通常の臨床での距離を精神科医が維持することを特に難しくするような、広範囲の「逆転移」が記述されている（Pandya 2010）。「一体化、理想化、巻き込まれ、擁護」スペクトラムによって専門家としての境界線が曖昧になることは感情の明白な表れであるが、良くならない患者や注目や安心感を強く求めて精神科医を圧倒するような患者に対しての怒り、フラストレーションも精神科医の感情の表れである（Disaster Psychiatry Outreach 2008）。

　問題を避けるため、精神科医は災害支援に従事している自分自身の動機を考察すべきである。内省すれば、災害についての自分自身の怒りや不安、ルーティーンから逃れたいという衝動、歴史的出来事やメディアのカバーする出来事の一部になることからくる満足や価値の感覚を認識できる

可能性がある。このような動機は臨床の判断を歪め、限界設定をより難しくするであろう。患者の理想化と限界設定力の欠如は境界線問題のリスク因子と認識されているので（Norris et al. 2003）、災害環境で重視される柔軟性と上述した逆転移は、組み合わさって境界線違反のリスクを高めるのだ。通常の臨床上の距離を維持することがわざとらしく出し惜しみに思える状況にあっては、このような境界線違反は害のない越境と間違われるかもしれない。このような状況では、臨床家は手遅れになって初めて法的、倫理的な結末を認識することになる。以下に挙げるのは、災害後には特に犯しがちとなる潜在的な境界線違反である。

- 先約のある患者の治療を妨害するときでも、患者の時間変更のリクエストに応じる
- 災害のアウトリーチの場で出会った患者を自分自身の個人開業に回す
- その経験にひどく心を動かされたために、特定の患者の治療について、詳細にわたって他人に対して明らかにする
- 患者の希望に応じるため、実際の障害（disability）の程度を粉飾するか、小さく見積もる
- 治療が必要であるが絶望感を誘発するような患者を避ける

免許交付と損害賠償責任の補償範囲（liability coverage）

上述のリスクを考えると、災害対応での自分の仕事におきる医療過誤に対する適切な保険補償保護（malpractice coverage）があると確認することは重要である。良きサマリア人法（Good Samaritan Laws；救急措置・緊急救助を試みた医師は、重大な過失がない限りその結果について責任を問われないとする免責法）がすべての災害精神医療作業に適用されるとは想定できない（Disaster Psychiatry Outreach 2008）。このような法律は州ごとに異なり、伝統的にこれらの法律は災害から何日も何週間も経ち、

状況がもはや緊急事態として認められないときに提供されたサービスをカバーするようには作られなかった（Kantor 2010）。多様な法律で、災害への対応従事者がそのサービスに対してカバーされる状況が拡大されてきた。特にそのサービスが政府機関の保護下で提供されているとカバーされやすくなっている（Kantor 2010）。加えて、1997 年のボランティア保護法はボランティアサービスを供給する多くの医療従事者をカバーするだろう。しかしながら、この法律は、医療従事者が問題が発生した「州内での活動や臨床行為に対して、適切な担当機関によって免許を受けているか、認証あるいは権限を付与されている」ことを要求している（Kantor 2010, p.196）。これは「自ら配置につく」（確立している災害対応機関の保護の外で、サービスを提供するために災害現場に行く）ボランティアの精神科医は、自分が提供するサービスに対してカバーされる確率が低いことを示唆している。大きな組織、特に以前にヘルスケアを提供した経験のある組織であれば、「適切な担当機関によって権限を与えられている」という要求を満たすことに加えて、賠償責任と免許交付の問題に取り組んできた可能性が高い。免許交付の問題は州外からの精神科サービスでは重要である。緊急事態管理支援協定（2009）は、全 50 州をメンバーとする連邦議会に承認されている組織がとり決めた協定で、知事が非常事態を宣言したときに、他の州が配備した人員が州の境界を超えてその資格を尊重され、災害現場での賠償責任の補償保険を受けられるような枠組みを創出した。しかしながら、このシステムは州から配備された人員に適用され、自分で配置についた個人には適用されない。

　精神科医はしばしばアメリカ赤十字社やアメリカ精神医学会（APA）の地方支部を介して災害対応に参加する。APA と APA の地方支部は災害についての価値ある情報源であるが、医療サービスの直接的な供給者となるような構造にはなっていない。したがって、精神科医が APA を通じて災害対応に向かう際には、自分自身の医療過誤に対する保険を持つように計画すべきであり、APA が自分のために保険を手配してくれたと想定す

べきではない。アメリカ赤十字社は直接のケアを提供するように構造化されているが、そのメンタルヘルスケアサービスは非医療モデルによって機能している。これは精神科医と他のタイプのメンタルヘルスの提供者が一般的なメンタルヘルスサービスを提供することだけを認めている（North et al. 2000）。これらの一般的なメンタルヘルスサービスは、「12. サイコロジカル・ファーストエイド」に述べられている心理的応急手当の原則と同じである。したがって、もし、精神科医がアメリカ赤十字社によって配備された場合は、患者を入院させる、診断を下す、処方箋を書くといった医療活動に従事するときに、その組織で指定された自分の役割の範囲を超えて行動していることになるであろう。結果として、精神科医はこれらの必須の精神医療活動に関して、医療過誤のクレームがあってもアメリカ赤十字社による保険はないことになる。

災害精神医学研究での倫理的問題

　災害精神医学に関する入手可能な研究が限られていることを考えると、精神科医が今後の災害対応に参考となるデータを系統的に集めて分析する必要がある。しかしながら、いくつかの倫理的問題が災害精神医学研究では持ち上がる。このような研究を倫理的に実施するためには、精神科医は参加者の決断能力、脆弱性、リスクと利益のバランス、インフォームドコンセントの適切性を考える必要がある（Collogan et al. 2004）。災害の生存者が研究に同意する能力をどの程度持っているかについてのデータは限られているが、Rosenstein（2004）は災害生存者の一部では意思決定能力が弱められてしまうと疑う理由はあるが、一般よりも能力が低いとする証拠は不十分であると結論した。彼は、精神科医が所属する施設の倫理委員会はこの環境での研究プロトコールの審査の経験が限られていることを指摘し、緊急時には当事者がリスクと利益について理解できるようになった時に連絡することについてのみ同意してもらうことで、判断能力減弱の懸

念に対処できると提案している。入手可能なデータに基づくと、災害の生存者は一般に専門用語でいう「脆弱な人」とみなされるべきではないが、何かしらの疑念があるときには、インフォームドコンセントの適切性を確保するための措置が準備されているべきである（Collogan et al. 2004）。トラウマを経験した後に研究に参加した人々の経験をまとめて、NewmanとKaloupek（2004）は、激しい苦痛を経験する被験者も少数いるが、大半は研究への参加をポジティブに見ていると気づいた。将来の研究で、どの被験者が苦痛を経験する可能性が高いのかをよりうまく決定できれば、計画した研究にとり有用な情報がえられ、また臨床にも有用な情報を提供できるだろう。Northら（2002）は被験者の保護を最大化するために、多様な提案をしている。これらの中には、災害前に研究計画作成の努力をすること、臨床的に注目される問題をモニターをしてもらうために地元の精神科医を使うことなどが入っている。倫理的で価値ある研究を実施する方法があること、災害後の研究のロジスティックス上の難題も厄介ではあるが、倫理上の責務とバランスをとることが大切であることを過去の文献は示唆している。この責務とは、災害生存者を助ける研究によって、将来の精神科医が十分な装備を整えられるようにするということである（Kilpatrick 2004）。

結　論

　この章で概説された一連の問題は、気高い意図がありさえすれば災害精神医学は倫理的であり、賠償責任から免れるという思い込みを是正することを意図したものである。ひとつの章だけで可能性のある全問題の包括的リストを提供することなどできない。代わりに、本章では災害支援は出たところ勝負という性質があるために、頻繁に起きることがあると著者が気づいた問題をリストにした。これらの問題は注意を必要とするが、この章を読んだからといって災害後の臨床と研究の仕事に従事することを躊躇す

るべきではない。実際、困っている人を助ける倫理的責任と、将来はうまく他人を助けられるように、私たちが理解を共有できるようにする倫理的責任があるであろう。幸い、助けたいという衝動と賠償責任や倫理的責務に配慮することのバランスをとるように慎重に考えるならば、すべての関係者を保護し、広範なニーズに対処する道を進むことが可能である。

■学習のポイント

- 災害精神科医は、自分が個人にサービスを提供しているのか、組織に提供しているのか、明確に理解すべきであり、役割の対立に絶えず警戒すべきだ。役割対立の例としては、即席の任務適性（fitness for duty）評価を実施する際に生まれるものがある。

- 災害時労働の流動的な性質にもかかわらず、守秘義務の維持が必要であることに変わりはない。

- カルテ記入の程度は提供されたサービスのレベル次第で変わるはずだが、災害精神科医はなおも、自分が提供したサービスと誰に対してかという医療記録を維持すべきである。

- 災害精神医療は常に良きサマリア人法でカバーされるわけではない。

- 州の中には、非常事態が宣言されている間に、他州から来た医師が災害時医療サービスを提供することを許可する州もあるが、個人が、緊急時管理応援協定（Emergency Management Assistance Compact）のような確立しているシステムのもとに配備されているのでなければ、州の境界線を越えての免許の有効性も医療過誤保険も想定すべきではない。

- 政府や確立しているヘルスケアの提供者の保護下で仕事をしている精神科医は、自分の意志だけで仕事している人よりも補償範囲に入る可能性が高い。

- アメリカ精神医学会（APA）は精神科医がボランティアをするチャンスを見つけることを助けられるが、APAは正式なヘルスケアの提供者ではないので、ボランティアはAPAが災害時労働に対しての医療過誤保険を供給していると想定すべきではない。

- アメリカ赤十字社は一般的なメンタルヘルスサービスに対しては精神科医の賠償を提供しているが、診断、薬物処方、患者の入院のような医師特定のメンタルヘルスケアサービスについての賠償責任はカバーしていない。

■復習問題

20.1 倫理的な災害精神医学研究の実施に関する以下の言明のうち、どれが正しいか。

　A. 既存の研究に基づき、災害の生存者は倫理的研究のための特別な保護を要求する脆弱な人であるとみなすべきではない
　B. 災害直後に研究を実施する方が、後の研究で使えるように連絡先情報を聞き取ることよりも、被験者をよく保護できる
　C. 災害精神医学研究に従事した後、ポジティブな経験とネガティブな経験を報告する被験者の割合はだいたい等しい
　D. 上記のすべてが該当しない
　E. 上記のすべて

20.2 次のシナリオのうち、精神科医が賠償責任について最も気にすべきものはどれか？

　A. 州の病院に雇用されている精神科医で、免許のない別の州の指定災害に、病院によって配備された後、抗うつ薬を処方する人
　B. アメリカ赤十字社によって配備された精神科医で、免許を持たない州で一般的なメンタルヘルスサービスを提供する人
　C. 自分の州の反対端にある地区で災害現場での支援を行うと自分自身

で決める精神科医
D. 自分の州の緊急事態管理のオフィスによって、自分自身の州内の災害対応に派遣される精神科医
E. 上記のどれでもない。これらの精神科医は、悪意ある行動をしていない限りにおいて、全員が十分に確立された機構によってカバーされている

20.3 次のうち、どの状況が災害精神科医にとっての倫理的あるいは法的問題のリスクを増すであろうか。

A. 役割についての明確性の欠如
B. 精神科医の逆転移
C. 災害前の問題には言及せずに、災害以降の問題を強調することで、痛みと苦痛に対する支払いを受けるために訴訟を起こす必要のある患者を助ける
D. 守秘義務違反のリスクをなくすために、自分の行った精神医療サービスを記録することを避ける
E. 上記のすべて

20.4 任務適性評価に関する以下の言明のうち、正しいものはどれか。

A. 災害現場でこのような評価を実施する精神科医は、患者が離職させられずにすむように擁護者として振る舞うべきだ
B. 精神科医は障害のある支援者を排除することが災害対応にとって最大の利益となるときに、このような評価を実施すべきだ
C. それまでにこのような評価を実施したことがなくても、警察の司令官によって要請されたときには、このような評価を柔軟に実施する方が重要である
D. 深刻な中毒をもつが大切な初動支援者の治療をする精神科医は、自分に任務適性評価が実施できると当局に知らせる義務がある
E. 上記のすべてが該当しない

20.5 法的な賠償責任（liability）から身を守るために、次のうちのどれが推薦されるか。

A. アメリカ精神医学会の地方支部のいずれかからのリクエストを介して、災害に対応する
B. 精神科医が治療するあらゆる人の名前を記した日誌をつける
C. 災害から 48 時間以内に対応する能力を遅らせることがない場合にのみ、権限を付与されている機関の保護下に配備されるのを待つ
D. 上記のすべて
E. 上記のすべてが該当しない

（訳：丹羽真一）

文　献

American Psychiatric Association: Guidelines for Psychiatric "Fitness for Duty" Evaluations of Physicians: Resource Document. Washington, DC, American Psychiatric Association, 2004

Collogan L, Tuma F, Dolan-Sewell R, et al: Ethical issues pertaining to research in the aftermath of a disaster. J Trauma Stress 17:363-372, 2004

Disaster Psychiatry Outreach: The Essentials of Disaster Psychiatry: A Training Course for Mental Health Professionals（Course Syllabus）. New York, Disaster Psychiatry Outreach, 2008. Available as DPOCourseSyllabus_052108.pdf at: https://sites.google.com/a/disasterpsych.org/blog/File-Cabinet. Accessed December 28, 2009.

Dwyer J, Shih A: The ethics of tailoring the patient's chart. Psychiatr Serv 49:1309-1312, 1998

Emergency Management Assistance Compact: Homepage. Available at: http://www.emacweb.org. Accessed March 14, 2009.

Health Insurance Portability and Accountability Act of 1996, Pub. L. No. 104-191, 110 Stat. 1936（1996）

Kantor EM: Liability issues, in Hidden Impact: What You Need to Know for the Next Disaster. A Practical Mental Health Guide for Clinicians. Edited by Stoddard FJ, Katz CL, Merlino JP. Sudbury, MA, Jones & Bartlett, 2010, pp 195-

206

Kilpatrick DG: The ethics of disaster research: a special section. J Trauma Stress 17:361-362, 2004

Merlino JP: Ethics, in Hidden Impact: What You Need to Know for the Next Disaster. A Practical Mental Health Guide for Clinicians. Edited by Stoddard FJ, Katz CL, Merlino JP. Sudbury, MA, Jones & Bartlett, 2010, pp 207-217

Newman E, Kaloupek DG: The risks and benefits of participating in trauma-focused research studies. J Trauma Stress 17:383-394, 2004

Norris DM, Gutheil TG, Strasburger LH: This couldn't happen to me: boundary problems and sexual misconduct in the psychotherapy relationship. Psychiatr Serv 54:517-522, 2003

North CS: Approaching disaster mental health research after the 9/11 World Trade Center terrorist attacks. Psychiatr Clin North Am 27:589-602, 2004

North CS, Weaver JD, Dingman RL, et al: The American Red Cross Disaster Mental Health Services: development of a cooperative, single function, multidisciplinary service model. J Behav Health Serv Res 27:314-320, 2000

North CS, Pfefferbaum B, Tucker P: Ethical and methodological issues in academic mental health research in populations affected by disasters: the Oklahoma City experience relevant to September 11, 2001. CNS Spectr 7:580-584, 2002

Pandya A: Reconsidering the role of a disaster psychiatrist. Psychiatr Serv 61:449-450, 2010

Resnick PJ: Guidelines for the evaluation of malingering in posttraumatic stress disorder, in Posttraumatic Stress Disorder in Litigation. Edited by Simon RI. Washington, DC, American Psychiatric Press, 1995, pp 121-134

Rosenstein DL: Decision-making capacity and disaster research. J Trauma Stress 17:373-381, 2004

Volunteer Protection Act of 1997, Pub. L. 105-19, 42 USC sec. 14501 (1997)

21

災害時と公衆衛生の緊急事態における遠隔精神医療

Anthony T. Ng, M.D.

　災害や公衆衛生の緊急事態が発生した後に起きる保健管理上の難題の一つは、病院やクリニックのような施設、あらゆる分野の医療の専門家を含めた、リソースの不足である。その中でも、精神医学の臨床家は特に供給が不足する。しかしながら、精神科医には災害時の精神医療ケアへのチームアプローチで重要な役割がある。学際的なチームアプローチでリーダーの役割を果すことのほか、精神科医には、プライマリーケアの提供者や救急医療の医師のような、他の医療専門家に対するコンサルタント役という重要な仕事もある（Ng 2010; Ruzek et al. 2004）。「19. 親善大使としての精神科医」に記されているように、精神科医は公衆衛生でのリーダー役を果たすほか、災害対応・管理機関へのコンサルテーションを通じて、災害医療に大いに貢献できるのである。

　災害対応の中核的部分として精神医療が含められることが重要であるにもかかわらず、精神医療のリソースへのアクセスは難題のままになっている。災害精神医学の訓練を受ける精神科医の数は増えているものの、災害に対応が可能な精神科医は十分な数ではない。遠隔精神医療はこのニーズへの対応に一役買うであろう。遠隔精神医療は、特に地方で、精神医療へのアクセスを提供する効果的なツールとして使用が増えてきている（Hilty et al. 2002; Norman 2006）。心的外傷後ストレス障害（PTSD）の患者に

対する遠隔精神医療を通じた介入の有効性も実証されている（Frueh et al. 2007a, 2007b）。現場で精神科医が果たす役割の多くは、そのためのインフラが整備されていて、十分な数の精神医学の臨床家が現場にいないときには、遠隔精神医療を介して果たすことができる。

遠隔精神医療の役割の増大が記述されてはいるが、災害の場での遠隔精神医療の適用可能性については、データが限られている（Merrell et al. 2008; Reissman et al. 2006）。しかしながら、緊急時精神医療での遠隔精神医療に関する既存の文献から、多くのことが推測できる（Shore et al. 2007b; Sorvaniemi et al. 2005）。臨床家はインターネットのビデオリンクをすぐに遠隔精神医療として思い浮かべるかもしれないが、電話や電子メールもよく思い浮かぶ遠隔精神医療を補うツールとして使用できるであろう（Hilty et al. 2006）。

遠隔精神医療の使用は災害精神医療で大きな利益をもたらす。主たる利益は臨床家へのアクセスの可能性である。災害後には交通や電気・水道などのインフラ構造の分断が甚大であることが多いため、臨床家は援助のために被害地域に赴くことができないかもしれない。遠隔精神医療は、臨床家が災害地から遠くに居るための災害地へのアクセスしづらさや、隔離された災害地に出向く必要を最小限にできる。また、遠隔精神医療は、被災地での精神医療ボランティアの急増という負担やその結果としての混沌状態を減らす潜在的な可能性もある。遠隔精神医療では、臨床家が精神医学的な専門知識にアクセスすることが可能となる。専門分野としては、トラウマ、災害精神医学、物質乱用、精神薬理学での特定のトピック、多文化間精神医学、災害弱者のケアなどがある（Ng 2010）。遠隔精神医療は臨床家と個人にとって、より安全な代替案になりうる。病気が急に発生した場合のような公衆衛生上の緊急事態では、コミュニティや臨床家が、あるいは双方が隔離されたり、移動を制限されたりしかねないので、遠隔精神医療の使用は、精神医学的な評価と介入を提供するための優れたツールになるだろう。

遠隔精神医療は、それ以外の手段では精神医療サービスを獲得できない被災者に精神医療サービスを届ける、効果的なツールになりうるが、災害現場での遠隔精神医療の使用にはいくつかの難題がある。主要な問題は、災害直後には電気やインターネット／電話システムのようなインフラが分断されるであろうということだ。また、臨床家や患者はその使用に慣れていないため、特に災害現場では、遠隔精神医療の使用について不安があるかもしれない。遠隔精神医療でのアセスメントが実施される災害後の環境は、しばしば混沌状態になっているため、守秘義務を守ることが難しいかもしれない。

災害遠隔精神医療の適用

防災計画と災害対応は3段階に分けることができる。防災計画が行われる災害前段階、急性期段階、災害からの回復に焦点を当てる急性期後段階である。以下の節に論じられ、表21-1に要約されているように、遠隔精神医療は全3段階で適用可能である。

災害前段階

災害発生の前には、防災計画と災害についての教育が中心となる。計画者は遠隔精神医療がいつ、どのように使用されるのかを見極める必要がある。インフラ構造が整備される必要があり、これには適切で安全な高速のインターネット接続やビデオのような装置が含まれる。万一、電気やインターネットが分断されたときのためのバックアップに関しても注意深い計画が必要である。衛星電話を利用する、携帯式のビデオ会議システムを使うことも考えるべきであろう。臨床家は必要になるかもしれない免許交付や資格確認のガイドラインに慣れておくと同時に、自分の属する専門組織にこれらのガイドラインを確認するように促さなければならない。精神科医個人は、技術的にも装置のうえでも、遠隔精神医療の使用にある程度慣

表21-1 災害時遠隔精神医療の適用

災害対応の段階	遠隔精神医療の役割
災害前	災害後のメンタルヘルスでの問題における訓練
	文化を意識した遠隔精神医療の使用の能力開発
	安全問題の管理の学習
	支援のインフラ整備
	免許交付と規則のガイドラインの作成
	役割と責任を明確に輪郭づけした、遠隔精神医療の使用についての緊急プロトコールの作成
急性期	医療提供者とのコンサルテーション
	他のメンタルヘルスの専門家とのコンサルテーション
	災害時の人的サービス提供者あるいは組織とのコンサルテーション
	訓練
	災害支援者のウェルネスのモニタリング
	直接的トリアージ、評価、介入
急性期後	プライマリーケアの医師や救急医を含む医療提供者との継続的コンサルテーション
	関係者の継続的訓練と教育
	継続的トリアージ、評価、介入

れ親しんでおく必要がある。

急性期段階

　災害の急性期には、遠隔精神医療が多数の方法で使用できる。他の場所に精神科医がいて、災害地域にいる臨床家――精神医学の臨床家でも、精神医学以外でも――によるコンサルテーションという形態もありうる。最初に強調されるのは、被害を受けた集団に医療を届けることである。つま

り、すぐに必要とされるのは身体面の医療提供者のほうである。しかしながら、これらの臨床家は、被害者からのメンタルヘルスについての要求に応えるという難題のために、支援を必要とするのだ。精神科医は、遠隔精神医療を介して医療提供者にメンタルヘルスの問題のアセスメント方法についてのコンサルテーションに応え、より直接的な精神医学的介入を必要とする人たちのトリアージを援助し、彼らが介入を実施するのを助ける。

　災害精神医学を実践する人たちは、現場の医療提供者と被災者には両価的感情やさらには不安さえもあるかもしれないと注意しておく必要がある。このような人々は、コンサルテーションを提供している遠方の精神医学の臨床家と一体感を持ったり、意思疎通することはできないと感じている可能性がある。遠隔精神医療では、災害後の現場での精神的ケアでしばしば重要な部分となる、個人的に面と向かっての接触は可能ではないかもしれない。そのため、被害を受けた人たちは遠隔精神医療の使用が臨床家とのつながりを妨げていると感じかねないのだ。顔をつきあわせての接触では、人々がケア提供者も同じ災害経験を共有しているという感覚を感じるであろう。この感覚は臨床家が災害の場から離れている場合では難しい。いくつかのケースでは、特定の文化をもつグループやいわゆる災害弱者のグループに属する人では特に、擁護役の人であったり、現場での仲介役として動く人がいて、評価プロセスの場にいてもらえると、災害時遠隔精神医療の利点を増すことができる。ビデオを用いない遠隔精神医療が実施されるような場合、コンサルタントは視覚的データに助けられることなしに臨床データを確認するため、一層の努力が必要となる。

　遠隔精神医療はまた、精神科医と災害支援サービス間や精神科医と上級の災害対応指導部の間でのコンサルテーションにも使用可能である。災害時遠隔精神医療は、医療提供者自身の精神医学的な健康を維持するためのサービスを提供する点でも、医療提供者と他の災害支援者を援助できる。なぜなら、これらの人々は、猛烈な仕事量や被災者に接触することで起こる二次的トラウマのせいで、膨大なストレスを経験することになるから

だ。

急性期後段階

急性期後の段階では、遠隔精神医療は精神医療ケアの提供で重大な役割を持ち続ける可能性がある。「5. 精神医学的評価」で注目したように、急性期後の段階では、精神医学的ニーズが変化し、多くの人たちが初めて治療を求めるようになる。災害後、初めは精神医療のリソースが急増するであろうが、時間とともにこのリソースは減っていき、容易には入手できなくなるかもしれない。遠隔精神医療は精神医学的専門知識へのアクセスとして、継続的に使用可能である。ビデオ会議を使用したPTSDに対する認知行動的介入もその一例である（Frueh et al. 2007b）。災害時遠隔精神医療は、災害がもたらす精神医学的な影響についての継続的な教育でも効果的である。

災害時の遠隔精神医療での問題

精神科の臨床家は、災害時遠隔精神医療の適用に関する、いくつかの難しい問題を考えておく必要がある。医療と法律の問題が重要な事項である。災害時の遠隔精神医療では、コンサルテーションをする臨床家がある州にいて、評価を受ける人が別の州にいるかもしれない。このような場合、患者のいる場所と遠く離れた精神科医のいる場所でのサービスが医療行為とみなされるのかどうか、確認すべきである（災害時の免許交付に関する必要条件の詳細については、「20. 法と倫理の問題」を参照）。また、ケアの最低水準を維持する手段として、災害遠隔精神医療を行う可能性がある臨床家の資格確認をはっきりさせるために、所属機関が努力をすることが重要である。臨床家は遠隔精神医療を介して患者を診る際には、医学的記録をつける必要がある。精神科の臨床家はまた、自分が入っている医療過誤保険が災害時の臨床遠隔精神医療行為をカバーするようにしておく

べきだ。

　いくつかの研究では、異なった文化集団間での遠隔精神医療の有効性の差異は非常に少ないと実証されているものの、遠隔精神医療へのアクセスは文化的、言語的、民族的、社会経済的な問題により影響される（Shore et al. 2006, 2007a）。文化圏によっては、対面でのやりとりで「本物の」人を直接見られないという理由から、遠隔精神医療の使用をあまり受け入れないかもしれない。場合によっては、コンサルテーションのどちらかの側に通訳を使う必要があるかもしれない。国際的な災害では、通訳のニーズが極めて大きい。そのような場合には、苦しんでいる人たちの直接的な評価とアセスメントよりも、現場で医療を提供している人々や災害支援者のような、よりコンサルタント的な役割の方が効果的であろう。

結　論

　計画に最善の努力をしても、精神医療のリソース不足やアクセスの困難は、災害時や公衆衛生の緊急事態での難題であり続けるだろう。その場合、この難題に対処するための効果的な代替手段を探し当てねばならない。遠隔精神医療の使用は可能性のある一つの効果的な方法である。訓練を受ける精神医学の臨床家が増え、災害の専門知識を持つ要員が増えれば、災害時の遠隔精神医療で被害を受けたコミュニティにこれらの膨大なリソースを届けられるようになる。事前の計画があれば、系統的で効果的な形でこれらのリソースへのアクセスを促進できるはずである。最後に、災害時遠隔精神医療は、災害後の環境では決定的に重要であり、協働と統合により公衆衛生の促進を大いに助けることができる。

■学習のポイント

- 遠隔精神医療は災害時のメンタルヘルスを支援する効果的な手段であ

る。

- 遠隔精神医療の使用は、医療ニーズの急増に対応する際、あまり負担をかけずに、災害時の精神医療ケアへのアクセスを増やすことができる。
- 災害時遠隔精神医療は、トリアージ、アセスメント、介入を含む臨床の仕事を支援するために採用できる。
- 多様な災害時医療サービス提供者と人的サービス提供者（human services providers）の間での急性期後の協働作業も災害時遠隔精神医療で強化することが可能である。
- 災害時遠隔精神医療の計画や実施では、賠償責任、災害弱者への対応、訓練のような問題を考慮すべきである。

■復習問題

21.1 災害時遠隔精神医療は災害対応のどの段階で適用可能か？

　　A. 災害前の段階
　　B. 急性期段階
　　C. 急性期後の段階
　　D. BとCのみ
　　E. A、B、C

21.2 災害対応における遠隔精神医療の使用がもたらす利益には、以下のうち、どれを除くすべてが入っているか？

　　A. メンタルヘルスのリソースの急増を抑える
　　B. 免許交付や資格確認のプロセスの必要性を減らす
　　C. メンタルヘルスの専門家に対する災害リスクを減らす
　　D. 災害後の精神医療ケアへのアクセスを増やす
　　E. 臨床家が災害地から遠くアクセスしづらいか、隔離された被災地に

出向く必要を最小限にする

21.3 遠隔精神医療は次のうちのどの場面で使用してもよいか？

　　A. 患者のトリアージ
　　B. 緊急支援とのコンサルテーション
　　C. 直接的な臨床ケア
　　D. 災害地域の外からの災害精神医学的専門知識の供給
　　E. 上記のすべて

21.4 災害時遠隔精神医療に関して、医療に関する法律上の潜在的な懸念事項には、以下のうち、どれを除くすべてが含まれるか？

　　A. 州の免許交付についての要件
　　B. 医療過誤
　　C. その出来事が連邦政府の緊急事態と宣言されているかどうか
　　D. 適切な記録作成
　　E. 患者の秘密保護

21.5 以下のうちのどれが、災害時遠隔精神医療の使用に対して、潜在的な難題になっているのか？

　　A. 文化的な問題
　　B. 遠隔精神医療を支援するためのインフラの利用可能性
　　C. メンタルヘルスへの偏見
　　D. 災害精神医療の標準の欠如
　　E. 上記のすべて

（訳：丹羽真一）

文　献

Frueh BC, Monnier J, Yim E, et al: A randomized trial of telepsychiatry for posttraumatic stress disorder. J Telemed Telecare 13:142-147, 2007a

Frueh BC, Monnier J, Grubaugh AL, et al: Therapist adherence and competence with manualized cognitive-behavioral therapy for PTSD delivered via teleconferencing technology. Behav Modif 31:856-866, 2007b

Hilty DM, Luo JS, Morache C, et al: Telepsychiatry: an overview for psychiatrists. CNS Drugs 16:527-548, 2002

Hilty DM, Yellowless PM, Cobb HC, et al: Use of secure email and telephone psychiatric consultations to accelerate rural health care delivery. Telemed J E Health 12:490-495, 2006

Merrell RC, Cone SW, Rafiq A: Telemedicine in extreme conditions: disasters, war, remote sites. Stud Health Technol Inform 131:99-116, 2008

Ng AT: Use of telepsychiatry: implications in disaster, in Hidden Impact: What You Need to Know for the Next Disaster. A Practical Mental Health Guide for Clinicians. Edited by Stoddard FJ, Katz CL, Merlino JP. Sudbury, MA, Jones & Bartlett, 2010, pp 187-194

Norman S: The use of telemedicine in psychiatry. J Psychiatr Ment Health Nurs 13:771-777, 2006

Reissman DB, Schreiber M, Klomp RW, et al: The virtual network supporting the front lines: addressing emerging behavioral health problems following the tsunamis of 2004. Mil Med 171 (suppl):40-43, 2006

Ruzek JI, Young BH, Cordova MJ, et al: Integration of disaster mental health services with emergency medicine. Prehosp Disast Med 19:46-53, 2004

Shore JH, Savin DM, Novins D, et al: Cultural aspects of telepsychiatry. J Telemed Telecare 12:116-121, 2006

Shore JH, Savin D, Orton H, et al: Diagnostic reliability of telepsychiatry in American Indian veterans. Am J Psychiatry 164:115-118, 2007a

Shore JH, Hilty DM, Yellowless P: Emergency management guidelines for telepsychiatry. Gen Hosp Psychiatry 29:199-206, 2007b

SorvaniemiM, Ojanen E, Santamaki O: Telepsychiatry in emergency consultations: a follow-up study of sixty patients. Telemed J E Health 11:439-441, 2005

付録A　主要文献とリソース

出版物

Bisson J, Andrew M: Psychological treatment of post-traumatic stress disorder (PTSD). Cochrane Database of Systematic Reviews 2007, Issue 3. Art. No.: CD003388. DOI: 10.1002/14651858.CD003388.pub3.

Blumenfield M, Ursano RJ (eds): Intervention and Resilience After Mass Trauma. New York, Cambridge University Press, 2008

Brenner G, Bush D, Moses J (eds): Creating Spiritual and Psychological Resilience: Integrating Care in Disaster Relief Work. New York, Routledge, 2009

Charney DS: Psychobiological mechanisms of resilience and vulnerability: implications for successful adaptation to extreme stress. Am J Psychiatry 161:195-216, 2004

Figley C, Nash W (eds): Combat Stress Injury. New York, Routledge, 2007

Foa EB, Keane TM, Friedman MJ, et al (eds): Effective Treatments for PTSD, 2nd Edition: Practice Guidelines From the International Society for Traumatic Stress Studies. New York, Guilford, 2009

Hobfoll SE, Watson P, Bell CC, et al: Five essential elements of immediate and mid-term mass trauma intervention: empirical evidence. Focus 7: 221-242, 2009

Katz CL, Pandya A (guest eds): Disaster Psychiatry: A Closer Look. Psychiatr Clin North Am 27 (3 [special issue]), 2004

Katz CL, Pellegrino L, Pandya A, et al: Research on psychiatric outcomes and interventions subsequent to disasters: a review of the literature. Psychiatry Res 110: 201-217, 2002

Lindemann E: Symptomatology and management of acute grief. Am J Psychiatry 101: 141-148, 1944

National Institutes of Mental Health: Mental Health and Mass Violence: Evidence-Based Early Intervention for Victims/Survivors of Mass Violence. A Workshop to Reach Consensus on Best Practices (NIH Publ No 02-5138). Washington, DC, U.S. Government Printing Office, 2002

Neria Y, Gross R, Marshall R, et al (eds): 9/11: Mental Health in the Wake of Terrorist Attacks. Cambridge, UK, Cambridge University Press, 2006

Neria Y, Galea S, Norris FH (eds): Mental Health and Disasters. New York, Cambridge University Press, 2009

Norris FH, Friedman MJ, Watson PJ, et al: 60,000 Disaster victims speak, part I: an empirical review of the empirical literature, 1981-2001. Psychiatry 65: 207-239, 2002

Norris FH, Friedman MJ, Watson PJ, et al: 60,000 Disaster victims speak, part II:

summary and implications of the disaster mental health research. Psychiatry 65: 240-260, 2002
Norris FH, Galea S, Friedman MJ, et al. (eds): Methods for Disaster Mental Health Research. New York, Guilford, 2006
Pandya AA, Katz CL (eds): Disaster Psychiatry: Intervening When Nightmares Come True. Hillsdale, NJ, Analytic Press, 2004
Ritchie EC, Watson PJ, Friedman MJ (eds): Interventions Following Mass Violence and Disasters: Strategies for Mental Health Practice. New York, Guilford, 2006
Rose SC, Bisson J, Churchill R, et al: Psychological debriefing for preventing post traumatic stress disorder (PTSD). Cochrane Database of Systematic Reviews 2002, Issue 2. Art. No.: CD000560. DOI: 10.1002/14651858.CD000560.
Stein DJ, Ipser JC, Seedat S: Pharmacotherapy for post traumatic stress disorder (PTSD). Cochrane Database of Systematic Reviews 2006, Issue 1. Art. No.: CD002795. DOI: 10.1002/14651858.CD002795.pub2.
Stoddard FJ, Saxe G: Ten-year research review of physical injuries. J Am Acad Child Adolesc Psychiatry 40: 1128-1145, 2001
Stoddard FJ, Katz CL, Merlino JP (eds): Hidden Impact: What You Need to Know for the Next Disaster. A Practical Mental Health Guide for Clinicians. Sudbury, MA, Jones & Bartlett, 2010
Ursano RJ, Fullerton CS, Norwood AE (eds): Terrorism and Disaster: Individual and Community Mental Health Interventions. Cambridge, UK, Cambridge University Press, 2003
Ursano R, Fullerton CS, Weisaeth K, et al (eds): Textbook of Disaster Psychiatry. New York, Cambridge University Press, 2007
Wolfenstein M: Disaster: A Psychological Essay. Glencoe, IL, Free Press, 1957

オンライン・リソース

一般災害精神医学
Center for the Study of Traumatic Stress (CSTS) of the Uniformed Services University of the Health Sciences
(www.centerforthestudyoftraumaticstress.org)
Centers for Disease Control and Prevention―disaster mental health information for the general public and health care providers
(www.bt.cdc.gov/mentalhealth)
National Center for Posttraumatic Stress Disorder (PTSD) of the U.S. Department of Veterans Affairs
(www.ptsd.va.gov)

Substance Abuse and Mental Health Services Administration——disaster mental health Web site; includes a link to SAMHSA's Disaster Technical Advisory Center (DTAC)
(http://mentalhealth.samhsa.gov/cmhs/emergencyservices)

災害における組織活動
American Psychiatric Association
(www.psych.org/Resources/DisasterPsychiatry.aspx)
American Red Cross
(www.redcross.org)
Disaster Psychiatry Outreach
(www.disasterpsych.org)
Federal Emergency Management Agency——provides information about disasters in the United States
(www.fema.gov)
Inter-Agency Standing Committee——provides information to coordinate United Nations (UN) and non-UN humanitarian activities internationally
(www.humanitarianinfo.org/iasc)
National Voluntary Organizations Active in Disasters——helps to coordinate nongovernmental organizations responding to disasters in the United States
(www.nvoad.org)

リスク・コミュニケーション
家族のためのトラウマと災害の一般ガイダンス
American Academy of Child and Adolescent Psychiatry
(www.aacap.org/cs/root/facts_for_families/posttraumatic_stress_disorder_ptsd)
(www.aacap.org/cs/root/facts_for_families/children_and_the_news)
テロと戦争について子供に伝えるためのガイダンス
American Academy of Child and Adolescent Psychiatry
(www.aacap.org/cs/root/facts_for_families/talking_to_children_about_terrorism_and_war)
American Psychiatric Association
(www.psych.org/Resources/DisasterPsychiatry/APADisasterPsychiatryResources/talkingtochildrenrewarterror.aspx)
トラウマを扱うジャーナリストのためのガイダンス
Dart Center for Journalism and Trauma
(www.dartcenter.org)
(dartcenter.org/files/covering_children_and_trauma_0.pdf)

公務員のためのガイダンス
Substance Abuse and Mental Health Services Administration
(www.riskcommunication.samhsa.gov)

サイコロジカル・ファーストエイドのコースとガイド
Psychological First Aid Field Operations Guide—developed by the National Child Traumatic Stress Network and the National Center for PTSD; non-English versions and many adaptations for specific populations are available
(http://www.nctsn.org/content/psychological-first-aid)

Psychological First Aid: Helping People Cope During Disasters and Public Health Emergencies—a self-study program from the Center for Disaster Medicine and Emergency Preparedness at the University of Rochester, New York
(www.centerfordisastermedicine.org/disaster_mental_health.html)

Psychological First Aid Online—a 6-hour interactive course from the National Child Traumatic Stress Network in which participant plays the role of a provider in a postdisaster scene
(http://learn.nctsn.org)

Listen, Protect, and Connect—Model and Teach: Psychological First Aid for Students and Teachers—guidance for teachers on helping themselves and their students through their reactions to a disaster; produced in part by the U.S. Department of Homeland Security
(www.ready.gov/kids/_downloads/PFA_SchoolCrisis.pdf)

Nebraska Psychological First Aid Curriculum—an adaptation of "Community-Based Psychological Support" developed by the International Federation of Red Cross and Red Crescent Societies
(www.disastermh.nebraska.edu/psychfirstaid.html)

その他
TB-CBTWeb (Trauma-Focused Cognitive-Behavioral Therapy)—free 10-hour Web-based training course from the National Crime Victims Research and Treatment Center at the Medical University of South Carolina, Charleston
(http://tfcbt.musc.edu)

U.S. Department of Veterans Affairs/Department of Defense Clinical Practice Guideline for Management of Concussion/Mild Traumatic Brain Injury (mTBI)
(http://www.healthquality.va.gov/management_of_concussion_mtbi.asp)

World Health Organization Model List of Essential Medications—may be helpful for planning postdisaster pharmacological interventions
(www.who.int/medicines/publications/essentialmedicines/en/index.html)

付録B　復習問題の解答

第Ⅰ部　災害への備え

1　災害への備えと災害発生時の救援システム
1.1 正解：E ／ 1.2 正解：B ／ 1.3 正解：B ／ 1.4 正解：C ／ 1.5 正解：B

2　災害前、災害時、災害後のリスクコミュニケーション
2.1 正解：E ／ 2.2 正解：C ／ 2.3 正解：E ／ 2.4 正解：E ／ 2.5 正解：E

3　災害支援者自身の救済—災害支援コミュニティのセルフケア—
3.1 正解：B ／ 3.2 正解：A ／ 3.3 正解：C ／ 3.4 正解：A ／ 3.5 正解：B ／ 3.6 正解：A ／ 3.7 正解：A

4　ニーズ・アセスメント
4.1 正解：C ／ 4.2 正解：E ／ 4.3 正解：E ／ 4.4 正解：B ／ 4.5 正解：B

第Ⅱ部　評価

5　精神医学的評価
5.1 正解：E ／ 5.2 正解：C ／ 5.3 正解：A ／ 5.4 正解：B ／ 5.5 正解：D

6　災害弱者への配慮
6.1 正解：C ／ 6.2 正解：D ／ 6.3 正解：D ／ 6.4 正解：E ／ 6.5 正解：E

7　重篤な精神疾患
7.1 正解：E ／ 7.2 正解：B ／ 7.3 正解：A ／ 7.4 正解：B ／ 7.5 正解：C

8　薬物乱用
8.1 正解：B ／ 8.2 正解：B ／ 8.3 正解：B ／ 8.4 正解：D ／ 8.5 正解：C

9　パーソナリティに関する問題
9.1 正解：C ／ 9.2 正解：A ／ 9.3 正解：D ／ 9.4 正解：B ／ 9.5 正解：E

10　外傷と医学的愁訴のトリアージ
10.1 正解：E ／ 10.2 正解：E ／ 10.3 正解：B ／ 10.4 正解：D ／ 10.5 正解：C

11　悲嘆とリジリエンス
11.1 正解：D ／ 11.2 正解：D ／ 11.3 正解：A ／ 11.4 正解：D ／ 11.5 正解：E

第Ⅲ部　介入

12　サイコロジカル・ファーストエイド
12.1 正解：D ／ 12.2 正解：B ／ 12.3 正解：E ／ 12.4 正解：A ／ 12.5 正解：C

13　集団への介入と家族への介入
13.1 正解：D ／ 13.2 正解：C ／ 13.3 正解：D ／ 13.4 正解：D ／ 13.5 正解：E

14　心理療法
14.1 正解：C ／ 14.2 正解：A ／ 14.3 正解：E ／ 14.4 正解：D ／ 14.5 正解：A

15　精神薬理学―急性期―
15.1 正解：E ／ 15.2 正解：E ／ 15.3 正解：D ／ 15.4 正解：C ／ 15.5 正解：D

16　精神薬理学―急性期の後の段階―
16.1 正解：E ／ 16.2 正解：B ／ 16.3 正解：D ／ 16.4 正解：A ／ 16.5 正解：C

17　子どもと青少年に対する精神医学的介入
17.1 正解：D ／ 17.2 正解：E ／ 17.3 正解：A ／ 17.4 正解：E ／ 17.5 正解：B

18　高齢者への精神医学的介入
18.1 正解：B ／ 18.2 正解：C ／ 18.3 正解：A ／ 18.4 正解：B ／ 18.5 正解：B

第Ⅳ部　新たに問題となりつつある事柄、その他の事情

19　親善大使としての精神科医
19.1 正解：E ／ 19.2 正解：B ／ 19.3 正解：D ／ 19.4 正解：C ／ 19.5 正解：D

20　法と倫理の問題
20.1 正解：A ／ 20.2 正解：C ／ 20.3 正解：E ／ 20.4 正解：E ／ 20.5 正解：B

21　災害時と公衆衛生の緊急事態における遠隔精神医療
21.1 正解：E ／ 21.2 正解：B ／ 21.3 正解：E ／ 21.4 正解：C ／ 21.5 正解：E

索　引

AUDIT アルコール使用障害特定テスト　183
CAGE アルコール依存症スクリーニングテスト　59, 179
DSM-Ⅳ構造化臨床面接PTSDモジュール　355
HTTLPR（serotonin-transporter-linked polymorphic region）　356
αアドレナリン作動薬　367
αアドレナリン遮断薬　367
$α_2$アドレナリン拮抗薬　189
$α_2$アドレナリン作動薬　404
βアドレナリン遮断薬　326, 338, 367, 404

【あ行】

アイデンティティの喪失　244
アウトリーチ活動　136
アカンプロサート　190
悪夢　335
アジテーション　336
アセスメント・ツール　88
アタケ・デ・ネルビオス（ataque de nervios）　147, 258
アテネ地震　313
アメリカ合衆国退役軍人省（U.S.Department of Veterans Affairs）　139
アメリカ国立PTSDセンター（National Center for PTSD：NCPTSD）　276
アメリカ国立子どもトラウマティックストレス・ネットワーク（National Child Traumatic Stress Network：NCTSN）　127, 276, 389
アメリカ精神医学会（American Psychiatric Association：APA）災害精神医学委員会　xiii
アメリカ赤十字社（American Red Cross）　14
アメリカ赤十字社の心理社会的支援プログラム　309
アメリカ炭疽菌事件　72, 218
アメリカ同時多発テロ事件　47, 111, 125, 176, 224, 245, 358
アメリカ老年精神医学会防災準備タスクフォース　417
アリピプラゾール　402
アルコール消費　172
アルコール離脱　187
アルコール離脱症状評価尺度　187
アンフェタミン　185
医学的に説明不能な身体症状（medically unexplained physical symptoms：MUPS）　217
意思決定能力　468
異常な状況への正常な反応　33
異常不随意運動評価尺度　402
イズミット地震　334
依存性グループ　443
痛み　398

イミプラミン　401
意味を見出す　255
医療過誤　466
医療過誤保険　459, 480
医療保健の携行性と責任に関する法律
　　（Health Insurance Portability and
　　Accountability Act：HIPAA）462
医療予備軍のためのPFA　277
医療予備隊　3, 15
インストルメンタリズム（instrumental-
　　ism）144
インフォームドコンセント　469
エルサルバドル大地震　73
遠隔精神医療　475
エンパワーメント　445
オクラホマシティ連邦政府ビル爆破事件
　　172, 225, 359
オピオイド拮抗薬　188
オピオイド鎮痛薬　184, 185, 368
オピオイド離脱　188
オペレーショナルデブリーフィング　275
オランザピン　402

【か行】

外傷　234
外傷性脳損傷　102, 371
外傷のタイプ　228
改訂版出来事インパクト尺度　355
回避（avoidance）256
過覚醒状態　230
化学物質過敏症　221
覚醒剤　185
家族の役割の喪失　244

家族への支援　316
学校でのトラウマ向け認知行動療法介入
　　393
学校と連携した介入　393
カップルセラピー　297
カテコール-O-メチルトランスフェラーゼ
　　（COMT）遺伝子多型　355
過度の同一化（overidentification）256
カトリーナ脳　424
カルテ　463
カルバマゼピン　188
眼球運動による脱感作と再処理法（eye
　　movement desensitization and repro-
　　cessing：EDMR）316
患者隔離（isolation）72
患者健康質問票-2（Patient Health Ques-
　　tionnaire-2）59
感情のローラーコースター　100
カンボジア大虐殺　297
機関間常設委員会（The Inter-Agency
　　Standing Committee：IASC）77, 80,
　　280
気管切開　228
危機カウンセリングライン　330
危機状況でのメンタルヘルスと社会心理的
　　支援のタスクフォース　77
危険飲酒　180
キッズコーナー　131, 388
基底想定グループ　442
記念日　246
気の散りやすさ　405
気分安定剤　368
逆転移（countertransference）57, 210, 256
逆境に続く成長　449
急性期後段階　480

急性期段階　478
急性ストレス障害（acute stress disorder: ASD）　108, 226, 326
境界性パーソナリティ障害（borderline personality disorder: BPD）　204
境界設定　211
境界線違反　466
共感　252
共感性疲労（compassion fatigue）　48, 56
緊急事態オペレーションセンター　9, 12
緊急事態管理官　9
緊急事態管理支援協定　12, 467
緊急事態指揮系統システム　11
緊急事態司令官　11
緊急対応能力（surge capacity）　219
緊張緩和（defusing）　290
クエチアピン　402
苦悩（distress）　108
クラス活性化プログラム　393
グループ関係理論　441
クロニジン　404
軍人保健科学大学　xiii
傾聴　252
現在中心認知行動療法（present-centered cognitive behavioral therapy：CBT）　292
現病歴　354
抗精神病薬　368
行動家族療法（behavioral family therapy：BFT）　298
行動の変化　98
行動夫婦療法（behavioral marital therapy：BMT）　298
行動変化　108
公務員のためのリスクコミュニケーション・ガイドライン　26
高齢者　134
コカイン　185
国際的な災害　481
国土安全保障省　11, 14
国立アルコール乱用・依存症研究所　180
ココナッツ・グローヴ火災　xiii, 422
こころの健康調査　116
国家危機管理システム　10
国家災害医療システム　14
国家災害対応プラン　11
国家災害対応フレームワーク　10
子ども　127
子どもの心的外傷後ストレス反応　127
子ども向けのサイコロジカル・ファーストエイド　386
コミュニティ緊急事態対応チーム（Community Crisis Response Team：CCRT）　289
コミュニティレベルのニーズ　68
コンサルティング　444
コンプライアンス　370

【さ行】

罪悪感　387
災害　xii
災害後の子どもへの処方　397
災害後の理想郷　356
災害支援体制　8
災害精神医学アウトリーチ　viii
災害精神医学アウトリーチのガイドライン　85
災害前段階　477

災害直後の衝撃　107
災害疲れ　xv
災害による心理的影響　98
災害の意味　113
災害のインパクト　73
災害のタイプ　71
災害派遣医療チーム　14
災害への暴露　110
災害前のコミュニティ　75
災害リソース・ヘルプライン　330
サイコロジカル・ファーストエイド　128,
　　252, 273, 309, 426
再トラウマ化　387
搾取・迫害　103
殺人願望　231
殺人発生率　102
作動グループ　442
サバイバーズ・ギルト（survivor's guilt）
　　246, 356
詐病　464
差別　103
サリン・ガス　218
シアン化物　220
視覚障害者　141
時間経過　106
自己認識（Self-Awareness）　48
自殺　101
自殺願望　231
支持的療法　211
ジスルフィラム　190
自然災害　71
失感情症　420
実存的な疑問　254
ジフェンヒドラミン　333, 399
死別　245, 247, 293

死別者の反応　275
市民ボランティア医療予備軍　15
地元の専門家　440
社会技能相互作用訓練（social skills
　　interaction training）　235
社会的偏見（social stigma）　72
社会文化的アイデンティティ　244
宗教　447
宗教観　254
重症急性呼吸器症候群（severe acute
　　respiratory syndrome: SARS）　220
集団心理療法　287
集団的心的外傷（collective trauma）　125
集団パニック（mass panic）　219
集中治療室（intensive care unit：ICU）
　　227
重篤な精神疾患（serious mental illness：
　　SMI）　158
守秘義務　462
焦燥　402
情動伝染（emotional contagion）　56
小児症状チェックリスト（Pediatric
　　Symptom Checklist）　130
女性　137
心因性解離　230
心因性の愁訴　219
親善大使　438
迅速アセスメント（rapid assessment）　82
身体障害　140
診断面接票—PTSDモジュール　355
心的外傷後ストレス障害（posttraumatic
　　stress disorder：PTSD）　57, 358
心的外傷後ストレス障害臨床診断面接尺度
　　355
心的外傷後の成長　449

心的外傷性悲嘆（traumatic grief）245
人的災害 71
心身相関による反応（psychosomatic response）72
スイス航空111便 457
スーパーストーム・サンディ vi
ススト（susto）147
スタッフケア 52
スティグマ 139
ストレス損傷（stress injuries）115
ストレス反応 99
ストレス免疫理論（stress inoculation theory）260
スピリチュアリティ 447
スピリチュアルなケア 76
スマトラ島沖地震・インド洋津波 27, 67, 176
スリーマイル島原子力発電所事故 160
精神医学発展のためのグループ viii
脆弱な高齢者のためのトリアージ 427
脆弱な人 469
精神医学的コンサルテーション 217
精神医学発展のためのグループ（Group for the advancement of psychiatry：GAP）viii
精神疾患 100
精神疾患への罹患リスク 112
精神病状態 103
精神分析 316
精神保健サービスセンター（Center for Mental Health Services）14
生物テロ攻撃 218
性暴力 138
西洋化 280
世界保健機関（World Health Organization：WHO）薬物モデル一覧 189
窃盗・略奪 103
刹那面談（brief encounter）105
絶望感 254
セルトラリン 400
セルフケア 48
セルフケアの計画策定 50
セロトニン・ノルエピネフリン再取り込み阻害薬 368
遷延性悲嘆障害（prolonged grief disorder: PGD）249
全国被害者援助協会（National Association of Victim Assistance）290
選択的セロトニン再取り込み阻害薬 334, 363, 368, 400
セント・ヘレンズ山噴火 173
全米障害者評議会 141
せん妄 340, 402
訴訟 463

【た行】

大うつ病 248, 358
大うつ病性障害 160, 364
退行性の反応 208
代償性回復力 449
対人関係療法（interpersonal psychotherapy）251
代替治療 314
代理性犠牲（vicarious victimization）56
代理性心的外傷化（vicarious traumatization）48, 56
卓上訓練（Tabletop Exercise）142
タバコ使用 175

短期医学心理療法（brief medical psychotherapy）235
短期心理療法 311
炭疽菌 218, 329
炭疽症 218
地域緊急事態対応チーム 15
地下鉄サリン事件 218
注意欠如・多動性障害（ADHD） 405
聴覚障害者 141
直前訓練 18
治療グループ 288
デイヴィッドソン・トラウマ尺度 355
適応障害 115
デブリーフィング 289
テロ攻撃 217
テロ災害 72
動機 465
闘争-逃走グループ 442
闘争-逃走反応（"fight-or-flight" response）113
疼痛コントロール 233
ドパミンD_2受容体（DRD2）遺伝子 356
トラウマ（trauma）245
トラウマ後の成長（posttraumatic growth）259
トラウマ焦点化認知行動療法（trauma-focused cognitive therapy：TF-CBT）291, 394
トラウマの世代間伝達（transgenerational transmission of trauma）296
トラウマのレベル 359
トラウマへの反応の階層 423

【な行】

ナラティブ暴露療法 315
ナルトレクソン 189
ニーズ・アセスメント 68
二次的犠牲（secondary victimization）56
二次的心的外傷性ストレス（secondary traumatic stress）56
二次的心的外傷性ストレス障害（secondary traumatic stress disorder）48
人間とシステムをつなぐアプローチ 310
認知行動療法（cognitive-behavioral therapy：CBT）164, 311
認知的リフレーミング 212
任務適性評価 461
熱傷 226, 234

【は行】

パーソナリティ 203
パーソナリティ障害 203
バーチャルリアリティ 313
賠償責任 458
ハイチ地震 28, 47, 273
破壊的なエナクトメント 444
パキスタン地震 88
暴露者の隔離（quarantine）72
暴露療法 312
バッファロー・クリーク・ダム決壊 173
バム（Bam）地震 313
ハリケーン・アグネス 172
ハリケーン・アンドリュー 144
ハリケーン・カトリーナ 3, 87, 100, 157, 177, 287

ハリケーン・フロイド 102
阪神・淡路大震災 101
ビアーズ基準 425
ピアグループ 288
非常事態ストレス・デブリーフィング
　　（Critical Incident Stress Debriefing：
　　CSID） 274, 289
非常事態ストレス処理（Critical Incident
　　Stress Management：CISM） 289
非心理化（depsychologizing） 58
悲嘆（grief） 245, 293
避難訓練 142
避難所 140, 163
ビバリーヒルズ・サパークラブ火災 178
非ベンゾジアゼピン薬 332
病院緊急事態指揮系統システム 11
不安 230, 367, 399
プエルトリコ洪水 173
複雑性死別療法（complicated grief
　　treatment: CGT） 251
複雑性悲嘆（complicated grief） 245
複雑性悲嘆障害（complicated grief
　　disorder: CGD） 249
ブスピロン 367
不注意 405
「部分的」PTSD 356
不眠 399
プラゾシン剤 335
フラッシュバルブ記憶（flashbulb memo-
　　ry） 135
プラナヤマ 314
フルオキセチン 401
プロプラノロール 339, 404
文化依存症候群（culture-bound syn-
　　drome） 146, 258

文化圏 280, 481
文化大使（cultural ambassadors） 146
文化的要因 142
文化の仲介者（culture broker） 146
文化変容のストレス 143
ペアリンググループ 443
平常業務への復帰 59
兵隊心臓 xii
ベトナム戦争 297
ヘラルド・オヴ・フリー・エンタープライ
　　ズ号 173
ヘロイン 185
弁証法的行動療法 212
ベンゾジアゼピン 187, 330, 367, 399
放射線被爆 219
暴力 102
保険 466
ボディイメージ変化 235
ボランティア 16
ボランティア保護法 467
ホロコースト（ユダヤ人大虐殺） 296

【ま行】

マイノリティ集団 143
マインドフルネス 212
麻薬 184
マリファナ使用 176
3つのW 117
ミルタザピン 335
民間療法家 146
無作為化比較実験 327
瞑想 315
メタドン 184

メチルフェニデート 405
メディア 29
メディア・トレーニング 39
メディックアラート・ジュエリー 429
メンタルヘルスシステム・アセスメントインストゥルメント the Assessment Instrument for Mental Health Systems（WHO-AIMS）76
メンタルヘルスニーズの迅速アセスメント（Rapid Assessment of Mental Health needs: RAMH）82
燃え尽き（burnout）57
モノンガ鉱山事故 244
モルヒネ 232
モントリオール認知機能評価尺度（Montreal Cognitive Assessment: MoCA）136

【や行】

薬物使用障害 172
薬物乱用・精神保健サービス局（Substance Abuse and Mental Health Services Administration：SAMHSA）26, 418, 419
薬物療法 326
遊戯療法 395
ヨガ 314
良きサマリア人法 466
抑うつ 399

【ら行】

ラマダイン航空機墜落事故 174

リジリエンス（resilience）112, 243, 258, 355
リスク因子 355
リスクコミュニケーション 26
リスクの用量反応仮説 419
リスペリドン 402
離脱 181
臨床家のための実践的精神保健ガイド viii
臨床全般印象改善尺度 355
ルビーズ（Luby's）無差別銃撃事件 174
レイプ 138
レスキュー・パーソナリティ 48
連邦緊急事態管理庁（Federal Emergency Management Agency：FEMA）11, 14, 73
連邦災害対応プラン 11
連邦市民部隊 15
ロジスティックス 74
ロンドン大空襲 xiii

【わ行】

湾岸戦争症候群 221

【編著者一覧】

Frederick J. Stoddard Jr., M.D.
Associate Clinical Professor of Psychiatry, Harvard Medical School, Massachusetts General Hospital, and Shriners Hospitals for Children, Boston, Massachusetts; Chair, Committee on Disasters and Terrorism of the Group for the Advancement of Psychiatry

Anand Pandya, M.D.
Vice Chair, Psychiatry and Behavioral Neurosciences, Cedars-Sinai Medical Center, Los Angeles, California; Associate Clinical Professor of Psychiatry, David Geffen School of Medicine at UCLA, Los Angeles, California; Vice President, Disaster Psychiatry Outreach

Craig L. Katz, M.D.
Clinical Associate Professor of Psychiatry and Medical Education, Mount Sinai School of Medicine, New York, New York; President, Disaster Psychiatry Outreach

【著者一覧】

David R. Beckert, M.D.
Assistant Professor, Department of Psychiatry and Behavioral Sciences, and Assistant Director, Psychiatry Residency Training Program, Medical University of South Carolina, Charleston, South Carolina

Grant H. Brenner, M.D.
Clinical Assistant Professor, Albert Einstein College of Medicine; Director, Trauma Service, William Alanson White Institute of Psychiatry, Psychoanalysis and Psychology, New York, New York

Frank G. Dowling, M.D.
Clinical Associate Professor of Psychiatry, SUNY at Stony Brook School of Medicine, Stony Brook, New York

Kristina Jones, M.D.
Instructor in Psychiatry, New York University School of Medicine, New York, New York; Assistant Professor of Psychiatry, Weill Cornell Medical College, New York, New York

Edward M. Kantor, M.D.
Associate Professor, Department of Psychiatry and Behavioral Sciences, and Director, Psychiatry Residency Training Program, Medical University of South Carolina, Charleston, South Carolina

【著者一覧】（つづき）

Chad M. Lemaire, M.D., R.N., B.S.N.

Staff Psychiatrist, Legacy Community Health Services, Houston, Texas; Clinical Instructor, The Menninger Department of Psychiatry and Behavioral Sciences, Baylor College of Medicine, Houston, Texas; Fellow, Group for the Advancement of Psychiatry

Joseph P. Merlino, M.D., M.P.A.

Deputy Executive Director and Director of Psychiatry, Kings County Hospital Center; Professor of Clinical Psychiatry, State University of New York Downstate Medical College, Brooklyn, New York

David J. Mysels, M.D., M.B.A.

Staff Psychiatrist, Outpatient Addictions Service, Cambridge Health Alliance; Instructor in Psychiatry, Harvard Medical School, Boston, Massachusetts; Clinical Research Fellow, Division on Substance Abuse, Columbia University/New York State Psychiatric Institute, New York, New York

Anthony T. Ng, M.D.

Medical Director, Acadia Hospital Psychiatric Emergency Services, Bangor, Maine; Assistant Professor of Psychiatry, Uniformed Services University of the Health Sciences, Bethesda, Maryland

Srinivasan S. Pillay, M.D.

Assistant Clinical Professor, McLean Hospital/Harvard Medical School, Belmont, Massachusetts

Kenneth Sakauye, M.D.

Professor and Co-Chair of Psychiatry, University of Tennessee Health Science Center, Memphis, Tennessee

Heather L. Shibley, M.D.

Fellow in Child and Adolescent Psychiatry, Brown University School of Medicine, Providence, Rhode Island

Maria A. Sullivan, M.D., Ph.D.

Associate Professor of Clinical Psychiatry, Division on Substance Abuse, Columbia University/New York State Psychiatric Institute, New York, New York

【監訳者略歴】

富田 博秋（とみた ひろあき）

1963 年、福岡県生まれ。
岡山大学医学部医学科卒業。卒業後、岡山大学大学院医学研究科博士課程を経て、博士課程修了。博士（医学）。
岡山大学医学部精神科研修医、兵庫県高岡病院精神科医、長崎大学人類遺伝学分野助手、カリフォルニア大学アーバイン校研究員、同助教授相当研究員、東北大学大学院医学系研究科精神・神経生物学分野准教授を経て、2012 年 4 月 1 日より、東北大学災害科学国際研究所災害精神医学分野教授（現職）。
専門：災害精神医学、分子精神医学
主な著書：
『精神医学レビュー 28 巻、精神疾患と遺伝』ライフ・サイエンス、1998 年（共著）
『臨床精神医学講座 S11 巻、精神疾患と遺伝』中山書店、2000 年（共著）
『脳バンク　精神疾患の謎を解くために』光文社新書、2011 年（共著）
『メンタル医療 〜原因解明と診断、治療の最前線〜』シーエムシー出版、2013 年（共著）
『東日本大震災を分析する』明石書店、2013 年（共著）
『災害時糖尿病診療マニュアル（日本糖尿病学会編）』文光堂、2014 年（共著）

高橋 祥友（たかはし よしとも）

1953 年、東京都生まれ。
1979 年、金沢大学医学部卒業。
東京医科歯科大学医学部神経精神医学教室研修医、医員、山梨医科大学医学部精神神経医学教室助手、講師、UCLA（カリフォルニア大学ロサンゼルス校）フルブライト研究員、東京都精神医学総合研究所精神病理研究部門副参事研究員、防衛医科大学校防衛医学研究センター行動科学研究部門教授を経て、2012 年 4 月 1 日より、筑波大学医学医療系災害精神支援学教授（現職）。医学博士、精神科医。
専門：精神医学、精神保健、災害精神医学
主な著書：
『自殺の心理学』講談社、1997 年
『群発自殺』中公新書、1998 年
『医療者が知っておきたい自殺のリスクマネジメント』医学書院、2002 年
『自殺のポストベンション：遺された人々への心のケア』医学書院、2004 年（共著）
『自殺予防』岩波新書、2006 年
『青少年のための自殺予防マニュアル・新訂増補版』金剛出版、2008 年
『自殺、そして遺された人々』新興医学出版社、2003 年
『自殺の危険：臨床的評価と危機介入・第 3 版』金剛出版、2014 年、他

（↗）

【監訳者略歴】（つづき）

丹羽 真一（にわ しんいち）

　1947年、愛知県生まれ。
　東京大学医学部医学科卒業。同大学にて博士（医学）。
　東京大学医学部附属病院精神神経科研修医、同病院助手を経て、1992年12月1日より福島県立医科大学神経精神医学講座教授。2012年4月より福島県立医科大学会津医療センター準備室教授。同年11月より福島県病院事業管理者、福島医大会津医療センター特任教授。
　専門：臨床精神医学、生物学的精神医学、臨床神経生理学、認知心理学
　主な著書：
　　『思考障害：評価法と基礎』新興医学出版社、2002年（共著）
　　『メンタルヘルス事典』同朋社、2005年（共著）
　　『統合失調症の治療と基礎』朝倉書店、2008年（共著）
　　『NEW精神医学』南江堂、2008年（共著）
　　『新世紀の精神科治療9　薬物療法と心理社会療法の統合』中山書店、2009年（共著）
　　『放射線災害と向き合って』ライフサイエンス出版、2013年（共著）

【訳者一覧　50音順】

池嶋 千秋	八潮中央総合病院リハビリテーション科	［第7章］
上田 穣	東北大学災害科学国際研究所災害精神医学分野	［第5章］
樫村 正美	日本医科大学医療心理学教室	［第9章］
鈴木 大輔	東北大学災害科学国際研究所災害精神医学分野	［第5章］
鈴木 吏良	筑波大学医学医療系災害精神支援学	［第8章］
髙橋 晶	筑波大学医学医療系災害精神支援学	［第10章］
髙橋 祥友	筑波大学医学医療系災害精神支援学	［第11章］
築田 美抄	東北大学災害科学国際研究所災害精神医学分野	［第5章］
富田 博秋	東北大学災害科学国際研究所災害精神医学分野	［第1～6章］
丹羽 真一	福島県立医科大学会津医療センター	［第19～21章］
久村 正樹	近畿大学医学部救急医学講座	［第15、16、18章］
堀 有伸	金森和心会　雲雀ヶ丘病院	［第12～14、17章］
吉田 弘和	宮城県子ども総合センター／東北大学災害科学国際研究所災害精神医学分野	［第6章］

災害精神医学

2015年1月25日　初版第1刷発行

編 著 者　フレデリック・J・スタッダード Jr., アナンド・パーンディヤ, クレイグ・L・カッツ
監 訳 者　富田博秋, 高橋祥友, 丹羽真一
発 行 者　石澤雄司
発 行 所　㈱星和書店
　　　　　〒168-0074　東京都杉並区上高井戸1-2-5
　　　　　電話　03（3329）0031（営業部）／03（3329）0033（編集部）
　　　　　FAX　03（5374）7186（営業部）／03（5374）7185（編集部）
　　　　　http://www.seiwa-pb.co.jp

Ⓒ 2015　星和書店　　Printed in Japan　　ISBN978-4-7911-0893-0

・本書に掲載する著作物の複製権・翻訳権・上映権・譲渡権・公衆送信権（送信可能化権を含む）は㈱星和書店が保有します。

・JCOPY 〈(社)出版者著作権管理機構 委託出版物〉
本書の無断複写は著作権法上での例外を除き禁じられています。複写される場合は、そのつど事前に(社)出版者著作権管理機構（電話03-3513-6969，FAX 03-3513-6979, e-mail：info@jcopy.or.jp）の許諾を得てください。

トラウマからの回復
ブレインジムの「動き」がもたらすリカバリー

スベトラーナ・マスコトーバ,パメラ・カーリー 著
五十嵐善雄,五十嵐郁代,たむらゆうこ 監訳　初鹿野ひろみ 訳
四六判　180p　1,500円

悲惨な鉄道事故で生き残った子どもたちにブレインジムが与えた驚くべき証拠！

―マインドフルネスにもとづくトラウマセラピー―
トラウマと身体
センサリーモーター・サイコセラピー(SP)の理論と実践

パット・オグデン,ケクニ・ミントン,クレア・ペイン 著
太田茂行 監訳　A5判　528p　5,600円

トラウマ治療にかかわるすべての人と,トラウマを抱える当事者に。

PTSDの持続エクスポージャー療法
トラウマ体験の情動処理のために

E・B・フォア,E・A・ヘンブリー,B・O・ロスバウム 著
金 吉晴,小西聖子 監訳
A5判　212p　3,400円

トラウマの苦痛を越え,安全な着地点をめざして。

青年期PTSDの持続エクスポージャー療法
―治療者マニュアル―

E・B・フォア,K・R・クレストマン,E・ギルボア=シェヒトマン 著
金 吉晴,中島聡美,小林由季,大滝涼子 訳
A5判　288p　3,500円

PEを10代のPTSD患者にあわせて改良を加えた治療マニュアル。

発行：星和書店　　http://www.seiwa-pb.co.jp　　価格は本体(税別)です